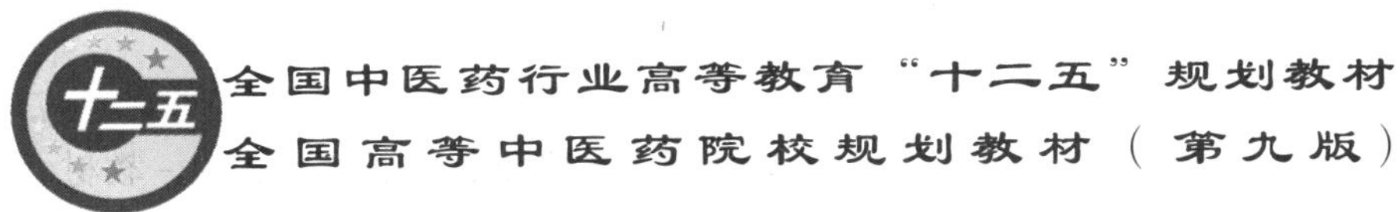

全国中医药行业高等教育“十二五”规划教材
全国高等中医药院校规划教材（第九版）

中医临床护理学

（新世纪第二版）

（供护理学专业用）

主　编　孙秋华（浙江中医药大学）
　　　　陈佩仪（广州中医药大学）
副主编　（以姓氏笔画为序）
　　　　田　静（辽宁中医药大学）
　　　　闫　力（长春中医药大学）
　　　　陈　岩（北京中医药大学）
　　　　陈　燕（湖南中医药大学）
　　　　胡　慧（湖北中医药大学）

中国中医药出版社
·北　京·

图书在版编目(CIP)数据

中医临床护理学/孙秋华，陈佩仪主编．—2 版．—北京：中国中医药出版社，2012．8（2014．8 重印）

全国中医药行业高等教育“十二五”规划教材

ISBN 978－7－5132－0998－4

Ⅰ．①中…　Ⅱ．①孙…②陈…　Ⅲ．①中医学－护理学－中医药院校－教材　Ⅳ．①R248

中国版本图书馆 CIP 数据核字（2012）第 121988 号

中国中医药出版社出版

北京市朝阳区北三环东路 28 号易亨大厦 16 层

邮政编码　100013

传真　010 64405750

北京时代华都印刷有限公司印刷

各地新华书店经销

*

开本 787×1092　1/16　印张 22．25　字数 496 千字

2012 年 8 月第 2 版　2014 年 8 月第 2 次印刷

书　号　ISBN 978－7－5132－0998－4

*

定价 36．00 元

网址　www．cptcm．com

社长热线　010 64405720

购书热线　010 64065415　010 64065413

书店网址　csln．net/qksd/

官方微博　http：//e．weibo．com/cptcm

全国中医药行业高等教育"十二五"规划教材
全国高等中医药院校规划教材（第九版）
专家指导委员会

全国中医药行业高等教育“十二五”规划教材
全国高等中医药院校规划教材（第九版）

《中医临床护理学》编委会

主　编　孙秋华（浙江中医药大学）
　　　　　陈佩仪（广州中医药大学）

副主编　（以姓氏笔画为序）
　　　　　田　静（辽宁中医药大学）
　　　　　闫　力（长春中医药大学）
　　　　　陈　岩（北京中医药大学）
　　　　　陈　燕（湖南中医药大学）
　　　　　胡　慧（湖北中医药大学）

编　委　（以姓氏笔画为序）
　　　　　于海芳（山东中医药大学）
　　　　　王维宁（天津中医药大学）
　　　　　仇　颖（黑龙江中医药大学）
　　　　　关风光（福建中医药大学）
　　　　　江　虹（江西中医学院）
　　　　　沈麒云（上海中医药大学）
　　　　　宋　阳（广州中医药大学）
　　　　　袁　娟（安徽中医学院）
　　　　　裘秀月（浙江中医药大学）

前　言

全国中医药行业高等教育"十二五"规划教材是为贯彻落实《国家中长期教育改革和发展规划纲要（2010－2020年）》、《教育部关于"十二五"普通高等教育本科教材建设的若干意见》和《中医药事业发展"十二五"规划》，依据行业人才需求和全国各高等中医药院校教育教学改革新发展，在国家中医药管理局人事教育司的主持下，由国家中医药管理局教材办公室、全国中医药高等教育学会教材建设研究会在总结历版中医药行业教材特别是新世纪全国高等中医药院校规划教材建设经验的基础上，进行统一规划建设的。鉴于由中医药行业主管部门主持编写的全国高等中医药院校规划教材目前已出版八版，为便于了解其历史沿革，同时体现其系统性和传承性，故本套教材又可称"全国高等中医药院校规划教材（第九版）"。

本套教材坚持以育人为本，重视发挥教材在人才培养中的基础性作用，充分展现我国中医药教育、医疗、保健、科研、产业、文化等方面取得的新成就，以期成为符合教育规律和人才成长规律，并具有科学性、先进性、适用性的优秀教材。

本套教材具有以下主要特色：

1. 继续采用"政府指导，学会主办，院校联办，出版社协办"的运作机制

在规划、出版全国中医药行业高等教育"十五"、"十一五"规划教材时（原称"新世纪全国高等中医药院校规划教材"新一版、新二版，亦称第七版、第八版，均由中国中医药出版社出版），国家中医药管理局制定了"政府指导，学会主办，院校联办，出版社协办"的运作机制，经过两版教材的实践，证明该运作机制符合新时期教育部关于高等教育教材建设的精神，同时也是适应新形势下中医药人才培养需求的更高效的教材建设机制，符合中医药事业培养人才的需要。因此，本套教材仍然坚持这个运作机制并有所创新。

2. 整体规划，优化结构，强化特色

此次"十二五"教材建设工作对高等中医药教育3个层次多个专业的必修课程进行了全面规划。本套教材在"十五"、"十一五"优秀教材基础上，进一步优化教材结构，强化特色，重点建设主干基础课程、专业核心课程，加强实验实践类教材建设，推进数字化教材建设。本套教材数量上较第七版、第八版明显增加，专业门类上更加齐全，能完全满足教学需求。

3. 充分发挥高等中医药院校在教材建设中的主体作用

全国高等中医药院校既是教材使用单位，又是教材编写工作的承担单位。我们发出关于启动编写"全国中医药行业高等教育'十二五'规划教材"的通知后，各院校积极响应，教学名师、优秀学科带头人、一线优秀教师积极参加申报，凡被选中参编的教师都以积极热情、严肃认真、高度负责的态度完成了本套教材的编写任务。

4. 公开招标，专家评议，健全主编遴选制度

本套教材坚持公开招标、公平竞争、公正遴选主编原则。国家中医药管理局教材办公室和全国中医药高等教育学会教材建设研究会制订了主编遴选评分标准，经过专家评审委员会严格评议，遴选出一批教学名师、高水平专家承担本套教材的主编，同时实行主编负责制，为教材质量提供了可靠保证。

5. 继续发挥执业医师和职称考试的标杆作用

自我国实行中医、中西医结合执业医师准入制度以及全国中医药行业职称考试制度以来，第七版、第八版中医药行业规划教材一直作为考试的蓝本教材，在各种考试中发挥了权威标杆作用。作为国家中医药管理局统一规划实施的第九版行业规划教材，将继续在行业的各种考试中发挥其标杆性作用。

6. 分批进行，注重质量

为保证教材质量，本套教材采取分批启动方式。第一批于 2011 年 4 月启动中医学、中药学、针灸推拿学、中西医临床医学、护理学、针刀医学 6 个本科专业 112 种规划教材。2012 年下半年启动其他专业的教材建设工作。

7. 锤炼精品，改革创新

本套教材着力提高教材质量，努力锤炼精品，在继承与发扬、传统与现代、理论与实践的结合上体现了中医药教材的特色；学科定位准确，理论阐述系统，概念表述规范，结构设计更为合理；教材的科学性、继承性、先进性、启发性及教学适应性较前八版有不同程度提高。同时紧密结合学科专业发展和教育教学改革，更新内容，丰富形式，不断完善，将学科、行业的新知识、新技术、新成果写入教材，形成“十二五”期间反映时代特点、与时俱进的教材体系，确保优质教育资源进课堂，为提高中医药高等教育本科教学质量和人才培养质量提供有力保障。同时，注重教材内容在传授知识的同时，传授获取知识和创造知识的方法。

综上所述，本套教材由国家中医药管理局宏观指导，全国中医药高等教育学会教材建设研究会倾力主办，全国各高等中医药院校高水平专家联合编写，中国中医药出版社积极协办，整个运作机制协调有序，环环紧扣，为整套教材质量的提高提供了保障机制，必将成为“十二五”期间全国高等中医药教育的主流教材，成为提高中医药高等教育教学质量和人才培养质量最权威的教材体系。

本套教材在继承的基础上进行了改革与创新，但在探索的过程中，难免有不足之处，敬请各教学单位、教学人员以及广大学生在使用中发现问题及时提出，以便在重印或再版时予以修正，使教材质量不断提升。

国家中医药管理局教材办公室
全国中医药高等教育学会教材建设研究会
中国中医药出版社
2012 年 6 月

编写说明

全国中医药行业高等教育“十二五”规划教材《中医临床护理学》（新世纪第二版），是根据国家中医药管理局教材办公室和全国高等中医药教材建设研究会对“十二五”全国高等中医药教材建设的要求，为适应我国中医药教育事业的发展和新时期社会对中西医结合护理人才培养的需要而编写。教材供全国中医药院校护理专业本科教学使用。

中医临床护理学是中医护理学的主要内容和主干课程，也是中医院校护理学专业的一门专业必修课。本教材坚持体现“三基”、“五性”的原则，依据护理学专业的特点和中医院校护理本科学生的培养目标，以及中医临床护理实践的需要，在总结历版教材经验的基础上进行编写。编写过程中力求继承与创新相结合、理论与实践相结合、基础与临床相结合，重视教材的整体优化。在内容上力求以中医病证护理的基础知识、方法和技能为重点，对临床护理实践中需要的知识点进行重点阐述，突出中医护理的特色和优势，以利于学生对中医临床常见各病证理论、知识和技能的学习和理解。在体例上注重简明规范、循序渐进、系统全面，适应护理专业教与学的要求，更好地体现教材的科学性、继承性、专业性、先进性和实用性。

本教材共六章。第一章主要介绍中医临床护理学的概念、原则与方法及学习的意义；第二章至第六章选择了内、外、妇、儿及其他各科临床常见病证 72 个，以各病证的辨证施护为重点，分别就病因病机、诊断依据、病证鉴别、辨证要点、证候分型、护理措施及健康教育等内容进行阐述。其教学总目标是通过本课程的学习，使学生能了解各病证的病机特点、诊治规律，在辨证观和整体观的指导下，运用中医护理理论、方法和技术，进行辨证施护和健康教育，能在今后的护理实践中为患者提供中西医结合护理。

本教材的编写在全国高等中医药教材建设研究会和中国中医药出版社的指导下，由全国 14 所高等中医药院校 16 位具有丰富教学与临床经验的护理专家编写。编写分工为，第一章中医临床护理学概述由浙江中医药大学孙秋华教授编写。第二章中医内科病证护理由 6 位老师编写，其中感冒、咳嗽、哮病、喘证、肺痨、肺胀由江西中医学院的江虹副主任护师编写；心悸、胸痹、不寐、眩晕、中风由天津中医药大学王维宁副主任护师编写；胃痛、呕吐、泄泻、痢疾由浙江中医药大学裘秀月副教授编写；便秘、黄疸、鼓胀、胆胀由湖北中医药大学胡慧教授编写；水肿、淋证、癃闭、郁证由上海中医药大学沈麒云副主任护师编写；血证、消渴、内伤发热、头痛由广州中医药大学陈佩仪教授编写；痹证、痿证、痉证、厥证、脱证由黑龙江中医药大学仇颖副主任护师编写。第三章中医外科病证护理中，疮疡、乳痈、乳癖、湿疮、白疕、脱疽由辽宁中医药大学田静教授编写；痔疮、肛裂、肛痈、肠结由安徽中医学院袁娟讲师编写。第四章中医妇科病证护理中，月经失调、痛经、崩漏、绝经前后诸证、带下病由湖南中医药大学陈燕教授编写；妊娠恶阻、胎漏及胎动不安、产后恶露不绝、产后缺乳、盆腔炎由广州中医药大学宋阳讲师编写。第五章中医儿科病证护理中，肺炎喘嗽、小儿泄泻、积滞、痫证、惊风、遗尿由福建中医药大学关凤光主任护师编写；丹痧、痄腮、麻疹、水痘由北京中医药大学陈岩副教授编写。第六章其他病证护理中，天行赤眼、圆翳内障、针眼、腰腿痛、创伤骨折由长春中医药大学闫力副教授编写；脓耳、耳鸣、鼻渊、喉痈、喉痹由山东中医药大学于海芳副教授编写。全书由主编单位浙江中医药大学负责统稿、审修。

本教材的编写得到了全国高等中医药教材建设研究会和中国中医药出版社及14所参编中医药院校的大力支持，在此一并致谢！同时也感谢历版同类教材的主编及作者，以及本教材所引用的著述、文献的所有作者，为本教材的编写奠定了基础。本教材的出版是全体编写人员共同努力的结果，但由于我们水平有限以及缺乏经验，书中存在的问题和不足谨请各院校师生和广大读者提出宝贵意见，以便重印再版时修订提高。

孙秋华　陈佩仪

2012年6月

目　录

第一章　中医临床护理学概述

中医临床护理学是以中医学理论为指导，运用中医临床思维的方法，阐述临床各科常见病证病因病机、诊治规律及辨证施护等内容的一门应用学科。它是中医护理学的主要内容，也是开展临床中医护理工作的基础。

中医临床护理学以辨证施护为重点，分别就开展中医临床护理的原则与方法，各科常见病证的概念、特征、病因病机、诊断与鉴别诊断、辨证要点、证候分型、护治原则、护理措施及健康教育等内容进行阐述，详细介绍各病证在生活起居、病情观察、饮食护理、情志护理、用药护理等方面的具体内容和要求，并就中医护理适宜技术在病证护理中的应用进行单独介绍，使理论与实践相结合、基础与临床相衔接，体现中医临床护理的特色和优势。学习中医临床护理学，掌握各科常见病证中医护理的理论、知识和方法对开展中医临床护理实践具有重要的意义。

第一节　中医临床护理的原则

中医临床护理的原则是中医学的“治则”在护理学中的应用，它是在整体观念和辨证施护理论指导下开展中医临床病证护理的法则。其内容包括护病求本，调整阴阳，扶正祛邪，同病异护、异病同护及因时、因地、因人制宜等。

一、护病求本

疾病在发展过程中会表现出许多症状，但症状只是疾病的现象而非本质，只有在中医理论指导下，综合分析所收集的资料，才能透过现象看本质，找出疾病的根本原因，从而确立相应的治疗及护理措施。护病求本是指治疗与护理都必须抓住疾病的本质，并针对疾病的本质进行施护，这是辨证施护的根本原则。

（一）正治与正护法

正治与正护法又称逆治与逆护法，是指在疾病的本质和现象相一致情况下，逆其证候性质而治疗护理的一种常用法则。如临床上常用的“寒者热之”、“热者寒之”、“虚则补之”、“实则泻之”等均为正护法。适用于疾病的征象与本质相一致的病证。

（二）反治与反护法

反治与反护法又称从治与从护法，是指疾病的征象与本质不相一致甚至相反情况下的治护方法，即顺从疾病的现象而治护的方法。常用的有“热因热用”、“寒因寒用”、“塞因塞用”、“通因通用”等。

1. 热因热用 即用热性药物、温热护理方法治疗护理具有假热症状的病证，适用于真寒假热证。如内脏虚寒、阴邪太盛者出现阳气上浮，反见面红的假热症状时，应用温热治疗护理方法护其假热证。

2. 寒因寒用 即用寒性药物、寒凉护理方法治疗护理具有假寒症状的病证，适用于真热假寒证。如四肢厥冷、脉沉等，似属寒证；但其身寒而不喜加衣被，脉沉而有力，并可见口渴喜冷饮、咽干口臭、小便短赤、大便燥结等热象。故在治疗护理过程中，用寒凉护理法护其真热假寒证。

3. 塞因塞用 即用补益药物和护理方法治疗护理因虚而闭塞不通的真虚假实证。如脾胃虚弱、中气不足、脾阳不运引起腹胀便秘时，用补中益气、温运脾阳、以补开塞的治护措施，使脾气健运，即为塞因塞用。

4. 通因通用 即用通利的药物和护理方法治疗护理具有实热通泄症状的真实假虚证。如热痢腹痛、里急后重、泻下不畅等病证，治疗护理采用消导泻下法，这就是以通治通的通因通用法。

反治和反护法是指顺着疾病的假象来进行治疗护理。就其本质而言，实际上还是正治正护法。因此，用寒药治疗护理真热假寒证，虽然它的假象是寒，本质是热，但在服药时要注意给予温热药，以减少患者服药格拒。

（三）标本缓急

标和本是一个相对的概念，它主要说明病变过程中矛盾的主次关系。标是指现象，本是指本质；本是事物的主要矛盾，标是事物的次要矛盾。从疾病本身来分，病因是本，症状是标。治疗护理的原则一般是先护治本，后护治标，即所谓“治病必求其本”；但在病情发生变化，标病转为矛盾的主要方面时就有急则护治其标、缓则护治其本、标本同护治的不同。掌握疾病的标本就能分清护治的主次。

1. 急则护治其标 当标病甚急，成为疾病的主要矛盾，如不及时解决就要危及生命，或影响本病的预后时，必须采取紧急措施先护治其标。如大出血患者，无论何种出血，均应采取紧急措施先止血，补充血容量，对症处理，待血止后再护治其本。急则护治其标是在应急情况下的权宜之计，为护治本创造有利条件，最终是为了更好地护治本。

2. 缓则护治其本 因标产生于本，本解决了，标亦自然随之而愈。对于慢性病或急性病恢复期患者，如肺痨咳嗽、热病伤阴等证，虽见有其标证，如咳嗽等，亦应针对其肺肾阴虚之本加以治疗护理。

3. 标本同护治 当标本同时俱急时，则标本兼顾，采用标本同护治法。如素体气虚又患外感，护治宜益气解表，益气为之本，解表是护标。疾病的标本关系在一定条件下可以互相转化，临证时须掌握标本转化规律，根据病情变化灵活应用各种护治方法。

二、调整阴阳

疾病的发生，其本质是由于机体阴阳的相对平衡遭到破坏，造成体内阴阳偏盛偏衰的结果。因此，在治疗和护理疾病时，调整阴阳，补偏救弊，恢复阴阳的相对平衡，促进阴平阳秘，是治疗护理疾病的根本法则之一。

（一）损其偏盛

损其有余是针对阴或阳的一方过盛有余的病证，采用“损其有余”的治疗护理方法。如阳热亢盛的实热证，用“热者寒之”的方法，以清泻其阳热；阴寒内盛的实寒证，用“寒者热之”的方法，以温散其阴寒。

（二）补其偏衰

补其偏衰是针对阴或阳一方虚损不足的病证，采用“补其偏衰”的治疗护理方法。如对阴虚、阳虚、阴阳两虚的病证，分别采用滋阴、补阳、阴阳双补的方法以补其不足。如阴虚的患者常表现为虚热证，则应给予滋阴制阳的治疗护理方法。在阴阳偏盛偏衰的疾病过程中，一方的偏盛偏衰，亦可导致另一方的相对有余或不足，因此在损其有余、补其不足的同时，还要兼顾另一方面，以免造成新的失衡。

三、扶正祛邪

疾病的演变过程，是正气与邪气双方互相斗争的过程。邪正斗争的胜负决定疾病的转归和预后，邪胜于正则病进，正胜于邪则病愈。通过扶正祛邪，可以改变邪正双方的力量对比，使其有利于向疾病痊愈方向转化，这是治疗护理中的一个重要法则。

（一）扶正

扶正就是使用扶助正气的药物或其他疗法以增强体质，提高机体抗邪能力，达到战胜疾病、恢复健康的目的。这种“扶正以祛邪”的原则适用于正虚为主的病证，临床上可根据患者正虚的具体内容，运用具有益气、养血、滋阴、助阳等作用的治疗和护理方法。

（二）祛邪

祛邪就是使用攻泻、祛邪的药物或其他疗法以祛除病邪，达到邪去正复的目的。这种“祛邪以安正”的原则适用于邪实为主的病证，临床上可根据患者邪实的具体内容，运用具有发汗、攻下、清热、温寒、消导等作用的治疗和护理方法。

（三）扶正与祛邪的关系

扶正与祛邪的方法虽然不同，但两者相互为用，相辅相成。扶正可使正气加强，有助于机体抗御和祛除病邪；祛邪能够排除病邪的侵害和干扰，使邪去正安，有利于正气的保存和恢复。

四、同病异护与异病同护

同病异护与异病同护是辨证施护的重要原则，是指导护理实践的重要法则。

（一）同病异护

同病异护，就是同一种疾病，由于病情的发展和病机的变化，以及邪正消长的差异，机体的反应性不同，所表现的证候不同，治疗护理上应根据其具体情况，运用不同的方法进行治疗和护理。如同为感冒，有风热、风寒、暑热、气虚等不同，治护方法也各有不同。

（二）异病同护

异病同护，指不同的疾病，在其病情发展过程中，会出现相同的病机变化或同一性质的证候，可以采用相同的治疗护理方法。如久痢脱肛、子宫下垂、胃下垂等是不同的疾病，辨证如均表现为中气下陷的证候，则可用升提中气的护治法则。

五、三因制宜

疾病的发生、发展与转归受多方面因素的影响，如时令气候、地理环境、情志、饮食等都对疾病的发生和发展有一定的影响，特别是人的体质因素对疾病的影响更大。因此，在治疗和护理疾病时，应充分考虑这些因素，区别不同情况，做到因时、因地、因人而异，制订适宜的治疗和护理措施。

（一）因时制宜

因时制宜是指根据不同季节和气候特点来选用不同的治疗和护理方法。四时气候的变化对人体的生理功能、病理变化均产生一定的影响，如春夏季节，气候由温渐热，阳气升发，人体腠理疏松开泄，即使患外感风寒，也不宜过用辛温发散药物，以免开泄太过，耗伤气阴；而秋冬季节，气候由凉变寒，阴盛阳衰，人体腠理致密，阳气内敛，此时若非大热之证，当慎用寒凉药物治护，以防伤阳。

（二）因地制宜

因地制宜是指根据地理环境的特点制订相适宜的治疗和护理方法。不同地区，由于地势高低、气候条件及生活习惯各异，人的生理活动和病变特点也不尽相同，治疗和护理方法应根据当地环境及生活习惯而有所变化。如西北地高气寒，病多燥寒，治护宜辛润，寒凉药物与方法必须慎用；东南地低气温多雨，病多温热或湿热，治护宜清化，而温热及助湿药物与方法必须慎用。

（三）因人制宜

因人制宜是指根据患者的个体情况，如年龄、性别、体质、生活习惯等不同进行治疗和护理。不同年龄的生理状况和气血盈亏不同，老年人生机减退，气血亏虚，属残阳，患病多虚，治护宜偏于补益；小儿生机旺盛，但气血未充，脏腑娇嫩，属稚阳，易寒易热，易虚易实，病情变化较快，故治护忌峻攻、进补，用药量宜轻；妇女有经、带、胎、产等情况，治疗和护理时应根据具体情况加以考虑。又如人的体质有强弱与寒热之偏，阳盛或阴虚之体慎用温热药物及方法，阳虚或阴盛之体慎用寒凉伤阳药物及方法。

因时、因地和因人制宜三者密不可分，相互联系，充分体现了中医的整体观和辨证观在实践运用中的灵活性和原则性，只有在全面分析病证的基础上，才能有效地实施辨证施护。

第二节　中医临床护理的方法

中医临床护理是运用中医理论，从整体观出发，运用四诊所收集的有关资料进行综合分析，判断疾病的病因、病位、性质、邪正盛衰等情况，辨明病证，从而制订护理计划，实施护理措施的过程。辨证是实施中医临床病证护理的前提和依据，施护是理论指导实践的体现。

一、收集辨证资料

通过望、闻、问、切四诊方法收集患者健康与疾病的相关资料，分析判断病情，为提出护理问题、进行辨证施护提供依据。资料信息应包括患者的病史、症状、体征、医技辅助检查等，同时还应了解患者的生活习惯、饮食起居、情志状态、家庭状况、社会环境以及患者对疾病的认识等。总之，应正确运用望、闻、问、切的方法，收集可靠的资料，四诊合参进行辨证分析，为辨明疾病的证型打下基础。

二、分析判断病证

临床上因病因病机不同，患者的病情复杂多变，表现形式也具个体差异，护理人员应通过四诊所得的健康与疾病的相关资料，运用八纲辨证、脏腑辨证等方法进行分析，辨清患者的病因、病位、病性，明确判断疾病的证型，找出患者现存的和潜在的健康问题，为制订护理计划提供依据。

三、制订护理计划

根据四诊所获得的临床病证资料，在辨证分析的基础上，应用中医护理的知识和技能，按照主次顺序归纳出需要通过护理手段来减轻或解决的患者身心健康问题，并遵循辨证施护原则，制订出要达到的预期目标和详细的护理措施，为解决患者的健康问题明确方向。

四、实施护理措施

按照“急则护标，缓则护本，标本同护”的护理原则，根据不同的证型实施相应的护理措施，并注意观察护理的效果以及病证转归情况，及时调整护理计划，在辨证施护原则指导下，因人、因时采取有效的护理措施，护理措施既要切实可行，又要真正体现以患者的健康为中心。

五、客观评价记录

护理记录是患者在住院期间，护理人员对患者实施护理措施、进行护理全过程的记录，具有真实性、动态性，亦是评价患者的健康问题是否好转或解决的依据。在实施护理计划的过程中应及时观察患者病情转归，通过各种反馈信息对护理效果进行评价，并及时、客观、准确地做好记录。

六、进行健康宣教

健康宣教是护理工作的重要内容之一。宣教必须遵循因人、因时、因地制宜的原则，在生活起居、情志调节、饮食调理、用药指导、运动保健等方面，根据患者的个体情况开展教育。指导患者学会自我调养、自我保健，提高自我康复和保健的能力，从而提高健康教育的针对性和有效性。

综上所述，中医临床护理应以中医学理论为指导，根据护病求本、扶正祛邪、同病异护和异病同护、三因制宜的原则，观察患者疾病的动态变化，及时采取或调整护理措施。

第三节　学习中医临床护理学的意义

中医药文化是中国传统优秀文化的重要组成部分。中医药学是中国传统科学中沿用至今的富有中国文化特色的医学，它具有系统的理论体系、独特的诊疗方法和显著的临床疗效等特征，在中华民族五千年的历史长河中，始终担负着健康促进的重要角色，是中华民族长期同疾病作斗争的智慧结晶，它为中华民族的繁衍昌盛发挥着重要的作用。中医的整体观明确提出，天人合一，人是一个整体，人与社会是一个整体，人与自然也是一个整体，只有人体自身、人与自然、人与社会相协调，才能达到平衡状态。因此，传承和发展中医药文化，对客观、科学地认识健康与疾病的关系，弘扬中医学术，充分发挥中医药在健康事业发展中的作用，使人与自然、人与社会环境相协调、相统一，促进中医学沿着正确、健康的方向发展，推动中医药的国际化和现代化的进程，对人类的健康事业和构建世界新医学具有重要的意义。

中医护理历史悠久，是我国人民长期同疾病作斗争的经验总结，它根植于中国古代文化的土壤中。中医药学在几千年的锤炼中融进了大量的护理实践经验。中医历来主张

“三分治、七分养”，养即护理。自古以来，中医治病集医、药、护为一身，护理职责一般由医者、学徒、助手、患者以及患者家属承担。所以在我国传统医药学中一直包含有丰富的中医护理内容，呈现出医中有护、医护合一的特征。虽然历史上没有形成专门的护理学科，但是许多护理理论和护理技术都散在记录于历代医药学文献中。数千年来，在历代医家的共同努力下，中医护理学的内容不断完善并逐渐成为一门独立的学科。

随着医学模式的转变，老龄化社会的到来以及健康观念的改变，社会对中医药的需求发生了根本的变化，中医护理的地位和作用日益得到认可。《中国护理事业发展规划纲要（2011－2015年）》明确指出：“要大力发展中医护理，提高中医护理水平，发挥中医护理特色和优势，注重中医药技术在护理工作中的应用。积极开展辨证施护和中医特色专科护理，加强中医护理在老年病、慢性病防治和养生康复中的作用，提供具有中医药特色的康复和健康指导，加强中西医护理技术的有机结合，促进中医护理的可持续发展。”

中医护理与现代护理在护理理念、护理内容及方法上有许多共同和相似之处。中医护理强调以人为中心的整体护理，不但注重在生理上为患者护理，也注重从心理、社会等方面进行护理，其护理的方法与措施散在于各种医籍中。现代护理的生物－心理－社会模式，就是根据人是一个有机的整体，其疾病的发生发展与生物、心理、社会环境因素不可分割的理论而建立的，要求在护理活动中，以现代护理观为指导，以护理程序为框架，对护理对象实施包括生理、心理、社会、文化、精神等全方位的整体护理。由此可见，中医护理学的整体观念和现代护理的整体护理观念具有相同性和一致性。现代护理注重以防为重，防护结合，而中医早就提出了“不治已病治未病”的思想，强调未病先防、既病防变，防护结合是中医护理的特点之一。情志护理是中医护理学的重要内容，这与现代护理的心理护理完全一致。中医护理的内容包括养生保健、情志调养、饮食调理、起居调适及药物调护等，这些都与现代护理观念相吻合。中西医护理在理论体系、护理实践等方面相互联系、相互补充、相互渗透、相互完善，使辨病、辨证、辨症护理相结合，取长补短，是中西医结合护理的发展方向。

运用中医的思维优势和西医的研究方法，开展中西医结合临床护理研究。在现有理论基础上，应用流行病学、循证护理、医学统计学、计算机科学等方法，多学科交叉渗透，提出研究设想和思路，在辨证与辨病相结合的基础上，以提高临床护理效果为目的，在中医的思维优势和西医成熟的科研方法指导下，对中医护理理论和临床护理实践进行深入研究，使其标准化、客观化，切实解决临床护理中存在的问题。通过护理研究，提高护理质量，促进学科发展，将有广阔的发展前景。

中医护理学的发展源远流长，其内容丰富，实用性和可操作性强，疗效确切。根据我国的国情，继承和发展中医护理学术并吸取现代护理的新理论、新方法，使中医护理理论更加系统、科学、全面，将中医护理与现代护理的理论与方法相互渗透，取长补短，不断总结，加以提高，积极开展中医、中西医结合的护理研究，发展中医护理学术，古为今用，洋为中用，创造具有中国特色（本土化）的护理模式，并逐渐走向国际化，为人类的健康事业作出贡献将是中医护理学发展的必然趋势。

第二章　中医内科病证护理

中医内科病证护理是以中医学理论为指导，运用中医临床思维方法，阐述各病证的病因病机、辨证要点及诊治规律等内容，并提出相应护理措施的过程。中医内科病证病种多、范围广，一般分为外感和内伤两大类。其发病常涉及多脏器、多因素，并可出现多病性复合，多病证杂见。中医内科常用的护治原则有正治与反治、调整阴阳、扶正祛邪、三因制宜等。本章选择32种常见病证，分别就其基本概念、病因病机、辨证要点、辨证分型、护理措施、健康教育等内容进行阐述。

第一节　感　　冒

感冒是感受触冒风邪，邪犯卫表而导致的常见外感疾病，以鼻塞、流涕、喷嚏、头痛、恶寒、发热、全身不适等为主要临床表现。本病四季均可发生，尤以冬春两季为多。因四季气候的变化和病邪之殊或体质强弱之异，在证候上有风寒、风热、暑湿及体虚感冒之别。一般而言，感冒易愈，少数可诱发其他宿疾而使病情恶化。老年、婴幼儿、体弱患者容易传变或同时夹杂其他疾病。

感冒之名首见于北宋《仁斋直指方·诸风》，云："感冒风邪，发热头痛，咳嗽声重，涕唾稠黏。"宋以前虽无感冒之名，但早已有类似感冒的记载，如《素问·骨空论》："风者百病之始也……风从外入，令人振寒，汗出头痛，身重恶寒。"张仲景在《伤寒论·辨太阳病脉证并治》中，用桂枝汤治疗太阳表虚证，用麻黄汤治表实证，为后世辨证治疗感冒表实、表虚奠定了理论基础。朱丹溪在《丹溪心法·伤风》中提出"伤风属肺者多，宜辛温或辛凉之剂散之"，确立了感冒治疗的辛温、辛凉两大法则。及至明清，对虚人感冒有了进一步的认识，提出扶正达邪的治疗原则。清代不少医家进一步强化了本病与感受时行之气的关系，林佩琴在《类证治裁·伤风》中明确提出了"时行感冒"之名。

西医学中的普通感冒（伤风）、流行性感冒（时行感冒）及其他上呼吸道感染表现为感冒症状者，可参照本节辨证施护。

一、病因病机

感冒的病因为外感六淫或时行病毒，外邪从皮毛、口鼻入侵肺卫，卫表不和而致病，如正气虚弱感受外邪，导致感冒反复发作而为体虚感冒。病位在肺卫。

1. 外感风邪疫毒　风邪虽为六淫之首，但不同季节，易与当令之气相合伤人，而表现不同的证型。如：冬季多与寒合，多为风寒证；春季多与热合，多为风热证；夏季多夹暑湿，多为风暑夹湿证；秋季多兼燥邪，则易出现燥邪伤津症状。若四时之中气候失常，"非其时而有其气"，则易侵入人体发生感冒或引起时行感冒的流行。由此可见，外感风邪是感冒的主要原因，但风邪多合时气或非时之气夹疫毒，从皮毛或口鼻侵犯人体，使肺卫失和而发病。

2. 正气虚弱，肺卫功能失常　外邪侵袭人体是否发病，除与感邪的轻重有关以外，关键在于卫气之强弱。若生活起居失常，寒暖不调或劳作过度，而致卫外不固，遇外邪侵袭易发病。

二、诊断与鉴别诊断

（一）诊断依据

1. 临床以卫表及鼻咽症状为主，可见鼻塞、流涕、多嚏、咽痒、咽痛、周身酸楚不适、恶风或恶寒，或有发热等。若风邪夹暑、夹湿、夹燥还可见相关症状。

2. 时行感冒多呈流行性，多人同时发病，迅速蔓延。起病急，恶寒、发热（多为高热）、周身酸痛、疲乏无力等全身症状显著，而肺系症状较轻，病情一般较普通感冒为重。

3. 四季皆可发病，以冬、春季为多见。病程一般 3 ~7 日，普通感冒一般不传变，时行感冒少数可传变入里，变生他病。

（二）病证鉴别

1. 风温　本病与诸多温病早期症状相类似，尤其是风热感冒与风温初起颇为相似，但风温病势急骤，寒战发热甚至高热，汗出后热虽暂降，但脉数不静，身热旋即复起，常出现咳嗽胸痛，头痛较剧，甚者并发神昏、谵妄、惊厥等传变入里的证候。而感冒发热一般不高或不发热，病势轻，不传变，服解表药后多能汗出热退，病程较短，预后良好。

2. 时行感冒　普通感冒病情较轻，全身症状不重，少有传变。在气候变化时发病率可以升高，但无明显流行特征。若感冒 1 周以上不愈，发热不退或反见加重，应考虑感冒继发他病，传变入里。时行感冒病情较重，发病急，全身症状显著，可以发生传变，化热入里，继发或合并他病，具有传染性、流行性。

三、辨证施护

【辨证要点】

1. 辨风寒与风热　感冒常以风夹寒、夹热而发病，因此临床上应首先分清风寒、风热两证。二者均有恶寒、发热、鼻塞、流涕、头身疼痛等症，但风寒证恶寒重，发热轻，无汗，鼻流清涕，口不渴，舌苔薄白，脉浮或浮紧；风热证发热重，恶寒轻，有汗，鼻塞，咽痛或红肿，鼻流浊涕，口渴，舌苔薄黄，脉浮数。

2. 辨兼夹之邪 夹湿者多见于梅雨季节，以身热不扬，头身困重，胸脘痞闷，苔腻为特征；夹暑者，多见于炎夏，以身热有汗，心烦，口渴，小便短赤，舌苔黄腻为特征；夹燥者，多见于秋季，以鼻燥咽干，咳嗽少痰，或干咳，口渴，舌红为特征。

3. 辨常人与虚人 普通人感冒后，症状较明显，但易康复。体虚之人，卫外不固，感受外邪后常缠绵难愈，或反复不已。虚证还应区分气虚和阴虚。气虚感冒者，兼有倦怠乏力，气短懒言，身痛无汗，咳嗽无力，脉浮弱；阴虚感冒者，兼有微热，手足心发热，心烦口干，少汗，干咳少痰，舌红，脉细数。

【证候分型】

1. 风寒束表

证候表现：恶寒重，发热轻，无汗，头痛，肢节酸痛，鼻塞声重，或鼻痒喷嚏，时流清涕，咽痒，咳嗽，咳痰稀薄色白，口不渴或渴喜热饮，舌苔薄白而润，脉浮或浮紧。

证候分析：风寒之邪外束肌表，卫阳被郁，故见恶寒、发热、无汗；清阳不展，络脉失和则头痛、肢节酸痛；风寒上受，肺气不宣而致鼻塞流涕、鼻痒咽痒、咳嗽；寒为阴邪故口不渴或渴喜热饮；舌苔薄白而润，脉浮紧皆为表寒征象。

护治原则：辛温解表。

治疗代表方：荆防达表汤或荆防败毒散加减。

2. 风热犯表

证候表现：身热较著，微恶风，汗泄不畅，头胀痛，面赤，咳嗽，痰黏或黄，咽燥，或咽喉乳蛾红肿疼痛，鼻塞，流黄浊涕，口干欲饮，舌边尖红，苔薄白或微黄，脉浮数。

证候分析：风热犯表，热郁肌腠，卫表失和，故见身热，微恶风，汗出不畅；风热上扰则头胀痛；风热之邪熏蒸清道，故咽喉肿痛，咽燥口渴，鼻流浊涕；风热犯肺，肺失清肃则咳嗽，痰黏或黄；苔薄白或微黄，脉浮数，皆为风热侵于肺卫之征。

护治原则：辛凉解表。

治疗代表方：银翘散或葱豉桔梗汤加减。

3. 暑湿伤表

证候表现：身热，微恶风，汗少，肢体酸重或疼痛，头昏重胀痛，咳嗽痰黏，鼻流浊涕，心烦口渴，或口中黏腻，渴不多饮，胸闷脘痞，泛恶，腹胀，小便短赤，舌苔薄黄而腻，脉濡数。

证候分析：感受夏秋当令之暑邪，暑多夹湿，每多暑湿并重。暑湿伤表，表卫不和，故身热、微恶风、汗少，肢体酸痛；风暑夹湿上犯清空，则头昏重胀痛；暑热犯肺，肺气不清，故咳嗽痰黏，鼻流浊涕；暑热内扰，热灼津伤，则心烦，口渴，小便短赤；湿热中阻，气机不展，故胸闷，泛恶，口中黏腻，渴不多饮；舌苔薄黄腻，脉濡数为暑热夹湿之征。

护治原则：清暑祛湿解表。

治疗代表方：新加香薷饮加减。

4. 气虚感冒

证候表现：恶寒较甚，发热，无汗，头痛身楚，咳嗽，痰白，咳痰无力，平素神疲体弱，气短懒言，反复易感，舌淡苔白，脉浮而无力。

证候分析：素体气虚，表卫不固，腠理疏松，风寒之邪乘虚犯表。气有温煦作用，虚则外寒，卫阳被郁，故恶寒较甚；风寒外袭，肺卫失宣，则见恶寒发热、头痛身疼、鼻塞、咳嗽、痰白、脉浮等风寒表证；神疲体弱、气短懒言、咳痰无力均为气虚之象。

护治原则：益气解表。

治疗代表方：参苏饮加减。

5. 阴虚感冒

证候表现：身热，微恶风寒，少汗或微汗，或盗汗，头昏，心烦，口干，干咳少痰，舌红少苔，脉细数。

证候分析：阴虚之体，内有燥热，感邪之后，发热汗出，更伤阴液，故阴虚之象愈加明显，则见盗汗、烦渴、干咳少痰、舌红、脉细数；表邪未解，故有寒热、身痛等表证。

护治原则：滋阴解表。

治疗代表方：加减葳蕤汤。

【护理措施】

1. 生活起居护理　保持环境舒适、整洁。病室宜空气新鲜，避免直接吹风。生活起居有规律，注意休息。风寒感冒和体虚感冒者室温宜偏暖，可多加衣被；风热感冒和暑湿感冒者室内宜通风凉爽，发热身痛者应卧床休息；体虚感冒者平时应根据体质状况适当运动，以增强正气。对感受疫疠时邪者，注意做好消毒隔离工作，减少探视。患者咳嗽或打喷嚏时勿对着他人，使用的器具每天消毒；室内每日进行空气消毒，可用食醋熏蒸或紫外线灯照射。

2. 病情观察　观察恶寒、发热的轻重程度。若体温过高者要定时监测，并做好记录。注意观察汗出情况，有或无，是否畅爽。观察有无鼻塞，鼻涕的性质、颜色和量，有无咳嗽及咳痰的色、质和量，口渴的程度，咽喉是否疼痛，舌苔脉象等。注意观察服解表药后反应，若汗出热解，脉静，胃纳佳为顺；若大汗淋漓，口渴引饮，热降复升，脉不静，且伴有心烦，胸闷，纳呆等，则应警惕津液耗伤，有传变入里或竭阴亡阳，须防出现并发症。

3. 饮食护理　饮食宜清淡富营养、易消化。风寒感冒者宜热食，忌生冷、油腻，多喝热稀粥或饮生姜红糖茶，亦可用糯米、生姜、连须葱白煮制葱姜粥，趁热食用；风热感冒者宜食凉润之品，多补充水分，多食蔬菜和水果，忌辛辣、油腻、煎炸之品；热盛口渴多汗者可给淡盐水、冬瓜汤、芦根茶等；暑湿感冒者宜清淡饮食，多食西瓜、薏苡仁粥、绿豆汤等清热解暑之品，忌食冷、甜、黏、油炸之品。体虚感冒者应根据不同的体质选用滋补类食物，气虚感冒者可选食山药粥、黄芪大枣粥、牛奶等健脾补气之品；阴虚感冒者可食用银耳、海参、甲鱼等滋阴清补之品。

4. 情志护理 情志舒畅，乐观开朗有利于增强正气，祛邪外达。感冒恶寒发热、头身疼痛等症状较甚者，可有心烦、焦虑等表现，应做好解释和安慰，指导患者了解疾病的发生、发展过程，积极配合治疗。年老体虚患者，病情容易反复，应指导患者的生活起居，树立治疗的信心，合理调摄情志。

5. 用药护理 解表药多为辛散轻扬之品，有效成分易挥发，宜武火快煎，不宜久煎，过煮则降低药效。风寒感冒和体虚感冒者汤药宜热服，服药后再进热粥或热饮，卧床休息避风，盖被以利汗出，注意防过汗和汗出当风复感外邪。风热感冒者汤药宜温服，药后观察出汗、体温和伴随症状的变化。暑湿感冒者可给藿香正气口服液，注意用药后症状改善情况。服发汗药后，忌服酸醋生冷之品，以免收涩，影响发散效果，中病即止，不可过汗，以防伤阴。

6. 适宜技术 感受风寒而见恶寒发热无汗者可行背部捏脊，取督脉及膀胱经腧穴，直至背部发热，或针刺风池、合谷、大椎、曲池等穴位。汗出不畅者，可艾灸大椎、曲池穴以透汗。高热无汗者可刺十宣穴放血以退热。鼻塞流涕严重者针刺迎香、列缺、外关等穴，或用热毛巾敷鼻，头痛者可按摩头面部穴位，如印堂、太阳、大椎、百会等。外感暑湿兼发热头身痛者可用刮痧或拧痧法，取脊背两侧、颈部、胸肋间隙、肩、臂、肘窝、腋窝等部位，刮痧用力均匀，以出现紫色出血点为止。素体虚弱者，可耳穴埋籽，取肾上腺、内分泌、肾、肺等穴以扶正祛邪。

【健康教育】

1. 生活起居有规律，劳逸结合，避免过度疲劳。气候变化时，及时增减衣着。天暑地热时，切忌坐卧湿地，汗出当风。

2. 加强运动锻炼，增强体质，以御外邪。可选用太极拳、八段锦、快走等适宜个体的运动方式，以疏通经脉，增强体质，抵御外邪。

3. 易感冒者，可坚持每天按摩迎香、太阳、风池等穴，或根据体质情况进行耐寒锻炼，如冷水洗脸、洗澡等。感冒流行季节，也可服用防感汤药。

4. 感冒流行期间尽量少去公共场所，外出戴口罩，防止交叉感染。室内每日进行空气消毒，养成经常洗手的好习惯。

第二节 咳 嗽

咳嗽是肺系疾病的主要证候之一，是因邪犯肺系或脏腑功能失调，导致肺失宣肃，肺气上逆作声，以咳嗽、咯痰为主要临床表现的病证。它既是肺系疾病的一个主要症状，又是独立的一种病证。分别言之，有声无痰为咳，有痰无声为嗽，一般多为痰声并见，难以截然分开，故以咳嗽并称。多见于老年人和寒冷地区。咳嗽根据病因分为外感和内伤。外感咳嗽病位浅，病情轻，及时正确治疗容易治愈。若延误失治，反复发作，则可由外感咳嗽转内伤咳嗽，病位由肺而及它脏，病程缠绵难愈，预后较差。

《内经》最早对咳嗽的成因、症状及证候分类、病理、治疗等问题进行了较为详细的论述。如《素问·宣明五气》篇说："五气所病……肺为咳。"指出咳嗽病位在肺。《素问·咳论》篇指出咳嗽系由"皮毛先受邪气，邪气以从其合也"，"五脏六腑，皆令人咳，非独肺也。"说明外邪犯肺或脏腑功能失调而影响肺者均可致咳。隋·巢元方《诸病源候论·咳嗽候》将咳嗽分为十种，除五脏咳外，尚有风咳、寒咳、久咳、胆咳、厥阴咳等。明·张景岳《景岳全书·咳嗽》中，首次执简驭繁，将咳嗽分为外感、内伤两大类。清代医家喻昌在《医门法律》中论述了燥伤及肺为病而致咳嗽的证治，创立温润和凉润治咳之法。历代医家对咳嗽的认识十分丰富，提供了非常宝贵的临床经验。

西医学中的上呼吸道感染、急慢性支气管炎、支气管扩张症等疾病以咳嗽为主要表现者，均可参照本节辨证施护。

一、病因病机

咳嗽病因有外感、内伤两类。外感咳嗽为六淫外邪侵袭肺系，内伤咳嗽为饮食、情志及肺脏自病等致脏腑功能失调，内邪干肺。其基本病机为内外邪气犯肺，肺失宣肃，肺气上逆。病位在肺，与肝脾有关，久则及肾。病理因素为痰与火，痰有寒热之别，火有虚实之分，痰可郁而化火，火能炼液灼津为痰。

（一）外感

六淫外邪，侵袭肺系，多因天气冷热失常，气候突变，人体未能适应，卫外功能减退或失调，外邪从口鼻或皮毛而入，肺卫受感，致肺气壅遏不宣，清肃之令失常，使痰液滋生，阻塞气道，影响肺气之出入，引起咳嗽。四时主气不同，故感邪亦有区别，"风为六淫之首"，故外感咳嗽以风为先，夹有寒、热、湿、燥之邪，所以会有风寒、风热、燥热等不同咳嗽，临床以风寒、风热、风燥咳嗽较为多见。

（二）内伤

1. 肺脏虚弱　常由肺系疾病迁延不愈，肺脏虚弱，或其他脏腑有病，累及肺脏，阴伤气耗，肺主气功能失调而致肺失肃降，气逆为咳。肺阴不足易致阴虚火炎，灼津为痰，肺失濡润，气逆作咳，引起咳嗽。

2. 痰湿蕴肺　饮食不当，过食肥厚辛辣之品，嗜酒过度，损伤脾胃，脾失健运，不能输布水谷精微，酿湿生痰，壅遏肺气，肺气不利而发病。此即"脾为生痰之源，肺为贮痰之器"的道理。如痰湿蕴肺，久蕴化热，痰热郁肺，则可表现为痰热咳嗽。

3. 肝火犯肺　因情志抑郁，肝失调达，气郁化火，火气循经上逆犯肺，肺失肃降，则致咳嗽，称为"木火刑金"。

4. 肾脏亏虚　肾主纳气，为气化之源。若肾气衰弱，气失摄纳而上逆，或肾阳不振，气化不利，水饮内停，上逆犯肺而咳。肾阴亏虚，虚火上炎，损伤肺阴，灼津成痰，肺失滋润，肃降无权，而发咳嗽。

二、诊断与鉴别诊断

（一）诊断依据

1. 以咳嗽、咳痰为主要表现。并根据病史的新久，起病的缓急，是否兼有表证，判断外感咳嗽或内伤咳嗽。

2. 外感咳嗽，多起病急，病程短，常伴恶寒发热等表证；内伤咳嗽常反复发作，病程长，多伴其他兼证。

（二）病证鉴别

1. 哮病与喘证 哮病和喘证虽然也会兼见咳嗽，但各以哮、喘为其主要临床表现。哮病主要表现为喉中哮鸣有声，呼吸气促困难，甚则喘息不能平卧，发作与缓解均迅速。喘证主要表现为呼吸困难，甚至张口抬肩，鼻翼扇动，不能平卧。

2. 肺胀 肺胀常伴有咳嗽症状，但肺胀有久患咳、哮、喘等病证的病史，除咳嗽症状外，还有胸部膨满，胸闷如塞，喘逆上气，烦躁心慌，甚至颜面紫黯，肢体浮肿等症，病情缠绵，经久难愈。

3. 肺痨 以干咳，或痰中带血，或咳血痰为特征，常伴有低热、盗汗、消瘦等症状。其发病多由体质虚弱，气血不足，痨虫侵肺所致。与咳嗽的症状、发病机制不同。

4. 肺痈 以咳吐大量腥臭脓血痰为特征，多伴有咳嗽、胸痛、发热等症。病机为热壅血瘀、蕴毒化脓而成痈，与咳嗽不同。

三、辨证施护

【辨证要点】

1. 辨外感内伤 外感咳嗽，多为新病，起病急，病程短，常伴恶寒、发热、头痛等肺卫表证。内伤咳嗽，多为久病，常反复发作，病程长，可伴见他脏见证。

2. 辨寒热虚实 外感咳嗽以风寒、风热、风燥为主者多属实证，而内伤咳嗽中痰湿、痰热、肝火多属邪实，日久伤肺，可与正虚并见。恶寒，咯痰，鼻涕清稀色白，多属寒；恶风，咯痰，鼻涕稠黏而黄，多属热；病势急，病程短，咳声洪亮有力属实；病势缓，病程长，咳声低弱，气怯，乏力属虚。咳嗽痰少，或干咳无痰者，多属燥热、气火、阴虚；痰多者，常属痰湿、痰热、虚寒；痰白清稀者，属风、属寒；痰白而稠厚者，属湿；痰黄而黏稠者，属热；痰中带血者，多属肺热或肺阴虚。

【证候分型】

1. 外感咳嗽

（1）风寒袭肺

证候表现：咳嗽声重，气急，咽痒，咯痰稀薄色白，鼻塞，流清涕，头痛，肢体酸楚，或恶寒发热，无汗，舌苔薄白，脉浮或浮紧。

证候分析：风寒之邪外束肌表，内袭于肺，肺卫失宣，肺气闭郁，不得宣通，故咳嗽声重，气急咽痒；寒邪郁肺，气不布津，凝聚为痰，故痰白清稀；风寒外束于表，皮毛闭塞，卫阳被遏，故鼻塞，流清涕，头痛，肢体酸楚，或恶寒发热，无汗等风寒表证；舌苔薄白，脉浮紧均为风寒袭肺之象。

护治原则：疏风散寒，宣肺止咳。

治疗代表方：三拗汤合止嗽散加减。

（2）风热犯肺

证候表现：咳嗽频剧，气粗或咳声嘶哑，喉燥咽痛，咳痰不爽，痰黏稠或稠黄，咳时汗出，鼻流黄涕，口渴，头痛，身楚，恶风，身热，舌质红，苔薄黄，脉浮数或浮滑。

证候分析：风热犯肺，肺失清肃而见咳嗽频剧，气粗或咳声嘶哑；肺热伤津则见口渴，喉燥咽痛；肺热内郁，蒸液成痰故痰黏而稠，咳吐不爽；风热犯表，卫表不和而见鼻流黄涕，头痛，汗出，四肢酸楚，恶风，身热等表热证；舌质红，苔薄黄，脉浮数皆为风热犯肺之征。

护治原则：疏风清热，宣肺止咳。

治疗代表方：桑菊饮加减。

（3）风燥伤肺

证候表现：干咳，连声作呛，无痰或痰少而黏，不易咯出，喉痒，唇鼻干燥，咳甚则胸痛，或痰中带血丝，口干，咽干而痛，或鼻塞，头痛，微寒，身热，舌质红，苔薄白或薄黄，干而少津，脉浮数。

证候分析：风燥伤肺，肺失清润，故见干咳作呛；燥热灼津则咽喉口鼻干燥，痰黏不易咯出；燥热伤肺，肺络受损，故痰中夹血；本证多发于秋季，乃燥邪与风热并见的温燥证，故见风燥外客，卫表不和的表证，如鼻塞、头痛、微寒、身热；舌质红，苔薄白或薄黄、干而少津，脉浮数均为温燥伤肺的表现。

护治原则：疏风清肺，润燥止咳。

治疗代表方：桑杏汤加减。

2. 内伤咳嗽

（1）痰湿蕴肺

证候表现：咳嗽痰多，咳声重浊，痰白黏腻或稠厚或稀薄，每于晨间咳痰尤甚，因痰而嗽，痰出则咳缓，胸闷脘痞，呕恶纳差，腹胀，大便时溏，舌苔白腻，脉濡滑。

证候分析：痰湿蕴肺，肺失宣降，故咳嗽痰多，咳声重浊，痰白黏腻或稠厚或稀薄；晨间痰壅，故咳痰尤甚，痰出则咳缓；湿痰中阻，脾为湿困，故兼胸闷脘痞，呕恶纳差，腹胀，大便时溏等症；苔白腻，脉濡滑为痰湿内盛之征。

护治原则：燥湿化痰，理气止咳。

治疗代表方：二陈平胃散合三子养亲汤加减。

（2）痰热郁肺

证候表现：咳嗽气息粗促，或喉中有痰声，痰多，质稠色黄，咯吐不爽，或有热腥味，或咯吐血痰，胸胁胀满，咳时引痛，面赤，或有身热，口干欲饮，舌质红，苔薄黄腻，脉滑数。

证候分析：痰热壅阻肺气，肺失清肃故咳嗽气息粗促，痰多质黏稠、色黄、咯吐不爽；痰热郁蒸，则痰有腥味；热伤肺络，故胸胁胀满，咳时引痛，或咯吐血痰；肺热内郁，则有身热、口干欲饮；舌质红，苔薄黄腻，脉滑数均为痰热蕴肺之征。

护治原则：清热化痰，肃肺止咳。

治疗代表方：清金化痰汤加减。

（3）肝火犯肺

证候表现：气逆作咳阵作，咳时面红目赤，咳引胸痛，可随情绪波动而增减，烦热咽干，常感痰滞咽喉，咯之难出，量少质黏，或痰如絮条，口干口苦，胸胁胀痛，舌质红，苔薄黄少津，脉弦数。

证候分析：肝失条达，郁结化火，上逆侮肺，肺失肃降，以致气逆作咳，咳则连声；肝火上炎，故咳时面红，口苦咽干；木火刑金，炼液成痰，肺热津亏，则痰黏或成絮条，难以咯出；肝脉布两胁，上注于肺，肝肺络气不和，故胸胁胀痛，咳而引痛；舌质红，苔薄黄少津，脉弦数皆为肝火肺热之征。

护治原则：清肺泻肝，顺气降火。

治疗代表方：黛蛤散合黄芩泻白散加减。

（4）肺阴亏耗

证候表现：干咳，咳声短促，痰少黏白，或痰中夹血，或声音逐渐嘶哑，午后潮热，颧红，手足心热，夜寐盗汗，口干咽燥，起病缓慢，日渐消瘦，神疲，舌质红，少苔，脉细数。

证候分析：肺阴亏虚，虚热内灼，肺失滋润，肃降无权，肺气上逆，则干咳，咳声短促；虚火灼津为痰，肺损络伤，故痰少黏白或见夹血；阴虚肺燥，津液不能濡润上承，则咳声逐渐嘶哑，口干咽燥；阴虚火旺故午后潮热、手足心热、颧红、盗汗；阴精不能充养而致形瘦神疲；舌质红，少苔，脉细数，为肺阴亏虚、阴虚内热之征。

护治原则：滋阴润肺，化痰止咳。

治疗代表方：沙参麦冬汤加减。

【护理措施】

1. 生活起居护理 保持室内空气清新流通，温湿度适宜，避免尘埃和烟雾等刺激。风寒袭肺者室内宜偏暖，切勿当风受凉；风热犯肺者衣被适中，不宜过暖；风燥伤肺者室内湿度宜稍高；痰湿蕴肺者室内温度应适宜，不宜太高；痰热郁肺者室内温度宜偏低；肝火犯肺和肺阴亏虚者室温宜偏低，湿度宜偏高。汗出多者应及时擦汗更衣。加强口腔护理，可用10%一枝黄花水或金银花液漱口。嘱患者注意休息，可适当户外活动。

2. 病情观察 注意观察咳嗽的声音、时间、节律、性质及有无恶寒、发热、汗出、咳痰等伴发症状。咳嗽时作，发于白昼，鼻塞声重，多为外感咳嗽；晨起咳嗽阵发加剧，咳声重浊，多为痰湿或痰热咳嗽；夜卧咳嗽较重，持续难已，短气乏力，多为气虚咳嗽；午后、黄昏咳嗽加重，咳声轻微短促或痰中带血者，多为肺燥阴虚。观察痰的色、质、量及咳吐情况，痰白而稀薄者多属风、属寒；痰黄而稠者属热；痰多稀薄者多属痰湿、虚寒；咳而少痰或干咳无痰者则为燥热、气火、阴虚；咳痰有热腥味或腥臭气者为痰热。观察药后寒热、汗出、咳嗽及咳痰情况，若年老患者突然出现烦躁不安、神志不清、面色苍白或发绀、出冷汗、呼吸急促、喉间痰鸣辘辘，应考虑发生窒息的可能，配合医生抢救。

3. 饮食护理 饮食宜清淡、易消化，忌肥甘厚腻、辛辣刺激之物。风寒袭肺者可适当进食葱白、生姜、茴香、紫苏叶等辛温发散之品，以助祛邪，忌生冷瓜果、冰制饮料；风热犯肺者宜食疏风清热之品，如菊花、白萝卜、梨、薄荷叶等，忌辛热助火之品，避免食用酸涩之物；燥邪伤肺者宜多食黄瓜、番茄、油菜等多汁蔬菜及梨、枇杷、荸荠等新鲜水果，也可用川贝炖梨以清热润肺化痰，忌温燥、煎炸之品；痰湿蕴肺者应饮食有节，配健脾利湿化痰的食物，如薏苡仁、扁豆，忌糯米、甜食及肥肉类；痰热郁肺者宜食竹笋、豆芽、荸荠等寒凉的食物，忌辛热之品；肝火犯肺者可选用疏肝泻火的食物，如芹菜、香菇、柑橘等，忌油炸、香燥之品；肺阴亏耗者可选银耳、百合、甲鱼等滋阴之品，多食水果，或用麦冬、沙参等养阴之品泡水代茶饮。

4. 情志护理 病程较长者应予安慰和鼓励，消除思想顾虑，增强治疗的信心。保持心情愉悦，避免精神刺激，指导患者学会自我情绪调节。对肝火犯肺者要劝慰其戒怒，宽容，保持心情舒畅，避免因情绪波动而加重病情。

5. 用药护理 外感咳嗽者，忌用敛肺、收涩的镇咳药，以免肺气郁遏不得宣畅，不能达邪外出，服用的汤药多为发散之品，不宜久煎，以免降低药效。汤药服用时温凉适宜，热证凉服，寒证、虚证温服。服药后注意观察药后寒热、汗出、咳嗽及咳痰情况，寒证服药后加盖衣被或同时进热饮，注意观察畏寒、汗出情况；热证应注意服药后身热、咽痛、咳声嘶哑、喉痒等症状改善情况；肺阴亏耗者注意服药后潮热，盗汗，口干咽燥，手足心热等症状的缓解情况。指导患者遵医嘱服用祛痰、止咳的药物，并观察服药后的效果，咳嗽剧烈时即刻给药，服用化痰止咳药液后，不要立即饮水以免冲淡药液降低疗效。

6. 适宜技术 咳嗽可灸天突、肺俞、风门、合谷、至阳等穴位；咳逆不止灸乳根2穴，或气海、大椎。咽痒咳嗽者用艾条温和灸天突穴。痰多黏稠者可用鹿蹄草、鱼腥草等中药进行雾化吸入，以化痰止咳。外感咳嗽可取大椎、膻中穴行拔罐法，先拔大椎，后拔膻中，痰多者加丰隆穴。身热、咽痛者在大椎、身柱等穴采用刺罐法。外感发热者取大椎、大杼、风池、肺俞、脾俞、膻中、曲池、尺泽、列缺、合谷等穴行刮痧法，痰多加足三里、丰隆穴。咳嗽反复者可于夏季三伏天行耳穴贴压，选肺、气管、鼻、肾上腺等穴。

【健康教育】

1. 注意四时气候变化，随气温冷暖增减衣被，防寒保暖，避免外邪侵袭。改善生活环境，消除烟尘及有害气体的污染。

2. 增强体质，适当进行锻炼。根据自身体质选择活动项目，如散步、呼吸操、太极拳等。平素易感冒者，可常按摩迎香穴，艾灸足三里，也可坚持行耐寒锻炼，如用冷水洗脸、冷水浴等。

3. 注意饮食有节，忌肥甘、辛辣、过咸之品，戒烟，忌酒。

4. 注意调节情志，保持乐观情绪，解除顾虑及烦恼，避免急躁易怒。

第三节 哮 病

哮病是由于宿痰伏肺，遇诱因或感邪引触，导致痰阻气道，气道挛急，肺失肃降，肺气上逆所致的发作性痰鸣气喘疾患。发作时以喉中哮鸣有声，呼吸急促困难，甚则喘息不能平卧为主要临床表现。哮病是一种反复发作缠绵难愈的疾病。部分儿童、青少年至成年时，肾气日盛，正气渐充，辅以药物治疗，可以终止发作。但中老年、体弱久病者，难以根除，可发展为肺胀。

《内经》虽无哮病之名，但在许多篇章里，均有关于哮病症状、病因病机的记载。汉·张仲景《金匮要略·肺痿肺痈咳嗽上气病脉证并治》篇曰："咳而上气，喉中水鸡声，射干麻黄汤主之。"明确指出了哮病发作时的典型症状及治疗，并从病理上将其归属于痰饮病中的"伏饮"证。元·朱丹溪首创"哮喘"病名，在《丹溪心法》一书中作专篇论述，并认为"哮喘必用薄滋味，专主于痰"，提出"未发以扶正气为主，既发以攻邪气为急"的治疗原则。明·虞抟《医学正传》则进一步对哮与喘作了明确的区别，指出"哮以声响言，喘以气息言"。后世医家鉴于"哮必兼喘"，故一般通称"哮喘"，而简名"哮证"、"哮病"。

西医学中的支气管哮喘、喘息性支气管炎、嗜酸性粒细胞增多症（或其他急性肺部过敏性疾患）所致的以哮喘为主要表现者，可参照本节辨证施护。

一、病因病机

哮病的发生，乃宿痰内伏于肺，复因外感、饮食、情志、劳倦等诱因引触，以致痰阻气道，气道挛急，肺失肃降，肺气上逆所致。病位在肺，涉及脾肾。

1. 外邪侵袭 外感风寒或风热之邪，未能及时表散，邪气内蕴于肺，壅遏肺气，气不布津，聚液生痰而成哮病。

2. 饮食不当 贪食生冷，脾阳受困，寒饮内停，或嗜食酸咸肥甘，积痰蒸热，或因进食海膻等发物，而致脾失健运，饮食不归正化，水湿不运，痰浊内生，上干于肺，壅阻肺气而发哮病。因体质因素所致食物的敏感性差异，古有"食哮"、"鱼腥哮"、"卤哮"、"糖哮"、"醋哮"等病名。

3. 情志失调 情志不遂，肝气郁结，木不疏土；或郁怒伤肝，肝气横逆，木旺乘土，均致脾失健运，失于转输，水湿蕴成痰浊，上干于肺，阻遏肺气发为哮病。

4. 体虚病后 素体禀赋薄弱，体质不强，或病后体弱（如幼年患麻疹、顿咳，或反复感冒、咳嗽日久等）导致肺、脾、肾虚损，痰浊内生，成为哮病之因。肺气耗损，气不化津，痰饮内生；或阴虚火盛，热蒸液聚，痰热胶痼；或脾虚水湿不运，肾虚水湿不能蒸化，痰浊内生，均可成为哮病之因。一般体质不强多以肾虚为主，多见于幼儿，故有“幼稚天哮”之名，病后所致者以肺脾虚为主。

二、诊断与鉴别诊断

（一）诊断依据

1. 发作时喉中哮鸣有声，呼吸困难，甚则张口抬肩，不能平卧，或唇甲青紫，约数分钟、数小时后缓解。

2. 呈反复发作性。常由气候突变、饮食不当、情志失调、劳累等诱发。发作前多有鼻痒、喷嚏、咳嗽、胸闷、情绪不宁等先兆。

3. 多有过敏史或家庭史。

4. 平时可一如常人，或稍感疲劳、纳差。但病程日久，反复发作，导致正气亏虚，可常有轻度哮鸣，甚至在大发作时持续难平，现出喘脱。

（二）病证鉴别

1. 喘证　哮病与喘证都有呼吸急促的表现，哮必兼喘，而喘未必兼哮。喘以气息言，以呼吸急促困难为主要特征；哮以声响言，以发作时喉中哮鸣有声为主要临床特征。哮病为一种反复发作的独立性疾病，喘证是多种肺系急慢性疾病中的一个症状。

2. 支饮　支饮虽然也有痰鸣气喘的症状，但多系慢性咳嗽经久不愈，逐渐加重而成，病势时轻时重，发作与间歇界限不清，以咳嗽和气喘为主，与哮病之间歇发作，突然起病，迅速缓解，喉中哮鸣有声，轻度咳嗽或不咳有明显的差别。

三、辨证施护

【辨证要点】

1. 辨虚实　哮病属邪实正虚之证，发作时以邪实为主，症见呼吸困难，呼气延长，喉中痰鸣有声，痰粘量少，咯吐不利，甚则张口抬肩，不能平卧，端坐俯伏，胸闷窒塞，烦躁不安，或伴寒热，苔腻，脉实。未发时以正虚为主，肺虚者，气短声低，咯痰清稀色白，喉中常有轻度哮鸣音，自汗恶风；脾虚者，食少，便溏，痰多；肾虚者，平素短气息促，动则为甚，吸气不利，腰酸耳鸣。

2. 辨痰性质　痰有寒痰、热痰、痰湿、风痰之异，分别引起冷哮、热哮、风痰哮。一般冷哮多为寒痰伏肺，症见哮鸣如水鸡声，咳痰清稀，或色白如泡沫，口不渴，舌质淡，苔白滑，脉浮紧；热哮多为痰热壅盛，症见痰鸣如吼，胸高气粗，咳痰黄稠胶黏，咯吐不利，口渴喜饮，舌质红，苔黄腻，脉滑数；风痰哮寒热征象不明显，症见喘咳胸满，但坐不得卧，痰涎涌盛，喉如曳锯，咯痰黏腻难出，反复发作，时发时止，发时喉中哮鸣，止时如常人，或伴恶风、汗出，或咽干口燥、面色潮红或萎黄不华。

【证候分型】

1. 发作期

(1) 冷哮

证候表现：呼吸急促，喉中哮鸣有声，胸膈满闷如塞，咳不甚，痰少咯吐不爽，或清稀呈泡沫状，口不渴，或渴喜热饮，面色青晦，形寒怕冷，天冷或受寒易发，舌质淡，舌苔白滑，脉弦紧或浮紧。

证候分析：寒痰伏肺，遇感触发，痰升气阻，以致呼吸急促哮鸣有声；肺气郁闭，不得宣畅，则见胸膈满闷如塞，咳反不甚而咯痰量少；阴盛于内，阳气不能宣达，则面色青晦，形寒怕冷；病因于寒，内无郁热，故口不渴而喜热饮；外寒每易引动内饮，故天冷或受寒则发；舌质淡，苔白滑，脉弦紧或浮紧皆为寒盛之象。

护治原则：温肺散寒，化痰平喘。

治疗代表方：射干麻黄汤或小青龙汤加减。

(2) 热哮

证候表现：气粗息涌，喉中痰鸣如吼，胸高胁胀，咳呛阵作，咳痰色黄或白，黏浊稠厚，咯吐不利，烦闷不安，不恶寒，汗出，面赤，口苦，口渴喜饮，舌质红，苔黄腻，脉滑数。

证候分析：痰热壅肺，肺失清肃，肺气上逆故喘而气粗息涌，喉鸣如吼，胸高胁胀，呛咳阵作；热蒸液聚生痰，痰热胶结，则咯痰黏浊稠厚，色黄或白，咯吐不利；痰火郁蒸，则烦闷，自汗，面赤，口苦；病因于热，热伤津液，故不恶寒而口渴喜饮；舌质红，苔黄腻，脉滑数均为痰热内盛之征。

护治原则：清热宣肺，化痰定喘。

治疗代表方：定喘汤或越婢加半夏汤加减。

(3) 寒包热哮

证候表现：喉中哮鸣有声，胸膈烦闷，呼吸急促，喘咳气逆，咳痰不爽，痰黏色黄，或黄白相兼，烦躁，发热，恶寒，无汗，身痛，口干欲饮，大便偏干，舌尖边红，苔白腻罩黄，脉弦紧。

证候分析：痰热壅肺，复感风寒，客寒包火，肺失宣降故喉中哮鸣有声，呼吸急促，咳喘气逆；热郁蒸痰，气机不畅则胸膈烦闷，咳痰不爽，痰黏色黄或黄白相间；里热较盛而烦躁，口干欲饮，便干，舌苔白腻罩黄；发热，恶寒，无汗，头身痛，脉弦紧均为表寒之象。

护治原则：解表散寒，清化痰热。

治疗代表方：小青龙加石膏汤或厚朴麻黄汤加减。

(4) 风痰哮

证候表现：喉中痰涎壅盛，声如拽锯，或鸣声如吹哨笛，喘急胸满，但坐不得卧，咳痰黏腻难出，或为白色泡沫痰液，无明显寒热倾向，面色青黯，起病多急，发前自觉鼻、咽、眼、耳发痒，喷嚏，鼻塞，流涕，胸部憋塞随之迅即发作，舌苔厚浊，脉滑实。

证候分析：风痰阻肺，冲击声门故喉中痰涎壅盛，声如拽锯，或鸣声如吹哨笛；肺气郁闭，升降失司则喘急胸满，或胸部憋塞，但坐不得卧；风痰壅盛则咯痰黏腻难出，或为白色泡沫痰；风邪外袭，官窍不利则起病多急，发前自觉鼻、咽、眼、耳发痒，喷嚏，鼻塞，流涕随之迅即发作；无热象则无明显寒热倾向，面色青黯；舌苔厚浊，脉滑实为风痰壅盛之象。

护治原则：祛风涤痰，降气平喘。

治疗代表方：三子养亲汤加味。

(5) 虚哮

证候表现：喉中哮鸣如鼾，声低，气短息促，动则喘甚，发作频繁，甚则持续喘哮，口唇、爪甲青紫，咳痰无力，痰涎清稀或质黏起沫，面色苍白或颧红唇紫，口不渴或咽干口渴，形寒肢冷或烦热，舌质淡或偏红，或紫黯，脉沉细或细数。

证候分析：哮病久发，肺肾两虚，摄纳失常则喉中哮鸣如鼾，声低，气短息促，动则喘甚；肺不主气，肾不纳气故发作频繁，甚则持续喘哮；肺失治节，瘀血内阻则口唇、爪甲青紫，舌质紫黯；气虚肺不布津，津凝为痰故咯痰无力，痰涎清稀或质黏起沫；阳虚失温则面色苍白，形寒肢冷，口不渴，舌质淡，脉沉细；颧红唇紫，咽干口渴，烦热，舌质红，脉细数皆为阴虚内热之征。

护治原则：补肺纳肾，降气化痰。

治疗代表方：平喘固本汤加减。

2. 缓解期

(1) 肺脾气虚

证候表现：气短声低，喉中有轻度哮鸣声，痰多质稀，色白，自汗，怕风，常易感冒，倦怠无力，食少便溏，每因劳倦、气候变化、饮食不当而引发，发病前喷嚏频作，鼻塞流涕，舌质淡，苔白，脉细弱。

证候分析：哮病日久，肺虚不能主气，气不布津，痰饮内蕴故气短声低，喉中常哮鸣音，咯痰清稀色白；卫阳虚弱，不能充实腠理，故平时自汗怕风，易于感冒，每因气候变化而诱发；外邪犯肺，肺气失宣则发前喷嚏、鼻塞流清涕；脾主运化水湿，脾气亏虚，聚湿生痰，上贮于肺故平素痰多；脾主肌肉，气虚则倦怠乏力，脾虚不能运化水湿，则食少便溏；面色㿠白，舌苔淡白，脉象虚细均为气虚征象。

护治原则：健脾益气，补土生金。

治疗代表方：六君子汤加减。

(2) 肺肾两虚

证候表现：短气息促，动则为甚，吸气不利，咳痰质黏起沫，脑转耳鸣，腰膝酸软，心慌，不耐劳累，或五心烦热，颧红，口干，舌质红少苔，脉细数；或畏寒肢冷，面色苍白，舌苔淡白，质胖，脉沉细。

证候分析：久病肾虚，摄纳失常，气不归元，故平素短气喘息，动则为甚，吸气不利；肾虚水泛或虚火灼津为痰则咳痰起沫，或痰少质黏；肾虚水泛为痰，水饮凌心则心悸；肾虚精气匮乏，失于充养故腰酸腿软，脑转耳鸣，心慌劳累后易发；阳虚外寒则畏寒肢冷，自汗，面色苍白，舌淡苔白；五心烦热，颧红，口干，舌质红少苔，脉细数为阴虚内热之象。

护治原则：补肺益肾。

治疗代表方：生脉地黄汤合金水六君煎加减。

【护理措施】

1. 生活起居护理 室内空气新鲜，温湿度适宜。冷哮病室宜阳光充足，热哮病室宜凉爽通风。环境整洁、安静、安全，避免接触花粉、动物皮毛等致敏物质及烟尘异味刺激。哮证发作时绝对卧床休息，给氧。缓解期适当下床活动，循序渐进地加强身体锻炼。肺阴亏虚者易感外邪，应注意防寒保暖。肾气亏虚者宜起居有常，节制房事，避免劳欲过度。

2. 病情观察 观察哮病发作的持续时间、诱发因素、生命体征、神志、面色，有无恶寒、发热、汗出、咳痰等伴随症状，尤其是呼吸频率、节律、强弱及呼吸道是否通畅。如哮喘持续发作或痰阻气道咯吐不利，见胸部憋闷如窒、汗出肢冷、面青唇紫、烦躁不安或神昏嗜睡、脉大无根等，要立即报告医生救治。

3. 饮食护理 饮食宜清淡富有营养。尤其注意饮食宜忌，禁食曾诱发哮病的食物，勿过食生冷、辛辣、肥腻、海腥发物等，饮食不宜过饱、过咸、过甜，戒烟酒。冷哮者饮食宜温不宜凉，可用豆豉、葱白、生姜等辛温之品以助散寒；热哮者宜凉性饮食，但不可过食生冷，可服食荸荠、枇杷、柚子等以清热化痰，禁食胡椒、肉桂等辛辣燥热之品；肺气亏虚者可适当食用羊肺、黄芪、灵芝等；脾气亏虚者饮食要定时、定量、少食多餐、食物软烂易消化，宜食山药、红枣等；肾气亏虚者可食用核桃、黑木耳、桑椹、蛤蚧、紫河车、冬虫夏草等。

4. 情志护理 哮病易反复发作，患者常有悲观失望情绪，要多予以关心、安慰，消除不良情绪。哮喘发作时来势凶猛，患者多表现为惊恐万分，然“恐则气下”、“惊则气乱”，故应安慰患者及家属，以防症状加重。在哮病缓解期注意情志调养，避免急躁易怒、忧愁郁闷等不良情绪，培养其乐观、积极、豁达、宽容的心理素质。

5. 用药护理 发现患者有喷嚏、咳嗽等发作先兆征象时，应立即给药以制止发作，可选择气雾剂对准口喷用。中药汤剂冷哮宜热服，热哮、肺脾肾虚哮证宜温服。服用含麻黄的汤药后，要注意观察患者心率、血压的变化及汗出情况。行敷贴疗法时注意观察敷贴部位皮肤有无红、肿、痒、痛等反应。

6. 适宜技术 可行耳穴压豆法，取肺、气管、肾上腺、交感等穴，喘息气促者加肾，痰多者加脾，胸闷者加神门，发热者加耳尖放血。热哮者可取双侧肺俞、大椎、双风门、伏兔、丰隆等穴行拔火罐以缓解症状。或选择背部（肺俞、定喘）、胸部（膻中、中府、天突）、上肢部（天府、尺泽、列缺）行刮痧疗法。哮证反复发作者可针刺定喘、膏肓、肺俞、太渊等穴，肺虚者可用梅花针轻叩鱼际、前臂内侧、手太阴肺经循行部位、两侧胸锁乳突肌。缓解期可艾灸肺俞、肾俞，或拔罐大椎、双侧肺俞、双侧膈俞，也可用穴位敷贴“冬病夏治法”，如白芥子膏敷贴以减少发作次数及减轻症状。

【健康教育】

1. 加强环境卫生，室内严禁吸烟，尽量不用皮毛、丝棉、羽绒等制成的被褥，勿养宠物。避免接触易引起过敏、咳嗽的刺激性物质，在花粉飞扬的季节减少户外活动。起居有常，做好防寒保暖工作，防止外邪诱发哮病。

2. 饮食有节，温凉适度，宜清淡而富营养，忌生冷、肥腻、辛辣、过咸、过甜、海膻发物等食品。禁食曾引起哮病发作之物，慎用易致过敏的食物。戒烟酒。

3. 保持心情舒畅，心胸豁达，心态宁静，避免忧思郁怒及紧张焦虑等不良情志刺激，以减少各种诱发因素。

4. 缓解期适当体育锻炼，可选择太极拳、散步、慢跑、呼吸操等方法坚持锻炼，但忌剧烈运动。也可经常按摩足三里、合谷、后溪、昆仑等穴以增强抗病能力。

第四节　喘　　证

喘证是由于感受外邪，饮食不当，情志失调而致肺气上逆，失于宣降，或久病气虚，肾失摄纳，以呼吸困难，甚则张口抬肩，鼻翼扇动，不能平卧等为主要临床表现的一种肺系病证。严重者可由喘致脱而出现喘脱之危重证候。喘病日久可转成肺胀。喘作为一个症状，可出现在多种急、慢性疾病过程中，当喘成为这些疾病某一阶段的主症时，即为喘证。

喘证的记载最早见于《内经》，如《灵枢·五阅五使》篇说“故肺病者，喘息鼻张。”汉·张仲景《金匮要略·肺痿肺痈咳嗽上气病脉证治》篇中之“上气”指喘息不能平卧，其中包括“喉中作水鸡声”的哮病和“咳而上气”的肺胀等病，并以射干麻黄汤、葶苈大枣泻肺汤治之。元·朱丹溪在《丹溪心法·喘》中详述了七情、饱食、体虚等内伤诸因致喘的病因学说。明·张景岳把喘证归纳成虚实两大证，在《景岳全书·喘促》篇说：“实喘者有邪，邪气实也；虚喘者无邪，元气虚也。”指出了喘证的辨证纲领。清·叶天士《临证指南医案·喘》说：“在肺为实，在肾为虚。”清·林佩琴《类证治裁·喘证》篇认为“喘由外感者治肺，由内伤者治肾”。这些论点，对指导临床实践具有重要意义。

西医学中的肺炎、喘息性支气管炎、肺气肿、肺源性心脏病、心源性哮喘、肺结核、矽肺以及癔症等疾病以喘促为主要临床表现时，均可参照本节辨证施护。

一、病因病机

喘证由多种疾患引起，病因复杂，概言之有外感、内伤两大类。外感为六淫外邪侵袭肺系；内伤为饮食不当、情志失调、劳欲久病等导致肺气上逆，宣降失职；或气无所主，肾失摄纳而成。喘证的病位在肺和肾，与肝、脾、心有关。一般实喘在肺，虚喘责之肺、肾。本证的严重阶段，不但肺肾俱虚，在孤阳欲脱之时，可病及与心，甚则喘汗致脱。

1. 外邪侵袭 因重感风寒，邪袭于肺，内则壅遏肺气，外则郁闭皮毛，肺卫为邪所伤，肺气不得宣畅；或因风热犯肺，肺气壅实，甚则热蒸液聚而成痰，清肃失司，以致肺气上逆作喘。若表寒未解，内已化热，或肺热素盛，寒邪外束，热不得泄，则热为寒遏，肺失宣降，气逆而喘。总之，外邪致喘，有寒热之异，正如张景岳说："实喘之证……非风寒则火邪耳。"

2. 饮食不节 饮食不节，特别是多食膏粱厚味，积而不化，既影响脾胃功能，变生痰浊，又因积食化热，熏蒸气道，影响人体气机的正常升降，而成为喘证的内在病因。

3. 七情所伤 七情太过影响脏腑正常生理功能，使脏气不和，营卫失其常度，气迫于肺，不得宣通而为喘。正如《病机汇论》说："若暴怒所加，上焦郁闭，则呼吸奔迫而为喘。"

4. 肺肾亏虚 久病致肺之气阴不足，气失所主而短气喘促。久病不愈者，可由肺及肾，或劳欲伤肾，精气内夺，根本不固，气失摄纳，上出于肺，出多入少，逆气上奔而为喘。

二、诊断与鉴别诊断

（一）诊断依据

1. 以喘促短气，呼吸困难，甚至张口抬肩，鼻翼扇动，不能平卧，口唇发绀为特征。

2. 多有慢性咳嗽、哮病、肺痨、心悸等心肺病史。每遇外感、情志刺激及劳累而诱发。

（二）病证鉴别

1. 气短 两者同为呼吸异常，但喘证以呼吸困难，张口抬肩，摇身撷肚，实证气粗声高，虚证气弱声低，甚则不能平卧为特征；气短亦即少气，呼吸微弱而浅促，或短气不足以息，似喘而无声，亦不抬肩撷肚，不像喘证呼吸困难之甚。但气短进一步加重，可呈虚喘表现。

2. 哮病 喘指气息而言，为呼吸气促困难，甚则张口抬肩，摇身撷肚。哮指声响而言，必见喉中哮鸣有声，亦伴呼吸困难。喘未必兼哮，而哮必兼喘。

三、辨证施护

【辨证要点】

1. 辨虚实 喘证的辨证首当分虚实。可从呼吸、声音、脉象、病势缓急等方面辨别。呼吸深长有余，呼出为快，气粗声高，伴有痰鸣咳嗽，脉象有力，病势多急者为实喘；呼吸短促难续，深吸为快，气怯声低，少有痰鸣咳嗽，脉象微弱或浮大中空，病势徐缓，时轻进重，遇劳则甚者为虚喘。

2. 实喘当辨外感内伤 外感起病急，病程短，多为表证。内伤病程长，反复发作，无表证。

3. 虚喘应辨病变脏腑 肺虚者操劳后气短而喘，可见面色㿠白，自汗，易感冒等表现；肾虚者静息时亦有气喘急促，动则更甚，以面色苍白，或颧红怕冷，或烦热，腰酸疲软为主要症状特点；心气（阳）虚者喘息持续不已，伴有心悸，浮肿，紫绀，颈静脉怒张，脉结代等症状。

【证候分型】

1. 实喘

（1）风寒壅肺

证候表现：喘息，呼吸气急，胸部胀闷，咳嗽，痰多稀薄色白，头痛，鼻塞，喷嚏，流清涕，无汗，恶寒，或伴发热，口不渴，舌苔薄白而滑，脉浮紧。

证候分析：外感风寒，内合于肺，寒邪闭肺，肺郁不宣，肺气上逆，故喘咳气急，胸部胀闷；寒邪伤肺，凝液成痰，则痰多稀薄色白；风寒束表，皮毛闭塞，卫阳被郁，故见恶寒发热，无汗；寒邪凝滞，经气不利，则头痛；肺气不宣，窍道不利则鼻塞，喷嚏，流清涕；舌苔薄白而滑，脉浮紧为风寒在表之征。

护治原则：宣肺散寒。

治疗代表方：麻黄汤合华盖散加减。

（2）表寒肺热

证候表现：喘逆上气，胸胀或痛，息粗，鼻扇，咳而不爽，咯痰稠黏，形寒，身热，烦闷，身痛，有汗或无汗，口渴，溲黄，便干，舌质红，苔薄白或燥黄，脉浮数或滑。

证候分析：外感寒邪束表，肺有郁热，或表寒未解，内已化热，热郁于肺，肺气上逆，故喘逆，息粗，鼻扇，胸部胀痛，咳痰黏稠不爽；里热内盛，故身热，烦闷，汗出；热伤津液，则口渴，溲黄，便干；寒邪束表，则见形寒，身痛，无汗；舌质红，苔薄白或黄，脉浮数为痰热内盛之征。

护治原则：解表清里，化痰平喘。

治疗代表方：麻杏石甘汤加减。

（3）痰热郁肺

证候表现：喘咳气涌，胸部胀痛，痰多质黏色黄，或痰中带血，或目睛胀突，胸中烦闷，身热，面红，有汗，咽干，口渴而喜冷饮，尿赤，或便秘，舌质红，舌苔薄黄或黄腻，脉滑数。

证候分析：邪热壅肺，灼津成痰，痰热郁遏肺气，肃降无权，故见喘咳气涌，胸部胀痛，痰黏稠色黄；热伤肺络则见痰中带血；痰热郁蒸，故见烦热，目睛胀突，身热，汗出，面红，尿赤。热伤阴津，则见咽干，渴喜冷饮；便秘为肺热腑气不通之象；舌质红，苔黄或黄腻，脉滑数皆为痰热内盛之征。

护治原则：清热化痰，宣肺平喘。

治疗代表方：桑白皮汤加减。

（4）痰浊阻肺

证候表现：喘而胸满闷窒，甚则胸盈仰息，咳嗽，痰多黏腻色白，咯吐不利，或脘闷，呕恶，纳呆，口黏不渴，舌质淡，苔厚腻色白，脉滑或濡。

证候分析：中阳不运，积湿成痰，痰浊壅肺，气机不畅，肃降失职，肺气上逆，故喘满闷窒，胸盈仰息，痰多色白黏腻；痰湿蕴中，脾胃不和，故见脘闷，呕恶，纳呆，口黏不渴；舌质淡，苔厚腻色白，脉滑为痰浊内阻之征。

护治原则：祛痰降逆，宣肺平喘。

治疗代表方：二陈汤合三子养亲汤加减。

（5）肺气郁痹

证候表现：每遇情志刺激而诱发，发时突然呼吸短促，息粗气憋，胸闷胸痛，咽中如窒，但喉中痰鸣不著，平素常多忧思抑郁，或失眠，心悸，或不思饮食，大便不爽，或心烦易怒，面红耳赤，舌质淡或红，苔薄白或薄黄，脉弦或弦数。

证候分析：郁怒伤肝，肝气冲逆犯肺，肺气不降，则每因情志刺激而诱发，喘促气憋，咽中如窒；肝肺络气不和，则胸闷胸痛；心肝气郁，心神失宁则失眠，心悸；肝郁脾胃不和则不思饮食，大便不爽；舌苔薄白，脉弦为肝气郁结之征；心烦易怒，面红耳赤，舌红，苔薄黄，脉弦数乃肝郁化火之象。

护治原则：开郁，降气平喘。

治疗代表方：五磨饮子加减。

2. 虚喘

（1）肺气虚耗

证候表现：喘促短气，气怯声低，喉有鼾声，咳声低弱，痰吐稀薄，自汗畏风，或见咳呛，痰少质黏，烦热而渴，咽喉不利，面颧潮红，舌质淡红或有苔剥，脉软弱或细数。

证候分析：肺虚气失所主，故喘促短气，气怯声低，喉有鼾声；肺气不足致咳声低弱；气不化津故咯痰稀白；肺虚卫外不固则自汗，畏风；舌质淡红，脉软弱为肺气虚弱之象。若肺阴不足，虚火上炎则见咳呛，痰少质粘，烦热，咽喉不利，面颧潮红；舌红苔剥，脉细数为阴虚火旺之征。

护治原则：补肺益气养阴。

治疗代表方：生脉散合补肺汤加减。

（2）肾虚不纳

证候表现：喘促日久，气息短促，呼多吸少，动则尤甚，气不得续，形瘦神惫，小便常因咳甚而失禁，或尿后余沥，面青唇紫，汗出肢冷，跗肿；或见喘咳，面红烦躁，口咽干燥，足冷，汗出如油，舌质淡，苔薄或黑润，或舌红少津，脉微细或沉弱，或细数。

证候分析：久病肺虚及肾，气失摄纳，故见喘促日久，气息短促，呼多吸少，动则尤甚，气不得续；肾虚精气耗损，形神失养，故形瘦神惫；肾气不固，膀胱失约，故小便常因咳甚而失禁，尿后余沥；阳虚卫外不固，则汗出；阳气虚弱，肢体、血脉失于温煦，则肢冷，面青唇紫；阳虚气不化水，则跗肿；舌淡苔薄、黑润，脉微细或沉弱皆为肾阳衰弱之征；若真阴衰竭，阴不敛阳，阳气浮越，则见喘咳，面红烦躁，口咽干燥，足冷，汗出如油；舌红少津，脉细数为阴虚阳浮之象。

护治原则：补肾纳气。

治疗代表方：金匮肾气丸合参蛤散加减。

（3）水凌心肺

证候表现：咳喘气逆，倚息难以平卧，咯痰稀白，心悸，面目肢体浮肿，小便量少，怯寒肢冷，或面色晦黯，唇甲青紫，舌淡胖或胖黯或有瘀斑、瘀点，舌下青筋显露，苔白滑，脉沉细或带涩。

证候分析：水邪干肺，肺失宣降，故见喘咳气逆，倚息难以平卧，咯痰清稀；水气凌心，心阳受损，则见心悸；阳虚水泛则面目肢体浮肿；肾阳虚，气化不利，则小便量少；阳虚肢体失于温煦，故怯寒肢冷；阳虚血脉失于温煦而凝滞，则面色晦黯，唇甲青紫，舌胖黯或有瘀斑、瘀点，舌下青筋显露，脉涩；舌淡胖，苔白滑，脉沉细为阳虚之征。

护治原则：温阳利水，活血化瘀。

治疗代表方：真武汤合葶苈大枣泻肺汤。

（4）正虚喘脱

证候表现：喘逆剧甚，张口抬肩，鼻翼扇动，端坐不能平卧，稍动则喘剧欲绝，心慌动悸，烦躁不安，肢厥，面青唇紫，汗出如珠，舌质淡而无华或干瘦枯萎，少苔或无苔，脉浮大无根，或见歇止，或模糊不清。

证候分析：肺肾衰竭，气失所主，气不归根，则咳逆剧甚，张口抬肩，鼻扇气促，端坐不能平卧，稍动则喘剧欲绝；心阳虚脱，虚阳躁动，则心慌动悸，烦躁不安；阳脱血脉失于温运，则肢厥，面青唇紫；阳脱阴液外泄则汗出如珠；舌质淡而无华或干瘦枯萎，少苔或无苔，脉浮大无根，或见歇止，或模糊不清皆为阳脱阴竭之征。

护治原则：扶阳固脱，镇摄肾气。

治疗代表方：参附汤送服黑锡丹，配合蛤蚧粉。

【护理措施】

1. 生活起居护理　病室环境应整洁、安静、空气新鲜，温湿度适宜。室内严禁吸烟，避免粉尘和特殊气味的刺激。风寒壅肺、虚证患者病室温度宜偏高，注意防寒保暖；表寒里热、痰热郁肺、痰浊阻肺、肺气郁痹患者病室宜温度适宜，空气新鲜，卧床休息。喘证发作时取半坐卧位或端坐卧位，必要时设置跨床小桌，以便患者伏桌休息。有痰的患者要保持呼吸道通畅，痰多黏稠不易咯出者，可协助翻身拍背或雾化吸入，以利于排痰。

2. 病情观察　观察喘证发作特点、持续时间、诱发因素及呼吸、痰液、神志、面色、缺氧等情况，如呼吸困难类型、呼吸频率、节律、深度、体温、脉搏、汗出等伴随症状。若患者咳嗽痰白清稀者，为风寒袭肺；痰多色白黏腻者，多为痰浊阻肺；色黄稠者多为痰热郁肺。水凌心肺者注意观察浮肿、尿量情况，并记录 24 小时液体出入量。若发现患者呼吸急促而不整，张口抬肩，鼻翼扇动，端坐不能平卧，稍动则喘剧气不得续，烦躁不安，面青唇紫，肢冷汗出，体温、血压骤降，脉微欲绝或浮大无根、或见结代，多为肺气将绝、心肾阳衰的喘脱危象，应立即报告医生，并做好抢救准备。

3. 饮食护理 饮食宜清淡、营养丰富、易消化，忌食生冷、油腻、辛辣等刺激性食物。风寒壅肺者宜食葱白、洋葱、生姜、紫苏叶等辛温之品，以助驱邪外出，忌食生冷瓜果；痰热郁肺者多食萝卜、鸭梨、枇杷、荸荠等凉性新鲜蔬果，忌食辛辣、油腻、烟酒等，宜多饮水；痰湿蕴肺者注意除湿化痰，可选食薏苡仁、冬瓜、赤小豆等健脾利湿化痰之品，忌食糯米、黏甜及油腻煎炸等食物，以免助湿生痰；水凌心肺者宜加强营养，予少盐或无盐食物，饮水量要适宜；肺气亏虚者可给补益肺脾的食物，如莲子、茯苓饼、人参、沙参、黄芪、百合粥、党参粥等；肾不纳气者可食血肉有情之品，如甲鱼及猪、牛、羊等动物的肾脏、骨髓或脊髓，多食核桃、黑芝麻、蛤蚧等补肾纳气定喘之品。

4. 情志护理 喘证发作易使患者产生紧张、忧虑、悲观、急躁等不良情绪，应关心体贴患者，多与患者交谈，指导患者采取多种方法分散注意力，减轻精神压力，调适情志，因“怒则气上”，喘证患者尤当戒怒，遇事沉着冷静，避免因情志不畅加重病情。

5. 用药护理 中药汤剂寒证、虚证宜温热服，热证宜温服。病重者宜少量频服。麻黄汤不宜久煎以免降低药效，麻杏石甘汤中生石膏宜先煎 30 分钟。服药后注意避免风寒，观察气促、胸闷、咳痰、发绀等症状是否改善，注意汗出情况。喘证患者禁用镇静剂，慎用强烈的镇咳剂，以防痰液阻塞引起窒息而死亡。

6. 适宜技术 发作时可选耳屏、下屏、肺、下肢端、神门等耳穴行王不留行籽耳穴埋豆。或选取定喘、肺俞、膏肓、列缺、合谷或夹脊穴，用胎盘注射液或维生素 B_{12} 行穴位注射。体质虚寒、喘息延绵者可采用灸罐法，取肺俞、定喘、肾俞、大椎、中府、神阙、尺泽等穴。胸腹胀满者，于内关、足三里、中脘等穴位中选 1～2 穴施行毫针罐法。大便秘而不解者，在大肠或小肠俞、天枢或丰隆穴上施行留针罐法。预防喘病发作可穴位帖敷消喘膏（白芥子、延胡索、甘遂、细辛研末加生姜汁调成膏状），选肺俞、心俞、膈俞等穴夏季三伏天贴敷，以扶正祛邪。

【健康教育】

1. 起居有常，寒暖有节。居室环境宜冷暖适宜，空气清新，阳光充足。
2. 饮食应节制、营养合理，忌肥甘厚腻、辛辣煎炸食物，戒烟酒。
3. 调畅情志，愉悦心情，避免忧思、郁怒等不良情绪。
4. 避免过度疲劳，劳逸结合，适房事。加强身体锻炼，根据体力情况适当进行散步、做呼吸操、打太极拳等活动，以增强体质。

5. 外感风寒患感冒、咳嗽等肺系疾病宜及时治疗，合理用药，防止病情迁延、反复损伤肺气。

第五节　肺　　痨

肺痨是由于正气虚弱，感染痨虫，侵入肺脏所致，以咳嗽、咯血、潮热、盗汗及身体逐渐消瘦等为主要临床表现的一种具有传染性的慢性疾病。多见于中青年。肺痨的转归与预后取决于正气的盛衰，如早期诊断，早期治疗，病情可得到控制或治愈。

肺痨的文献记载始见《内经》。如《素问·玉机真脏论》说："大骨枯槁，大肉陷下，胸中气满，喘息不便，内痛引肩项，身热，脱肉……肩髓内消。"对本病的临床特点已有所论述。《灵枢·玉版》篇说："咳，脱形；身热，脉小以疾。"描述了肺痨的一些主症。华佗《中藏经·传尸》篇说："人之血气衰弱，脏腑虚羸……或因酒食而遇，或问病吊丧现得……钟此病死之气，染而为疾，故曰传尸也。"指出本病具有传染性。唐·王焘《外台秘要·传尸》则进一步说明了本病的危害，"传尸之候，莫问老少男妇，皆有斯疾……不解疗法者，乃至灭门"。唐·孙思邈《千金要方》把"尸注"列入肺脏篇，明确病位主要在肺。元·葛可久《十药神书》为我国现存的第一部治疗肺痨的专著。明·虞抟《医学正传·劳瘵》则明确提出杀虫与补虚的两大治疗原则。

西医学中的肺结核、某些肺外结核出现虚损的临床表现时，可参照本节辨证施护。

一、病因病机

肺痨的致病因素主要有内外两方面。外因系指感染痨虫，内因指由于禀赋不足，酒色劳倦、病后失调、营养不良所致正气虚弱，两者往往互为因果。痨虫蚀肺，耗损肺阴，进而演变发展，可致阴虚火旺，或导致气阴两虚，甚至阴损及阳。病位在肺，病变可传及脾、肾等脏。

1. 肺阴亏损　多因禀赋薄弱，调摄失宜，久病或病后失调，致邪热燥气犯肺，损耗肺阴，痨虫乘虚伤人，使肺阴更伤，肺失滋润，肺伤络损所致。

2. 虚火灼肺　肺痨日久，肺之阴虚不复，久而伤肾，致肺肾同病，或为青壮之年，纵情恣欲，耗精伤血，成阴虚火旺之证。肺肾阴伤，水亏火旺，燥热内灼，络损血溢导致。

3. 气阴耗伤　肺主气，喜润恶燥，若痨虫侵蚀于肺，先伤肺阴，再耗肺气，肺虚及脾，子盗母气，则肺脾同病，阴伤气耗，肺脾两虚，肺气不清，脾虚不健所致。

4. 阴阳虚损　肺痨经久不愈，气阴耗损，阴损及阳，精气虚竭，肺、脾、肾俱损。

二、诊断与鉴别诊断

（一）诊断依据

1. 有与肺痨患者的长期密切接触史。

2. 以咳嗽、咯血、潮热、盗汗及形体明显消瘦为主要临床表现。

3. 初期仅感疲乏无力，干咳，食欲不振，形体逐渐消瘦。

（二）病证鉴别

1. 虚劳 肺痨与虚劳都具有消瘦、疲乏、食欲不振等虚证特征，肺痨可发展为虚损。肺痨主要病变在肺，具有传染性，以阴虚火旺为病理特点，以咳嗽、咯血、潮热、盗汗、消瘦为主要临床症状；而虚劳则由多种原因所导致，病程较长，病势缠绵，病变为五脏虚损而以脾肾为主，一般无传染性，以气、血、阴、阳亏虚为病理特点，是多种慢性虚损病证的总称。

2. 肺痿 肺痨与肺痿两者病位均在肺，但肺痿是肺部多种慢性疾患后期转归而成，如肺痈、肺痨、咳嗽日久等，若导致肺叶痿弱不用，俱可成肺痿。肺痨晚期，如出现干咳、咯吐涎沫等症者，即已转属肺痿。在临床上肺痿是以咳吐浊唾涎沫为主症，而肺痨是以咳嗽、咳血、潮热、盗汗为特征。

三、辨证施护

【辨证要点】

1. 辨脏腑及病理性质 辨阴虚、阴虚火旺、气虚的不同，掌握肺与脾、肾的关系。本病病变脏腑主要在肺，以肺阴虚为主。久则损及脾肾两脏，肺损及脾，以气阴两伤为主；肺肾两伤，元阴受损，则表现阴虚火旺之象；甚则由气虚而致阳虚，表现阴阳两虚之候。

2. 辨主症 可根据咳嗽、咯血、潮热、盗汗四大主症的主次轻重及其病理特点结合其他兼症，辨其证候所属。

【证候分型】

1. 肺阴亏损

证候表现：干咳，咳声短促，少痰或痰中有时带血，如丝如点，色鲜红，午后自觉手足心热，皮肤干灼，或见少量盗汗，口干咽燥，胸闷隐痛，舌质红，苔薄少津，脉细或兼数。

证候分析：痨虫蚀肺，阴津受伤，阴虚肺燥，肺失滋润故干咳痰少，咳声短促；肺损络伤，则痰中时夹血丝、血点，胸闷隐痛；阴虚生热，虚热内灼，故见手足心热，皮肤灼热；肺阴耗伤，津不上承，故口干咽燥；舌质红，苔薄少津，脉细或兼数均属阴虚有热之象。

护治原则：滋阴润肺，杀虫止咳。

治疗代表方：月华丸加减。

2. 虚火灼肺

证候表现：呛咳气急，痰少质黏，反复咯血，量多色鲜，五心烦热，颧红，口渴心烦，或吐痰黄稠量多，急躁易怒，胸胁掣痛，失眠多梦，男子梦遗，女子月经不调，骨蒸潮热，盗汗量多，形体日渐消瘦，舌质红绛而干，苔薄黄或剥，脉细数。

证候分析：肺痨日久，肺虚及肾，肾阴亏耗，虚火灼津，炼液成痰，故痰少质黏，呛咳气急；虚火灼伤肺络，故反复咯血，血色鲜红量多；阴虚火旺，则午后潮热，骨蒸颧红，五心烦热；虚火迫津外泄，故夜卧盗汗；肾阴不足，心肝火旺，故心烦口渴，急躁易怒，失眠多梦；肝脾脉络失和，故胸胁掣痛；若感受火热之邪，热壅痰盛，则吐痰黄稠量多；相火偏旺，扰动精室，则梦遗失精；冲任失养，则月经不调；阴精耗损，不能充养身形，则形体日瘦；舌质红绛，苔黄或剥，脉细数均属肺肾阴虚，燥热较盛之候。

护治原则：滋阴降火。

治疗代表方：百合固金汤合秦艽鳖甲散加减。

3. 气阴耗伤

证候表现：咳嗽无力，痰中偶夹有血，血色淡红，气短声低，神疲倦怠，午后潮热，热势一般不剧，身体消瘦，食欲不振，面色㿠白，盗汗，颧红，舌质嫩红，边有齿印，苔薄，脉细弱而数。

证候分析：肺脾同病，阴伤气耗，清肃失司，肺不主气故咳嗽无力；气阴两虚，肺虚络损则痰中夹血，血色淡红；肺阴亏损，阴虚内热，故午后潮热、颧红；肺虚及脾，脾气受损，肺脾气弱，故气短声低，神疲倦怠，面色㿠白；脾虚失运，故食欲不振；舌质嫩红，边有齿印，苔薄，脉细弱而数均为肺脾同病，气阴两虚之象。

护治原则：养阴润肺，益气健脾。

治疗代表方：保真汤或参苓白术散加减。

4. 阴阳虚损

证候表现：痰中或见夹血，血色暗淡，咳逆喘息少气，形体羸弱，大肉尽脱，劳热骨蒸，面浮肢肿，潮热，形寒，自汗，盗汗，声嘶失音，心慌，唇紫，肢冷，五更泄泻，口舌生糜，男子遗精、阳痿，女子经少、经闭，舌光质红少津，或舌淡体胖边有齿痕，脉微细而数，或虚大无力。

证候分析：肺痨日久，阴伤及阳，肺脾肾三脏俱虚，为本病晚期证候。精气虚竭，无以充养形体，形体羸弱，大肉尽脱；肺虚气逆则咳逆喘息少，气道失润，金破不鸣而声嘶；肺肾阴虚，虚火内盛，则劳热骨蒸，潮热盗汗；脾肾两虚，水液代谢失常故见面浮肢肿；病及于心，心失所养，则心慌，唇紫；虚火上炎则口舌生糜；卫阳不固则形寒自汗；精气虚竭，无以充养，命门火衰故男子遗精、阳痿；精血亏虚，无以资助冲任之化源，故女子经少或经闭。舌光质红少津，或舌淡体胖边有齿痕，脉微细数、虚大无力，为阴阳俱衰之象。

护治原则：温补脾肾，滋养精血。

治疗代表方：补天大造丸加减。

【护理措施】

1. 生活起居护理　病室应安静整洁，空气新鲜、流通，阳光充足，温湿度适宜。

每天用紫外线照射消毒。肺阴亏损、虚火灼肺者室温宜凉爽湿润，避免干燥。气阴耗伤和阴阳虚损者室温宜偏暖，病室向阳，防寒保暖。衣被适中，汗出湿衣应及时用干毛巾擦干，避风更衣，以防当风受凉。注意休息，不宜过度活动、劳累，可适当散步和做呼吸操等，病情较重者宜卧床休息。咳喘少气，呼吸困难者予氧气吸入。

2. 病情观察 观察患者病证特点、主要症状表现及病情变化。观察患者咳嗽、咯痰情况、咯血的色、质、量及时间，潮热的时间和热势，有无胸痛、盗汗，消瘦的情况，以及舌苔、脉象的变化等，做好记录。若出现胸闷、咽痒有血腥味等咯血先兆或咯血量多、汗出肢冷、面色苍白、血压下降、脉微欲绝等气随血脱征象，或热势有增无减，咯血不止等，均需立即通知医师，并配合抢救处理。咯血量多时应保持呼吸道通畅，防止窒息。

3. 饮食护理 饮食宜富营养，高蛋白和高热量，多食奶类、蛋类、鱼虾、瘦肉、豆制品等食物，多食新鲜蔬果，忌辛辣、动火伤阴之品，禁烟酒。肺阴亏损者可食百合、梨、藕、枇杷、银耳、燕窝、蜂蜜等以滋阴润肺；虚火灼肺出现骨蒸盗汗者可多食荸荠、藕等或用浮小麦、瘪桃干煎汤代茶饮；痰中带血或咯血者可食鲜藕汁、鲜百合汁和冰糖蒸梨，不宜过食生冷；气阴耗伤者饮食宜补脾养肺，少食多餐，可选食山药、黄芪、白扁豆、薏苡仁、百合、莲子肉、银耳、虫草等煨鸭、煨粥；便溏者可食用山药鸡蛋黄粥、黄芪薏苡仁粥等，忌肥甘厚腻生冷之物；阴阳虚损者可适当服用紫河车、冬虫夏草、蛤蚧、灵芝等。

4. 情志护理 肺痨病程长，病情反复，患者易出现焦虑和恐惧心理。应对患者进行心理疏导，坚持长期规范治疗，帮助其建立科学调养、战胜疾患的信心。虚火灼肺者情绪急躁，在做好心理疏导的同时，多与家属交流，帮助消除不良情绪；阴阳虚损者多为晚期重症，患者年高体衰，病延日久或久治未效或出现多种并发症，预后差，多数患者失去战胜疾病的信心，应积极配合医生对家属及患者加强宣教和心理支持。

5. 用药护理 应按时服药。肺阴亏损者中药汤剂宜早、晚空腹温服；虚火灼肺者宜饭后稍凉服；气阴耗伤者宜饭后温服；阴阳虚损者中药汤剂宜用文火煎，温服。服药后应注意观察药后反应。咳嗽、潮热、盗汗和咯血症状减轻是疾病经治后改善的表现，反之，诸症不减反加重应及时报告医师，查找原因，加强综合治疗。服用抗结核药的患者应遵医嘱服药，不可自行随意减药，以免影响治疗效果。

6. 适宜技术 肺痨阴虚盗汗者可用浮小麦泡茶饮用，也可用敷脐法，取五倍子加白醋调成糊状，临睡前敷填神阙穴，或用煅牡蛎、煅龙骨粉纱布包扎，用以扑身，以收敛止汗。肺痨日久者可用五灵脂、白芥子、甘草、大蒜泥共研细末，加入少量醋，摊纱布上，敷颈椎至腰椎夹脊旁开 1.5 寸处。

【健康教育】

1. 起居有常，注意劳逸结合，充分休息，避免脑力、体力过劳，节制房事，适当进行体育锻炼以增强体质。养成良好的生活习惯，不随地吐痰。喷嚏时用纸巾遮挡口鼻，防止飞沫病菌传给他人。做好痰具、用具及房间空气的消毒工作。

2. 保持乐观情绪，安心静养，戒恼怒忧虑。遵医嘱坚持治疗，巩固疗效，定期复查，以得到及时的治疗和保健。

3. 饮食宜易消化、富营养，多食用补益肺脾肾之品，忌辛辣、煎炸、油腻、生冷食物，戒烟酒。

4. 儿童应预防接种卡介苗。

第六节　肺　　胀

肺胀是指多种慢性肺系疾病反复发作，迁延不愈，导致肺气胀满，不能敛降，以胸部膨满，憋闷如塞，喘息上气，咳嗽痰多，烦躁，心悸，面色晦黯，或唇甲紫绀，脘腹胀满，肢体浮肿等为主要临床表现的病证。严重者可出现神昏，痉厥，出血，喘脱等危重证候。发病年龄多为老年，中青年少见。本病多属积渐而成，病程缠绵，常反复发作，迁延难愈。

早在《内经》就有关于肺胀病名的记载，指出病因病机及证候表现。如《灵枢·胀论》篇说："肺胀者，虚满而喘咳。"汉·张仲景《金匮要略·肺痿肺痈咳嗽上气病脉证并治》篇指出："咳而上气，此为肺胀，其人喘，目如脱状。"书中所记载应用越婢加半夏汤、小青龙加石膏汤等方药进行辨证论治至今仍被临床所沿用。隋·巢元方《诸病源候论·咳逆短气候》记载肺胀的发病机理是由于"肺虚为微寒所伤则咳嗽，嗽则气还于肺间则肺胀，肺胀则气逆，而肺本虚，气为不足，复为邪所乘，壅痞不能宣畅，故咳逆，短乏气也"。元·朱丹溪提出肺胀的发生与痰瘀互结，阻碍肺气有关。清·张璐《张氏医通》认为肺胀以"实证居多。"李用粹《证治汇补·咳嗽》提出对肺胀的辨证施治当分虚实两端，"又有气散而胀者，宜补肺，气逆而胀者，宜降气，当参虚实而施治。"对肺胀的临床辨治有一定的参考价值。

西医学中的慢性阻塞性肺疾病、肺源性心脏病等疾病出现肺胀的主要表现时，可参照本节进行辨证施护。

一、病因病机

肺胀的发生，多因久病肺虚，致痰瘀潴留，肺气壅滞，肺不敛降，气还肺间，胸膺胀满而成，每因复感外邪诱使发作或加剧。病变首先在肺，继则累及脾肾，后期及心。

1. 痰浊壅肺　肺虚脾弱，痰浊内蕴，肺失宣降所致。

2. 痰热郁肺　痰热壅肺，清肃失司，肺气上逆导致。

3. 痰蒙神窍　痰涎壅盛，浊邪逆窜，闭心蒙窍，引动肝风而致。

4. 阳虚水泛　劳倦七情伤及心脾肾，阳气衰微，水饮内停所致。

5. 肺肾气虚　肺伤及肾，肺肾两虚，气失摄纳而致。

二、诊断与鉴别诊断

（一）诊断依据

1. 临床表现为喘逆上气，痰多，胸部膨满，憋闷如塞，喘息，动则加剧，甚则鼻扇气促，张口抬肩，目胀如脱，烦躁不安，日久可见心慌动悸，面唇紫绀，脘腹胀满，肢体浮肿，严重者可出现喘脱。

2. 有慢性肺系疾患病史多年，反复发作，时轻时重，经久难愈。多见于老年人。

3. 常因外感而诱发，其次如劳倦过度、暴怒、炎热等也可诱发。

（二）病证鉴别

1. 哮证 哮证是一种发作性的痰鸣气喘疾患，常突然发病，经治疗或可自行缓解，以夜间发作多见；肺胀是多种慢性肺部疾病长期反复发作、迁延不愈发展而来，以喘促、咳嗽、咯痰、胸部膨满、憋闷如塞等为临床特征，二者有明显的区别。哮证长期反复发作，可发展为肺胀。

2. 喘证 喘证是以喘促、呼吸困难为临床表现，可见于哮证、肺胀、胸痹等多种急、慢性疾病的过程中。肺胀为多种慢性肺部疾病长期反复发作，迁延不愈而成。临床除喘促、呼吸困难外，尚有咳嗽、咯痰、胸部膨满、憋闷如塞等特征，喘促仅是肺胀的一个症状。

三、辨证施护

【辨证要点】

1. 辨标本虚实 肺胀是本虚标实之证，但有偏实与偏虚的不同。一般感邪时偏于邪实，平时偏于本虚。偏虚者有气（阳）虚、阴阳两虚等不同，为肺脾肾心亏损所致；偏实者为水停痰凝，气滞血瘀为患，常因感邪而病甚。正虚与邪实多互为因果。

2. 辨脏腑阴阳 肺胀的早期以气虚或气阴两虚为主，病位在肺脾肾，后期气虚及阳，以肺、肾、心为主，或阴阳两虚。

【证候分型】

1. 痰浊壅肺

证候表现：胸膺满闷，咳嗽痰多，色白黏腻或呈泡沫，短气喘息，稍劳即著，畏风易汗，脘腹痞胀，纳少，泛恶，便溏，倦怠乏力，或面色紫黯，唇甲青紫，舌质偏淡或淡胖，或舌质紫黯，舌下青筋显露，苔薄腻或浊腻，脉细滑。

证候分析：肺虚脾弱，痰浊内生，上逆于肺，肺气壅塞，失于宣降，则胸膺满闷，咳嗽，痰多色白黏腻；痰从寒化成饮，则呈泡沫状；肺气虚弱，复加气因痰阻，故短气喘息，稍劳即著；肺虚卫表不固，则畏风易汗；痰浊蕴于中焦，脾失健运，升降失常，故见脘腹痞胀，纳少，泛恶，便溏，倦怠乏力；若痰浊阻肺，肺气壅滞，血行瘀滞，则面色黯紫，唇甲青紫，舌质紫黯，舌下青筋显露；舌质偏淡或淡胖，苔薄腻或浊腻，脉滑，皆为痰浊内盛之候。

护治原则：化痰降气，健脾益肺。

治疗代表方：苏子降气汤合三子养亲汤加减。

2. 痰热郁肺

证候表现：咳逆，喘息气粗，胸满，咯痰黄或白，黏稠难咯，身热，烦躁，目睛胀突，溲黄，便干，口渴欲饮，或发热微恶寒，咽痒疼痛，身体酸楚，出汗，舌质红或边尖红，苔黄或黄腻，脉滑数或浮滑数。

证候分析：本证由痰浊郁而化热，或寒邪入里化热，或风热入里，热与痰结而成。痰热壅肺，肺气郁闭，清肃失司，肺气上逆，故咳逆喘息气粗，胸满，咯痰黄或白，黏稠难咯；痰热扰心，则烦躁；里热炽盛，津液耗伤，故身热，目睛胀突，口渴欲饮，便干，溲黄；复感外邪，风热犯肺，故见发热微恶寒，咽痒疼痛，身体酸楚，出汗，脉浮等表证；舌质红，苔黄或黄腻，脉滑数均为痰热内郁之征。

护治原则：清肺化痰，降逆平喘。

治疗代表方：越婢加半夏汤或桑白皮汤加减。

3. 痰蒙神窍

证候表现：意识蒙眬，表情淡漠，嗜睡，或烦躁不安，或昏迷，谵妄，撮空理线，或肢体瞤动，抽搐，咳逆喘促，咳痰黏稠或黄黏不爽，或伴痰鸣，唇甲青紫，舌质黯红或淡紫，或紫绛，苔白腻或黄腻，脉细滑数。

证候分析：心主神明，痰迷心窍，蒙蔽神机，则出现神志异常。如以痰浊上蒙为主，则多见意识蒙眬，表情淡漠，嗜睡；如痰热扰神，则见烦躁不安；如以痰热闭窍为主，则见昏迷，谵妄，撮空理线；痰热内耗营阴，肝风内动，则肢体瞤动，抽搐；痰浊或痰热蕴肺，故咳逆喘促，咯痰黏稠或黄黏不爽，或伴痰鸣；痰闭胸阳，血行瘀滞，则唇甲青紫，舌质黯红或淡紫或紫绛；舌苔白腻或黄腻，脉细滑数为痰浊或痰热内蕴之象。

护治原则：涤痰，开窍，息风。

治疗代表方：涤痰汤、安宫牛黄丸或至宝丹。

4. 阳虚水泛

证候表现：咳喘不能平卧，咳痰清稀，胸满气憋，面浮，下肢肿，甚则一身悉肿，腹部胀满有水，尿少，脘痞，纳差，心悸，怕冷，面唇青紫，舌胖质黯，苔白滑，脉沉细滑或结代。

证候分析：肺脾肾阳气衰微，气不化水，水邪泛滥则面浮，肢体尽肿，甚则腹水；水饮上凌心肺故心悸，咳喘，咯痰清稀；痰饮阻滞胸肺，气机不畅，则胸闷气憋。脾阳虚衰，健运失职则脘痞，纳少；阳虚寒水内盛，故怕冷，尿少；阳虚血脉失于温煦而瘀滞，则面唇青紫，舌质黯，脉结代；舌胖，苔白滑，脉沉细滑为阳虚水停之征。

护治原则：温肾健脾，化饮利水。

治疗代表方：真武汤合五苓散加减。

5. 肺肾气虚

证候表现：呼吸浅短难续，甚则张口抬肩，倚息不能平卧，咳嗽，痰如白沫，咯吐不利，胸满窒闷，声低气怯，心悸，形寒汗出，或腰膝酸软，小便清长，或尿有余沥，或咳则小便自遗，舌淡或黯紫，苔白润，脉沉细数无力，或有结代。

证候分析：肺肾两虚，肺不主气，肾不纳气，故呼吸浅短难续，甚则张口抬肩，倚息不能平卧，声低气怯；肺肾虚弱，痰饮犯肺，故咳嗽，痰色白如泡沫，咯吐不利；气机不利，气滞胸中，则胸满闷窒；肺虚表卫不固，则形寒，汗出；肺病及心，心气虚弱，故心悸，脉结代；肺虚失治节，气不帅血，气滞血瘀，则见面色晦黯，舌黯紫；肾虚腰膝失养，则腰膝酸软；肾气不固，膀胱失约，故小便清长或尿有余沥，或咳则小便自遗；舌质淡，苔白润，脉沉细虚数无力为肺肾两虚之征。

护治原则：补肺纳肾，降气平喘。

治疗代表方：补虚汤合参蛤散。

【护理措施】

1. 生活起居护理 病室应经常通风，保持空气新鲜，温湿度适宜，避免寒冷或干燥空气、烟尘及特殊异味的气体刺激。痰浊壅肺、阳虚水泛、痰蒙神窍者室温可稍高，安排在向阳的房间，防寒保暖。痰热郁肺者室内宜凉爽、湿润，避免直接吹风。加强病室消毒，禁止吸烟。患者宜安静卧床休息，取半卧位或身体前倾坐位。缓解期适当进行活动，可先在室内活动，根据病情逐渐增加活动量，如打太极拳、做呼吸操等以增强体质，改善肺功能。

2. 病情观察 注意观察神志、肤色、体温、呼吸、咳嗽、咯痰、血压情况，观察痰的色、质、量，汗出及缺氧以及舌苔、脉象等情况。呼吸困难者予持续低流量给氧，保持呼吸道通畅，如患者出现面色青紫，四肢厥逆，大汗淋漓，脉微欲绝等亡阳征象，应立即报告医生，并配合抢救处理。

3. 饮食护理 饮食应清淡而富营养，多食果蔬，忌辛辣刺激、生冷、油腻、海膻发物等。痰浊壅肺者宜食莱菔子、白果、粳米同煮粥，早晚餐温热服之；痰热郁肺口渴，舌红津伤者，可多予梨汁、荸荠汁、莱菔汁；肺肾气虚者缓解期可服蛤蚧、紫河车粉、沙参百合粥、黄芪党参粥或独参汤等；阳虚水泛浮肿明显者应忌盐，水肿消退后可进低盐饮食，或食用鲤鱼赤豆汤、赤小豆粥、薏苡仁粥、大枣粥等以利水湿。

4. 情志护理 肺胀患者病程长，病情缠绵，反复发作，经久难愈，易产生忧郁、焦虑心理，对治疗缺乏信心。宜加强情志调理，避免不良刺激，指导自我调节情志的方法，避免忧郁恼怒等不良情绪，嘱家属多予关心，给予精神支持，使患者保持良好的心态，增强战胜疾病的信心。

5. 用药护理 伴外感风寒者汤药应热服，痰浊壅肺、阳虚水泛者汤剂宜温热服，脾肾阴虚、痰热郁肺者宜温凉服。痰蒙神窍者可服用至宝丹或安宫牛黄丸以豁痰开窍醒神，慎用镇静剂，以免抑制呼吸。服药后注意观察神志、呼吸、胸闷、咳嗽、咳痰、发绀、浮肿等症状是否改善，应用利尿剂者注意观察尿量。

6. 适宜技术　阳虚水泛者艾灸大椎、肺俞、脾俞、肾俞、命门、足三里、三阴交等穴以温阳化气行水。痰蒙神窍者可针刺人中、间使、内关、丰隆等穴以开窍豁痰。虚证患者可灸足三里穴，亦可自我按摩肾俞穴、涌泉穴，或取神门、肝、肾、皮质下、内分泌、肾上腺、平喘、肺等穴，用王不留行籽在每穴耳廓内外对贴，左右耳穴交替，每日按压数次。亦可行夏季穴位中药贴敷，选肺俞、心俞、膈俞等穴，以扶正祛邪。

【健康教育】

1. 生活起居有常，避风寒，勿过劳，禁烟酒，息恼怒。调理情志，保持心情舒畅，避免焦虑、烦躁等不良情绪。

2. 进行适当的锻炼，如散步、太极拳、呼吸保健操，以增强体质，也可坚持耐寒训练，如洗冷水脸、温水擦浴等，提高机体抗御风寒的能力。

3. 饮食宜清淡、易消化、富营养，忌肥甘厚腻、生冷煎炸、海膻发物之品。有水肿者应进低盐饮食或无盐饮食。

4. 有条件者家中配备吸氧设备，每日定时家庭氧疗以改善呼吸功能。

5. 预防感冒，出现发热、咳嗽、咯痰、呼吸困难、胸闷、发绀等临床表现时应及时到医院诊治。

第七节　心　悸

心悸是由心失所养或邪扰心神所致，以心跳异常，自觉心慌悸动不安，甚则不能自主等为主要临床表现的病证，伴胸闷、乏力、眩晕、耳鸣、寐差、健忘等。

心悸包括惊悸和怔忡。惊悸是因惊恐而诱发的自觉心跳不安的病证，怔忡是不因惊恐而自发的自觉心中悸动，惊惕不安，甚至不能自主的一种病证。心悸一般多呈阵发性，每因情绪激动或过度劳累而诱发，病情较轻者为惊悸，病情较重者为怔忡，可呈持续性。

《黄帝内经》虽无惊悸、怔忡之病名，但已认识到心悸与宗气外泄，心脉不通，突受惊恐，复感外邪等因素有关。《素问·平人气象论》曰："脉绝不至曰死，乍疏乍数曰死"，认为脉律失常严重程度与疾病预后密切相关。汉代张仲景在《金匮要略》和《伤寒论》中首次将其命名为"心动悸"、"心下悸"、"心中悸"及"惊悸"等，并指出惊扰、水饮、虚劳及汗后受邪为其主要病因。元代《丹溪心法·惊悸怔忡》认为"人之所主者心，心之所养者血，心血一虚，神气不守，此惊悸之所肇端也。"《景岳全书·怔忡惊恐》认为怔忡惟阴虚劳损所致，故治疗和护理主张"养气养精，滋培根本"，"节欲节劳，切戒酒色"。

西医学中各种原因引起的心律失常，如心动过速、心动过缓、期前收缩、心房颤动或扑动、房室传导阻滞、病态窦房结综合征、预激综合征以及心功能不全、心肌炎、神经官能症等，以心悸为主症者，可参照本节辨证施护。

一、病因病机

心悸的病因既有体质、饮食劳倦、七情内伤等因素，又可因感受外邪、药物中毒所致。病理性质主要分虚证和实证，虚证为气血阴阳亏虚，致使心失所养；实证常见痰浊、瘀血、水饮而致心神不宁，虚实之间可相互夹杂或转化。其病位在心，与肝、脾、肾、肺四脏密切相关。

1. 体虚劳倦 禀赋不足，素体亏虚，或久病伤正，耗损心之气阴，或劳倦太过伤脾，生化之源不足，气血阴阳匮乏，脏腑功能失调，致心神失养，发为心悸。或心阳虚衰，血行无力，血脉瘀滞，亦可致心悸；或虚及脾肾之阳，水湿不得运化，成痰成饮，上逆于心，亦成心悸；或肝失疏泄，气滞血瘀，心气失畅；或肺气亏虚，不能助心以治节，则心脉运行不畅，均可引发心悸。

2. 七情所伤 平素心虚胆怯，突遇惊恐，惊则气乱，恐则气下，忤犯心神，心神动摇，不能自主而心悸。忧思过度，劳伤心脾，心气郁结，阴血暗耗，生化之源不足，气血两虚，不能养心而心悸；肝气郁结，气滞血瘀，心脉不畅发为心悸；大怒伤肝，肝火上炎，肝气逆乱，动摇心神；恐则精却，阴虚于下，火逆于上，动撼心神亦可发为心悸。

3. 感受外邪 风、寒、湿三气杂至，合而为痹。痹证日久，内舍于心，复感外邪，痹阻心脉，心血瘀阻，发为心悸。或风寒湿热之邪，由血脉内侵于心，耗伤心之气阴，可引起心悸。此外，由于患温病、疫毒灼伤营阴，心失所养，或邪毒内扰心神，均可出现心悸。

4. 药食不当 嗜食膏粱厚味，煎烤炙煿，蕴热化火生痰，痰火扰心，发为心悸。饮食不节，损伤脾胃，运化失司，水液输布失常，滋生痰浊，痰阻心气；或因用药不当，药毒损及于心而致心悸，常见药物如中药附子、乌头、雄黄、蟾蜍、麻黄等，西药奎尼丁、肾上腺素、洋地黄、锑剂等。静脉补液过多、过快时，也可发生心悸。

二、诊断与鉴别诊断

（一）诊断依据

1. 自觉心中悸动不安，时快时缓，时作时止，不能自主。呈阵发性或持续不能缓解，听诊心音强弱不等，脉象可有数、促、结、代、缓、迟等变化。

2. 可伴胸闷气短、头晕乏力，甚则喘促，汗出肢冷，或见晕厥，情绪易激动，心烦寐差。

3. 诱发因素多为惊恐、情绪紧张，或劳倦、饮酒、过饱等。

（二）病证鉴别

1. 惊悸与怔忡 心悸分为惊悸与怔忡，惊悸迁延不愈则成怔忡。惊悸以实证居多，多因情绪因素诱发，如遭遇惊恐、忧思郁怒、悲哀或紧张过度等。发病迅速，症状较轻，多呈阵发性，缓解后一如常人。怔忡多属虚证，或虚实夹杂，多因久病体虚，心脏受损所致，且大多与情志因素无关，表现为持续的心悸，心中惕惕不安，无法自控，动则加剧，平素亦可见脏腑虚损之证候。

2. 奔豚 奔豚发作时，自觉心胸躁动不安。二者的区别在于奔豚发于小腹，上至心下，上下冲逆，亦称之为肾积。心悸则发自于心，以心中悸动不安为特征。

3. 胸痹 胸痹常与心悸合并出现，但胸痹除见心慌不安，脉结或代外，必以心痛为主症，多呈心前区或胸骨后刺痛、闷痛，常因劳累、感寒、饱餐或情绪波动而诱发，多呈短暂发作，但甚者心痛剧烈不止，唇甲紫绀或手足青冷至节，呼吸急促，大汗淋漓，直至晕厥，病情危笃。

三、辨证施护

【辨证要点】

1. 辨虚实 心悸证候特点多为虚实相兼，故当首辨虚实，虚指脏腑气血阴阳的亏虚，实指痰饮、瘀血、火邪上扰。其次，当分清虚实之程度，在正虚方面，即一脏虚损者轻，多脏虚损者重。在邪实方面，一般来说，单见一种夹杂者轻，多种合并夹杂者重。临床以虚实夹杂者为多，但总属虚多实少。

2. 辨脉象变化 脉搏的节律异常为本病的特异征象，故辨脉象可以帮助判定心悸的寒热虚实属性。一般认为，数脉主热，迟脉主寒，脉有力为实，无力为虚。阳盛则促，阴盛则结。数滑有力为痰火，涩脉多提示有瘀血，迟而无力为虚寒，脉象迟、结、代无力者，一般多属虚寒，结脉多提示气血凝滞，代脉常见元气虚衰、脏气衰微。若脉虽数、促而沉细、微细，伴有面浮肢肿，动则气短，形寒肢冷，舌淡者，为虚寒之象。其中凡久病体虚而脉象弦滑搏指者为逆，病情重笃而脉象散乱模糊者为病危之象。

3. 辨心悸的轻重 从引起心悸的病因、发作的频率、病程的长短及伴随症状区分心悸的轻重。如因惊恐而发，时发时止，伴有痰热内扰，胆气不舒者较轻；心悸频发，病程已久，脏气虚损，痰瘀阻滞心脉者较重。即惊悸较轻，怔忡较重，发作急骤，伴有亡阳者多危重。

【证候分型】

1. 心虚胆怯

证候表现：心悸不宁，坐卧不安，失眠多梦或易惊醒，善恐易惊，恶闻声响，食少纳呆，舌质淡红，苔薄白，脉细略数或细弦。

证候分析：心为神舍，心气不足易致神浮不敛，心神动摇，心悸不宁，坐卧不安，失眠多梦或易惊醒；胆气怯弱则善恐易惊，恶闻声响；心胆俱虚则更易为惊恐所伤，稍惊即悸；脉象动数或细弦为气血逆乱之象。

护治原则：镇惊定志，养心安神。

治疗代表方：安神定志丸。

2. 心脾两虚

证候表现：心悸气短，失眠健忘，胸闷心烦，兼见头晕目眩，神疲乏力，面色无华，纳呆食少，舌淡红，苔薄白，脉细弱。

证候分析：思虑劳心，暗耗心血，或脾气不足，生化乏源，皆可致心失所养，心神不宁，则心悸，失眠多梦；血虚则不能濡养脑髓，故眩晕健忘；不能上荣肌肤，故面色无华；纳呆食少，神疲乏力均为脾气虚弱之表现；气血虚弱，脉道失养，则脉细弱。

护治原则：补血养心，益气安神。

治疗代表方：归脾汤。

3. 阴虚火旺

证候表现：心悸易惊，心烦不寐，眩晕耳鸣，急躁易怒，五心烦热，潮热盗汗，口燥咽干，腰膝酸软，舌红少津，或舌红苔少或舌质光红无苔，脉细数。

证候分析：肾水亏虚，水不济火，心火偏亢，心神不宁，故心悸不寐；肾主骨生髓，肾阴不足，腰府失养，故腰膝酸软；脑海失充，则眩晕耳鸣；阴虚火旺，虚火内蒸，则五心烦热，潮热盗汗；肝火内炽，故急躁易怒；阴津亏虚，津不上乘，故口燥咽干；舌红少津，苔少或无，脉细数皆为阴虚之征。

护治原则：滋阴清火，养心安神。

治疗代表方：天王补心丹合朱砂安神丸。

4. 心阳不振

证候表现：心悸不安，胸闷气短，动则尤甚，面色苍白，形寒肢冷，舌质淡，苔白，脉虚弱或沉细无力。

证候分析：久病体虚，损伤心阳，心失温养，则心悸不安；不能温煦肢体，则面色苍白，形寒肢冷；胸中阳气虚衰，宗气运转无力，故胸闷气短；阳气虚衰，无力推动血行，故脉虚弱无力。

护治原则：温补心阳，安神定悸。

治疗代表方：桂枝甘草龙骨牡蛎汤合参附汤。

5. 水饮凌心

证候表现：心悸眩晕，胸闷痞满，下肢浮肿，纳呆食少，渴不欲饮，伴恶心呕吐，小便不利，甚则喘促，不得平卧，舌淡胖，苔白滑，脉弦滑或细滑。

证候分析：阳虚则不能化水，水饮内停，上凌于心，故见心悸；饮溢肢体，故见浮肿；饮阻于中，清阳不升，则见眩晕；阻碍中焦，胃失和降，则胸脘痞满，纳呆食少，恶心呕吐；阳气虚衰，不能温化水湿，膀胱气化失司，故小便不利；舌淡胖，苔白滑，脉弦滑或细滑皆为水饮内停之象。

护治原则：振奋心阳，化气行水。

治疗代表方：苓桂术甘汤。

6. 心血瘀阻

证候表现：心悸不安，胸胁闷痛，心痛时作，痛如针刺，口唇爪甲紫绀，舌质紫暗，或有瘀斑、瘀点，脉涩或结或代。

证候分析：阳气不足，无力鼓动血行，或寒凝经脉，或情志抑郁，气机郁滞等皆可致心血瘀阻，心脉不畅，而心悸不安；气机阻滞，不通则痛，故心痛时作，痛如针刺；血瘀气滞，心阳被抑，故心胸憋闷；脉络瘀阻，则口唇爪甲紫绀，舌质紫暗，或有瘀斑瘀点，脉涩或结或代，胸胁闷痛，则为气郁不舒之征。

护治原则：活血化瘀，理气通络。

治疗代表方：桃仁红花煎合桂枝甘草龙骨牡蛎汤。

7. 痰火扰心

证候表现：心悸时发时止，胸闷，脘腹胀满，烦躁易惊，失眠多梦，食少纳呆，口苦口干，大便秘结，小便黄赤，舌红，苔黄腻，脉弦滑。

证候分析：痰浊阻滞心气，故心悸时发；气机不畅，故见胸闷，脘腹胀满；痰阻气滞，胃失和降，故食少纳呆；痰郁化火，则见口苦口干，大便秘结，小便黄赤，苔黄腻等热象；痰火上扰，心神不宁，故烦躁易惊，失眠多梦；痰多，苔腻，脉弦滑为内有痰浊之象。

护治原则：清热化痰，宁心安神。

治疗代表方：黄连温胆汤。

【护理措施】

1. 生活起居护理 病室环境安静，空气新鲜，温湿度适宜，注意四时气候变化，防寒保暖，以免外邪侵袭诱发或加重心悸。避免噪音及恐慌刺激。起居有节，劳逸适度。心悸发作时宜卧床休息，待症状好转后，逐渐恢复体力活动。水饮凌心、痰阻心脉等重症者应绝对卧床。对年老体弱、长期卧床、活动无耐力的患者，注意皮肤护理，预防压疮。保证睡眠质量，养成良好的睡眠习惯，进餐不宜过饱，睡前可以听轻松舒缓的音乐，尽量放松身心。保持大便通畅，养成规律的排便习惯，切忌努责，可协助患者进行腹部按摩，必要时遵医嘱予缓泻剂。

2. 病情观察 密切观察心率、心律、血压、脉象等变化，必要时给予心电监护。若见脉结代、呼吸不畅、面色苍白等心气衰微表现时，立即予以吸氧。心率持续在每分钟120次以上或40次以下或频发期前收缩，及时报告医生，予以处理。心阳不振，心力衰竭者，应注意观察其有无呼吸困难、喘促、咳吐粉红色泡沫痰的情况，给予吸氧，必要时加20%～30%酒精湿化后吸入，协助患者采取半卧位、坐位或垂足坐位。一旦患者出现胸中绞痛、喘促大汗、面色苍白、四肢厥冷等心阳暴脱危象，应及时配合医生进行抢救。

3. 饮食护理 饮食宜低脂、低盐，进食营养丰富而易消化吸收的食物，忌过饥、过饱，避免烈酒、浓茶、咖啡、可乐等刺激性饮品。心阳不振者，饮食应温热服，以温补心阳之品为宜，如羊肉、狗肉等，桂皮、葱、生姜、大蒜等调味，忌过食生冷；气血亏虚者，以补益气血之品为宜，如鸡肉、鸽肉、莲子、红枣、山药等，以及含铁丰富的食物；阴虚火旺者，以滋阴降火，清心安神之品为宜，如梨、百合、小麦、鸭肉等，忌辛辣炙煿；心虚胆怯者，以养心安神之品为宜，如桑椹、荔枝、猪心、蛋类、五味子等；心血瘀阻者，以活血化瘀之品为宜，如玫瑰花、山楂、红糖等；痰火扰心者，忌食膏粱厚味，煎炸炙煿之品；水饮凌心者，宜健脾养胃，温阳化饮之品，应限制钠盐和水的摄入。

4. 情志护理 心悸常因情志刺激诱发，故应注重情志护理。向家属做好宣教，探视过程中尽量避免不良信息刺激患者。对患者加强说理、劝解、安慰、鼓励，多和患者沟通，使其保持心情愉快，精神乐观，情绪稳定。指导患者心理疏导之法，如移情法、音乐法，或通过谈心释放情绪。对心虚胆怯及痰火扰心、阴虚火旺等引起的心悸，应避免惊恐刺激及忧思恼怒等。

5. 用药护理 严格按照医嘱的剂量、时间和方法给药，注意观察药物的不良反应。心阳不振者中药汤剂应趁热服，补益药宜早晚温服，利水药宜空腹或饭前服用，安神药宜睡前服用。阴虚火旺者，中药汤剂宜浓煎，少量频服，睡前凉服，服药期间忌饮浓茶、咖啡，平时可用莲子心沸水泡后代茶饮，有清心除烦的功效。静脉输注抗心律失常药物和血管扩张药物时，要严格遵医嘱控制剂量和滴速，密切观察心率、心律、血压情况；使用附子或服用洋地黄类药物，应注意观察患者有无心率缓慢、胃纳减退、恶心、色觉异常、心慌不适等中毒症状，服用前测心率低于每分钟 60 次时应停药；使用利尿剂的患者，要准确记录出入量，如患者出现无力、心律不齐等症状，要及时报告医生，采取有效措施。

6. 适宜技术 心悸发作时行耳穴埋豆，取心、神门、脑、肝、胆穴，以镇静安神，消除心悸；心阳不足者，可灸心俞穴，或遵医嘱予针刺内关、神门等穴，以安神定悸；心虚胆怯者，按揉心俞、内关、神门、胆俞各穴，可缓解不适症状。对阵发性心悸脉搏明显加速而并无结代者，可用屏气法，深吸气后屏气几秒钟，再用力作呼气动作以止悸；或用压迫眼球法，患者轻闭双眼下视，用拇指压迫一侧眼球上部，逐渐增加压力，感到轻微疼痛，心悸减轻为止，或用压迫颈动脉窦法，以拇指轻压一侧颈动脉窦 10 ~ 20 秒钟，若不缓解可再重复一次，两侧可交替进行。注意切不可两侧同时压迫，或在一侧压迫时间过长，以免发生意外。

【健康教育】

1. 起居有节，劳逸结合，适度活动。注意寒暑变化，避免居住于阴寒之地，以防外邪侵袭而诱发或加重心悸；预防感冒，防治心肌炎。

2. 本病多因思虑过度，情志内伤所致，因此应保持情志舒畅，避免恐怖刺激和不良情绪，以免情志过极而诱发心悸。

3. 饮食有节，低盐低脂，营养丰富易消化。忌饥饱无常，肥甘过度，忌浓茶，戒烟限酒。可多食桂圆柏子仁粥、红枣黑木耳汤等补养心气的药粥药膳。

4. 养成良好的排便习惯，每天早晨可喝一杯蜂蜜水，多吃含粗纤维的蔬菜，做腹部按摩，以促进排便。排便困难时切忌努责，可适当服用缓泻剂。

5. 积极治疗原发疾病。心悸常病势缠绵，应坚持长期治疗，随身携带速效救心丸、硝酸甘油片等急救药物，如出现心悸发作持续不缓解，甚至出现严重的胸中闷痛、喘促、水肿等症状时，应及时到医院救治。

第八节　胸　　痹

胸痹心痛是由邪痹心络，气血不畅所致，以膻中和左胸部发作性憋闷、心痛，甚则心痛彻背，短气喘息不得卧等为主要临床表现的病证。本病多发于40岁以上人群，男性多于女性，常因劳累过度，抑郁恼怒，饮酒饱食，感受寒冷而诱发。轻者仅感胸闷如窒，呼吸欠畅；重者突然疼痛如刺、如灼、如绞，面色苍白，大汗淋漓，四肢不温。多在中年以后发生，如治疗及时得当，可缓解病情，如反复发作，则病情较为顽固，若失治或调理不当，病情进一步发展，可见心胸卒然大痛，出现真心痛证候，甚则可“旦发夕死，夕发旦死”。

《内经》中最早描述了胸痹的症状表现。《灵枢·五邪》说：“邪在心，则病心痛。”《灵枢·厥病》有“心痛间，动作痛益甚”，“色苍苍如死状，终日不得太息”、“痛如以锥针刺其心”等描述。《素问·脏气法时论》亦提到“心病者，胸中痛，胁支满，胁下痛，膺背肩胛间痛，两臂内痛”。《金匮要略·胸痹心痛短气病脉证治》中专门论述了“胸痹”，归纳其为上焦阳气不足，下焦阴寒气盛的本虚标实证，并提出了温通散寒，宣痹化湿的辨证治疗原则。危亦林在《世医得效方》中用芳香温通的方法，以苏合香丸治疗“暴卒心痛”。《症因脉治》提出胸痹的发生与七情六欲、过食辛热有关。《医林改错》首创血府逐瘀汤治疗胸痹心痛。

西医学中的冠状动脉粥样硬化性心脏病、心包炎、病毒性心肌炎、心肌病、慢性阻塞性肺气肿等，出现胸闷、心痛彻背、短气、喘息不得卧等症状者，可参照本节辨证施护。

一、病因病机

胸痹与寒邪、年迈、劳倦、情志、饮食等因素有关。病理性质分虚实两个方面，虚为气虚、阴伤、阳衰，肺、脾、肝、肾亏虚，心脉失养；实为寒凝、血瘀、气滞、痰浊等痹阻胸阳，阻滞心脉。其病位在心，但与肺、肝、脾、肾有关。

1. 寒邪内侵　寒主收引，可抑遏阳气，即暴寒折阳，又可瘀滞血行，而发本病。素体阳衰，胸阳不足，阴寒之邪乘虚侵袭，寒凝气滞，致使胸阳痹阻，气机不畅而成胸痹，或阴寒凝结，日久寒邪伤人阳气，心阳虚衰，心脉痹阻，亦可成胸痹。

2. 年迈体虚　本病多见于中老年人，年过半百，肾气精血渐衰。肾阳虚衰，君火失用，使心气不足或心阳不振；肾阴亏损，不能滋养五脏之阴，心血失荣，血脉失于温运，心脉痹阻不畅，发为胸痹。心阴不足，心火燔炽，下汲肾水，耗伤肾阴；心肾阳虚，阴寒之邪上乘，阻滞气机，胸阳失运，发生胸痹。

3. 劳倦内伤　劳倦伤脾，脾失健运，聚生痰浊，气血乏源，心脉失养；积劳损阳，心肾阳虚，鼓动无力，胸阳不振，阴乘阳位，血行阻滞，发为胸痹。

4. 情志不遂　忧思伤脾，脾失健运，转输失能，津液不布，聚湿生痰，痰踞心胸，胸阳痹阻；郁怒伤肝，肝失疏泄，郁久化火，灼津生痰或气郁血滞，血行不利，脉络不通，胸阳不运，痹阻心脉，不通则痛。总之，七情所伤可使气机逆乱，心脉痹阻不通而发胸痹。

5. 饮食不节 嗜食膏粱厚味，或嗜烟酗酒，损伤脾胃，升降受阻，化热灼津生痰；或过食肥甘，湿热蕴积，郁结中焦，灼津为痰；日久痰浊内生，阻塞经络，气机不畅，心脉闭阻而成胸痹。如痰浊留恋日久，痰阻血瘀，亦成本病。

二、诊断与鉴别诊断

（一）诊断依据

1. 胸痹以胸部闷痛为主症，多见膻中或心前区突发憋闷疼痛，可有闷痛、绞痛、刺痛、隐痛或灼痛，呈发作性或持续不能缓解。疼痛常可窜及肩背、前臂、咽喉、胃脘部等。

2. 常伴有心悸、气短、自汗，甚则喘息不能平卧。严重者可见胸部剧烈疼痛，面色苍白，汗出肢冷，唇甲青紫，脉散乱或脉微欲绝等危象，可发生猝死。

3. 多见于中年以上，常因劳累过度、情绪波动、寒冷刺激或暴饮暴食之后而发作。

（二）病证鉴别

1. 真心痛 真心痛是胸痹进一步发展而成的重症。胸痹是因心脉挛急而发作当胸闷痛，疼痛程度较轻，持续时间短，服用芳香温通药物可以缓解；而真心痛因心脉闭塞而猝发胸中剧痛，持续不解，伴有面白唇紫，四肢厥冷，大汗淋漓，脉结代或微欲绝等危象，服用芳香温通药物不能缓解。

2. 胃脘痛 胃脘痛以心窝部以下，脐以上部位疼痛为主，局部可有压痛，发作多与饮食有关，伴有泛酸、嗳气、嘈杂、呃逆等症状；胸痹多见胸中闷痛，诱因亦可与饮食有关，但休息、服药后常可缓解，伴心悸、气短等症。由于心与胃脘部位相近，胸痹发作时，可向胃脘部放射，故胸痹症状不典型时易混淆。胃脘部突发的绞痛，应首先考虑真心痛，迅速鉴别，加以救治。从持续时间来鉴别，则胃脘痛持续时间较长，胸痹持续时间较短。

3. 悬饮 悬饮与胸痹均有胸痛。悬饮为胸胁胀痛，伴有咳嗽、咳痰等肺系证候，转侧或呼吸时疼痛尤甚，肋间饱满，持续时间长；胸痹则为胸中闷痛，伴心悸、气短等证候，疼痛可向肩背部、前臂放射，常由感受风寒、情志不遂、劳倦暴食后而突然发作，持续时间短，休息或服药后得以缓解。

三、辨证施护

【辨证要点】

1. 辨标本虚标实 胸痹属本虚标实证。

（1）本虚 应辨气、血、阴、阳的不同。心气不足者，表现为胸中闷痛，因劳累诱发，伴心悸乏力，心慌气短，舌淡胖或有齿痕，脉沉细或结代；心阳不振者，在气虚的基础上表现为胸闷气短，畏寒肢冷，神疲乏力，面色㿠白，自汗，舌质淡胖，脉沉细或脉沉迟；血虚者，表现为心悸怔忡，失眠多梦，面色无华，脉细或涩；气阴两虚者胸中隐痛，时作时止，缠绵不休，动则多发，伴口干，舌质红，少苔，脉沉细而促；若出现精神萎靡，表情淡漠，面色苍白，大汗淋漓，四肢厥冷，舌质黯淡，脉微欲绝，则为阳气欲脱之危象。

（2）标实 应辨气滞、血瘀、痰浊、寒凝的不同。气滞表现为胸闷重而痛轻，憋闷，胸胁胀满，善太息，苔薄白，脉弦；血瘀表现为胸中刺痛，痛有定处，面色晦黯，口唇爪甲青紫，舌紫黯或有瘀斑、瘀点，脉结代或涩，多在夜间发作；痰浊表现为胸中窒闷疼痛，肢体沉重，唾吐痰涎，面色萎黄或浮肿，苔白腻或黄腻，脉弦滑或弦数；寒凝表现为胸痛如绞，遇寒发作或遇冷加剧，伴四肢逆冷，面色青白，舌质淡，苔薄白，脉细。

2. 辨病势顺逆 疼痛持续时间短者为轻症；疼痛持续时间长，反复发作，甚至数小时不得缓解者为重症或危象。疼痛遇劳而发，休息或服药后得减为顺证，服药后不能缓解为危候。病程中出现烦躁不安，病情加重者预后差；不烦不躁者，预后佳。舌苔由薄变厚腻，颜色由浅入深，病情进展，为逆证；舌苔由厚腻变薄，颜色由深变浅，病情好转，为顺证。

【证候分型】

1. 心血瘀阻

证候表现：心胸刺痛，痛有定处，入夜加重，甚则心痛彻背，背痛彻心，或痛引肩背，伴胸闷憋气，时作时止，日久不愈，因暴怒、劳累等因素而加重，舌质紫黯，有瘀斑、瘀点，苔薄白，脉弦涩。

证候分析：瘀血阻于心脉，络脉不通，不通则痛，故见心胸刺痛，痛有定处；血属阴，夜亦属阴，故入夜加重；心脉瘀阻，心失所养，故胸闷憋气；恼怒则肝气郁结，气滞则加重血瘀，故常因情志不遂而疼痛加重，时作时止，日久不愈；舌质紫黯有瘀斑、瘀点，苔薄白，脉弦涩均为瘀血内停，气机阻滞之候。

护治原则：活血化瘀，通脉止痛。

治疗代表方：血府逐瘀汤。

2. 气滞心胸

证候表现：心胸满闷，隐痛阵发，时有太息，忧思郁怒时诱发或加重，伴胃脘部胀满，得嗳气或矢气则舒，苔薄白或白腻，脉弦细。

证候分析：心胸满闷，隐痛阵发为气滞之象；情志不和，肝气郁结，致血行失畅，脉络失养而加重；气郁日久，横逆犯脾，脾土受抑，升降受阻，运化呆滞，则见胃脘胀满，得嗳气或矢气则舒。

护治原则：疏肝理气，活血通络。

治疗代表方：柴胡疏肝散。

3. 痰浊内阻

证候表现：胸闷痛如窒，痛引肩背，伴倦怠乏力，少气懒言，肢体沉重，痰多，阴雨天诱发或加重，纳呆便溏，舌质紫黯，舌体胖大，边有齿痕，苔厚腻或白滑，脉滑。

证候分析：痰为阴邪，重浊黏滞，阻于心脉，胸阳失展，故胸闷痛如窒；心之络脉、支脉分布两肩，通背俞，因痰浊阻滞心脉故痛引肩背；痰浊困脾，脾失健运，故肢体沉重；心脾气虚则倦怠乏力；痰多，舌淡，苔腻，脉滑皆气虚而痰浊内阻之征；久痛入络，久病必瘀，痰阻血瘀，痰瘀互结，可见舌质紫黯，苔厚腻。

护治原则：通阳泄浊，豁痰宣痹。

治疗代表方：栝蒌薤白半夏汤合涤痰汤。

4. 寒凝心脉

证候表现：胸痛如绞，猝然发作，痛彻肩背，胸闷气短，喘息不宁，骤感风寒则诱发或加重，伴形寒肢冷，面色苍白，舌质淡红，苔薄白，脉沉紧或沉细。

证候分析：素体阳虚，寒从内生，阴寒凝滞，胸阳受阻，骤感风寒则胸痛如绞，猝然发作；胸阳痹阻，气机不畅，故胸闷气短；阳虚生寒，不达四末，故形寒肢冷，面色苍白；舌质淡红，苔薄白，脉沉细，均为阴寒凝滞，阳气不运之候；若心痛彻背，背痛彻心，脉沉紧者，为阴寒凝滞之重症。

护治原则：辛温散寒，宣通心阳。

治疗代表方：枳实薤白桂枝汤合当归四逆汤。

5. 气阴两虚

证候表现：心胸隐痛，时作时止，动则加剧，伴心悸心烦，神疲乏力，头晕气短，声息低微，面色皖白，舌质胖嫩，边有齿痕，苔薄白，脉虚细缓或结代。

证候分析：气虚则血运不畅，阴虚则脉络不利，气血凝滞而心胸隐痛，时作时止；气虚则乏力气短，舌质胖嫩，边有齿痕，苔薄白，脉细数；阴血虚则心悸眩晕；气阴两虚重症，气不运血，血不养心，气血瘀滞则脉细缓或结代。

护治原则：益气养阴，活血通脉。

治疗代表方：生脉散合益气养荣汤。

6. 心肾阴虚

证候表现：心痛憋闷，心悸盗汗，心烦失眠，腰膝酸软，头晕耳鸣，口干便秘，舌质红绛，苔少或苔薄，脉细数或细涩。

证候分析：久病则阴虚血滞，痹阻心脉，故见心痛憋闷；肾阴虚，五脏失其所养，心肾阴虚而生内热，故心悸盗汗，心烦失眠，腰膝酸软，头晕耳鸣；口干便秘，舌质红绛，苔少或苔薄，脉细数或细涩皆阴虚血滞之征。

护治原则：滋阴清火，养心和络。

治疗代表方：天王补心丹合炙甘草汤。

7. 心肾阳虚

证候表现：胸闷痛而气短，遇寒或劳累则诱发或加重，心悸汗出，伴神倦乏力，畏寒肢冷，面色皖白，舌质淡胖，边有齿痕，苔白或腻，脉沉细或沉细迟。

证候分析：心肾阳虚，胸阳不运，气机不畅，血行瘀滞，故胸闷痛而气短，遇寒加重；心肾阳虚则心悸汗出，神倦乏力，畏寒肢冷，面色㿠白，舌质淡，苔白，脉沉细。

护治原则：温补阳气，振奋心阳。

治疗代表方：参附汤合右归饮。

【护理措施】

1. 生活起居护理 病室环境保持安静，避免噪音刺激，定时开窗通风，保持空气新鲜，温湿度适宜，避免寒邪侵袭，阳虚者注意保暖，不可汗出当风，预防感冒。胸闷心痛发作时，应绝对卧床休息，给予氧气吸入。协助患者日常生活，缓解期适当下床活动，注意劳逸结合，避免过劳诱发疾病或加重病情。保持大便通畅，叮嘱患者排便困难时切忌屏气用力，必要时给予缓泻剂，如麻仁丸、番泻叶等。

2. 病情观察 密切观察并详细记录生命体征、神志、舌苔、脉象变化，必要时进行心电监护；注意胸痛的部位、持续时间、疼痛性质及伴随症状，及时辨明标本虚实及病势顺逆发展。如胸部闷重而痛，多属气滞、痰阻；胸痛彻背，感寒痛甚，多为阴寒凝滞；刺痛固定不移，痛有定处，多为血脉瘀阻；隐痛时作时止，常为气阴两虚之候。若患者出现胸中剧痛，有窒息及濒死感，含服硝酸甘油等药物不得缓解，伴精神萎靡、四肢厥冷、大汗淋漓、面色苍白、脉微欲绝等证候，考虑为真心痛，应及时通知医生，紧急救治。

3. 饮食护理 饮食宜清淡低盐，忌食膏粱厚味，戒烟戒酒，食勿过饱，少量多餐。平素宜多食蔬果及易消化食物，注意调补气血，加强营养。心血瘀阻者，当食活血化瘀通络之品，如瘦肉、鱼类等，切忌饱餐，勿食动物油脂；寒凝心脉者，当食开痹通阳之品，如饮食中以干姜、川椒、花椒等调味，忌生冷食物；气血两虚者，当食益气补血之品，如桑椹、山药、大枣、黑木耳、鳝鱼等；心肾阳衰者，当食温补心肾之品，如莲子、羊肉、狗肉等；心肾阴虚者，当食滋阴养血之品，如百合、银耳、红枣、龙眼等，忌食辛辣刺激及热性食物；痰火内盛者，当食清热化痰之品，如海蜇、荸荠、枇杷等，忌食肥甘滋腻动火生痰的食物。便秘者，可多食润肠及高纤维食物，如蜂蜜水、核桃、香蕉等。心阳暴脱，痰火扰心，神志不清者应暂缓进食。

4. 情志护理 胸痛发作时，要陪伴安抚患者，适当采取转移法、诱导法，放松心情，避免情绪紧张。平淡静志，不宜观看引起恐怖、兴奋、紧张、刺激的影视节目或书报。减少亲属探视，不宜过度交谈或以不良信息刺激，以免引起患者情绪波动，切忌忧思恼怒，保持心情舒畅，积极配合治疗。

5. 用药护理 中药汤剂宜温服。心功能不全时，中药汤剂宜浓煎，少量多次分服。遵医嘱服用芳香温通药物，如冠心苏合丸。心绞痛发作时，迅速给予硝酸甘油、速效救心丸等舌下含服，以缓解疼痛。静脉滴注硝酸甘油时，应严格控制滴速、用量，定时监测血压、心率变化。便秘者可口服麻仁丸，或外用甘油栓、开塞露等方法协助排便，以保持大便通畅，防止心痛发作或加剧。

6. 适宜技术 心胸疼痛者可取心、交感、皮质下等耳穴行耳穴埋籽。便秘者，可按摩腹部、足三里，或艾灸足三里、大肠俞和脾胃俞。也可遵医嘱针刺内关、神门、膻中。胸背闷痛者可用川芎、乌头、细辛等研末制成药袋，烤热后热熨背部。

【健康教育】

1. 居室安静、通风、温湿度适宜。起居有节，避风寒，保持充足的睡眠。坚持运动，注意劳逸适度，动而有节，控制体重，增强机体抗病能力。

2. 饮食应清淡少盐，少食肥甘厚腻。少量多餐，忌暴饮暴食，多吃水果蔬菜，戒烟酒。保持大便通畅，切忌怒责。

3. 心乃五脏六腑之君，悲哀愁忧则心动。因此，本病尤其应重视情志调摄，平素要保持愉快平和的心理状态，情绪稳定，避免喜怒忧思过度。

4. 积极治疗高血压、糖尿病、高脂血症等疾患。指导患者按医嘱服药，自我监测药物副作用，定期进行心电图、血糖、血脂检查。

5. 常备芳香温通药物，若猝发胸中大痛及时服药，保持镇静，平卧休息。如胸中剧痛，持续时间长，服用药物不得缓解，应及时到医院诊治。

附：真 心 痛

真心痛是胸痹之重症，亦称心厥，其特点为心胸猝然剧痛，汗出肢冷，面白唇紫，脉沉细或结代，甚则气息低微，汗出如雨，四肢厥冷，神志不清，脉微欲绝等。本病心痛猝作，持续不解，疼痛时间有几小时至几天不等，经服芳香温通药物不能缓解，通过心电图及心肌酶谱及 CT 或冠脉造影检查，可以明确诊断。本病多见于中老年人，如积极处理，病情稳定者，可迅速向愈，病情严重者可迅速恶化，常合并心脱、心衰等危候。故《灵枢经·厥病》曰："真心痛，手足青至节，心痛甚，旦发夕死，夕发旦死。"

一、病因病机

真心痛之病位在心，其本在肾。总的病机是本虚标实，本虚是发病基础，标实是发病条件，急性发作时以标实为主，总由心之气血失调、心脉痹阻不畅而致。其病因病机和"胸痹"类同，与年老体衰，阳气不足，七情内伤，气滞血瘀，痰浊化生，寒邪侵袭，血脉凝滞等因素有关。如寒凝气滞，血瘀痰浊，闭阻心脉，心脉不通，可出现心胸疼痛（胸痹)，严重者部分心脉突然闭塞，气血运行中断，可见心胸猝然大痛，而发为真心痛。

西医学中的急性心肌梗死，可参照本节辨证施护。

二、诊断与鉴别诊断

（一）诊断依据

1. 突然发作性胸骨后或心前区剧痛，呈压榨性或窒息性疼痛。疼痛常可放射至左肩背和前臂，持续时间可长达数小时或数天，严重者口唇及四肢末梢发绀，可兼心悸、出汗肢冷、恶心呕吐等。

2. 心电图检查可见 ST 段或 T 波的异常变化，可以此来判断心肌缺血的部位及程度，同时根据相应导联所出现病理性 Q 波及 ST 段抬高的表现，来确定心肌梗死的部位。血液心肌酶谱检查及 CT 或冠状动脉造影有助于诊断。

（二）病证鉴别

胃痛与真心痛 胃痛是由于外感邪气、内伤饮食、情志刺激、脏腑功能失调等因素导致气机郁滞、胃失所养出现的以上腹胃脘部近心窝处疼痛为主症的病证。真心痛是心经病变所引起的心痛证，多见于中老年人，为当胸而痛，多为压榨样或窒息性疼痛，动辄加重，痛引肩背，常伴心悸气短、汗出肢冷，病情危急。其病变部位、疼痛程度及特征、伴随症状和预后等方面，与胃痛有显著区别。

三、辨证施护

【辨证要点】

辨证候性质 若心气不足，运血无力，心脉瘀阻，或心血亏虚，气血运行不利，可见心动悸，脉结代（心律失常）；若心肾阳虚，水邪泛滥，水饮凌心射肺，可出现心悸、水肿、喘促（心力衰竭），或亡阳厥脱，亡阴厥脱（心源性休克），或阴阳俱脱，最后导致阴阳离决。

【证候分型】

1. 气虚血瘀

证候表现：心胸闷窒刺痛，动则加剧，伴乏力气短，心悸汗出，舌体淡胖，边有齿痕，舌质紫黯，有瘀斑、瘀点，苔薄白，脉弦细无力。

证候分析：气虚血瘀，血行不畅，脉络不利，故心胸闷窒刺痛，动则加剧；心脉失养，则心中悸动；气虚则乏力气短，汗出；舌体淡胖，边有齿痕，舌质紫黯，有瘀斑、瘀点，苔薄白，脉弦细无力均为气虚血瘀之象。

护治原则：益气活血，通脉止痛。

治疗代表方：保元汤合血府逐瘀汤。

2. 寒凝心脉

证候表现：胸痛如绞，心痛彻背，背痛彻心，伴胸闷气短，心悸乏力，四肢厥冷，面色苍白，舌质黯淡，苔白腻，脉沉无力，迟缓或结代。

证候分析：阴寒盛于胸中，阳气失展，寒凝心脉，营血运行失畅，故胸痛如绞，心痛彻背，背痛彻心，遇寒则痛甚，胸闷气短，心悸乏力；阳气不足，故四肢厥冷，面色苍白；舌质黯淡，苔白腻，脉沉无力均为阴寒凝滞，阳气不运之候。

护治原则：温通心阳，通痹散寒。

治疗代表方：当归四逆汤。

3. 正虚阳脱

证候表现：心胸绞痛，胸中憋闷或有窒息感，喘促不得平卧，面色苍白，大汗淋漓，心慌烦躁或表情淡漠，重者神志昏迷，手撒遗尿，四肢冷逆，口开目合，脉疾数无力或脉微欲绝。

证候分析：心脉闭塞，故心胸绞痛，胸中憋闷或有窒息感；肺气郁滞，则喘促不得平卧心阳虚脱，阴阳将离则面色苍白，大汗淋漓，心慌烦躁或表情淡漠；则神志昏迷，手撒遗尿，四肢冷逆，口开目合，脉疾数无力或脉微欲绝，为心阳欲脱危象。

护治原则：回阳救逆，益气固脱。

治疗代表方：四逆加人参汤。

真心痛发作时应用宽胸气雾剂给药，或舌下含化复方丹参滴丸，或速效救心丸，或麝香保心丸，缓解疼痛，除了上述治疗外，尚可辨病治疗：选用蝮蛇抗栓酶、丹参注射液、血栓通（三七制剂）、毛冬青甲素、川芎嗪等活血中药，有一定程度的抗凝和溶栓作用，并可扩张冠状动脉。病情危重时按西医学急性心肌梗死进行救治。

【护理措施】

1. 生活起居护理 急性发作时，安置在重症监护室，立即给氧，绝对卧床休息，谢绝探视，保持环境安静。病情缓解后可从床上活动逐渐过渡到床旁站立、扶助行走，第4周开始可缓慢行走。加强皮肤护理，大汗淋漓者，应更换衣被，使患者舒适，防止皮肤压疮的发生。大便干结者，遵医嘱给予缓泻剂。

2. 病情观察 给予心电监护，严密观察心率、心律、血压、神志、面色、汗液、胸闷、心痛、舌脉及心电图、心肌酶谱的变化。若胸痛剧烈难忍，痛彻肩背，持续不得缓解，患者出现濒死感，应立即通知医生，并协助救治，以防厥脱，心痛缓解后再辨证施治。必要时行冠脉造影或介入治疗，做好检查、治疗前的准备。严密观察缺氧情况，持续低流量吸氧或加压面罩给氧。

3. 饮食护理 发病初予流质饮食，根据病情逐步改为半流质，饮食不可过饱，宜清淡消化，富含营养和膳食纤维，忌食辛辣，肥甘厚味之品，忌烟酒。气血虚者，应多吃补益气血之品，如山药、大枣、桑椹、黑木耳、番茄、菠菜等。保持大便通畅，不可用力排便。

4. 情志护理 心痛发作时，患者有强烈的恐惧、紧张感，应专人守护在身边，安抚患者，使其保持情绪稳定，消除惊恐、不安心理，减少耗氧量。避免一切不良刺激，指导患者了解疾病的相关知识，以利配合治疗。

5. 用药护理 可急煎中药，口服或鼻饲灌服，阴竭阳亡者，可急用独参汤。如静脉给扩血管药、抗心律失常的药物，应控制输液的速度及液体的入量。如行溶栓治疗，应注意出凝血时间、皮下出血等情况。必要时可适量使用镇静剂，以解除患者紧张、焦虑，降低心肌耗氧量。

6. 适宜技术 在病情允许的情况下，参照胸痹采取中医护理适宜技术，以缓解或消除症状。如夜不能寐者，以王不留行籽做耳穴贴压，选心、交感、皮质下等穴。发生便秘者，艾灸大肠俞、脾胃俞、足三里等穴。

【健康教育】

参见《胸痹》相应内容。

第九节　不　寐

不寐是指因脏腑机能紊乱，气血亏虚，阴阳失调所致，以不能获得正常睡眠为主要临床表现的病证。主要表现为睡眠时间、深度的不足，不能消除疲劳以及恢复体力与精力。轻者入睡困难，寐而易醒，或时寐时醒，或醒后不能再寐；重者彻夜不能入睡，严重影响正常的生活、工作、学习和身心健康。以中老年人为多见，近年来由于生活不规律等原因，年轻人的发病率正逐渐提高。

不寐在《内经》中称为“不得卧”、“目不瞑”。不寐之病名首见于《难经·四十六难》。《素问·逆调论》中提到“胃不和则卧不安”。《灵枢·大惑论》说：“卫气不得入于阴，常留于阳。留于阳则阳气满，阳气满则阳蹻盛；不得入于阴则阴气虚，故目不瞑矣”，详细论述了不寐之病机。隋·巢元方《诸病源候论·大病后不得眠候》提到：“大病之后，脏腑尚虚，荣卫未和，故生于冷热。阴气虚，卫气独行于阳，不入于阴，故不得眠。若心烦不得眠者，心热也。若但虚烦，而不得眠者，胆冷也。”明确指出脏腑功能失调，营卫不和，卫阳不得入于阴，是不寐的主要病机所在。《医学心语·不得卧》提出了“脾胃不和”、“心血空虚”、“风寒热邪”、“惊恐不安”、“痰湿壅遏”为本病之病因。

西医学中的神经官能症、更年期综合征、慢性消化不良、贫血、动脉粥样硬化等，以不寐为主要临床表现时，可参照本节辨证施护。

一、病因病机

营卫阴阳的正常运行是保证心神调节寐寤的基础。人体“阴平阳秘”，脏腑调和，气血充足，心神安定，卫阳能入于阴，阴阳相交，神安则得眠。若因心脾两虚、阴虚火旺、心胆气虚，或食积停滞、肝火扰神，均能导致心神不安，神不守舍，不能由动转静而致不寐。肝郁化火、痰热扰心，致神不安宅者为实证；心脾两虚、气血不足或心胆气虚、心肾不交，致心神失养，神不安宁者为虚证。其病位在心，与肝、脾、肾密切相关。

1. 年迈体虚　年迈血少，心血不足；或久病之人，心血暗耗，致血虚而无以养心，心虚则神不守舍；或房劳过度，耗伤肾阴，致使阴衰不能上奉于心，心火独亢，火盛神动，心肾失交，神志不宁。

2. 情志失调　情志过极可导致脏腑功能失调。如思虑过度，伤及心脾，心伤则阴血暗耗，神不守舍，脾伤则脾不运化，生化乏源，心血亏虚，心失所养，心神不安；肝主疏泄，暴怒伤肝，或肝郁气滞，肝郁化火，扰动心神；或五志过极，心火炽盛，心神激动；或暴受惊恐，导致心虚胆怯，神魂不安，均可致夜不能寐。

3. 劳逸过度 劳倦太过则伤脾，脾伤纳少，生化之源不足，营血亏虚，血虚而不能上奉于心，致使心神失养而致不寐。

4. 饮食不节 暴饮暴食，伤及脾胃，宿食停滞，酿为痰热，上扰神明，心血不静，阳不入阴，而致不寐。

二、诊断与鉴别诊断

（一）诊断依据

1. 以不寐为主症，轻者入寐困难或寐而易醒，醒后难以再寐，持续3周以上；重者彻夜难眠。

2. 可伴心悸、乏力、头晕、头痛、健忘、多梦、心烦等症。

3. 常有饮食不节、情志不遂、劳倦思虑等诱因，或病后体虚。

（二）病证鉴别

不寐应与一时性失眠、生理性少寐、因他病痛苦而失眠相区别。因情志影响或生活环境改变引起的暂时性失眠不属于病态。老年人少寐，早睡，早醒，寐时易醒，亦多属于生理性少寐。因痛苦而失眠，则在缓解痛苦后睡眠得以改善。

三、辨证施护

【辨证要点】

1. 辨虚实 失眠虚证，多属阴血不足，心失所养，阴阳失调，虚火扰神，心神不宁致失眠。临床表现为体质瘦弱，面色无华，或颧红，潮热，神疲懒言，或五心烦热，心悸健忘，多梦。常见于阴虚火旺、心脾两虚、心胆气虚等证。实证多因肝郁化火，痰热内扰，食滞胃脘，胃气上逆扰动心神，心神不安所致。临床表现为心烦易怒，口苦咽干，便秘溲赤，舌红，苔腻，脉滑数有力。多见于肝火扰心、痰热扰心等证。

2. 辨病位 一般而言，不寐皆因心脾肝肾功能失调，心失所养而致。郁怒伤肝，肝郁化火，扰动心神，多见急躁易怒而不寐；宿食停滞，痰湿化火，痰热上扰，多见胸闷痰多，脘闷，苔腻而不寐；阴虚火旺，心肾不交，虚热扰神，多见心烦心悸，头晕健忘而不寐；脾虚不运，心失所养，多见面色无华，神疲倦怠而不寐；心虚胆怯，心胆气虚，多见心烦易惊多梦而不寐。

【证候分型】

1. 心脾两虚

证候表现：入睡困难，多梦易醒，心悸健忘，伴头晕目眩，神疲倦怠，食少纳呆，腹胀便溏，面色少华，舌质淡，苔薄白，脉细弱。

证候分析：心脾两虚，营血不足，不能奉养心神，致使心神不安，则见入睡困难，多梦易醒，健忘；血不养心则心悸；气血虚弱，不能上奉于脑，清阳不升，则头晕目眩；心主血，其华在面，血虚不能上荣于面，则面色少华；脾虚则食少纳呆；脾虚湿盛，脾阳失运，则腹胀便溏；生化之源不足，血少气虚，故神疲倦怠，舌质淡，苔薄白，脉细弱。

护治原则：补益心脾，养血安神。

治疗代表方：归脾汤。

2. 心胆气虚

证候表现：虚烦不寐，心悸多梦，易于惊醒，伴心虚胆怯，终日惕惕，形体消瘦，倦怠乏力，面色㿠白，小便清长，舌质淡，苔薄白，脉弦细。

证候分析：心胆气虚，痰浊内扰，故心神不安，不寐多梦，易于惊悸；气虚则倦怠乏力，小便清长；面色㿠白，舌质淡，脉弦细均为气血不足之象；若病后血虚，则虚烦不寐，形体消瘦；心悸多梦，易于惊醒。

护治原则：益气镇惊，安神定志。

治疗代表方：安神定志丸合酸枣仁汤。

3. 心肾不交

证候表现：心烦不寐，心悸多梦，伴头晕耳鸣，腰膝酸软，潮热汗出，五心烦热，咽干口燥，男子遗精，女子月经不调，舌质红，苔少或无苔，脉细数。

证候分析：肾阴不足，心肾不交，水火失于既济，心肾阴虚，君火上炎，扰动神明，则心烦不寐，心悸多梦；肾阴不足，脑髓失养，相火妄动，故头晕耳鸣、梦遗；腰为肾之府，肾阴虚则腰失所养，故腰膝酸软；潮热汗出，五心烦热，咽干口燥，舌质红，苔少或无苔，脉细数，均为阴虚火旺之象。

护治原则：滋阴降火，交通心肾。

治疗代表方：六味地黄丸合交泰丸。

4. 肝郁化火

证候表现：不寐多梦，急躁易怒，重则彻夜不眠，伴胸胁胀痛，头晕头胀，目赤耳鸣，口苦而干，口渴欲饮，不思饮食，便秘溲赤，舌质红，苔黄或黄燥，脉弦数。

证候分析：恼怒伤肝，肝火上炎，上扰心神，则不寐多梦，急躁易怒；肝气不舒，则胸胁胀痛；肝气犯胃则不思饮食；胃热则口渴欲饮；火热上扰，则目赤耳鸣，口苦而干；便秘溲赤，舌质红，苔黄或黄燥，脉弦数均为肝火内扰之象。若肝郁化火，肝胆实热，肝阳上亢，则头晕头胀，彻夜不眠。

护治原则：清肝泻火，镇心安神。

治疗代表方：龙胆泻肝汤。

5. 痰热扰心

证候表现：心烦不寐，甚则彻夜不眠，胸闷脘痞，伴头重目眩，呕恶嗳气，口苦，痰多，便秘，舌质红，苔黄腻，脉滑数。

证候分析：因宿食停滞，土壅木郁，肝胆不疏，郁火化热，酿生痰火，痰火上扰，故心烦不寐，口苦目眩；痰热郁阻，气机不畅，胃失和降，则头重，胸闷脘痞，呕恶嗳气；舌质红，苔黄腻，脉滑数均为痰热之象；若痰热较盛，痰火上扰心神，则彻夜不眠。便秘为热邪伤津所致。

护治原则：清化痰热，和中安神。

治疗代表方：黄连温胆汤。

【护理措施】

1. 生活起居护理 居室安静舒适，光线柔和，温湿度适宜，远离强光、噪音、异味刺激，为患者创造良好的睡眠环境。床单位应舒适、平整、清洁，枕头高度适宜。督促患者按时就寝，养成规律的作息时间。睡前避免情绪过度激动、兴奋，忌饮浓茶、咖啡、可乐等，晚餐不宜过饱，睡前少饮水。阴虚烦热者，衣被不宜过厚，汗出后及时更换，保证干爽舒适。指导患者睡前排除杂念，或聆听轻音乐、催眠曲等诱导入睡。

2. 病情观察 注意观察患者睡眠时间、睡眠形态和睡眠习惯，观察有无头晕、头痛、心悸等伴随症状，指导患者采取有效措施，促进睡眠。因病痛而引发不寐者，及时去除相关病因，如呼吸困难，喘息等，给予半卧位，氧气吸入；身有痛处造成不寐，应根据不同情况采取措施，如按摩、针刺、拔罐、冷敷、热敷等方法，缓解疼痛，使患者舒适入睡；因食滞胃脘而不得安卧者，遵医嘱可给予消食导滞药，或以探吐法，使其吐出胃中积滞食物；咳嗽者可酌情给予镇咳治疗。

3. 饮食护理 不寐患者饮食宜清淡，少食肥甘厚味，忌食辛辣刺激食物。心脾两虚、心虚胆怯者，应多食补益气血，益气安神之品，如山药、莲子、小麦、大枣、龙眼肉等；阴虚火旺者，应多食养阴降火之品，如百合、莲子、海参、鸡蛋、牡蛎、淡菜等，忌食辛燥动火食物；肝火扰心者，出现脾胃不和，应多食消食导滞，和中安神之品，如荸荠、萝卜、山楂等。

4. 情志护理 忧思、郁怒等不良情绪可造成脏腑功能失调，加重失眠，指导患者放松情绪，避免思虑过度。睡前情绪不宁者，做好情志疏导及心理安慰，解除其烦恼，使患者心绪平静后安然入寐。鼓励患者进行自我情志调节，做到喜怒有节，控制情绪，顺应事物自身发展的规律，做到“每临大事，必有静气”，即以豁达乐观平和的态度为人处世，正确对待失眠，树立信心。

5. 用药护理 中药汤剂宜温服，安神药应在睡前服用，严格按照医嘱服药，避免长期依赖安眠药物。

6. 适宜技术 可行耳穴贴压法，取心、肝、肾、神门、枕等穴，以宁心安神，适用于各种证型之不寐。梅花针叩刺督脉经线和足太阳膀胱经第一侧线，适用于各种证型之不寐。以推拿手法，按揉头面部及背部经络穴位，如印堂、神庭、风池、肩井、背俞、心俞、肾俞、关元等穴，以补益气血，滋养肝肾，疏肝解郁。或按揉脾俞、心俞、神门、内关穴；心脾两虚者，睡前可按摩背部夹脊穴，或以中药煎汤泡足，以促进睡眠。

【健康教育】

1. 注重精神调摄，克服焦虑、紧张、抑郁、恐惧、愤怒、兴奋等不良情绪，适当参加社会活动，保持愉快舒畅的心情，恬淡虚无，精神内守。

2. 家居环境应保持静谧、舒适。养成合理作息、规律睡眠的习惯，睡前尽量放松，避免从事紧张、兴奋的活动，睡前可用温水或中药煎汤泡脚。

3. 饮食有节，晚餐不宜过饱，忌浓茶、咖啡、醇酒。根据不同证型，选择补益气血或滋阴化痰等功效的食物，如山药莲子粥、红枣莲子粥、银耳羹等。

4. 病后要注意调养，劳逸结合，适当从事体力劳动和体育运动，增强体质。病情许可时，可睡前适当散步。脑力劳动者，应坚持每日适当进行体育锻炼。

第十节　眩　　晕

眩晕是由风阳上扰、痰瘀内阻等导致脑窍失养，脑髓不充，以头晕目眩，视物运转为主要临床表现的病证。眩指目眩，即视物昏花，模糊不清，或眼前发黑；晕为头晕，即感觉自身或周围景物旋转不定，两者常同时出现，一般统称为“眩晕”。轻者闭目即止；重者如坐舟车，旋转不定，不能站立，伴恶心、呕吐、面色苍白、汗出，甚则仆倒等症状。本病多见于中老年人，也可发于青年人。可反复发作，妨碍正常的工作和生活，严重者可发展为中风或厥证、脱证而危及生命。

眩晕病证首见于《内经》，称之为“眩冒”。《素问·至真要大论》云：“诸风掉眩，皆属于肝。”指出眩晕与肝脏关系密切。《灵枢·口问》曰：“上气不足，脑为之不满，耳为之苦鸣，头为之苦倾，目为之眩。”指出了眩晕的病因、病机、病位，还描述了眩晕的典型症状。汉代张仲景《金匮要略·痰饮咳嗽病脉证并治》中指出：“心下有支饮，其人苦冒眩，泽泻汤主之。”认为痰饮乃眩晕的重要致病因素，并主张以泽泻汤治疗痰饮眩晕。明代张景岳在《景岳全书·眩运》中强调了“无虚不能作眩”的论点。此外，《医学正传·眩运》还记载了“眩运者，中风之渐也”，认识到眩晕与中风之间存在一定内在联系。

西医学中的梅尼埃综合征、高血压、低血压、脑动脉硬化、椎－基底动脉供血不足、贫血、神经衰弱等，以眩晕为主症者，可参照本节辨证施护。

一、病因病机

眩晕一证多由饮食、情志、虚损、跌仆外伤引起。病理性质有虚实两端，虚证居多，多由肝肾阴虚、气血亏虚、肾精亏虚等致病；实证多由痰浊阻遏、痰火气逆、风邪外犯、瘀血闭窍等致病。其病位在清窍，与肝、脾、肾三脏相关。

1. 风阳上扰　素体阳盛，或恼怒忧郁太过，情志不遂，肝气郁结，肝失条达，气郁化火，灼伤肝阴，肝阳化风，风阳上扰清窍，发为眩晕。

2. 肝肾亏虚　禀赋不足，或久病伤阴，或年迈肾亏，或房劳过度，皆可致肝肾亏虚。肾为先天之本，主藏精生髓，脑为髓之海，髓海不足，无以充盈于脑；体虚多病，损伤肾精肾气；房事过度，耗伤阴精，导致髓海空虚，发为眩晕。或因长期抑郁恼怒，情志不畅，气郁化火，或肝病、温热病后期，耗伤肝阴，肝阴不足，头目不得滋养，亦可发为眩晕。

3. 气血两虚 久病体虚，耗伤气血，或失血之后，虚而未复，或饮食不节、忧思劳倦，伤及脾胃，致脾胃虚弱，不能运化水谷，化生气血，以致气血两虚，气虚则清阳不升，血虚则清窍失养，发为眩晕。

4. 痰浊中阻 脾主运化水湿，又为生痰之源。若嗜酒无度，过食肥甘，损伤脾胃，以致脾失健运，水湿内停，聚湿生痰，痰阻中焦，使清阳不升，脑失所养，发为眩晕。

5. 瘀血内阻 因跌仆坠损，头颅外伤，瘀血内停，阻滞经脉，或气滞血瘀、气虚血瘀，或痰瘀交阻，气血不能上荣于头目，脑失所养，以致眩晕时作。

二、诊断与鉴别诊断

（一）诊断依据

1. 头晕目眩，视物旋转，轻者闭目即止，重者如坐车船，甚则仆倒。

2. 严重者可伴有头痛，项强，恶心呕吐，眼球震颤，耳鸣耳聋，汗出，面色苍白等症状。

3. 多因情志不畅、饮食不节、跌仆损伤等诱发。多起病缓慢，逐渐加重，或反复发作。

（二）病证鉴别

1. 中风 中风以卒然昏仆，不省人事，伴有半身不遂，口眼㖞斜，言语蹇涩或失语，或不经昏仆，仅以口眼㖞斜，半身不遂为特征，部分中风患者以眩晕、头痛为先兆表现。眩晕严重时与中风昏仆之证相似，也可见仆倒在地，但无神昏、㖞僻之证。

2. 厥证 厥证以突然昏仆，不省人事，四肢厥冷为特征，发作后可在短时间内苏醒。严重者，可一厥不复而死亡。眩晕发作严重时，亦有欲仆或晕眩仆倒的表现，但无神昏表现。

三、辨证施护

【辨证要点】

1. 辨脏腑 眩晕病在清窍，与肝、脾、肾三脏密切相关。肝阳上亢者，多兼见头胀头痛，面色潮红，烦躁易怒，口苦脉弦等症；痰湿中阻者，多兼见头重耳鸣，呕恶纳呆，苔腻等症；气血不足者，多兼见面色㿠白，乏力，纳呆等症；肾精不足者，多兼见腰膝酸软，耳鸣如蝉等症。

2. 辨标本虚实 眩晕以气血不足、肝肾阴虚为本，风、火、痰、瘀为标。多为虚证，夹痰夹火兼而有之。一般新病多实，久病多虚；体壮者多实，体虚者多虚；病发时为实，缓解时为虚。病久常虚中挟实，虚实夹杂。虚证者，病程较长，反复发作，遇劳即发，伴双目干涩，腰膝酸软，或神疲乏力，面色㿠白，脉细或弱。实证者，起病急骤，病程较短，眩晕重，视物旋转，伴恶心呕吐，痰涎壅盛，头痛，面赤等症。夹痰夹湿者，头重昏蒙，胸闷呕恶，苔腻脉滑；瘀血所致者，头昏头痛，痛有定处，舌紫暗，有瘀斑瘀点；肝阳风火所致者，可见面赤，烦躁，口苦，肢体麻木震颤，甚至昏仆，脉弦有力。

【证候分型】

1. 肝阳上亢

证候表现：头晕目眩，耳鸣，头目胀痛，伴急躁易怒，失眠多梦，健忘，遇烦劳郁怒而加重，面红耳赤，肢体震颤，口干口苦，舌质红，苔薄黄，脉弦或数。

证候分析：肝阳化风，肝风内动，上扰头目，则眩晕欲仆；肝阳亢逆无制，气血上冲，则见头痛且胀，面红目赤，耳鸣；肝主疏泄，情志不和，肝失条达，则急躁易怒；恼怒劳累，可致气火内郁，暗耗阴液，而阴不制阳，故能加重诸症；肢体震颤为肝风内动表现；心悸健忘，失眠多梦乃阴虚心神失养表现；舌质红，苔黄，脉弦均为阴虚阳亢之象。

护治原则：平肝潜阳，滋养肝肾。

治疗代表方：天麻钩藤饮。

2. 气血亏虚

证候表现：眩晕动则加重，遇劳即发，伴神疲乏力，倦怠懒言，面色无华，唇甲淡白，心悸少寐，纳少腹胀，舌质淡，苔薄白，脉细弱。

证候分析：气虚则清阳不展，血虚则脑失所养，皆能发生眩晕，劳则耗气，故动则加剧；神疲懒言为气虚之象；血不养心则心悸少寐；血虚不能充盈脉络，故唇甲淡白，脉细弱；气血两虚不能上荣，故面色无华，舌质淡。

护治原则：补益气血，调养心脾。

治疗代表方：归脾汤。

3. 肝肾阴虚

证候表现：头晕目眩，耳鸣如蝉，日久不愈，伴精神萎靡，腰膝酸软，少寐多梦，健忘，两目干涩，视力减退；或遗精滑泄，或口燥咽干，五心烦热，舌质红，苔少，脉细数；或面色㿠白，形寒肢冷，舌质淡，苔白，脉弱尺甚。

证候分析：肝肾阴虚，脑髓失充，头目失养，故头晕目眩，耳鸣如蝉、健忘，久发不已；肝开窍于目，肝阴不足，目失滋养，故两目干涩，视力减退；腰为肾府，肾主骨生髓，肾阴不足，髓减骨弱，故腰酸膝软；阴虚生内热，虚热内蒸则五心烦热；虚热内扰则心神不安，故少寐多梦；阴津亏虚，则咽干口燥；舌质红，苔少，脉细数为阴虚之象。

护治原则：滋养肝肾，填精补髓。

治疗代表方：左归丸。

4. 痰浊中阻

证候表现：眩晕，头重昏蒙，视物旋转，伴胸闷作恶，呕吐痰涎，脘腹痞闷，食少多寐，舌体胖大边有齿痕，苔白腻，脉弦滑。

证候分析：痰浊中阻，清阳不升，可致眩晕，浊阴不降，则头重昏蒙；痰浊中阻，阻碍气机，气机不利，故胸闷作恶、脘腹痞满；呕吐痰涎为痰浊壅盛之象；纳少多寐为脾气虚弱表现；舌胖大边有齿痕，苔白腻，脉弦滑均为脾虚、痰湿壅盛之征。

护治原则：燥湿祛痰，健脾和胃。

治疗代表方：半夏白术天麻汤。

5. 瘀血阻窍

证候表现：眩晕，头痛如刺，伴心悸不寐，神疲健忘，耳鸣耳聋，面色黧黑，口唇紫黯，舌质黯有瘀斑，脉涩或细涩。

证候分析：瘀血阻窍，脑络不通，脑失所养，故眩晕时作，健忘耳鸣；瘀血为有形之邪，气机受阻，不通则痛，故头痛如刺；瘀血阻络，气血不利，肌肤失养，故面色黧黑，口唇紫黯；心血瘀阻，心神失养，故心悸失眠；舌质紫黯有瘀斑，脉弦涩或细涩为瘀血之征。

护治原则：祛瘀生新，通窍活络。

治疗代表方：通窍活血汤。

【护理措施】

1. 生活起居护理 居室光线柔和，温湿度适宜，避免强光和噪音刺激。重症者绝对卧床休息，轻症者可闭目养神。指导患者变换体位或蹲、起、站立时应动作缓慢，避免头部过度动作，下床活动时要陪护在旁，防止发生意外。肝阳上亢、肾精不足者居处宜凉爽；气血亏虚、瘀血阻窍者居处室温稍偏高，应做好保暖工作，预防感冒；痰浊中阻者居处宜干燥、温暖。劳逸结合，保证充足睡眠，适当体育锻炼，增强体质。

2. 病情观察 注意观察眩晕发作的时间、程度、规律、诱发因素和伴随症状；监测血压、脉象变化，如出现剧烈头痛、呕吐、视物模糊、语言謇涩、肢体麻木、血压持续上升或胸闷、胸痛、冷汗等，应考虑中风、厥脱之危象，迅速报告医生，及时处理。

3. 饮食护理 饮食宜清淡、易消化、富有营养，多吃蔬菜水果，忌辛辣刺激、热性动火之品。肝阳上亢者，宜多食平肝降火，清利头目之品，如菊花、芹菜、萝卜等；痰湿中阻者，饮食应限盐，多食降火祛痰，健脾运湿之品，如芹菜、白菜、菊花等，忌食辛辣、肥腻、生冷之品，戒烟酒；气血亏虚者，应多食益气补血之品，如鸡肉、蛋类、鱼类、瘦肉、猪血等血肉有情之物，及大枣、龙眼、黑芝麻等，忌食生冷；肾阴不足者，应多食填精补髓，滋阴潜阳之品，如黑豆、芝麻、淡菜、龟肉等，忌食动火生阳之品，如辣椒、醪糟、葱姜等。

4. 情志护理 指导患者自我调控情志的方法，避免易引发烦恼、易怒的环境。认真倾听患者的倾诉，鼓励其抒发心中的郁闷和不快，缓解、改善不良情绪。肝阳上亢者，情绪易激动，应指导患者移情怡性，减轻患者的精神压力；肾虚者，避免引起不必要的惊恐。

5. 用药护理 中药汤剂一般宜温服，观察用药后反应。眩晕发作时暂停服用中药汤剂。肝阳上亢者汤药宜凉服；气血亏虚者宜温服；补益药宜早晚温服；痰湿眩晕伴呕吐者，可以姜汁数滴滴舌后，少量频服中药。

6. 适宜技术 眩晕发作时，可按揉风池、风府、太阳、百会等穴；或取内耳、额、枕、神门、肝、脾等穴，用王不留行籽耳穴贴压。气血亏虚者可用艾条灸百会穴；肝阳上亢者可以三棱针点刺头维、太阳、耳尖放血；若伴有头痛者，可用皮肤针于太阳、印堂、阿是穴重叩出血，加拔罐，以缓解症状；眩晕伴恶心、呕吐者遵医嘱梅花针叩打相应穴位，或指压内关穴。

【健康教育】

1. 注意劳逸结合，适当锻炼，增强体质。避免从事繁重的脑力和体力劳动，不宜从事高空作业的工作。因颈椎病引起的眩晕，不宜伏案过久，不宜睡卧高枕。平素避免做头部旋转动作，外出时不宜乘坐高速车、船。

2. 学会自我调节情绪，切忌忧思恼怒，以免诱发或加重眩晕症状，甚至引发中风。重视原发病的治疗，严格遵医嘱服药，不得擅自增减药量。

3. 饮食宜清淡，忌暴饮暴食或肥甘厚腻之品，戒烟酒。肝阳上亢者，可常食芹菜粥，或直接以芹菜凉拌佐食；气血亏虚者，可服食黄芪粥、莲子红枣粥等；痰浊中阻者，可用荷叶粥，以升清降浊。

4. 眩晕伴有恶心呕吐、出冷汗，头痛、肢体发麻、语言不利，胸闷、胸痛、心悸、全身乏力等症状时，应及时就诊，以防并发症或中风、厥脱等危重症。

第十一节　中　　风

中风是由于气血逆乱，导致脑脉痹阻或血溢于脑，以昏仆、半身不遂、肢麻、舌蹇等为主要临床表现的病证。轻者仅见半身不遂和口眼㖞斜，重者可见剧烈头痛、呕吐、昏仆等症。中风分为中经络与中脏腑两类，根据病程长短可分为三期，急性期、恢复期、后遗症期。中经络者发病 2 周以内者为急性期，中脏腑者 1 个月内属急性期；发病 2 周后或一个月至半年内，为恢复期；发病半年以上为后遗症期。本病多发于中老年，近些年其发病年龄有年轻化趋势，四季均可发病，但以冬春为高发季节，其发病率、致残率、病死率均较高，是严重影响人类生命和生存质量的疾病之一。

关于中风的记载，始见于《内经》，虽未有“中风”之名，但对卒中、昏迷有“仆击”、“大厥”、“薄厥”等描述。对半身不遂有“偏枯”、“偏风”、“身偏不用”、“风痱”等名称。《金匮要略》首创“中风”之名。在病因方面，唐宋以前多以“内虚邪中”立论。如《灵枢·刺节真邪》曰：“虚邪偏客于身半，其入深，内居营卫，营卫稍衰，则真气去，邪气独留，发为偏枯。”《素问·通评虚实论》指出：“仆击，偏枯……肥贵人则高粱之疾也。”唐宋以后，对中风的病因学说有了较大的发展。其中刘完素力主“心火暴盛，水不制火”。李杲认为“正气自虚”。朱丹溪则主张“湿痰生热”。王履从病因学角度将中风分为“真中风”和“类中风”两种，以区分“外风”致病和“内风”致病。明清医家李中梓将中风明确分为闭证与脱证。清代王清任以“气虚血瘀”为论，并始创补阳还五汤治疗偏瘫。

西医学中的急性脑血管病出现中风表现者，可参照本节辨证施护。

一、病因病机

本病以情志不调、久病体虚、饮食不节、素体阳亢为基础，复因烦劳、恼怒、醉饱无常、气候变化等因素诱发，以致瘀血阻滞，痰热内生，心火亢盛，肝阳暴亢，风火相煽，气血逆乱，上冲于脑。病理性质多属本虚标实，肝肾阴虚，气血衰弱为致病之本，风火相煽，痰湿壅盛，气逆血瘀为发病之标。病位在脑，与心、肝、肾有关。

1. 正气虚弱，劳倦内伤 年老正气衰弱之人，气血虚衰，阴虚阳亢，阳盛火旺，风火易炽。若久病气血耗伤，或劳欲过度，耗气伤阴，引动风阳，气血逆行，上蒙神窍而发病。或因气血不足，脉络空虚，气候突变，风邪乘虚而入，痹阻气血；或因痰湿素盛，形盛气衰，外风引动内风，痰湿阻络而致㖞僻不遂。

2. 饮食失节，痰火内盛 恣食肥甘厚味，辛辣炙煿之物，或嗜酒过度，致使脾失健运，气不化津，聚湿生痰，痰郁化热，热极生风，风火痰热内盛，上阻清窍；或肝肾阴虚，肝阳偏亢，致脾不健运，内生痰浊；或肝火内热，炼液成痰，痰热互结，风阳夹痰而横窜经络，上蒙清窍而发中风。

3. 情志不调，化火生风 五志过极，心火暴甚，可引动内风，上扰元神而发病；平素易恼怒忧郁，情志不舒，肝气郁滞，气郁化火，致肝阳暴亢，引动心火，上冲于脑，使神窍闭阻，遂发中风。或因素体虚弱，加之精神紧张，暗耗阴精，日久致肝肾阴虚，肝阳骤亢，引动风阳，气血并逆，神窍闭阻，猝然昏仆。素体阳盛，心肝火旺之青壮年，遇情志过极而阳亢化风，以致突然发病。

二、诊断与鉴别诊断

（一）诊断依据

1. 突然昏仆，不省人事，半身不遂，偏身麻木，口眼㖞斜，言语謇涩为主症。轻症仅见眩晕，半身不遂，偏身麻木，口眼㖞斜等。起病急骤，好发于40岁以上的中老年人。

2. 发病前常有头痛、头晕、肢体麻木等先兆症状。

3. 既往多有眩晕、头痛、心悸等病史。常嗜好烟酒，并因恼怒、劳累、醉饱、受寒等诱因而发病。

（二）病证鉴别

1. 口僻 口僻俗称吊线风，不同年龄均可患病。以口眼㖞斜，口角流涎，言语不清为主症，常伴耳后疼痛，而无半身不遂或神昏等表现，多因正气不足，风邪侵入脉络，气血痹阻所致，常伴外感表证。

2. 厥证 厥证表现为突然昏仆、不省人事，一般时间短暂，多伴有面色苍白，四肢厥冷，苏醒后无半身不遂、口眼㖞斜、言语不利等症。

3. 痉证 痉证以四肢抽搐，项背强直，甚至角弓反张为特征，发病时可见神昏，应与中风闭证相鉴别。但痉证之神昏多在抽搐之后，而中风之神昏起病之初即可见，而后出现抽搐。二者之抽搐时间长短亦可有别，中风抽搐时间较短，而痉证抽搐时间较长。痉证发作后，无半身不遂、口眼㖞斜等症。

4. 痿证 痿证起病缓慢，多见双下肢瘫痪或四肢瘫痪，或肌肉萎缩，筋惕肉瞤。而中风起病急骤，以偏瘫不遂为主。痿证起病时无神昏。痿证出现的肢体瘫痪、活动无力等症类似中风之表现，而中风半身不遂不能恢复者，日久亦可出现肌肉瘦削，筋脉弛缓，二者应加以鉴别。

5. 痫证　痫证为发作性神志异常疾病，好发于青少年。发作急骤，突然昏仆，常见口中作声，如猪羊啼叫为其特征，可自行苏醒，醒后如常人，不伴有口眼㖞斜，半身不遂等症，常有反复发作史。中风一般无四肢抽搐及口吐白沫的表现，神昏持续时间较长，大多不能自行苏醒，需及时救治方可逐渐清醒。

三、辨证施护

【辨证要点】

1. 辨中经络与中脏腑　主要根据神志障碍的有无辨别中风中脏腑与中经络。神志清楚而仅见半身不遂、口眼㖞斜、言语不利者为中经络，其病位较浅，病情相对较轻；卒然昏仆，不省人事，或神志恍惚，伴半身不遂、口眼㖞斜、言语不利者为中脏腑，其病位深，病情较重。

2. 辨闭证与脱证　中脏腑有闭证和脱证之分。闭证属实，邪闭于内，症见神昏、牙关紧闭、口噤不开、两手握固、肢体强痉、大小便闭等。脱证属虚，乃真阳外脱，阴阳即将离绝之候，表现为神志昏愦、目合口开、鼻息微弱、手撒肢软、二便自遗等症。闭证常见于骤起，脱证则多由闭证恶变转化而成。此外，根据邪热的有无，还可将闭证分为阳闭和阴闭。阳闭因痰热郁火，可见面赤身热、鼻鼾气粗、烦扰不宁、便秘溲黄、舌苔黄腻、脉弦滑而数；阴闭因寒湿痰浊，症见面白唇紫、痰涎壅盛、四肢不温、舌苔白腻、脉沉滑缓。

3. 辨病势顺逆　中风起病急骤，变化迅速，极易出现各种危重之候。中脏腑者神志渐清，半身不遂、口眼㖞斜症状改善，病势为顺；中经络者如出现神志迷蒙或昏愦不知，则病势为逆。中脏腑者，应密切观察其瞳孔及神志变化，若神昏渐重，瞳孔大小不等，进而发生呕吐、项强，或呃逆频作、四肢拘急，属病邪由浅入深，病势逆转；若见呕血证、戴阳证，或背腹骤热而四肢厥冷者，则逆向脱证发展，预后较差。

【证候分型】

1. 中经络

（1）风痰入络

证候表现：头晕目眩，肌肤不仁，肢体麻木，甚则突发半身不遂，手足拘急，口眼㖞斜，口角流涎，言语不利，舌黯红，苔白腻，脉弦滑。

证候分析：素体痰湿内盛，或嗜食肥甘厚味，致中焦失运，聚湿生痰，痰郁化热，热极生风，终致风痰搏结而发病；风痰流窜经络，血脉痹阻，气血不通，故半身不遂，手足拘急，口眼㖞斜，言语不利；痰阻中焦，清阳不升，则头晕目眩；经络不畅，气血不能濡养经脉，故肢体麻木；舌苔白腻，脉弦滑均为痰湿内盛之象，舌黯红为兼有瘀血。

护治原则：祛风化痰通络。

治疗代表方：真方白丸子。

（2）风阳上扰

证候表现：平素头痛头晕，耳鸣目眩，突发口眼㖞斜，舌强语蹇，或手足重滞，甚则半身不遂，舌质红，苔黄，脉弦。

证候分析：素体肝旺，遇情志不遂，肝郁化火，或过食辛辣烟酒刺激之品，致肝阳暴亢，阳化风动，夹痰走窜经络，而半身不遂，手足重滞，口眼㖞斜，舌强语蹇；风阳上扰清窍，则见头晕头痛；舌红，苔黄，脉弦均为肝阳上亢，肝经实火之征。

护治原则：平肝息风潜阳。

治疗代表方：天麻钩藤饮。

（3）阴虚风动

证候表现：平素眩晕耳鸣，腰膝酸软，突发口眼㖞斜，半身不遂，语言蹇涩，舌质红，苔腻，脉弦细数。

证候分析：久病失养，耗伤真阴或房劳过度，精血暗耗，皆致阴虚阳亢，阴不制阳，相火妄动，虚风内生。虚风上扰，横窜经络，故见口眼㖞斜，半身不遂，语言蹇涩；肾精不足，脑髓不充，则平素眩晕耳鸣；舌质红，苔腻，脉弦细数为阴虚内热之象。

护治原则：滋阴潜阳，镇肝息风。

治疗代表方：镇肝息风汤。

2. 中脏腑

（1）闭证

1）痰热腑实

证候表现：平素头痛眩晕，心烦易怒，突发昏仆，神志不清，半身不遂，肢体强痉，口黏痰多，伴腹胀便秘，舌质黯红，或有瘀斑、瘀点，苔黄腻，脉弦滑或弦涩。

证候分析：素体痰盛之人，加之饮食不节，损伤中气，痰浊壅滞，郁而化火，痰热互结而生风，流窜经络，可见半身不遂，肢体强痉；脾失健运，痰湿内停，气不化津则口黏痰多；痰阻中焦，清阳不升，则平素头痛眩晕，肝经郁热则心烦易怒；痰热熏蒸肠道，大肠燥热则见腹胀便秘；舌质黯红，苔黄腻，脉弦滑为痰热壅盛、阳明腑实之征象。

护治原则：通腑泄热，息风化痰。

治疗代表方：桃仁承气汤。

2）痰火瘀闭

证候表现：突然昏仆，不省人事，牙关紧闭，半身不遂，口噤不开，两手握固，大小便闭，肢体强痉，面红目赤，鼻鼾痰鸣，躁扰不宁，舌质红绛，苔黄腻，脉弦滑数。

证候分析：患者素体肥胖，痰湿内盛，日久郁而化热，复因劳累、偏嗜肥甘、情志过极等致心火炽盛，痰随火升，上逆痹阻清窍，故见突然昏仆，不省人事，牙关紧闭，半身不遂，口噤不开，两手握固，肢体强痉，面红目赤。痰火上扰，气道受阻故鼻鼾痰鸣；痰火扰心则躁扰不宁；痰火内结阳明，腑气不通则大便秘结；舌质红绛，苔黄腻，脉弦滑数均为痰火内盛之象。

护治原则：清热涤痰，醒神开窍。

治疗代表方：羚角钩藤汤。

3）痰浊瘀闭

证候表现：突然昏仆，不省人事，牙关紧闭，口噤不开，两手握固，肢体强急，大小便闭，痰涎壅盛，面白唇暗，静卧不烦，四肢不温，舌质黯淡，苔白腻，脉沉滑缓。

证候分析：患者素体气弱痰盛，或年老体衰，气不化津，致痰湿内生，复因劳累、过食辛辣烟酒、情志不舒而引动痰湿，痰湿上犯，蒙蔽清窍。故见突然昏仆，不省人事；痰湿流窜经络，阻遏气机，则牙关紧闭，口噤不开，两手握固，肢体强急；痰湿之邪易伤阳气，遏阻气机，阳气受阻故静卧不烦，四肢不温；卫阳之气不充肌肤，则面白唇暗；舌质黯淡，苔白腻，脉沉滑缓为阳气不足，痰湿内盛之象。

护治原则：燥湿化痰，宣郁开窍。

治疗代表方：涤痰汤。

（2）脱证

证候表现：突然昏仆，不省人事，手撒肢冷，肢体瘫软，目合口张，鼻鼾息微，汗出如珠，二便自遗，舌痿，苔白腻，脉微欲绝。

证候分析：久病脏腑精气已衰，复因情志失调、饮食不节等原因，以致阳浮于上，阴竭于下，阴阳离绝。元气已脱，神志失守，故见昏仆，不省人事；五脏精气藏于内而开窍于外，五脏真气脱，四肢百骸无真气充养，则手撒肢冷，肢体瘫软，目合口张，鼻鼾息微，汗出如珠，二便自遗；舌痿为真阳外脱之征；阳气大虚，脉道鼓动乏力，故见脉微欲绝。

护治原则：扶正益气，回阳固脱。

治疗代表方：参附汤。

3. 恢复期

（1）风痰瘀阻

证候表现：半身不遂，肢体麻木，口眼㖞斜，舌强语蹇或失语；舌质黯，苔滑腻，脉弦滑。

证候分析：中风后期，风痰瘀血阻滞舌本脉络而遗留舌强语蹇或失语；瘀痰阻络，气血运行不畅，故半身不遂，肢体麻木，口眼㖞斜；舌质黯，苔滑腻，脉弦滑为痰瘀之征。

护治原则：搜风化痰，行瘀通络。

治疗代表方：解语丹。

（2）气虚血瘀

证候表现：半身不遂，偏身瘫软，伴肢体麻木无力，面色萎黄，舌质淡紫或紫黯，苔薄白，脉细涩或脉细无力。

证候分析：中风后期，气血已伤，气虚尤甚。气虚血行乏力，血脉痹阻而致半身不遂，日久不复；气虚不能鼓动血脉运行，脉络不畅，而成气虚血瘀之证，经脉失养，故肢体麻木无力；瘀血内停，气血不能上荣则面色萎黄；舌质淡紫或紫黯，苔薄白，脉细涩或脉细无力皆为气虚血瘀之征。

护治原则：益气养血，化瘀通络。

治疗代表方：补阳还五汤。

（3）肝肾亏虚

证候表现：半身不遂，患肢僵直拘挛，舌强或失语，或偏身不用，肌肉萎缩；眩晕耳鸣，腰膝酸软；舌质红，少苔，脉沉细。

证候分析：肝肾亏虚，阴血不足，不能濡养经络，则见半身不遂，舌强或失语，患肢僵直拘挛，偏身不用，肌肉萎缩；肾精不足，髓海不充则眩晕耳鸣，腰膝酸软；舌质红，少苔，脉沉细为肝肾亏虚之象。

护治原则：滋补肝肾。

治疗代表方：左归丸合地黄饮子。

【护理措施】

1. 生活起居护理 病室环境应安静，光线柔和，温湿度适宜。减少探视，急性期患者需卧床休息，注意患肢保暖。头稍垫高，有痰时应将头部偏向一侧，以利排痰，痰多不能自主咳嗽者给予翻身拍背，以利咳出，防止窒息。脱证者，头部平放，下肢稍抬高15°～20°。肢体强痉或躁扰不宁者，应加床档并适当约束保护，防止跌仆。牙关紧闭者，应取下假牙，使用牙垫，防止舌损伤。卧床期间，加强生活护理及口腔、皮肤、眼睛、会阴护理，预防感染及压疮。注意保持肢体功能位，用沙袋或软枕辅助，防止关节挛缩。

2. 病情观察 中风起病急骤，变化迅速，极易出现各种危重之候，故应密切观察病情变化。中脏腑者，应注意观察瞳孔、面色、呼吸、汗出、脉象之变化，如患者渐至神昏，瞳孔变化，甚至呕吐、头痛、项强者，说明正气渐衰，邪气日盛，病情加重。如神志逐渐转清，半身不遂未再加重或有恢复者，病由重转轻，病势为顺，预后多好。若目不能视，或瞳孔大小不等，或突见呃逆频频，或突然昏愦、四肢抽搐不已，或背腹骤然灼热而四肢发凉乃至手足厥逆，或见戴阳及呕血症，均属病情恶化。若见昏迷进行性加深，血压升高，脉搏慢而有力，或脉微欲绝，呼吸慢而不规则，或呼吸微弱，一侧瞳孔改变等症状时，为脑疝先兆，应立即报告医生，协助抢救。痰涎壅盛者，观察其呼吸情况，若出现烦躁不安，面白肢冷，喉中痰鸣，汗出淋漓者，应考虑气道阻塞。邪热炽盛而发热者，密切观察体温变化。

3. 饮食护理 饮食以清淡、低盐、易消化为原则，忌肥甘、辛辣食物，戒烟酒。意识障碍、吞咽困难者，可采用鼻饲。中脏腑者病初48～72小时内禁食，病情稳定后可给予清淡、易消化的流质饮食；恢复期则以清热养阴，健脾和胃为主，予清淡、易消化的半流质饮食。肝阳上亢者宜食清淡甘寒之品，如绿豆、菠菜、冬瓜、梨等；痰热腑实者宜食清热化痰润燥之品，如萝卜、芹菜等；风痰阻络者宜食祛风化痰通络之品，如黑豆、藕、香菇、桃、梨等；气虚血瘀者宜食益气健脾通络之品，如山药薏苡仁粥、黄芪粥、莲子粥、木耳等；阴虚风动者宜食养阴清热之品，如百合莲子薏苡仁粥、甲鱼汤、银耳汤等。

4. 情志护理 中风患者心火暴盛，应做好情志护理。避免暴怒、焦虑、恐惧等不良情绪刺激，使患者心平气和，情绪稳定。恢复期，要详细、耐心地讲解肢体及语言康复的重要性和方法，取得家属和患者的配合。中脏腑神志昏蒙者，应加强对家属的安慰和指导，介绍疾病相关知识，给予情感支持。

5. 用药护理　中药汤剂应偏凉服，少量频服。丸、片、丹剂型的药物应研碎水调后灌服或鼻饲，避免因吞咽不利而咳呛，造成误吸。遵医嘱正确使用降压药、脱水剂，注意观察血压、尿量、神志等变化。

6. 适宜技术　骤然中风昏迷时针刺人中、十宣、合谷等穴；脱证加灸气海、关元、膻中等穴。口噤不开者，可用乌梅、南星研磨擦舌。失语者针刺廉泉、哑门、绝骨、承浆、大椎。口眼㖞斜者，可针刺人迎、地仓、颊车、下关等穴，或用白附子、蝎尾、僵蚕研末，用酒调后涂药于患处，以祛风活血通络。半身不遂者可按摩、针灸肩髃、曲池、外关、合谷、阳陵泉、足三里、下关、委中、阴陵泉、三阴交等穴位，使气血运行通畅。盗汗明显者可用五倍子粉醋调外敷神阙穴。尿潴留者，可艾灸关元穴、中极穴，或用葱白切碎炒热，以布包敷脐。便秘者可用缓泻剂或开塞露，必要时灌肠。

7. 康复护理　急性期过后要尽早进行偏瘫肢体和语言的康复训练，从被动运动开始，循序渐进，增加训练强度，并逐渐过渡到主动运动。对中风言语蹇涩或失语患者，应指导语言训练，可配合针灸、循经推拿、按摩、理疗等综合康复治疗护理方法。

【健康教育】

1. 起居有常，避免过劳，谨避四时虚邪贼风，尤其是寒邪，预防复中。春阳升发之时，肝肾阴虚，肝阳上亢者易受气候骤然变化的影响而发病；而气虚血瘀者，则在立冬前后，骤然感寒而卒发中风。可以适当进行体育锻炼，使气机宣畅，血脉畅通。

2. 平素饮食宜清淡易消化，忌食肥甘厚味、动风、辛辣刺激之品，戒烟酒。多食瓜果蔬菜，保持大便通畅。发生便秘时，切忌怒责，可适当服用缓泻剂以润肠通便。根据不同的体质特点进行饮食调护，可常食药粥药膳。

3. 保持心情舒畅，戒恼怒、忧思等不良情绪。保证睡眠，睡前可循经按摩督脉、心经，点按三阴交、百会、安眠穴等或按揉劳宫、涌泉穴以助眠。

4. 坚持康复训练，增强自理能力，早日回归社会。康复训练应循序渐进，肢体训练从被动运动过渡到主动运动，从卧床过渡到坐立行走。语言训练从手势、笔谈沟通，训练唇、舌运动，发展到单字、单词、单句、会话、朗读。

5. 积极治疗原发病，原有高血压、高血脂、糖尿病、冠心病等患者，坚持遵医嘱服药治疗。每天定时监测血压变化，出现手指麻木，头痛眩晕频发时，提示中风先兆，应及早诊治。

第十二节　胃　痛

胃痛，又称胃脘痛，是因寒邪、饮食、情志及脏腑功能失调导致气机郁滞，胃失濡养，以上腹胃脘部近心窝处疼痛为主要临床表现的病证。往往兼有胃脘部痞满、胀闷、嗳气、腹胀等，发病以中青年居多，常反复发作，久治难愈，与气候、情志、饮食、劳倦等有关。

“胃脘痛”之名最早见于《内经》，《灵枢·邪气脏腑病形》指出：“胃病者，腹䐜胀，胃脘当心而痛。”《素问·举痛论》曰：“寒气客于肠胃之间、膜原之下，血不得散，小络急引故痛。”认识到胃痛的发生与受寒、肝气郁滞有关。《素问·痹论》提出：“饮食自倍，肠胃乃伤。”《景岳全书·心腹痛》指出：“痛有虚实，……辨之之法，但当察其可按者为虚，拒按者为实……脉与证参，虚实自辨。”对胃痛的辨证作了详尽的分析。《兰室秘藏》首立“胃脘痛”一门，将胃脘痛的证候、病因病机和治法明确区分于心痛，使胃痛成为独立的病证。

西医学中的急性胃炎、慢性胃炎、消化性溃疡、胃痉挛、胃癌、胃下垂、胃神经官能症等疾病，以上腹部疼痛为主要表现时，均可参照本节辨证施护。

一、病因病机

胃痛的发生与感受外邪，内伤饮食，情志失调及劳倦过度有关，各种病因常相互影响。病机为胃气郁滞，气血不畅，胃失濡养；病变脏腑主要在胃，但与肝、脾亦有密切关系。病变早期多为邪实，后期常见脾虚、肾虚，日久虚实夹杂。

1. 寒邪客胃 外感寒邪，脘腹受凉，或嗜食生冷，寒邪内客于胃，致使寒凝气滞，胃失通降，而致胃脘作痛。

2. 饮食不节 饮食不节，暴饮暴食，饥饱失调，或用伤胃药物，均可伐伤胃气，致使气机升降失调而作胃痛。或恣食辛辣肥甘，致中焦湿热蕴生，耗损胃阴，胃失濡养而疼痛。

3. 情志失调 忧思恼怒，肝郁气滞，肝失疏泄，横犯脾胃，致肝胃不和或肝脾不和，胃失和降而成胃痛。若肝气久郁，血行瘀滞，或久痛入络，胃络受阻，可导致瘀血内结，使胃痛加重，缠绵难愈。

4. 脾胃虚弱 素体脾胃虚弱，或劳倦太过，失血过多，或久病不愈，损伤脾胃，均可致脾阳不足，中焦虚寒，致使胃络失于温养而痛；或久病伤阴，而致胃失濡养，胃气不和引发疼痛。

二、诊断与鉴别诊断

（一）诊断依据

1. 以上腹胃脘部近心窝处发生疼痛，其疼痛性质有胀痛、刺痛、隐痛、剧痛等不同。

2. 常伴食欲不振，恶心呕吐，嘈杂泛酸，嗳气吐腐等症状。

3. 发病以中青年居多，多有反复发作病史，发病前多有明显的诱因，如天气变化、恼怒、劳累、暴饮暴食、饥饿、饮食生冷干硬、辛辣烟酒、或服用有损脾胃的药物。

（二）病证鉴别

1. 腹痛 腹痛是指胃脘部以下，耻骨毛际以上处疼痛为主症。胃痛是以上腹胃脘部近心窝处疼痛为主症。两者仅就疼痛部位来说，是有区别的。但胃处腹中，与肠相连，因而在个别特殊病证中，胃痛可以影响及腹，而腹痛亦可牵连于胃，这就要从其疼痛的主要部位和如何起病来加以辨别。

2. 胁痛　胁痛是以胁部疼痛为主症，可伴发热恶寒，或目黄肤黄，或胸闷太息，极少伴嘈杂泛酸，嗳气吐腐。肝气犯胃的胃痛有时亦可攻痛连胁，但仍以胃脘部疼痛为主症。两者具有明显的区别。

3. 真心痛　真心痛是心经病变所引起的心痛证。多见于老年人，当胸而痛，其多刺痛，动则加重，痛引肩背，常伴心悸气短、汗出肢冷，病情危急，正如《灵枢·厥论》曰："真心痛手足青至节，心痛甚，旦发夕死，夕发旦死。"其病变部位、疼痛程度与特征、伴症状及其预后等方面，与胃痛有明显区别。

4. 肠痈　肠痈病变初起，多表现为突发性胃脘部疼痛，随着病情的变化，很快由胃脘部转移至右下腹部疼痛为主，且痛处拒按，腹皮拘紧，右腿屈曲不伸，转侧牵引则疼痛加剧，多可伴有恶寒、发热等症。胃痛患者始终局限于胃脘，一般无发热。

三、辨证施护

【辨证要点】

1. 辨虚实寒热　胃痛实者多痛剧，固定不移，拒按，脉盛；虚者多痛势徐缓，痛处不定，喜按，脉虚。胃痛遇寒痛甚，得温痛减，为寒证；胃脘灼痛，痛势急迫，遇热痛甚，得寒痛减者，为热证。

2. 辨气血　一般初病在气，久病在血。在气者，若见胀痛，或涉及两胁，或兼见恶心呕吐，嗳气频频，疼痛与情志因素显著相关者，为气滞；气虚者，指脾胃气虚，除胃脘疼痛外，兼有饮食减少，食后腹胀，大便溏薄，面色少华，舌淡，脉弱等。在血者，疼痛部位固定不移，痛如针刺，舌质紫黯或有瘀斑，脉涩，或兼见呕血、便血。

【证候分型】

1. 寒邪犯胃

证候表现：胃痛暴作，恶寒喜暖，脘腹得温则痛减，遇寒则痛增，口不渴，或渴喜热饮，苔薄白，脉弦紧。

证候分析：寒性收引，寒邪客于胃，阳气被遏不得舒展，导致胃气壅滞，失于通降，胃痛暴作；寒邪得阳则散，遇阴则凝，故脘腹得温则痛减，遇寒则痛增；胃无热邪，故口不渴；热能胜寒，故渴喜热饮；苔薄白属寒，脉弦紧主痛主寒。

护治原则：温胃散寒，理气止痛。

治疗代表方：轻症可局部温熨，或服生姜红糖汤即可；较重者可用良附丸。

2. 食滞肠胃

证候表现：胃痛，脘腹胀满，嗳腐吞酸，或吐不消化食物，吐食或矢气后痛减，或大便不爽，苔厚腻，脉滑或实。

证候分析：饮食不节，伐伤胃气，胃气壅滞，失于通降，故胃脘胀满而痛；脾健运失职，腐熟无权，谷浊之气不得下行而上逆，故嗳腐吞酸，或吐不消化食物；吐则宿食上泛，矢气则腐浊下排，故吐食或矢气后胃痛减；饮食停滞，肠道传导受阻，故大便不爽；苔厚腻，脉滑为宿食之证。

护治原则：消食导滞，和胃止痛。

治疗代表方：保和丸。

3. 肝胃气滞

证候表现：胃脘胀闷，攻撑作痛，脘痛连胁，嗳气频繁，大便不畅，每因情志因素而痛作，苔多薄白，脉沉弦。

证候分析：肝主疏泄而喜条达，若情志不舒，则肝气郁结不得疏泄，横逆犯胃而作痛；胁乃肝之分野，而气多走窜游移，故疼痛攻撑连胁；气机不利，肝胃气逆，故脘胀嗳气；气滞肠道传导失常，故大便不畅。如情志不和，则肝郁更甚，故每因情志而痛作；舌苔薄白，脉弦滑为肝胃不和之象。

护治原则：疏肝理气，和胃止痛。

治疗代表方：柴胡疏肝散。

4. 胃热炽盛

证候表现：胃痛，痛势急迫或痞满胀痛，泛酸嘈杂，心烦，口苦或黏，舌红，苔黄或腻，脉数。

证候分析：肝气郁结，日久化热，邪热犯胃，故胃痛，痛势急迫；肝胃郁热，逆而上冲，故心烦，泛酸嘈杂；肝胆互为表里，肝热夹胆火上乘，故口苦或黏；舌质红，苔黄，脉滑数，也为胃热蕴积之象。

护治原则：疏肝理气，泄热和胃。

治疗代表方：丹栀逍遥丸。

5. 瘀阻胃络

证候表现：胃痛较剧，痛如针刺或刀割，痛有定处，拒按，或大便色黑，舌质紫黯，脉涩。

证候分析：胃乃多气多血之腑。气为血帅，气行则血行，气滞则血瘀。或吐血、便血之后，离经之血停积于胃，胃络不通，形成瘀血；瘀血停胃故疼痛状如针刺如刀割，固定不移，拒按；若瘀停于肠者，则多见黑便；舌质紫黯，或有瘀点、瘀斑，脉弦或涩为血脉瘀阻之象。

护治原则：活血化瘀，和胃止痛。

治疗代表方：失笑散和丹参饮。

6. 胃阴亏虚

证候表现：胃痛隐作，灼热不适，嘈杂似饥，食少口干，大便干燥，舌红少津，脉细数。

证候分析：胃痛日久，郁热伤阴，或瘀血日久，新血不生，胃络失养，故见胃痛隐作；若阴虚有火，则可见胃中灼热不适，胃津亏虚胃纳失司，故可见嘈杂似饥；阴虚津少，无以上承而口干；阴虚液耗，无以灌溉，肠道失润而大便干结；舌体瘦，舌质嫩红，少苔或无苔，脉细而数，皆为胃阴不足而兼虚火之象。

护治原则：养阴益胃，和中止痛。

治疗代表方：一贯煎合芍药甘草汤。

7. 脾胃虚寒

证候表现：胃痛绵绵，空腹为甚，得食则缓，喜热喜按，泛吐清水，神倦乏力，手足不温，大便多溏，舌质淡而胖，边有齿痕，苔薄白，脉沉细。

证候分析：胃病日久，累及脾阳，脾胃阳虚而胃痛绵绵，空腹时疼痛加剧，进食后缓解；寒得温而散，气得按而行，出现喜热喜按；脾阳不振，寒湿内生，饮邪上逆，则可泛吐清水；脾为气血生化之源，脾虚血弱，机体失养而神倦乏力，脾主四肢，阳虚则不达四末而手足不温；舌质淡而胖，边有齿痕，苔薄白，脉沉细无力亦为脾胃虚寒之象。

护治原则：温中健脾，和胃止痛。

治疗代表方：黄芪建中汤。

【护理措施】

1. 生活起居护理　居室环境整洁、安静、温湿度适宜。虚证患者宜多休息以培育正气，避免过度劳累而耗伤正气。脾胃虚寒者居室宜温暖，注意胃脘部保暖，避免风寒侵袭。胃阴亏虚者居室宜湿润凉爽，适当休息，劳逸结合。胃热炽盛者室温凉爽，光线柔和。

2. 病情观察　观察胃痛的诱发和缓解因素、发作规律、疼痛部位、性质、持续时间、程度及伴随症状等。寒邪犯胃疼痛者多胃痛暴作，疼痛剧烈而拒按，喜暖恶凉；脾胃阳虚之虚寒胃痛，多隐隐作痛，喜温喜按，遇冷加剧；热结火郁，胃气失和之胃痛，多为灼痛，痛势急迫，伴有烦渴喜饮，喜冷恶热；瘀阻胃络之胃痛，多痛处固定，或痛有针刺感；胃痛且胀，大便秘结不通者多属实；痛而不胀，大便溏薄者多属虚；拒按者多实，喜按者多虚。初痛者多在气，久痛者多在血。胃痛剧烈者密切观察神志、血压、脉搏、面色、粪色等情况，若见大便色如柏油样，考虑有邪伤胃络的可能；若见面色苍白、汗出肢冷、血压下降、脉搏细数，为气随血脱；如见腹肌紧张、压痛、反跳痛，考虑为胃穿孔，应及时报告医生，配合救治。未明确诊断前，勿随意使用止痛剂。

3. 饮食护理　饮食以易消化、富有营养、少量多餐为原则，忌食粗糙、辛辣、肥腻、过冷过热的食物；禁食不鲜、不洁食物；胃酸过多者，不宜食用醋、柠檬、山楂等过酸食物；疼痛剧烈、有呕血或便血量多时应暂禁食。脾胃虚寒者选用具有温中、散寒、理气作用的食品，如生姜、红糖、萝卜等；肝胃气滞患者宜食理气和胃解郁之品，如萝卜、柑橘、玫瑰花、合欢花等，悲伤郁怒时暂不进食，忌食南瓜、山芋、土豆等壅阻气机的食物；食滞肠胃者应控制饮食，痛剧时暂禁食，待病情缓解后，再进宽中理气消食之品，如萝卜、金橘、柠檬、槟榔等；胃阴不足者宜食润燥生津之品，如牛奶、豆浆、梨、藕等；瘀阻胃络患者宜食行气活血之品，如山楂、刀豆、薤白等。

4. 情志护理　虚实夹杂或正虚邪实者，治疗难度较大，常反复发作，患者易出现紧张、忧虑、抑郁等不良情绪，引起肝气郁滞，致胃痛发作或加重。应积极疏导患者，正确认识疾病，消除情志刺激，保持心情舒畅，以利疾病康复。

5. 用药护理 中药汤剂一般温服，寒邪犯胃者宜热服，以驱寒止痛，服药后可添加衣被，或用热水袋温熨胃脘部，助药力以驱散寒邪；肝胃郁热、胃内炽盛者宜稍温凉服；胃阴亏虚、脾胃虚寒者中药宜久煎，热服或温服，服药后观察效果。胃痛发作时遵医嘱予解痉止痛剂，片剂、丸剂应温开水送服。

6. 适宜技术 脾胃虚寒胃痛患者发作时可在胃脘部热敷、药熨，或艾灸中脘、足三里、神阙等穴，以温中健脾，和胃止痛。胃痛实证者可行穴位按摩，取中脘、内关、足三里等穴，肝胃气滞者可加用肝俞、期门、太冲等穴，以疏通瘀滞，和胃止痛。虚证者可针刺中脘、脾俞、胃俞、足三里等穴，用补法，以温中健脾，和胃止痛，或用耳穴埋豆，选胃、肝、脾、神门、交感、十二指肠等穴。此外，上述穴位亦可应用刮痧疗法、拔罐疗法或穴位注射法。

【健康教育】

1. 正确对待疾病，积极治疗，养成良好的生活习惯，起居有常，劳逸结合，适当运动，以促进血脉流畅，增强体质。

2. 养成良好的饮食习惯，注意饮食卫生，进食规律，勿过饥过饱，勿过冷过热，少食油腻生冷之物，戒烟酒。根据不同证候的饮食特点，在医护人员的指导下调整饮食，寻找适合自己的最佳食谱。

3. 指导患者善于调节情志，释放不良情绪，培养乐观豁达的生活态度，避免过劳、过逸及过度紧张，保持稳定平和的心态，培养愉悦心情，使气血和畅，营卫流通，改善体质。

4. 采取中西医结合的方法积极治疗原发病。胃痛反复发作者应及时查明原因，明确诊断，定期复诊，了解病情的发展变化。

第十三节 呕 吐

呕吐是指由于胃失和降，气逆于上所致，以胃内容物上逆经口而出为主要临床表现的病证。古代医家认为呕与吐有别，称“声物皆出谓之呕”、“物出而无声谓之吐”、“声出而无物谓之干呕”。但呕与吐多同时发生，很难截然分开，故一般以呕吐并称。呕吐与干呕虽有区别，但在辨证施护上大致相同，故一并讨论。呕吐是内科常见病证，常伴有脘腹不适，恶心，纳呆，反酸嘈杂等，一年四季均可发生。

有关呕吐的描述最早见于《内经》，《素问·举痛论》曰：“寒气客于肠胃，厥逆上出，故痛而呕也。”《素问·至真要大论》指出“诸呕吐酸，暴注下迫，皆属于热。”《诸病源候论·呕吐候》指出：“呕吐之病者，有脾胃有邪，谷气不治所为也，胃受邪，气逆则呕。”说明呕吐的发生是由于胃气上逆所致。《备急千金要方·呕吐哕逆》指出：“凡呕者，多食生姜，此是呕家圣药。”《证治汇补·呕吐》曰“有内伤饮食，填塞太阴，新谷入胃，气不宣通而吐者；有久病气虚，胃气衰微，闻食则呕者；……有胃中有痰，恶心头眩，中脘躁扰，食入即吐者。”指出呕吐的病因为饮食所伤、水饮内停等。

西医学中急性胃炎、神经性呕吐、贲门痉挛、幽门痉挛或梗阻、肠梗阻、胰腺炎、胆囊炎、尿毒症、颅脑疾病等，以呕吐为主要表现时，可参照本节辨证施护。

一、病因病机

呕吐常由外邪犯胃，饮食内伤，情志失调，脏腑虚损等引起，各病因常相互影响，兼杂致病。病机为胃失和降，胃气上逆；病位在胃，病变脏腑除胃外，还与肝、脾密切相关。临床呕吐常分为虚实两大类，实证多由于外邪、食滞、痰饮和肝气等邪气犯胃，胃失和降，上逆作呕；虚证多由于脾胃虚弱，运化失常，升降失调，不能和降而呕。

1. 外邪犯胃　感受风寒暑湿燥火六淫之邪，或秽浊之气，邪犯胃腑，胃失和降，水谷上逆而出，发生呕吐。临床以寒邪致病居多。

2. 饮食不节　暴饮暴食，温凉失宜，过食肥甘、醇酒辛辣，误食不洁之物，食滞内停，胃失和降，胃气上逆，发生呕吐。

3. 情志失调　郁怒伤肝，肝失条达，横逆犯胃，胃失和降；或忧思伤脾，饮食停滞难以消化，以致胃失和降而作呕。另外，脾胃素弱，水谷易于停留，偶因恼怒所致肝气上逆，食随气逆出，而致呕吐。

4. 久病劳伤　脾胃素虚，病后体虚，劳倦过度，耗伤中气，胃虚不能盛受水谷，停积胃中，上逆为呕。若脾阳不振，寒浊内生，不能腐熟水谷，气逆而呕；热病伤阴，或久呕不愈，以致胃阴不足，胃失濡养，不得润降，而成呕吐。

二、诊断与鉴别诊断

（一）诊断依据

1. 呕吐以食物、痰涎和水液诸物，或者干呕无物为主症，一日可见数次，持续或反复发作。初起呕吐量多，吐出物多有酸腐气味，久病呕吐时作时止，吐出物不多，酸臭气味不甚。常伴有脘腹不适，恶心，纳呆，反酸嘈杂等。

2. 起病或急或缓，初起常伴有恶寒、发热、脉实有力。久病则伴精神萎靡，倦怠乏力，面色萎黄，脉弱无力等症。

3. 本病常有饮食不节，过食生冷，恼怒气郁，或久病不愈等病史。

（二）病证鉴别

1. 反胃　呕吐与反胃，同属胃部病变，其病机都是胃失和降，气逆于上，而且都有呕吐的临床表现。但反胃系脾胃虚寒，胃中无火，难以腐熟食入之谷物，以朝食暮吐，暮食朝吐，终至完谷尽吐出而始感舒畅。呕吐是以有声有物为特征，呕吐因胃气上逆所致，有感受外邪、饮食不节、情志失调和胃虚失和的不同，临诊之时，不难分辨。

2. 噎膈　呕吐与噎膈，皆具有呕吐的症状。然呕吐之病，进食顺畅，吐无定时。噎膈之病，进食梗噎不顺或食不得入，或食入即吐，甚则因噎废食。呕吐大多病情较轻，病程较短，预后尚好。而噎膈多因内伤所致，病情较重，病程较长，预后欠佳。

三、辨证施护

【辨证要点】

1. 辨虚实 实证呕吐多由感受外邪、饮食停滞所致，发病较急，病程较短，呕吐量多，呕吐物多有酸臭味。虚证呕吐多属内伤，有气虚、阴虚之别。呕吐物不多，常伴有精神萎靡，倦怠乏力，脉弱无力等症。

2. 辨病性 若呕吐物酸腐量多，气味难闻者，多属饮食停滞，食积内腐；若呕吐出苦水、黄水者，多由胆热犯胃，胃失和降；若呕吐物为酸水、绿水者，多因肝热犯胃，胃气上逆；若呕吐物为浊痰涎沫者，多属痰饮中阻，气逆犯胃；若呕吐清水，量少，多因胃气亏虚，运化失职。

【证候分型】

1. 寒邪犯胃

证候表现：突然呕吐，可伴有发热恶寒，头身痛，胸脘满闷，舌苔白腻，脉濡缓。

证候分析：外感风寒之邪，或夏令暑湿秽浊之气，使得胃失和降，浊气上逆而发生呕吐，胸脘满闷；邪束肌表，营卫失和，故发热恶寒，头身疼痛；伤于寒湿，则苔白，脉濡缓。

护治原则：疏邪解表，化浊和中。

治疗代表方：藿香正气散。

2. 饮食停滞

证候表现：呕吐酸腐，脘腹胀满，嗳气厌食，得食更甚，吐后反快，大便秽臭或溏薄或秘结，舌苔厚腻，脉象滑实。

证候分析：饮食停滞中焦，气机不利，浊气上逆，故呕吐酸腐；食滞中焦，气机不利，故脘腹胀满，嗳气厌食；升降失常，传导失司，内停之食，滞而化热则大便异常，湿热相搏，则便溏；热邪伤津，则便结；湿热内蕴，则舌苔厚腻，脉象滑实。

护治原则：消食化滞，和胃降逆。

治疗代表方：保和丸。

3. 痰饮内阻

证候表现：呕吐痰涎清水，胸脘痞闷，不思饮食，头眩心悸，舌苔白腻，脉滑。

证候分析：脾失健运，痰饮内停，胃气不降，饮邪上犯，呕吐清水痰涎，胸脘痞满；清阳不展则头眩，水饮凌心则心悸；苔白腻，脉滑，为痰饮内停之征。

护治原则：温中化饮，和胃降逆。

治疗代表方：小半夏汤合苓桂术甘汤。

4. 肝气犯胃

证候表现：呕吐吞酸，嗳气频繁，胸胁闷痛，舌边尖红，脉弦。

证候分析：肝郁气滞，横逆犯胃，胃失和降，呕吐吞酸，嗳气频作；肝气不舒，胁胁胀痛；舌边红，脉弦，为气滞肝旺之征。

护治原则：疏肝理气，和胃降逆。

治疗代表方：半夏厚朴汤合左金丸。

5. 脾胃虚寒

证候表现：饮食稍有不慎，即易出现呕吐，面色㿠白，倦怠乏力，口干而不欲饮，四肢不温，大便溏薄，舌淡，脉濡弱。

证候分析：脾胃虚弱，中阳不振，水谷熟腐运化不及，故饮食稍有不慎即吐，时作时止，阳虚不能温布，故面白少华，倦怠乏力；中焦虚寒，气不化津，故口干而欲饮；脾虚则运化失常，故大便溏薄；舌质淡，苔薄白，脉濡弱，乃脾阳不足之象。

护治原则：益气健脾，和胃降逆。

治疗代表方：理中丸。

6. 胃阴不足

证候表现：呕吐反复发作，时作干呕，口燥咽干，似饥而不欲食，舌红津少，脉细数。

证候分析：胃阴不足，胃有虚热，虚火上炎，胃失和降，呕吐反复发生或是干呕时作，津液亏虚，胃失濡养，饥而不欲食；津液不能上承，故口燥咽干；舌质红少津，脉细数，为津液耗伤，虚中有热之象。

护治原则：滋阴养胃，降逆止呕。

治疗代表方：麦门冬汤。

【护理措施】

1. 生活起居护理　保持病室清洁，病室温度根据临床病证性质的不同而进行适当的调节。及时清理被污染的被服及呕吐物，以免污秽之气刺激引起患者再发呕吐。病重者应卧床休息，尽量少搬动或打扰患者，避免由于体位改变而诱发呕吐。虚证患者宜多休息以扶植正气，活动以不感疲劳为度。

2. 病情观察　观察呕吐物的性质、颜色、量、气味及呕吐发作的频率等。观察有无腹痛、发热、厌食等伴随症状。根据呕吐物的性质辨别不同的证型。饮食停滞者则多脘腹胀满、厌食、呕吐吞酸；肝气犯胃者常兼有两胁胀满；痰湿内阻者多见泛吐清涎；脾胃阳虚者常伴有乏力，四肢冷，大便溏；胃阴不足者多见干呕，口燥咽干，舌红少津；如见暮食朝吐，朝食暮吐，或呕吐见粪臭样物，或伴有腹痛拒按、无大便矢气者，为腑气不通（肠结），应及时报告医生。严重呕吐者注意观察生命体征变化，若见头晕、嗜睡、心慌、心悸、脉搏加快、血压降低、呼吸加快或烦躁不安、出冷汗、肢端厥冷、尿少等危重表现，应及时协助医生处理。

3. 饮食护理　呕吐严重者可暂禁食，待呕吐减轻后给予流质，渐进半流质，如能接受，不引起呕吐，再进软食。忌辛辣、腥味等可刺激患者引起呕吐之食品。寒邪犯胃者可选具有散寒、温中、降逆作用的食品，如生姜、苏叶、萝卜等；饮食停滞者呕吐时不宜止吐，应鼓励患者尽量将胃中积滞之食吐出；痰饮内阻者饮食宜细软温热，以素食为主，兼以健脾利湿之品，如山药、茯苓等；肝气犯胃者饮食宜清淡疏利，如金橘、柑橘之类；脾胃虚寒者多进健脾益胃之品，可适当食用生姜；胃阴不足者宜细软多汁，少食多餐，可多进滋养胃阴之品，如牛奶、豆浆、西瓜、藕等。

4. 情志护理 外邪、情志、饮食等均可导致胃失和降，发为呕吐，本病与胃、脾、肝三脏关系密切。应尽量避免忿怒、思虑过度、惊恐等不良情绪。正确对待自身的疾病。鼓励患者多参加有益的娱乐活动，积极寻求生活中的各种乐趣。肝气犯胃致呕吐者应保持情绪稳定，防止因情绪激动导致疾病发作。

5. 用药护理 中药汤剂宜少量多次分服，避免一次服用过量而诱发呕吐。寒邪犯胃者中药汤剂宜热服，呕吐频作者可用鲜生姜煎汤加红糖适量热服，以温中止呕。痰饮内阻患者，汤药宜浓煎。胃阴不足者，适当增加服药的次数和量，频频饮服，使药液不断滋养胃腑，达到滋阴养胃止呕目的。

6. 适宜技术 胃痛时可行穴位按压，取内关、中脘、胃俞、足三里等穴。或用灸法，脾胃虚寒者可灸中脘、足三里等穴；痰饮内阻者可选丰隆、合谷等穴；肝气犯胃者可选用肝俞、期门等穴。亦可用耳穴埋豆法，取胃、贲门、食道、交感、神门、脾、肝等穴，用王不留行籽贴压。也可使用刮痧疗法、拔罐疗法、毫针刺法等。

【健康教育】

1. 正确对待自身疾病，积极治疗，养成良好的生活习惯。起居有常，劳逸结合，适当运动，促进血脉流畅，增强体质。
2. 指导患者注意饮食调养，按时进餐，勿过饥过饱，勿冷热不均，少食油腻辛辣食物，戒烟酒，注意饮食卫生。
3. 指导患者自我调节情志，释放不良情绪，培养愉悦心情，肝气犯胃者尤应保持心情舒畅，避免精神刺激。
4. 采取中西医结合方法积极治疗原发病，及时明确诊断，定期复诊。

附：呃　　逆

呃逆是指因胃气上逆动膈，气逆上冲所致，以喉间呃呃连声，声短而频，令人不能自止为主要临床表现的病证。

《内经》无呃逆之名，其记载的“哕”即包含本病，《素问·宣明五气篇》说：“胃为气逆，为哕。”《素问·宝命全形论》指出：“病深者，其为哕。”认识到呃逆是病危的一种征兆。张仲景在《金匮要略·呕吐哕下利病脉证治》中将呃逆分为三种：实证、寒证及虚热证，为后世辨证分类奠定了基础。陈无择在《三因极一病证方论·哕逆论证》中说：“大体胃实即噫，胃虚即哕，此由胃中虚，膈上热，故哕。”此指出呃逆与膈相关。朱丹溪在《格致余论·呃逆论》中首称该病为“呃”。

西医学中的单纯性膈肌痉挛即属呃逆，其他疾病如胃肠神经官能症、胃炎、胃扩张、胸腹腔肿瘤、肝硬化晚期、脑血管病、尿毒症以及胸腹手术后等所引起的膈肌痉挛之呃逆，均可参照本节辨证施护。

一、病因病机

呃逆的病因多由饮食不当、情志不遂和正气亏虚等所致。病位在膈，病变关键脏腑在胃，还与肝、脾、肺、肾诸脏有关，主要病机是胃失和降、气逆动膈。

1. 饮食不当　进食过饱过快，过食生冷，过服寒凉药物，寒气蕴蓄于胃，循手太阴之脉上动于膈，导致呃逆。或过食辛热煎炒，醇酒厚味，或过用温补之剂，燥热内生，腑气不行，气逆动膈，发生呃逆。

2. 情志不遂　恼怒伤肝，气机不利，横逆犯胃，逆气动膈；或肝郁克脾，或忧思伤脾，运化失职，滋生痰浊；或素有痰饮内停，复因恼怒气逆，逆气夹痰浊上逆动膈，发生呃逆。

3. 正气亏虚或素体不足　年老体弱，或大病久病，正气未复，或吐下太过，虚损误攻均可损伤中气，或损伤胃阴，胃失和降，发生呃逆。甚则病深及肾，肾气失于摄纳，浊气上乘，上逆动膈，均可发生呃逆。

二、诊断与鉴别诊断

（一）诊断依据

1. 呃逆以气逆上冲，喉间呃呃连声，声短而频，不能自止为主症，其呃声或高或低，或疏或密，间歇时间不定。

2. 常伴有胸膈痞闷，脘中不适，情绪不安等症状。

3. 多有受凉、饮食、情志等诱发因素，起病多较急。

（二）病证鉴别

1. 干呕　两者同属胃气上逆的表现，干呕属于有声无物的呕吐，乃胃气上逆，冲咽而出，发出呕吐之声。呃逆则气从膈间上逆，气冲喉间，呃呃连声，声短而频，不能自止。

2. 嗳气　两者亦属胃气上逆的表现，嗳气乃胃气阻郁，气逆于上，冲咽而出，发出沉缓的嗳气声，多伴酸腐气味，食后多发，故张景岳称之为“饱食之息”，与喉间气逆而发出的呃呃之声不难区分。

三、辨证施护

【辨证要点】

1. 辨虚实寒热　实证呃声响亮有力，连续发作；虚证呃声时断时续，低长无力。寒证呃声沉缓，面清肢软便溏；热证呃声高亢而短，面红肢热，烦渴便结。

2. 辨病情轻重　呃逆在治疗时首先应分清是生理现象与病理反应。若一时性气逆而作呃逆，且无明显兼证者，属暂时生理现象，可不药而愈。若呃逆持续性或反复发作者，兼证明显，或出现在其他急慢性病证过程中，可视为呃逆病证，需治疗才能止呃。

老年正虚、重证后期、急危患者之呃逆持续不继，呃声低微，气不得续，饮食难进，脉细沉伏，多为病情恶化，胃气将绝，元气欲脱的危候。

【证候分型】

1. 胃中寒冷

证候表现：呃声沉缓有力，胸膈及胃脘不舒，得热则减，遇寒更甚，进食减少，恶食冷凉，喜热饮，口淡不渴，舌苔白润，脉迟缓。

证候分析：寒邪阻遏，肺胃之气失降，故胸膈及胃脘不舒；胃气上冲喉间，故呃声沉缓有力；寒气余热则易于疏通，遇寒则增邪势，所以得热则减，遇寒更甚；进食减少，口淡不渴；舌苔白润，脉迟缓，均为胃中有寒之象。

护治原则：温中散寒，降逆止呃。

治疗代表方：丁香散。

2. 胃火上逆

证候表现：呃声洪亮有力，冲逆而出，口臭烦渴，多喜冷饮，脘腹满闷，大便秘结，小便短赤，苔黄燥，脉滑数。

证候分析：常因嗜食辛辣醇酒，或过用温补，导致胃肠蕴积实热；胃火上冲，故呃声洪亮有力；胃热伤津，则肠间燥结，口臭烦渴而喜冷饮，便结尿赤；苔黄燥，脉滑数，为胃热内盛之征。

护治原则：清胃泄热，降逆止呃。

治疗代表方：竹叶石膏汤。

3. 气机郁滞

证候表现：呃逆连声，常因情志不畅而诱发或加重，胸胁满闷，脘腹胀满，嗳气纳减，肠鸣矢气，苔薄白，脉弦。

证候分析：情志抑郁，肝气上乘肺胃，胃气上冲，故呃逆连声；病由情志而起，故常因情志不畅而诱发或加重；气逆于胸，则胸闷；肝胃不和，则胸胁满闷，脘腹胀满；气多流窜，下趋肠道，故肠鸣矢气；苔薄白，脉弦，为气滞之征。

护治原则：顺气解郁，和胃降逆。

治疗代表方：五磨饮子。

4. 脾胃阳虚

证候表现：呃声低长无力，气不得续，泛吐清水，脘腹不舒，喜温喜按，面色苍白，手足不温，食少乏力，大便溏薄，舌质淡，苔薄白，脉细弱。

证候分析：脾胃虚弱，虚气上逆，则呃声低长无力，气不得续，食少乏力；甚者可见面色苍白无华，阳气不布，故手足不温；脾运失司，故大便溏薄；舌质淡，苔薄白，脉细弱为阳衰气弱之征。

护治原则：温补脾胃，和中降逆。

治疗代表方：理中丸。

5. 胃阴不足

证候表现：呃声短促而不得续，口干咽燥，烦躁不安，不思饮食，或食后饱胀，大便干结，舌质红，苔少而干，脉细数。

证候分析：因热病耗伤胃阴，胃失濡润，难以和降，故呃声短促而不得续；虚热内扰，耗伤津液，故口干咽燥，烦躁不安；舌质红，苔少而干，脉细数属津液亏耗之征。

护治原则：生津养胃止呃。

治疗代表方：益胃汤。

【护理措施】

1. 生活起居护理　保持病室清洁，空气新鲜，根据气候变化及时增减衣被。注意休息，适当活动，积极治疗原发病。

2. 病情观察　观察呃逆的声音、频数及伴随症状，辨别疾病的虚实与轻重。

3. 饮食护理　饮食有节，少量多餐，忌食生冷，避免饥饱失常，进食不宜太快，发作时宜进易消化食物。

4. 情志护理　注意调畅情志，保持心情平静，切勿大喜、大怒等。呃逆症状比较顽固，医护人员多关心患者，多与患者沟通、交流，改善患者的心理状态，积极配合治疗。

5. 用药护理　中药汤剂一般温服。呃逆频繁者，可适当加姜汁。

6. 适宜技术　轻者可行穴位按压，取内关、合谷、人迎等穴，可不药而愈；持续或反复发作者，可针灸中脘、膈俞、内关穴，或穴位注射足三里。

【健康教育】

参见《呕吐》相应内容。

第十四节　泄　　泻

泄泻是因湿邪内盛，脾胃运化失常所致，以排便次数增多，粪便稀溏，甚至泻出如水样为主要临床表现的病证。泄者，泄漏之意，大便稀溏，时作时止，病势较缓；泻者，倾泻之意，大便如水倾注而直下，病势较急。故前人以大便溏薄势缓者为泄，大便清稀如水而直下者为泻。但临床所见，难于截然分开，一般合而论之。泄泻为常见的脾胃肠病证，一年四季均可发生，但以夏秋两季为多见。泄泻易反复发作，中医药治疗有较好的疗效。

泄泻在《内经》始称为“泄”，如“濡泄”、“洞泄”、“飧泄”、“鹜溏”、“注泄”、“溏糜”等。《难经》有五泄之分，汉唐方书称“下利”，宋代以后统称“泄泻”。亦有根据病因或病机而称为“暑泄”、“大肠泄”者，名称虽多，但都不离“泄泻”二字。《素问·太阴阳明论》指出：“饮食不节，起居不时者，阴受之……阴受之则入五脏……入五脏则䐜满闭塞，下为飧泄。”说明饮食、起居、情志失常，可引起泄泻。《素问·阴阳应象大论》曰“湿盛则濡泄”指出湿邪是导致泄泻的另一重要病因，《素问·宣明五气论》曰："大肠小肠为泄。"说明泄泻的病变与脾胃、大小肠有关。《医宗必读·泄泻》在总结前人经验的基础上，提出了著名的治泻九法：即淡渗、升提、疏利、清凉、甘缓、酸收、燥脾、温肾、固涩，在治疗上有了很大的发展，其使用价值亦为临床所证实。

西医学中急性肠炎、慢性肠炎、胃肠功能紊乱、肠结核等消化系统疾病，以泄泻为主要表现者，均可参照本节辨证施护。

一、病因病机

外感六淫、内伤饮食、情志失调及脏腑虚损等均可导致泄泻。外邪之中湿邪最为重要，内伤中脾虚最为关键；脾病湿盛是导致泄泻发生的关键病机。泄泻的病位在肠，病变主脏腑在脾胃，病理因素主要是湿。临床泄泻常分为急性暴泻和慢性久泻。

1. 感受外邪 六淫之邪侵袭人体，导致肠胃功能失调，皆能使人发生泄泻，但其中以湿为主，常夹寒、热、暑等病邪。脾脏喜燥恶湿，外来之湿邪最易困遏脾阳，影响脾的运化，水谷相杂而下，引起泄泻。其它外来之邪，如寒邪或暑热之邪，除了侵袭皮毛肺卫之外，也能影响于脾胃，导致脾胃功能失调，运化失常，清浊不分，而成泄泻，但仍多与湿邪有关。

2. 内伤饮食 凡饱食过量，宿滞内停；或过食肥甘，呆胃滞脾，湿热内蕴；或恣食生冷，寒食交阻；或误食馊腐不洁之物，伤及肠胃，均可致脾胃运化失健，传导失职，升降失常，而发生泄泻。

3. 情志失调 郁怒伤肝，肝失疏泄，木横乘土，脾胃受制，运化失常；或忧思气结，脾运失健；或素体脾虚湿盛，复因情志刺激、精神紧张或于怒时进食，导致肝脾失调，气机升降失常，形成泄泻。

4. 脾胃虚弱 长期饮食失调，劳倦内伤，久病缠绵，导致脾胃虚弱，中阳不健，运化无权，受纳水谷和运化精微受限，清气下陷，水谷糟粕混夹而下，遂成泄泻。

5. 肾阳虚衰 久病之后，肾阳损伤；或年老体衰，阳气不足，命门火衰；或禀赋虚弱，先天肾阳不足，不能助脾腐熟水谷，水谷不化，而为泄泻。

二、诊断与鉴别诊断

（一）诊断依据

1. 以大便粪质溏稀为诊断的主要依据，或完谷不化，或粪如水样，或大便次数增多，每日三、五次以至十数次以上。

2. 常兼有腹胀、腹痛、肠鸣、纳呆。

3. 起病或急或缓，暴泻者多有暴饮暴食或误食不洁之物的病史。迁延日久，时发时止者，常由外邪、饮食、情志等因素诱发。

（二）病证鉴别

1. 痢疾 两者均为大便次数增多、粪质稀薄的病证。泄泻以大便次数增多，粪质稀溏，甚则如水样，或完谷不化为主症，大便不带脓血，也无里急后重，腹痛或无。而痢疾以腹痛，里急后重，便下赤白脓血为特征。

2. 霍乱　霍乱是一种上吐下泻同时并作的病证，发病特点是来势急骤，变化迅速，病情凶险，起病时先突然腹痛，继则吐泻交作，所吐之物均为未消化之食物，气味酸腐热臭；所泻之物多为黄色粪水，如米泔，常伴恶寒、发热，部分患者在吐泻之后，津液耗伤，迅速消瘦，或发生转筋，腹中绞痛。若吐泻剧烈，可致面色苍白，目眶凹陷，汗出肢冷等津竭阳衰之危候。泄泻以大便稀溏，次数增多为特征，一般预后良好。

三、辨证施护

【辨证要点】

1. 辨虚实　实证多因湿盛伤脾，或食滞生湿，壅滞中焦，脾不能运，脾胃不和，水谷清浊不分所致；虚证多因脾虚健运无权，水谷不化精微，湿浊内生，混杂而下，发生泄泻。急性暴泻，泻下腹痛，痛势急迫拒按，泻后痛减，多属实证；慢性久泻，病程较长，反复发作，腹痛不甚，喜温喜按，神疲肢冷，多属虚证。

2. 辨寒热　大便清稀，或完谷不化者，多属寒证；大便色黄褐而臭，泻下急迫，肛门灼热者，多属热证。

3. 辨暴泻和久泻　暴泻者起病较急，病程较短，泄泻次数频多；久泻者起病较缓，病程较长，泄泻呈间歇性发作。

【证候分型】

1. 寒湿困脾

证候表现：泻下清稀，甚至如水样，腹痛肠鸣，脘闷食少，兼有外感时可见恶寒发热，鼻塞头痛，肢体酸痛，苔薄白或白腻，脉濡缓。

证候分析：外感寒湿或风寒之邪，侵袭肠胃，或过食生冷瓜果，导致脾失健运，升降失调，水谷不化，清浊不分，肠腑传导失司，故大便清稀，甚则泻下如水样；寒湿内盛，肠胃气机受阻而见腹痛肠鸣；寒湿困脾，则脘闷食少；若兼风寒之邪袭表，则见恶寒发热，鼻塞头痛；苔薄白或白腻，脉濡缓，为寒湿内盛之象。

护治原则：芳香化浊，解表散寒。

治疗代表方：藿香正气散。

2. 肠道湿热

证候表现：腹痛即泻，泻下急迫，粪色黄褐而臭，肛门灼热，可伴有烦热口渴，小便短赤，舌质红，苔黄腻，脉濡数或滑数。

证候分析：感受湿热之邪，或夏令暑湿伤及脾胃，肠腑传化失常，而发生泄泻；肠中有热，热邪类火，火性急迫而见泻下急迫；湿热下注，故肛门灼热，粪便色黄褐而臭，小便短赤；烦热口渴，舌苔黄腻，脉濡数或滑数，均为湿热内盛之征。

护治原则：清热利湿。

治疗代表方：葛根芩连汤。

3. 食滞胃肠

证候表现：腹痛肠鸣，泻下粪便臭如败卵，泻后痛减，夹有不消化之物，腹胀满，嗳腐酸臭，不思饮食，舌苔垢浊或厚腻，脉滑。

证候分析：暴饮暴食，饮食不节，宿食内停，阻滞肠胃，传化失常，故腹痛肠鸣，脘腹痞满；宿食不化，则浊气上逆可见嗳腐酸臭；宿食下注，则泻下臭如败卵；泻后腐浊之邪得以外出，故腹痛减轻；舌苔厚腻，脉滑是宿食内停之象。

护治原则：消食导滞。

治疗代表方：保和丸。

4. 肝气郁滞

证候表现：腹痛肠鸣即泻，每因情志不畅而诱发，泻后痛缓，平素多有胸胁胀闷，嗳气食少，矢气频作，舌苔薄白或薄腻，脉弦。

证候分析：七情所伤，气机不畅，肝失条达，横逆侮脾，失其健运，气滞于中则腹痛，脾运无权，水谷下趋则泄泻；肝失疏泄，脾虚不运，可见胸胁胀闷，嗳气食少；舌苔薄白或薄腻，脉弦，乃肝旺脾虚夹湿之象。

护治原则：抑肝扶脾。

治疗代表方：痛泻要方。

5. 脾气亏虚

证候表现：大便时溏时泻，反复发作。稍有饮食不慎，大便次数即增多，夹见水谷不化，伴有饮食减少，脘腹胀闷不舒，面色少华，肢倦乏力，舌质淡，苔白，脉细弱。

证候分析：脾胃虚弱，运化无权，水谷不化，清浊不分，故大便溏泄；脾阳不振，运化失司，故饮食减少，脘腹胀闷不舒，稍进油腻之物，则大便次数增多；久泻不止，脾胃虚弱，气血生化乏源，可见面色萎黄，肢倦乏力；舌质淡，苔白，脉细弱，乃脾胃虚弱之象。

护治原则：健脾益胃。

治疗代表方：参苓白术散。

6. 肾阳亏虚

证候表现：晨起泄泻，大便夹有不消化食物，脐腹作痛，形寒肢冷，腹部喜暖，舌质淡，苔白，脉沉细。

证候分析：泄泻日久，肾阳虚衰，不能温养脾胃，运化失常，水谷下趋肠道而泻；黎明之前阴寒较盛，阳气未振，故见脐腹作痛，肠鸣即泻，又称为“五更泻”；阳虚不能腐熟水谷，故泻下完谷不化；肾阳虚衰，失于温煦，故形寒肢冷；舌质淡，苔白，脉沉细，为脾肾阳气不足之征。

护治原则：温肾健脾，固涩止泻。

治疗代表方：四神丸。

【护理措施】

1. 生活起居护理 起居有常，劳逸结合，冷暖适宜，保持充足睡眠，避免外邪侵袭。保持适度的活动和锻炼。寒湿和虚弱者宜住向阳病室，做好腹部保暖。若患者泄泻由传染性疾病引起，应严格执行消化道隔离制度，患者的生活用具专用，用后要消毒。久泻者加强肛周皮肤护理。

2. 病情观察 注意观察泄泻的次数，排泄物的色、质、量、气味、有无腹痛等，辨别证候。寒湿泄泻，泻多溏薄；湿热泄泻，泻多如酱黄色；食滞肠胃之泄泻，粪便臭如败卵，泻后痛减；肝气郁滞之泄泻，每因情志郁怒而增剧；脾气亏虚之泄泻，以大便时溏时泻，夹有水谷不化，稍进油腻之物，则大便次数增多；肾阳亏虚之泄泻，多发于晨起之时，以腹痛肠鸣，泻后则安为特点，亦称“五更泻”。若排泄物为柏油样或伴有新鲜血液，为胃肠道脉络损伤。注意观察生命体征、舌象、神志、尿量等内容，预防暴泻或久泻后发生脱水。若久泻者出现面色苍白、四肢冰冷、大汗淋漓等，为阳气外脱征象，应立即报告医生采取相应措施。

3. 饮食护理 饮食宜清淡、易消化、富有营养，忌辛辣、生冷、肥甘厚腻、油炸、刺激性食物。急性期予流质饮食，多饮米汤或淡盐水，以养胃生津，防止虚脱。寒湿困脾者应给予温热、易消化、清淡食物；肠道湿热者以无渣、少渣、半流质为宜，可多食西瓜、苹果、薏苡仁等防暑防湿之品；食滞胃肠者适当控制饮食或限制饮食，伴有呕吐者，不宜急于止吐，应让宿食全部吐出；肝气郁滞者忌食红薯、土豆等易产气食物；脾气亏虚者宜温热软烂，少油脂而易于消化之食；肾阳亏虚者宜清淡、补益、易消化之品。

4. 情志护理 避免忧郁、悲伤、焦虑、紧张和激动等负性情绪。积极疏导患者消除抑郁心理，保持肝气条达，心情舒畅。引导患者培养豁达乐观的心态，正确对待自身的疾病，避免急躁。肝气郁滞泄泻者更应注意调畅情志，防止因情复病。

5. 用药护理 中药汤剂以饭后温热服用为宜，药物按时按量服用，观察用药后症状缓解情况。出现阳气外脱症状应及时进行抢救，给药一定要迅速准确，以免延误时机。食滞胃肠泻下不畅者，可遵医嘱予大黄粉吞服，以消食化滞。

6. 适宜技术 泄泻可用针刺疗法健脾止泻，实证用泻法，虚证用补法。寒湿困脾泄泻可温针灸或艾条灸，取足三里、中脘、关元等穴，以温中止泻。肝气郁滞、脘腹胀闷者可加期门等穴；脾阳亏虚者可用推拿或捏脊疗法；肾阳亏虚可取肾俞、命门、关元等穴进行隔姜灸或隔附子灸；久泻者可用五倍子和醋调成糊状敷脐。

【健康教育】

1. 起居有常，慎防外邪侵袭。注意调畅情志，避免思虑忧愁伤脾，保持心情舒畅，切忌烦躁郁怒。

2. 养成良好的饮食卫生习惯，饮食有节，以清淡、易消化、富有营养的食物为主；注意饮食卫生，不食生冷瓜果及不洁食物，不饮生水。

3. 向患者及家属介绍相关保健知识，如泄泻不止，出现口渴、皮肤弹性下降、尿量减少、高热、心悸、烦躁等症状，应立即就医。

4. 加强锻炼，增强体质，可选择太极拳、八段锦、五禽戏等健身运动，使脾气旺盛，促进血脉流畅。

第十五节　痢　　疾

痢疾是因邪蕴肠腑，气血壅滞，大肠传导失司，脂络受伤所致，以腹痛、里急后重、下痢赤白脓血为主要临床表现的病证。本病一年四季皆可发病，夏秋流行。人群普遍易感，是最常见的肠道传染病之一。根据发病缓急、病因差异、病情轻重、病程长短之不同，又有湿热痢、疫毒痢、虚寒痢、休息痢、噤口痢等。痢疾病情严重者，多发生在儿童和年老体弱的患者中，多因邪盛内闭，正气大伤，而形成内闭外脱的危重证候，常见急骤发病，高热惊厥，甚则昏迷而导致死亡。

《内经》将本病称为“肠澼”。《难经》指出：“小肠泄者，溲而便脓血，少腹痛。”“大瘕泄者，里急后重，数至圊而不能便，茎中痛。”张仲景将痢疾与泄泻统称为“下利”。《诸病源候论·痢病诸侯》记载有赤白痢、脓血痢、休息痢、蛊注痢等不同名称。晋、南北朝称本病为“滞下”、“重下”。宋·严用和在《济生方》中提出：“今之所谓痢疾者，古所谓滞下是也。”首创“痢疾”病名。《丹溪心法·痢篇》指出：“时疫作痢，一方一家，上下传染相似。”已知本病能相互传染，并认为痢疾的病因以湿热为本，提出通因通用的治痢原则。

现代医学中的细菌性痢疾、阿米巴痢疾以及慢性非特异性溃疡性结肠炎和某些食物中毒或药物中毒等，若主要临床表现与本病相似者，可参照本节辨证施护。

一、病因病机

本病多由饮食不洁，湿热疫毒之气经口而入，壅滞肠间，阻遏气机，损伤肠络，大肠传导失司而发病。病位初在肠腑，以实证、热证为多，多与胃肠有关；病之后期，属于虚证、寒证的，多与脾肾有关。主要病机为邪阻大肠，传导失司，气血壅滞，肠络受损，滞下脓血。因病因不同，临床有湿热痢、疫毒痢、寒湿痢、阴虚痢、虚寒痢和休息痢之分。

1. 外感时邪疫毒　一是感受湿热之邪。湿热之邪内侵人体，蕴于肠腑，影响大肠传导功能，是本病发生的重要因素。素体阳虚者，湿从寒化，寒湿内蕴，再加之饮食不洁，邪气食积于肠中，遂为寒湿之痢。素体阳盛者，湿热内蕴，食用不洁之物，从热而化，乃成湿热之痢。二是感受疫毒之邪。疫毒者，指具有强烈传染性的致病邪气，这种邪气之产生及其致病流行，往往与反常气候有关。

2. 饮食不节　一是指平素饮食过于肥甘厚味，酿生湿热，或夏月恣食生冷瓜果，寒湿内困，损伤肠胃，正气不足，易受外邪侵袭而发病。二是因食用不洁食物，疫邪病毒或虫毒从口而入，积滞腐败于肠间，发为痢疾。

二、诊断与鉴别诊断

（一）诊断依据

1. 腹泻，腹痛，里急后重，脓血便为特征。

2. 可伴有发热，口渴，舌质红，苔黄腻，脉滑数，或濡数。

3. 本病常见于夏秋之季，多有饮食不洁史，或有与痢疾患者接触史。

4. 暴痢发病骤急，以骤起发热，腹泻，腹痛，里急后重，排脓血便为特点；疫毒痢病情危重，发展演变快，以高热，腹痛，大便脓血，甚至神昏，抽搐，四肢厥冷，面色青紫为特点；休息痢则是痢疾日久，以长期或反复发作的腹部隐痛，里急后重，便溏或便中夹脓血为特点；噤口痢以呕恶不食，下痢频繁，肌肉消瘦为特点；奇恒痢以腹痛，腹泻暗红色果酱样粪便为主要表现。

（二）病证鉴别

痢疾与泄泻相鉴别 两者多发于夏秋季节，病位在胃肠，皆由外感时邪、内伤饮食而发病，主症皆为腹泻。痢疾大便次数虽多而量少，排脓血便，里急后重，排便不爽，甚则滞涩难下。而泄泻大便溏薄，或水样便，或完谷不化，泻而不爽，甚则滑脱失禁，无脓血便，亦无里急后重感。在一定条件下，两病可以相互转化，或先泻后痢，或先痢后转泻。

三、辨证施护

【辨证要点】

1. 辨虚实 痢疾者，最当察虚实。一般来说，初痢及年轻体壮患痢者多实；久痢及年高体弱患痢者多虚。腹痛胀满，痛而拒按，痛时窘迫欲便，便后里急后重暂时减轻者为实；腹痛绵绵，痛而喜按，便后里急后重不减，坠胀甚者为虚。反复发作之休息痢，常为本虚标实。

2. 辨寒热 大便排出脓血，色鲜红，赤白甚至紫黑，浓厚黏稠腥臭，腹痛，里急后重感明显，口渴喜冷，口臭，小便黄或短赤，舌红苔黄腻，脉滑数者属热；大便排出赤白清稀，白多赤少，清淡无臭，腹痛喜按，里急后重感不明显，面白肢冷形寒，舌淡苔白，脉沉细者属寒。

3. 辨伤气、伤血 下痢白多赤少，邪伤气分；赤多白少，或以血为主者，邪伤血分。

【证候分型】

1. 湿热痢

证候表现：腹泻，腹痛，里急后重，痢下赤白脓血，黏稠如胶冻，腥臭，肛门灼热，小便短赤，舌质红，舌苔黄腻，脉滑数。

证候分析：湿热之邪毒积滞肠中，气血被阻，气机不畅，传导失司，故腹痛，里急后重；湿热熏灼，伤及肠道脂膜之气血，腐败化为脓血，故见痢下赤白，黏稠如胶冻，腥臭；湿热下注，则肛门灼热，小便短少；苔腻为湿，黄则为热，脉滑为实，数是热的征象。

护治原则：清热化湿，调气行血。

治疗代表方：芍药汤。

2. 疫毒痢

证候表现：起病急骤，壮热烦渴，呕吐腹泻，甚者大便失禁，痢下紫红色脓血，腹痛剧烈，里急后重，舌质红绛，舌苔黄燥，脉滑数。病情危重者，迅速出现面色苍白，四肢厥冷，呼吸微弱，神昏惊厥，脉微细欲绝。

证候分析：疫毒之邪，其性猛烈，伤人最速，所以发病急骤；疫毒盛于内，热因毒发，故见壮热烦渴；疫毒与气血搏结于肠之脂膜，腐败化为脓血，故下痢鲜紫脓血；热毒内蕴，气机不利，腑气不通，则见腹痛剧烈，里急后重明显；舌质红绛，苔黄燥，脉滑数，皆热毒内炽所致；若热毒内闭，入于营分，则出现神昏谵语，若热灼营阴，损及厥阴、少阴，则热极动风，出现惊厥抽搐；若暴痢阴涸阳脱者，则见面色苍白，汗冷肢厥，苔黑滑润，脉微欲绝。

护治原则：清热解毒，凉血开窍。

治疗代表方：白头翁汤。

3. 寒湿痢

证候表现：腹痛，腹泻，痢下赤白粘冻，白多赤少，或纯为白胨，里急后重，脘腹胀满，头身困重，舌苔白腻，脉濡缓。

证候分析：寒湿滞留肠中，因寒主收引，湿邪黏滞，故气机阻滞，而见腹痛，里急后重；寒湿之伤于气分，故痢下白多赤少，或纯为白胨，寒湿困脾，健运失司，故脘闷，头身困重；舌质淡，苔白腻，脉濡缓为寒湿内盛之征。

护治原则：温化寒湿，行气导滞。

治疗代表方：胃苓汤。

4. 虚寒痢

证候表现：久痢不愈，腹部隐痛，缠绵不已，喜按喜温，遇寒加重，痢下赤白清稀，无腥臭，或为白胨，甚则滑脱不禁，肛门坠胀便后更甚，形寒肢冷，食少神疲，腰膝酸软，舌淡苔白滑，脉沉细而弱。

证候分析：因久痢不愈，或湿热痢过服寒凉之品，损伤中阳而致脾肾阳虚，寒湿凝滞肠中，阴邪独盛，气分大伤，故下痢稀薄，夹有白胨；阳虚肠中失于温养，故见腹部隐痛；寒湿阻滞，气机不畅，而排便不爽；严重者脾虚及肾，关门不固，则滑脱不禁；脾主运化，主肌肉四肢，脾阳不振，健运失司，则食少神疲，四肢不温；气虚下陷，则见脱肛；脾肾阳虚，则腰酸怕冷；舌质淡，苔白滑，脉沉细而弱皆为虚寒之象。

护治原则：温补脾肾，收涩固脱。

治疗代表方：桃花汤合真人养脏汤。

5. 阴虚痢

证候表现：痢下赤白脓血，或下鲜血黏稠，日久不愈，腹部灼痛，虚坐努责，食少，心烦口干，体倦乏力，舌质红绛少苔，或舌光红乏津，脉细数。

证候分析：素体阴虚，感邪而病痢，或久痢伤阴，而成阴虚痢；邪留肠间，阴血不足，则痢下赤白脓血，或下鲜血黏稠；阴亏热灼，则腹部灼痛；营阴不足，则虚坐努责；胃阴不足，则食少，口干；阴虚火旺，故心烦；舌质红绛少苔，或舌光红乏津，脉细数，均为阴血亏耗之象。

护治原则：养阴清肠。

治疗代表方：驻车丸。

6. 休息痢

证候表现：下痢时发时止，日久难愈，发则下痢脓血，腹痛，里急后重，饮食减少，神疲乏力，舌淡，苔腻，脉濡软或细弱。

证候分析：下痢日久，正虚邪恋，寒热夹杂，肠胃传导失职，故下痢时发时止，日久难愈；脾胃虚弱，中阳健运失职，则饮食减少，神疲乏力；湿热留恋不去，病根未除，则感受外邪或饮食不当诱发，发则下痢脓血，腹痛，里急后重；舌淡，苔腻，脉濡软或细弱为湿热未尽，正气虚弱之候。

护治原则：温中清肠，调气化滞。

治疗代表方：连理汤。

临床上，还可见噤口痢，即下痢而不能食，或下痢呕恶不能食者。其证有实有虚。实证多由湿热、疫毒蕴结肠中，上攻于胃，胃失和降所致，症见下痢，呕逆不食，口气秽臭，舌苔黄腻，脉滑数。治宜泄热和胃，苦辛通降，方用开噤散加减。倘汤剂不受，可先用玉枢丹磨冲少量与服，再予前方。虚证多由脾胃素虚或久痢胃虚气逆而致，症见下痢频频，呕恶不食，或食入即吐，舌质淡，脉弱，治宜健脾和胃，方用六君子汤加减。如下痢无度，饮食不进，肢冷脉微，为病势危重，急用独参汤或参附汤，以益气回阳救逆。

【护理措施】

1. 生活起居护理 病室整洁，环境安静，以利患者休息。具有传染性的疫毒痢严格执行消化道隔离制度，对患者排泄物、便器、餐具要消毒处理，专人使用，防止交叉感染。待临床症状消失，大便培养连续3次阴性，方可解除隔离。加强肛周护理，痢下频多，肛周红肿糜烂者，可予氧化锌软膏涂敷。

2. 病情观察 观察大便次数、量、便质、气味、颜色及有无发热、腹痛、里急后重等症状。重症患者绝对卧床休息，密切观察病情变化，发现异常应及时报告医生，防止发生厥脱。若见患者烦躁不安，高热不退，汗出热而粘，脉细数，或精神不振，体温骤降，四肢厥冷，面色苍白，冷汗淋漓，呼吸微弱，脉微欲绝等异常情况，应及时报告医生，协助医生实施救治。必要时留大便送检。

3. 饮食护理 痢疾患者应适当禁食，待病情稳定后，给予清淡、易消化食物，以流质或半流质为主，忌食油腻、辛辣及生冷、不洁、硬固之品。多饮水或米汤，以养阴生津，或遵医嘱静脉补液。可用荸荠粉或藕粉做羹食，或用鲜马齿苋洗烫后做菜食，有止痢作用。病情好转后，逐渐恢复正常饮食。在痢疾流行季节，可适当食用生蒜瓣。

4. 情志护理 向患者讲解腹痛、里急后重及脓血便的原因和诱发因素，缓解患者及家属的担忧、紧张情绪，积极配合治疗。避免恼怒、抑郁情绪，保持情志调达，以利气机通畅。

5. 用药护理 中药汤剂一般宜温服。湿热痢者宜凉服，虚寒痢和寒湿痢者宜热服，观察用药后症状缓解情况和时间。噤口痢伴呕吐者中药宜浓煎，少量频服、热服。

6. 适宜技术 虚寒痢者可艾灸天枢、神阙等穴，以温中散寒，或用苦参、马齿苋水煎，保留灌肠。

【健康教育】

1. 讲究卫生，预防疾病发生和传播。在痢疾流行季节，可适量食用生蒜瓣，或用马齿苋、绿豆煎汤饮用以预防感染，禁止食用不洁及变质食物。加强水源、饮食卫生管理，防止病从口入。消灭苍蝇，管好患者粪便，防止疾病传播。

2. 饮食上根据不同证候的饮食的特点，在医护人员的指导下调整饮食，以寻找适合自己的最佳食谱。

3. 如治疗效果不佳或病情加重，应及时就医。

第十六节 便 秘

便秘是因气阴不足，或燥热内结，腑气不畅所致，以大便秘结不通，排便间隔时间延长，或排便艰涩不畅为主要临床表现的病证。便秘是临床上的常见症状，可出现于各种急慢性病证过程中，中老年多发，女性较多见。本病预后一般较好，辨证得当，调治得法，大多可痊愈。

古代医籍中对便秘有许多记载，《内经》称便秘为“后不利”、“大便难”，《素问·举痛论》曰：“热气留于小肠，小肠中瘅热焦竭，则故坚干不得出矣。”汉·张仲景称便秘为“脾约”、“阳结”、“阴结”，认为其病与寒、热、气滞有关，在治疗方面除了提出内服药物治疗外，还提出蜜煎导、猪胆汁方等外用药塞肛通便法，至今仍具有临床指导意义。隋·巢元方《诸病源候论》阐明了津液不足，糟粕内结，水不能行舟，是便秘发生的主要机理。金元时期，张元素首倡实秘、虚秘之别，且主张实秘责物，虚秘责气。这种虚实分类法，经后世不断充实和发展，至今仍是临床论治便秘的纲领。

西医学中的功能性便秘、肠道及肛门疾患引起的便秘、药物性便秘、内分泌及代谢性疾病引起的便秘等，均可参照本节辨证施护。

一、病因病机

便秘的病因归纳起来有饮食不节、情志失调、年老体虚、外邪犯胃等，且常相兼为病。病性可概括为寒、热、虚、实四个方面。胃肠积热者为热秘，气机郁滞者为实秘，阴寒凝滞者为冷秘或寒秘，气血阴阳不足者为虚秘。基本病变属大肠传导失常，同时与肺、脾、胃、肝、肾等脏腑功能失调有关。

1. 饮食不节 饮酒过度，过食辛辣肥甘厚味，导致肠胃积热，大便干结；或恣食生冷，致阴寒凝滞，胃肠传导失司而成便秘。

2. 情志失调 忧愁思虑过度，情志失和，或久坐少动，气机不利，致气机郁滞、不能宣达，传导失职，糟粕内停，不得下行，而成便秘。

3. 年老体虚　劳倦过度，或病后、产后以及年老体弱之人，气血两亏。气虚则大肠传送无力，血虚则津枯，不能滋润大肠；阴亏则大肠干涩，导致大便干结；阳虚则肠道失于温煦，阴寒内结，以致便下无力，大便艰涩。

4. 感受外邪　外感寒邪可导致阴寒内盛，凝滞胃肠，传导失职而成便秘。或热病之后，余热留恋，肺燥肺热下移大肠，伤津耗液，粪质干燥，难于排出，形成便秘。

二、诊断与鉴别诊断

（一）诊断依据

1. 排便间隔时间超过自身的习惯 1 天以上，或两次排便时间间隔 3 天以上。
2. 大便粪质坚硬，便下困难；或欲排便而艰涩不畅。
3. 常伴腹胀、腹痛、纳呆、口臭、肛裂、痔疮、排便带血及汗出、气短、头晕、心悸等症状。
4. 本病常有饮食不节、情志内伤、外感寒热等病史。

（二）病证鉴别

便秘与肠结　两者皆为大便秘结不通。但肠结多为急病，因大肠通降受阻所致，表现为腹部疼痛拒按，大便完全不通，且无矢气和肠鸣音，严重者可吐出粪便。便秘多为慢性久病，因大肠传导失常所致，表现为腹部胀满，大便干结艰行，可有矢气和肠鸣音，或有恶心欲吐，食纳减少。

三、辨证施护

【辨证要点】

1. 辨排便周期与粪质　便秘多数排便周期延长，日数不定，且伴有腹胀、腹痛、排便艰难；也有排便时间不延长，但大便干结，便下艰难；也有排便时间不延长，大便也不干结，但排出无力或出而不畅，所以不能单以排便周期论便秘，应结合粪质情况判断。粪质干燥坚硬，便下困难，肛门灼热，属热秘；排出艰难，多为阴寒凝滞；粪质不甚干结，排出断续不畅多为气滞；粪质不干，欲便不出，便下无力，多为气虚。

2. 辨虚实　便秘的辨证当分清虚实。实者包括热秘、气秘、冷秘；虚者当辨气虚、血虚、阴虚、阳虚的不同。热秘以面赤身热，口臭唇疮，尿赤，苔黄燥，脉滑数等为特点；气秘以嗳气频作，胸胁痞满，腹胀痛，苔薄腻，脉弦为特点；冷秘以面色㿠白，尿清肢冷，喜热恶凉，苔白腻，脉弦紧为特点；气虚以面白神疲，临厕努挣乏力，甚则汗出短气，大便并不干结，舌淡苔白，脉弱为特点；血虚以面色无华，头眩心悸，舌淡，脉细涩为特点。

【证候分型】

1. 实秘

（1）热秘

证候表现：大便干结，腹部胀满，按之作痛，口干或口臭，面红心烦，舌苔黄燥，脉滑数。

证候分析：胃为水谷之海，肠为传导之官，若肠胃积热，耗伤津液，则大便干结，腹部胀满，按之作痛；积热熏蒸于上，故口干口臭；热盛于内，故面红心烦；热移于膀胱，则小便短赤；苔黄燥为热已伤津化燥，脉滑数为里实之征。

护治原则：泻热导滞，润肠通便。

治疗代表方：麻子仁丸加减。

（2）气秘

证候表现：大便干结，或不甚干结，欲解不得，或大便不畅，肠鸣矢气，腹胀，嗳气频作，纳食减少，苔薄腻，脉弦。

证候分析：情志失和，肝气郁结，导致传导失常，故大便干结，欲便不得；腑气不通，则气不下行而上逆，故胸胁满闷，嗳气频作；糟粕内停，气机郁滞，则腹中胀气；肠胃气阻则脾气不运，故纳食减少；苔薄腻，脉弦为肝脾不和、内有湿滞之象。

护治原则：顺气导滞，降逆通便。

治疗代表方：六磨汤加减。

（3）冷秘

证候表现：大便艰涩，腹痛拘急，胀满拒按，胁下偏痛，手足不温，呃逆呕吐，舌苔白腻，脉弦紧。

证候分析：寒邪内侵，阳气不通，气血被阻，寒积肠道，传化失职，故大便艰涩，腹痛拘急，胀满拒按；寒邪伤脾，积聚胁下，故胁下偏痛；阳气不能达于四肢，故手足不温；脾阳不足，温化无能，冷积内阻，胃腑失降，故呃逆呕吐；苔白腻，脉弦紧是寒实之证。

护治原则：温里散寒，通便止痛。

治疗代表方：温脾汤合半硫丸加减。

2. 虚秘

（1）气虚秘

证候表现：大便并不干硬，虽有便意，但排便困难，用力努挣则汗出气短，便后乏力，面白神疲，舌淡苔白，脉弱。

证候分析：肺脾气虚，运化失职，大肠传送无力，故虽有便意，但排出困难；肺卫不固，腠理疏松，故用力努挣则汗出气短；脾气虚，化源不足，故面白神疲；舌淡，脉弱，便后乏力，均属气虚之象。

护治原则：补气润肠。

治疗代表方：黄芪汤加减。

（2）血虚秘

证候表现：大便干结，面色无华，头晕目眩，心悸气短，健忘，口唇色淡，舌淡苔白，脉细。

证候分析：血虚津少，不能下润大肠，故大便秘结；血虚不能上荣，故面色无华，头晕目眩，口唇色淡；心血不足，故心悸气短，健忘；舌淡苔白，脉细为阴血不足之象。

护治原则：养血润燥。

治疗代表方：润肠丸加减。

（3）阴虚秘

证候表现：状如羊屎，形体消瘦，头晕耳鸣，两颧红赤，心烦少眠，潮热盗汗，腰膝酸软，舌红，苔少，脉细数。

证候分析：阴虚，阴液亏损，不能下润大肠，故大便状如羊屎；肌肤、孔窍失于濡养，则形体消瘦；脑髓失充，头目失养，故头晕耳鸣；阴虚不能制阳，而致阳热相对偏盛，故两颧红赤，心烦少眠，潮热盗汗；肾阴不足，髓减骨弱，故腰酸膝软；舌红苔少，脉细数为阴虚阳亢之象。

护治原则：滋阴通便。

治疗代表方：增液汤加减。

（4）阳虚秘

证候表现：大便干或不干，排出困难，面色萎黄无华，甚则少腹冷痛，小便清长，畏寒肢冷，舌淡苔白润，脉沉迟。

证候分析：阳气虚衰，寒自内生，肠道传送无力，故排便困难；阳虚内寒，温煦无权，则面色萎黄无华，畏寒肢冷，小便清长；阴寒内盛，寒主凝敛收引，故少腹冷痛；舌淡，苔白润，脉沉迟为阳虚内寒之象。

护治原则：温阳通便。

治疗代表方：济川煎加减。

【护理措施】

1. 生活起居护理 居室整洁，温湿度适宜，提供舒适隐蔽的排便环境。培养定时排便的习惯。鼓励患者适量运动，指导进行腹部按摩和提肛训练，避免久坐少动。保持肛周皮肤清洁，有肛门疾病者可在便后用1：5000高锰酸钾溶液或五倍子、苦参、花椒煎水坐浴，肛裂者坐浴后可用黄连膏外敷。

2. 病情观察 观察病证的特点，分辨实秘还是虚秘。注意患者的伴随症状，老年患者排便时勿过度用力努责，以免诱发心绞痛诸症。观察肠结与便秘的不同，注意类证的鉴别。

3. 饮食护理 饮食宜选择清淡、富含纤维素和油脂的食物。晨起空腹饮一杯淡盐水或蜂蜜水、酸奶、果汁等，有助于预防便秘的发生。热秘者宜多用清凉润滑之物，如梨、黄瓜、苦瓜、萝卜、芹菜、莴苣等，忌食辛辣厚味食物，如辣椒、姜、羊肉等；气秘者宜用行气软坚润肠之物，如橘子、香蕉、竹笋等，忌收敛固涩之品，如白果、芡实、石榴等；气虚者宜多用健脾益气润肠之物，如山药、扁豆等，忌用行气之品，如佛手、萝卜、芥菜等；血虚、阴虚者宜用滋阴养血润燥之物，如桑葚、蜂蜜、芝麻、花生等，忌辛辣香燥之品，如辣椒、羊肉、五香调料等；阳虚者宜多食温润通便之品，如韭菜、羊肉、狗肉等。

4. 情志护理 七情内伤是便秘致病因素之一。便秘患者因病久痛苦，情志多忧而与病证互为因果，形成恶性循环。向患者解释情志不和、肝气郁结等易导致大便干结，指导患者采用自我调适情志的方法，保持心情舒畅，创造舒适的生活和工作环境，避免情志所伤。

5. 用药护理 遵医嘱用通便药物时，便通即止，以免太过。中药汤剂一般温服，服药后应注意观察大便次数、性状和量。便秘患者不宜长期使用泻药，避免造成对泻药的依赖。肠道实热者中药汤剂宜偏凉服用，亦可用番泻叶或生大黄泡水代茶饮，汤药以饭前空腹及临睡前服用为佳；脾虚气弱者平时宜服用补气药，如党参茶、黄精茶等；阴虚肠燥者多用滋阴通便药物，中药汤剂温服，适当增加服药次数和数量，频频饮服，达到润肠通便的目的。

6. 适宜技术 指导患者经常顺揉腹部，以调畅气机，健脾助运。可取大黄研为粉末醋调为糊状，贴敷神阙穴。或用耳穴压豆法，实秘取大肠、直肠下段、便秘点、交感、肺、肝胆穴；虚秘取脾胃、肾、大肠、直肠下段、皮质下、便秘点等穴。可辅助针刺疗法，实证者可取天枢、曲池、内庭、支沟、太冲等穴，以清热理气，通导肠腑；虚证者可取天枢、上巨虚、大肠俞、支沟、足三里等穴，以健脾益气，温阳通便。便秘严重者，可根据医嘱服用药物或行灌肠法，如有发热、恶心或腹痛时禁用导泻剂。

【健康教育】

1. 生活起居有规律，加强身体锻炼，保持心情舒畅。指导及协助患者或家属做腹部按摩、床上翻身等活动。

2. 向患者讲明不良生活方式和饮食习惯、运动量不足、滥用药物、精神因素等与便秘的关系，指导养成定时排便的习惯，排便时尽量提供隐蔽条件，并保证充足的时间。

3. 加强饮食调养。多吃蔬菜、小米、粗粮等含纤维素多的食物，多食瓜果，多饮水，常服蜂蜜、牛乳，忌食辛辣之品，戒烟酒。

第十七节 黄 疸

黄疸是因感受湿热邪毒，肝胆气机受阻，疏泄失常，胆汁外溢所致，以目黄、身黄、尿黄为主要临床表现的常见肝胆病证。其中尤以目睛黄染为本病的重要特征。根据其病机特点和临床表现可分为阴黄和阳黄。急黄为阳黄重症，病情急骤，应及时救治。本病可出现于多种疾病之中，临证治疗时，以速退为顺，若久病不愈，气血瘀滞，伤及肝脾，则有酿成癥积、鼓胀之可能。

《内经》最早记载了黄疸病名和主要症状。《素问·平人气象论》曰："溺黄赤，安卧者，黄疸……目黄者曰黄疸。”汉·张仲景《伤寒杂病论》把黄疸分为黄疸、谷疸、酒疸、女劳疸、黑疸五种，其创造的茵陈蒿汤成为历代治疗黄疸的重要方剂。隋·巢元方《诸病源候论·黄疸诸候》论述了黄疸的危重证候“急黄”，并提及“阴黄”一证。明·张介宾《景岳全书·黄疸》曰“胆伤则胆气败，而胆液泄，故为此证。”认为黄疸的发生与胆液外泄有关。清·沈金鳌《沈氏尊生书》有“天行疫疠，以致发黄者，俗称之瘟黄，杀人最急”的阐述，认识到其传染性及预后转归。

西医学中的肝硬化、病毒性肝炎、胆囊炎、胆石症、钩端螺旋体病、消化系统肿瘤等疾病引起的肝细胞性黄疸、阻塞性黄疸和溶血性黄疸，均可参照本节辨证施护。

一、病因病机

黄疸的发生多与外感邪毒，饮食不节，脾胃虚寒，砂石虫体阻滞胆道，积聚转化等因素有关，往往内外相因为患。黄疸的病机关键是湿邪，由于湿浊阻滞，胆液不循常道，外溢肌肤而发黄。病位主要在脾、胃、肝、胆，日久及肾。

1. 外感邪毒　外感湿热或疫毒之邪，由表入里，内阻中焦，脾胃运化失常，湿热交蒸，熏蒸肝胆，以致肝胆疏泄失常而发病。若湿热夹时邪疫毒伤人，则病势尤为暴急，具传染性，表现热毒炽盛，内及营血的危重现象，称为急黄。

2. 饮食不节　嗜食辛辣肥甘或酗酒无度，酿湿生热；或贪凉嗜冷、饥饱失宜，均可使脾胃运化失常，湿浊内生，蕴而化热，阻遏肝胆而成黄疸。

3. 脾胃虚寒　素体脾胃虚弱，劳倦太过，或久病脾阳受损，均可致水湿不运，寒湿内生，阻滞中焦，胆汁被阻，外溢肌肤而为黄疸。

4. 砂石虫体阻滞胆道　湿热煎熬，结成砂石，阻于胆道，或湿热内郁，脾胃功能失调，蛔虫不伏于肠而上窜，阻滞胆道，均可使胆汁外溢而发黄。

5. 积聚转化　肝气郁结，久致血流不畅，逐渐积滞而成；或外邪入里化热，气机郁滞，损伤肝脾；或外伤，或强力负重致瘀血停着肝区，积聚日久不消，瘀血阻滞胆道，胆汁外溢发生黄疸。

二、诊断与鉴别诊断

（一）诊断依据

1. 目黄、身黄、小便黄，其中以目睛黄染为本病的重要特征。

2. 常伴有纳呆厌油，恶心呕吐，神疲乏力，腹胀腹痛等症状。黄疸严重者可伴有皮肤瘙痒。

3. 常有外感湿热疫毒、酒食失节、与肝炎患者接触或使用损害肝脏的药物等病史。

（二）病证鉴别

1. 萎黄　萎黄发病多因饥饱劳倦、食滞虫积或大失血、重病后气血亏虚所致，临床表现为肌肤萎黄不泽，目睛及小便不黄，常伴有头昏倦怠、心悸、气短、纳少便溏等临床表现。与黄疸病证的目黄、身黄、小便黄不同，易于鉴别。

2. 黄胖 黄胖多与虫证有关，久之耗伤气血，脾虚生湿，致肌肤失养，水湿渐停而引起面部肿胖色黄，身黄带白，但目珠不黄，虚弱无力。患者多为农民，在江、浙诸省植桑区域为盛，故又有“桑叶黄”之称。小儿患此病，则头大项小，多啼，爱吃泥土、酸、咸。

三、辨证施护

【辨证要点】

1. 辨阳黄与阴黄 阳黄属于热证、实证，起病急，病程短，黄色鲜明如橘色，口干发热，小便短赤，大便秘结，舌苔黄腻，脉弦数；急黄为阳黄之重症，起病急骤，色黄如金，兼见神昏、发斑、出血等危象；阴黄属于寒证、虚证，起病缓，病程长，黄色晦暗如烟熏，脘闷腹胀，畏寒神疲，口淡不渴，舌淡白，苔白腻，脉濡缓或沉迟。

2. 辨阳黄中湿热的偏重 阳黄属湿热为患，由于感受湿与热邪的程度不同，临床有湿热孰轻孰重之分。热重于湿者，身目俱黄，黄色鲜明，发热口渴，恶心呕吐，小便短少黄赤，便秘，舌苔黄腻，脉弦数；湿重于热者，身目俱黄，其色不如热重者鲜明，头重身困，胸脘痞满，恶心呕吐，便溏，舌苔厚腻微黄，脉弦滑。

3. 辨阴黄之寒湿与血瘀 阴黄证有脾胃虚弱、寒湿内阻与肝郁血瘀、胆液失泄两类，故应辨别。凡因脾胃虚弱、寒湿内阻者，黄色多晦黯不泽，或如烟熏，神疲畏寒，舌苔白腻，脉濡缓；瘀血阻滞、胆液失泄者，色黄而晦黯，面色黧黑，舌质紫黯，多见瘀斑，或见胁下积块，脉弦涩。

【证候分型】

1. 阳黄

(1) 热重于湿

证候表现：身目俱黄，黄色鲜明，发热口渴，心烦欲呕，脘腹胀满，小便短赤，大便秘结，舌红，苔黄腻，脉弦数。

证候分析：湿热蕴阻中焦，熏蒸肝胆，致胆汁外溢则身目发黄；热为阳邪，故黄色鲜明；灼伤津液，阳明燥结，故发热口渴，小便短赤；肝胆火热上扰，肝热犯胃，则心烦欲呕；腑气不通，则脘腹胀满；湿热上蒸，故舌质红，苔黄腻，脉弦数。

护治原则：清热通腑，利湿退黄。

治疗代表方：茵陈蒿汤加减。

(2) 湿重于热

证候表现：身目俱黄，其色不如热重者鲜明，头重身困，胸脘痞满，恶心呕吐，小便短黄，便溏，舌苔厚腻微黄，脉濡缓或濡数。

证候分析：湿遏热壅，肝胆失泄，胆汁不循常道而泛溢，故身目俱黄；湿为阴邪，性质沉滞，故其色不如热重者鲜明；湿遏清阳，不得发越，故头身困重；湿热壅阻中焦，脾胃气机不畅，故胸脘痞满；脾胃功能受阻，则见恶心呕吐，便溏；舌苔厚腻微黄，脉濡缓或濡数乃湿重于热之征。

护治原则：利湿化浊运脾，佐以清热。

治疗代表方：茵陈五苓散合甘露消毒丹加减。

2. 急黄（疫毒炽盛）

证候表现：黄疸急起，迅速加深，其色如金，高热烦渴，脘腹胀满，神昏谵妄，烦躁抽搐，小便短少，便秘，或见血衄，便血，或肌肤瘀斑，舌绛红，苔黄而燥，脉弦滑数或细微。

证候分析：湿热疫毒熏灼肝胆，胆汁泛溢，故黄疸急起，迅速加深，其色如金；热毒内炽，耗伤津液，故高热烦渴；毒结阳明，腑气不通，故脘腹胀满；上扰神明则神昏谵妄，烦躁；深入营血，迫血妄行，可见血衄、便血或肌肤瘀斑；肝风内动则抽搐；舌绛红，苔黄而燥，脉弦滑数或细微乃湿热疫毒内盛之象。

护治原则：清热解毒，凉血开窍。

治疗代表方：犀角散加减。

3. 阴黄

（1）寒湿阻遏

证候表现：身目俱黄，其色晦黯，脘闷胀满，食欲减退，大便溏薄，神疲畏寒，舌淡，苔白腻，脉濡缓或沉迟。

证候分析：寒湿内蕴，阻遏胆液，胆汁不循常道而外溢肌肤，故身目俱黄，寒湿均为阴邪，性质沉滞，故其色晦黯；寒湿阻遏脾胃，脾胃运化失司，故脘闷胀满，食欲减退；水湿浸渍肠间，故大便溏薄；脾阳不振，故神疲畏寒；舌淡，苔白腻，脉濡缓或沉迟乃寒湿困脾之征。

护治原则：健脾和胃，温化寒湿。

治疗代表方：茵陈术附汤加减。

（2）脾虚湿滞

证候表现：面目及肌肤发黄，其色浅淡，甚或晦黯无光，伴心悸气短，肢软乏力，纳呆便溏，小便黄，舌淡，苔薄，脉濡细。

证候分析：黄疸日久，脾虚失健，气血亏败，湿滞残留，故面目及肌肤发黄，其色浅淡，甚或晦黯无光，小便黄；气血不足，心脾亏虚，失于濡养，故心悸气短，肢软乏力；脾虚不健，则纳呆便溏；舌淡，苔薄，脉濡细为脾虚湿滞之象。

护治原则：健脾养血，利湿退黄。

治疗代表方：黄芪建中汤加减。

【护理措施】

1. 生活起居护理　保持病室安静整洁，患者需卧床休息，以利于养肝护肝，症状好转后，逐渐增加活动量。阳黄热重于湿者，病室宜偏凉；阳黄湿重于热者，病室宜温热，避免对流风；阴黄者要注意防寒保暖；急黄者应绝对卧床休息，病室应凉爽。保持口腔清洁，可用淡盐水漱口。加强皮肤护理，汗出者及时更衣，保持床单位清洁，预防压疮。黄疸重者常皮肤瘙痒，局部可涂冰硼水止痒，避免搔抓，以免皮肤破损引起感染。有传染性者应严格执行消化道和血液隔离制度，以防疾病传播。

2. 病情观察 观察黄染的部位、色泽、深浅，尿色、粪色及皮肤瘙痒程度等变化，有无呕吐、腹胀及神志异常等伴随症状。大便颜色变浅或白，表明黄疸由胆道阻滞所致。如黄疸迅速加深，色黄如金，腹胀腹痛，恶心呕吐，体温升高，精神萎靡不振，肌肤出现斑疹，为邪入心营之先兆，及时报告医生处理。

3. 饮食护理 饮食宜清淡、低脂、营养丰富、易消化，少食多餐，多饮水，忌油腻、醇酒等，勿过食酸味或辛燥香窜之品，防伤肝气。阳黄热重于湿者，宜食用甘凉的食物，如西瓜、冬瓜、绿豆粥及水果、蜂蜜等。阳黄湿重于热者，少食多餐，宜食用薏苡仁、赤小豆等，忌食纤维素较多及产气多的食物。阴黄者饮食宜温热，可食茵陈附子粥以利湿退黄，忌寒凉、生冷、甜腻碍胃之品。急黄者，饮食以清凉生津流质为宜，病情好转后再改为半流质，禁高蛋白食物，必要时鼻饲。保持大便通畅，减少氨的积聚，防止肝性脑病。哺乳期患者应暂停喂哺，待病情好转条件允许再继续哺乳。

4. 情志护理 多与患者沟通，介绍疾病的发生、发展及预后等知识，及时了解患者的不良心理和情绪，进行心理疏导，指导患者避免恼怒忧愁，保持心情舒畅，情绪稳定，使肝气条达。隔离患者应多关心、照料，消除思想顾虑，减轻精神压力，树立治疗信心。

5. 用药护理 中药治疗黄疸以化湿邪、利小便为大法。汤剂宜少量多次频服，避免服用过量而引起胃肠道不适。可服用玉枢丹或服药前后于舌根滴姜汁以降逆止呕。避免使用损害肝脏的药物，长期服药者，定期检查肝功能。

6. 适宜技术 恶心呕吐或不思饮食时，可行胃脘部按摩、轻拍背部，或穴位按压，取穴内关、中脘、合谷、足三里等以缓解症状。腹胀者，腹部保暖加顺时针按摩，或用盐包热敷腹部。高热昏迷者可服安宫牛黄丸、紫雪丹等，或用茵陈、栀子、大黄、甘草煎汤，保留灌肠，以泄热退黄。采取灸法退黄，阳黄者取胆俞、阴陵泉、太冲、内廷等穴；阴黄者取胆俞、脾俞、阴陵泉、三阴交等穴；或耳压肝、胆、脾、胃等穴，还可配合体育锻炼等措施以理气退黄。

【健康教育】

1. 生活起居有规律，注意劳逸结合，保持个人卫生。遵照运动处方，循序渐进，以提高抗病能力。保持情绪调畅，勿气恼忧思，宜精神爽健、性情和悦，以利肝疏泄之能。

2. 养成良好的饮食习惯，宜清淡，忌酒、忌辛辣、肥甘食物。注意饮食卫生，勿进食霉变、不洁、过期食品，传染性疾病引起的黄疸要加强消化道隔离，使用过的器物应及时消毒，以免传染他人。

3. 慎用毒性损肝药物和特异体质性损肝药物或食物。乙肝母亲所生小儿不提倡母乳喂养，出生后应立即注射乙肝疫苗。疫情流行期间可预防给药，如板蓝根等。行紫外线空气消毒。

4. 积极治疗原发病，如胆石症、肿瘤、溶血病等，早发现，早治疗。定期随诊，坚持服药。

第十八节　鼓　　胀

鼓胀是因肝脾受损，疏泄运化失常，气血交阻致水气内停，以腹大胀满，皮急如鼓、皮色苍黄、脉络显露为主要临床表现的病证。鼓胀是临床上较为常见的多发病，多由黄疸、胁痛、肝癌等失治，气、血、水瘀积于腹内而成，治疗颇为棘手，预后一般较差，属中医“风、痨、鼓、膈”四大难症之一。

鼓胀病名最早见于《内经》。《灵枢·水胀》载：“鼓胀何如？岐伯曰：腹胀，身皆大，大与肤胀等也，色苍黄，腹筋起，此其候也。”详细地描述了鼓胀的临床特征。隋代《诸病源候论·水肿病诸候》认为本病发病与感受“水毒”有关，并用“水蛊”名之。金元时期《丹溪心法·鼓胀》认为本病病机是脾土受伤，不能运化，清浊相混，隧道壅塞，湿热相生而成。明代《景岳全书·肿胀》指出“少年纵酒无节，多成水鼓”，论述了鼓胀的形成与情志、劳欲、饮食等有关，提出“治胀当辨虚实”。《医学入门·鼓胀》曰：“凡胀初起是气，久则成水……治胀必补中行湿，兼以消积，更断盐酱。”阐述了鼓胀的治疗法则。《医门法律·胀病论》曰“凡有癥瘕、积块、痞块，即是胀病之根”，认识到癥积日久可致鼓胀。

西医学中的各种疾病所致的腹水，出现鼓胀证候时，可参照本节辨证施护。

一、病因病机

本病的发生多与酒食不节，情志所伤，虫毒感染，它病继发等因素有关。其病位主要在肝脾，久则及肾。病机为肝、脾、肾三脏功能失调，气滞、血瘀、水湿内停，而致鼓胀。

1. 酒食不节　酗酒无度或嗜食肥甘，酿生湿热，损伤脾胃，导致清气不升，浊阴不降，清浊相混，蕴聚中焦，气机不利，肝失调达，气血郁滞，水湿滞留而为鼓胀。

2. 情志失调　忧思郁怒等情志刺激致使肝失疏泄，气机郁滞，久则由气及血，血行不畅，络脉瘀阻。肝气郁结，横逆犯脾，脾运失健，水湿停留与瘀血蕴结，日久不化，痞塞中焦而成鼓胀。

3. 虫毒感染　在血吸虫流行区接触疫水感染致病，迁延失治，日久肝脾损伤，脉络瘀阻，气机升降失常，清浊相混，气血水停于腹中而成鼓胀。

4. 病后续发　其他疾病损伤肝脾，久则皆有续发鼓胀的可能。如黄疸日久，湿邪蕴阻，脾失健运，久则肝脾肾三脏俱病而气血凝滞；或癥积不愈，气滞血结，痰瘀留着，水湿不化；或久泻久痢，气阴耗伤，生化乏源，肝脾不调，气血凝滞，水湿聚留，均可形成鼓胀。

二、诊断与鉴别诊断

（一）诊断依据

1. 初起脘腹作胀，食后尤甚。继则腹部胀满高至胸部，重者腹壁青筋暴露，脐孔突出。
2. 常伴乏力，纳呆，尿少，浮肿，出血倾向等。可见面色萎黄，黄疸，肝掌，血管蛛。
3. 本病常有酒食不节、情志内伤，虫毒感染或黄疸，胁痛、癥积等病史。

（二）病证鉴别

1. 积聚 鼓胀虽可由积聚引起，可见青筋暴露，腹部胀大，但其病因并非一种，且其主症以腹胀大为主。而积聚是指腹内结块，或胀或痛的病证。

2. 痞满 痞满是自觉腹中有胀满之感，但外无胀急苦痛之象，腹内摸不到有形之物。鼓胀可兼有腹满，但其腹满必见胀急苦痛，且常见腹筋起，病久可在腹内扪及有形包块。

3. 水肿 鼓胀以腹部胀大为主，可见腹部脉络显露，四肢一般不肿，后期严重时才见四肢浮肿，面颈部常有血痣赤缕，或见衄血，吐血等症。水肿的肿势多从眼睑开始，继则延及头面四肢以至全身，也有以下肢开始后致全身水肿，病情重时可见腹胀满，胸闷，喘不得卧等临床表现。

三、辨证施护

【辨证要点】

1. 辨病位 鼓胀之病位在肝、脾、肾三脏。腹大胀满，按之不坚，胁肋或胀或痛，攻窜不定者，其病位在肝；腹大胀满，食少脘痞，四肢困重，疲倦无力者，其病位在脾；腹大坚满，腹部有青筋显露，胁腹疼痛或有积块者，其病位在肝脾；腹大胀满，精神颓顿，肢冷怯寒，下肢浮肿，尿少者，其病位在脾肾。

2. 辨虚实 鼓胀属本虚标实，本虚为肝脾肾俱虚；标实为气、血、水互结壅滞腹中。热者多实，寒者多虚；脉滑有力者多实，脉浮微细者多虚；形色憔悴，声音短促者多虚；年青少壮，气血壅滞者多实；中衰积劳，神倦气怯者多虚。从证候学角度来看，气滞湿阻，水湿困脾，湿热蕴结，肝脾血瘀诸证属实；脾肾阳虚，肝肾阴虚诸证属虚。

3. 辨病情缓急 鼓胀大多为缓慢起病，但缓慢发病中又有缓急之分，若鼓胀在半月至一月之间不断进展，则属缓中之急，病情较重；若反复迁延数月，则为缓中之缓，病情相对稳定。

【证候分型】

1. 气滞湿阻

证候表现：腹胀按之不坚，胁下胀痛，饮食减少，食后作胀，得嗳气、矢气稍减，小便短少，舌苔白腻，脉弦。

证候分析：肝气郁滞，脾运不健，气滞不畅，血脉瘀阻，湿浊停留而壅塞于腹中，故腹满；水湿内停，则腹胀按之不坚；肝失条达，经气痹阻，故胁下胀痛；脾胃不健，纳运失司，故饮食减少，食后作胀，嗳气或矢气后，气机稍动则减；水湿内停，则小便短少；舌苔白腻，脉弦为肝胆病气滞湿停之象。

护治原则：疏肝理气，健脾利湿。

治疗代表方：柴胡疏肝散合胃苓汤加减。

2. 水湿困脾

证候表现：腹大胀满，按之如囊裹水，颜面微浮，下肢浮肿，脘腹痞胀，精神困倦，怯寒懒动，食少便溏，小便短少，舌苔白滑或白腻，脉缓。

证候分析：水湿困脾，脾阳虚衰，运化失职，水湿停聚于腹，故腹大胀满，按之如囊裹水；若水湿溢于肌肤，则颜面微浮，下肢浮肿而尿少；脾阳虚衰，失于运化，则脘腹痞胀、食少，若水谷不化，下注大肠，则便溏；中阳虚衰，不能温煦肌肤，则怯寒懒动，精神困倦；舌苔白滑或白腻，脉缓为阳虚内寒水停之象。

护治原则：温中健脾，行气利水。

治疗代表方：实脾饮加减。

3. 水热蕴结

证候表现：腹大坚满，脘腹撑急，烦热口苦，渴不欲饮，小便短黄，大便秘结或溏垢，两目、皮肤发黄，舌尖边红，苔黄腻或灰黑，脉弦滑或数。

证候分析：水热蕴结，内阻肝胆，疏泄不能，气机不畅，故脘腹撑急、腹大坚满；水热郁蒸，胆气上逆则口苦，胆汁不循常道而外溢肌肤，则两目、皮肤发黄；肝木侮土，脾胃运化失健，则大便不调；热灼伤津，水停于内，则烦热，渴不欲饮；舌尖边红，苔黄腻或灰黑，脉弦滑或数为湿热蕴结之象。

护治原则：清热利湿，攻下逐水。

治疗代表方：中满分消丸合茵陈蒿汤加减。

4. 瘀结水留

证候表现：腹大坚满，脉络怒张，胁肋刺痛，面色黯黑，面颈胸臂有血痣，呈丝纹状，手掌赤痕，唇色紫褐，口渴不欲饮，大便色黑，舌质紫红或有瘀斑，脉细涩。

证候分析：瘀水互结，气机阻塞不通，不通则痛，故腹大坚满、胁肋刺痛；血瘀于浅表络脉，则脉络怒张、见血痣，呈丝纹状，手掌赤痕；血瘀则肌肤失于濡养，故面色黯黑、唇色紫褐；瘀水为阴邪，互结日久，津不能上承，故口渴不欲饮；瘀血阻滞脉道，血流溢于脉外，则大便色黑；舌质紫红或有瘀斑，脉细涩，为血水内阻之象。

护治原则：活血化瘀，行气利水。

治疗代表方：调营饮加减。

5. 阳虚水盛

证候表现：腹大胀满，朝轻暮重，面色苍黄，脘闷纳呆，神疲怯寒，肢冷或下肢浮肿，食少便溏，小便短少不利，舌质淡紫，脉沉弦无力。

证候分析：阳虚生内寒，寒凝气机，不通则痛，又水为阴邪，故腹大胀满，朝轻暮重；阳气虚衰，不能温煦肌肤，故面色苍黄，神疲怯寒；中焦虚寒，运化失职，则脘闷纳呆，食少；若水谷不化，下注大肠，则便溏；水湿溢于肌肤，则下肢浮肿，小便短少不利；舌质淡紫，脉沉弦无力为阳虚内寒水盛之象。

护治原则：温补脾肾，化气行水。

治疗代表方：附子理中汤合五苓散，或济生肾气丸加减。

6. 阴虚水停

证候表现：腹大胀满，或见青筋暴露，面色晦黯，唇紫口燥，心烦失眠，牙龈出血，鼻衄时作，小便短少，舌质红绛少津，脉弦细数。

证候分析：阴虚水停于内，阻滞气机脉络，则腹大胀满，或见青筋暴露；肌肤失于温煦濡养则面色晦黯，唇紫口燥；阴虚而虚热内生，扰乱心神则心烦失眠；若虚热迫血妄行，则牙龈出血，鼻衄时作；又虚热煎灼津液，且水停于内，故小便短少；舌质红绛少津，脉弦细数为阴虚生热之象。

护治原则：滋肾柔肝，养阴利水。

治疗代表方：六味地黄汤合一贯煎加减。

【护理措施】

1. 生活起居护理 病室宜整洁安静，卧床休息，注意保暖，防止外感。轻度腹水者尽量平卧，以增加肝肾血流量，大量腹水者取半卧位，以减少呼吸困难，必要时给予氧气吸入。长期卧床者保持床单清洁干燥，宜经常变换体位，定时协助翻身，背部及阴囊水肿患者，注意保护局部皮肤，预防压疮的发生。指导患者养成良好的卫生习惯，做好口腔护理，禁止抠鼻、剔牙，防止出血。躁动不安时，床边加护栏。保持大便通畅。

2. 病情观察 密切观察腹胀以及腹水消长情况，观察尿量，协助患者准确记录24小时液体出入量，定期测腹围、体重和血压。注意观察有无出血倾向，观察呕吐物、排泄物的变化，并观察神志、面色、脉搏、血压、蜘蛛痣、腹壁静脉曲张等变化。出血患者，应观察出血量、色、质，有无头晕、心悸等症状。若见患者有性格改变，举止反常，动作缓慢，睡眠异常等肝性脑病先兆表现，及时报告医生处理。

3. 饮食护理 饮食宜低盐或无盐，以半流质、无渣饮食为主，忌辛辣、煎炸、坚硬之品，以防助热伤络，控制摄水量。气滞湿阻者宜食疏利之品，如青菜、豆腐、赤小豆等；水湿困脾者宜食健脾利湿之品，如山药、薏苡仁等，忌生冷、黏腻之物；水热蕴结者宜食清热利湿之品，如冬瓜、鲤鱼、赤小豆等；瘀结水留者宜食行气活血之品，如萝卜、橘子、桃仁等；阳虚水盛者宜食健脾益肾之品，如鸡蛋、山药、黑鱼汤、鲫鱼汤、薏苡仁、赤小豆、扁豆等，忌生冷瓜果；阴虚水停者宜食凉润生津之品，如梨、藕、银耳等，或滋阴润燥之品，如甲鱼、淡菜、黑木耳等。

4. 情志护理 本病多迁延不愈，反复发作给患者带来烦恼痛苦、悲观失望，若兼七情刺激更加重病状，故应向患者说明本病和情志的关系，消除易怒、烦躁、忧虑、恐惧心理，鼓励其积极配合治疗。指导患者进行自我情志调适。

5. 用药护理 水湿困脾、阳虚水盛、瘀结水留者汤剂宜温热服。水热蕴结、阴虚水停者汤剂宜凉服。泻下剂、逐水药以攻伐为主，易伤正气，用时应中病即止。汤剂宜浓煎，少量频服，药后注意观察排泄物的性状、量、色及次数，若见泻下太过而致虚脱，或有呕吐频繁、腹痛剧烈等症状，应立即停药并告知医生。

6. 适宜技术　可用麝香、甘遂捣烂敷贴于脐部，以利水消胀，实证加用大黄、莱菔子、芒硝等，虚证加用黄芪、附子、肉桂等。也可行艾灸、中药灌肠、中药药熨等。脾肾阳虚者，取神阙、关元、中极等穴隔姜或隔附子灸，或施以腹部热敷法、盐熨法、葱熨法等。水热蕴结者，保持大便通畅，可食蜂蜜或缓泻剂，指导患者每天饭后做顺时针腹部按摩，促进肠蠕动。

【健康教育】

1. 生活起居有常，注意防寒保暖，保证充足的休息和睡眠。病情允许可适度进行体育锻炼，如太极拳等，以增强抗病能力，加速病体康复。

2. 改变不良饮食习惯，宜低盐或无盐饮食。保证营养，多进食水果、蔬菜及富含维生素的食品。戒烟酒。

3. 注意情志调节，解除思想顾虑，树立同疾病作斗争的信心，避免抑郁恼怒，保持乐观的情绪，使肝气舒畅。

4. 避免接触疫水，远离疫区，防止血吸虫感染。注意避免接触或食用对肝有毒的物质。

5. 积极治疗胁痛、黄疸、积聚等疾患，早期预防病毒性肝炎及各种传染病和寄生虫病，争取早期诊断和早期治疗。

第十九节　胆　　胀

胆胀是指胆腑气机通降失常所引起的以右胁胀痛为主要临床表现的病证。胆胀的发病率呈上升趋势，且以体型偏肥胖者为多见，与饮食结构变化有关。本病特点为病程长，易反复发作。其病势可缓可急，一般以慢性患病急性发作为多见。

胆胀病名源于《内经》。《灵枢·胀论》载："胆胀者，胁下痛胀，口中苦，善太息。"汉·张仲景《伤寒论》中虽无胆胀之名，但其所论述的一些症状，如《辨太阳病脉证并治》中的"呕不止，心下急，郁郁微烦者"，《辨少阳病脉证并治》中的"本太阳病不解，转入少阳者，胁下硬满，干呕不能食，往来寒热"等都类似本病，所记载的大柴胡汤、大陷胸汤、茵陈蒿汤等皆为临床治疗胆胀的有效方剂。明·秦景明《症因脉治》所立的柴胡疏肝饮及清·魏之琇《柳州医话》所立的一贯煎也是治疗胆胀的有效方剂。清·叶天士《临证指南医案》首载胆胀医案，为后世临床辨证治疗积累了经验。

西医学中的慢性胆囊炎、慢性胆管炎、胆石症等，以右胁痛胀、反复发作为主要临床表现者，均可参照本节辨证施护。

一、病因病机

胆胀的病因主要有饮食、情志、外邪、湿热等。病位以胆腑为本，与肝、脾、胃有关，多表现为肝、脾、胃脏腑功能失调的临床证候。

1. 饮食所伤 饮食偏嗜，多食油腻厚味炙煿饮食，伤及脾胃，气机壅塞，升降失常，土壅木郁，肝胆疏泄失职，胆腑气机通降失常，而成胆胀。

2. 情志失调 忧思暴怒，情志不遂，肝脏疏泄失常，累及胆腑，气机郁滞，或郁而化火，胆液通达降泄失常，郁滞于胆，则发为胆胀。

3. 外邪侵袭 虚损劳倦，寒温不适，易感外邪，使胆腑疏泄通降失常，内损外感而致胆胀。

4. 湿热内蕴 湿热久蕴，煎熬胆液，聚而为石，阻滞胆道，胆腑气郁，胆液通降失常，郁滞则胀，不通则痛，形成胆胀。

二、诊断与鉴别诊断

（一）诊断依据

1. 以右胁胀痛为主症。

2. 常伴有脘腹胀满，恶心口苦，嗳气，善太息等胆胃气逆之症。

3. 起病缓慢，多反复发作，病发多有诱因，如饱餐油腻、恼怒、劳累等。好发年龄多在40岁以上。

（二）病证鉴别

1. 胁痛 胆胀实为一种特殊类型的胁痛，以胆腑气郁，胆失通降而致的右胁胀痛为特征，伴有恶心口苦，嗳气等胆失通降，胆胃气逆之症，常因过食肥腻迅即引起发作，病位局限于胆腑。其余的胁肋疼痛，则为一般的胁痛，病变以肝病为主。

2. 胃痛 胆胀与胃痛因其疼痛位置相近，症状互兼，常致诊断混淆。胃痛在上腹中部胃脘部；胆胀位于右上腹胁肋部。胃痛常伴嘈杂吞酸，胆胀常伴恶心口苦。胃痛常因暴饮暴食，过食生冷、辛辣而诱发，胆胀常为肥腻饮食而诱发。胃痛任何年龄皆可发病，胆胀多在40岁以上发病。

3. 真心痛 胆胀与真心痛，二者皆可突然发生，疼痛剧烈，而真心痛则预后凶险，故需仔细鉴别。真心痛疼痛在胸膺部或左前胸，疼痛突然发生而剧烈，且痛引肩背及手少阴循行部位，可由饮酒饱食诱发，常伴有心悸，短气，汗出，身寒肢冷，“手足青至节”，脉结代等症状；胆胀疼痛则在右胁，痛势多较轻，可由过食肥腻诱发，常伴恶心口苦，嗳气等胆胃气逆之症。

三、辨证施护

【辨证要点】

1. 辨虚实 胆胀以右胁疼痛为主症，但虚实不同，疼痛性质有别。一般实证表现为胀痛、刺痛、灼痛、绞痛；虚证则多表现为隐痛。

2. 辨病机 持续性胀痛，连及肩背，遇怒加重者，多为气滞胆腑；右胁下刺痛较剧，痛有定处而拒按，多为瘀血痹阻；右胁部绞痛，阵发加剧，且窜至肩背者，多为结石已成，胆腑不通；若胁痛隐隐或绵绵不休，多为气血不足，邪气潜伏；胁下隐痛，但有灼热感，时作时止，厌食油腻者，多为阴亏火灼。

【证候分型】

1. 实证

（1）肝胆气郁

证候表现：右胁胀满疼痛，连及右肩，遇怒加重，胸闷善太息，嗳气频作，嗳腐吞酸，苔白腻，脉弦大。

证候分析：肝喜条达恶抑郁，肝胆气滞，气机不畅，经脉不利则右胁胀满疼痛，连及右肩，情志抑郁易怒，故善太息，嗳气频作；若胆气上逆，则吞酸嗳腐；苔白腻，脉弦大为肝病之象。

护治原则：疏肝利胆，理气通降。

治疗代表方：柴胡疏肝散加减。

（2）气滞血瘀

证候表现：右胁部刺痛较剧，痛有定处而拒按，面色晦黯，口干口苦，舌质紫黯或舌边有瘀斑，脉弦细涩。

证候分析：气滞血瘀于胁下，局部气机不通，则右胁部刺痛较剧，痛有定处而拒按；瘀阻日久，则色变，面失濡养，故面色晦黯；气机阻滞，不能蒸津上腾，又胆气上逆口干口苦；舌质紫黯或舌边有瘀斑，脉弦细涩为气滞血瘀之象。

护治原则：利胆通络，活血化瘀。

治疗代表方：四逆散合失笑散加减。

（3）胆腑郁热

证候表现：右胁部灼热疼痛，口苦咽干，面红目赤，心烦，失眠，易怒，大便秘结，小便短赤，舌质红，苔黄厚而干，脉弦数。

证候分析：郁热内阻于肝胆，疏泄功能障碍，故右胁部灼热疼痛；邪热郁蒸，胆气上逆则口苦咽干；郁热循肝经上攻头面，则面红目赤；郁热内扰，心神不安，则心烦失眠易怒；郁热耗津，则大便秘结，小便短赤；舌质红，苔黄厚而干，脉弦数为郁热之象。

护治原则：清泻肝胆之火，解郁止痛。

治疗代表方：清胆汤加减。

（4）肝胆湿热

证候表现：右胁胀满疼痛，胸闷纳呆，恶心呕吐，口苦心烦，或见黄疸，大便黏滞，舌质红，苔黄腻，脉弦滑。

证候分析：湿热内阻肝胆，疏泄功能障碍，故右胁胀满疼痛；肝木侮土，脾胃运化失健，则脘闷纳呆，恶心呕吐，大便黏滞；湿热郁蒸，胆气上逆，则口苦，胆汁不循常道而外溢肌肤则见黄疸；舌质红，苔黄腻，脉弦滑为湿热蕴结之象。

护治原则：清热利湿，疏肝利胆。

治疗代表方：茵陈蒿汤加减。

2. 虚证

(1) 阴虚郁滞

证候表现：右胁隐隐作痛，或略有灼热感，口燥咽干，急躁易怒，胸中烦热，头晕目眩，午后低热，舌红少苔，脉细数。

证候分析：阴虚络脉失养，虚火内灼，则右胁隐隐作痛，或略有灼热感，且肝失条达柔顺之性，则急躁易怒；阴亏津不上承，则口燥咽干；虚热内蒸，则胸中烦热，午后低；虚火循经上攻头目，则头晕目眩；舌红少苔，脉细数为阴虚生热之象。

护治原则：滋阴清热，疏肝利胆。

治疗代表方：一贯煎加减。

(2) 阳虚郁滞

证候表现：右胁隐隐胀痛，时作时止，脘腹胀满，呕吐清涎，畏寒肢凉，神疲气短，倦怠乏力，舌淡苔白腻，脉弦弱无力。

证候分析：阳虚筋脉不利，失于濡养，则右胁隐隐胀痛，时作时止；中阳虚衰，运化失职，则脘腹胀满；中焦阳虚生内寒，不能温化津液，水饮内停阻胃，胃失和降，则呕吐清涎；阳虚不能温煦肌肤，则畏寒肢凉，神疲气短，倦怠乏力；舌淡苔白腻，脉弦弱无力为阳虚郁滞之象。

护治原则：温阳益气，调肝利胆。

治疗代表方：理中汤加味。

【护理措施】

1. 生活起居护理 病室宜整洁安静，温湿度适宜。劳逸结合，协助患者采取舒适体位，指导其进行有节律的深呼吸，达到放松和减轻疼痛的目的。胁痛伴呕吐者，应及时清除呕吐物，以免引起恶心刺激，并保持患者清洁舒适。如有右上腹胀痛或高热者应卧床休息，症状减轻后可适当活动。

2. 病情观察 密切观察右胁胀痛的性质、程度、持续时间、诱因以及伴随症状、舌苔和脉象，以辨别实证和虚证。观察体温、肤色等变化，若高热寒战，上腹剧痛，腹肌紧张，呕吐，便秘等症，提示可能有胆囊化脓、穿孔等并发症，应及时汇报医生，做好抢救或手术前准备。

3. 饮食护理 饮食宜低脂、低胆固醇、高糖，限制动物性脂肪，控制动物肝、肾、脑或鱼子等食物的摄入，可适量补充具有利胆作用的植物油。肝胆气郁者，宜食疏肝解郁，行气止痛之品，如陈皮、佛手等；气滞血瘀者，可服用藕汁、当归、牡丹花水煎液，忌生冷；肝胆湿热者宜食清淡易消化、高维生素、营养丰富的流质或半流质，如西瓜汁、绿豆汤、茵陈粥或栀子粥等。高热、呕吐、腹胀者禁食。

4. 情志护理 本病多为情志、饮食所伤，与肝、脾、胃三脏关系密切。尽量避免暴怒、思虑过度等不良情绪。引导患者正确认识和对待自身的疾病。鼓励参加有益的娱乐活动，积极寻求生活中的各种乐趣。

5. 用药护理 气滞血瘀者中药汤剂宜热服，服药期间需观察腹痛腹胀情况，避免受凉；肝胆湿热者宜温服，服后密切观察小便、水肿、舌苔情况。服攻下药后，观察大便次数，出现水泻不止应及时报告医生。含有柴胡的中药汤剂，应避免与含金属离子的碳酸钙、硫酸镁、铁剂等药合用，以免降低疗效。肝胆气郁者不宜久用疏肝理气药，以免耗津伤液。

6. 适宜技术 可行中药外敷，用琥珀膏或白芥子水调、吴茱萸醋调敷胆胀处。实证者可针刺期门、阳陵泉、太冲、三阴交、支沟等穴，以疏肝理气，活血止痛；虚证者可针刺期门、三阴交等穴，以补益肝气；或行耳穴埋豆，取肝、胆、神门等穴。采取自我按摩法，每天早晚在右胁部自上而下按摩。

【健康教育】

1. 养成良好的生活习惯，注重劳逸结合，动静适宜。
2. 饮食有节制，切忌暴饮暴食及食用膏粱厚味，勿酗酒、贪凉、饮冷等。
3. 注意情志调节，避免抑郁恼怒，保持乐观的情绪，以利气机条达。
4. 积极治疗胁痛、黄疸、气郁等病证。早期诊断，早期治疗，防止复发。

第二十节 水 肿

水肿是指体内水液潴留，泛溢肌肤引起的以眼睑、头面、四肢、腹背甚至全身浮肿为主要临床表现的病证。水肿既是一个有独立意义的病证，又是多种疾病的一个症状。水肿有阴水、阳水之分，阳水易治，阴证难除，久则反复发作，不易速愈，甚至危及生命。

水肿在《内经》中泛称为“水”，并根据不同症状分成风水、石水、涌水。《素问·至真要大论》指出“诸湿肿满，皆属于脾”。《素问·汤液醪醴论》提出“平治与权衡，去菀陈莝……开鬼门，洁净府”的治疗原则，认为治疗大法宜“诸有水者，腰以下肿，当利小便，腰以上肿，当发汗乃愈”。《金匮要略·水气病脉证并治》以表里上下为纲分风水、皮水、石水、正水、黄汗五类，又从五脏发病机制及证候特点分为心水、肝水、脾水、肺水、肾水。《丹溪心法·水肿》将水肿分为阴水、阳水二大类，指出“若遍身肿，不烦渴，大便溏，小便少，不赤涩，此属阴水”，“若遍身肿，烦渴，小便赤涩，大便闭，此属阳水”，这种分类方法一直为后世医家所沿用。唐代孙思邈在《备急千金要方·水肿》中首先提出了水肿必须忌盐，为水肿的护理提供了宝贵的经验。

西医学中的肾源性水肿、心源性水肿、营养不良性水肿、内分泌失调性水肿等，均可参照本节进行辨证施护。

一、病因病机

水肿一证，其病因有风邪袭表、疮毒内犯、外感水湿、饮食不节、禀赋不足、久病劳倦。形成本病的机理为肺失通调，脾失转输，肾失开阖，三焦气化不利。故水肿是全身气化功能障碍的一种表现，病位在肺、脾、肾三脏，关键在肾。

1. 风邪外袭，肺失通调 风邪外袭，肺失宣降，不能通调水道，下输膀胱，以致风遏水阻，风水相搏，泛溢肌肤，发为水肿。

2. 疮毒内侵，内归脾肺 肌肤因患痈疡疮痍，搔抓破溃或治之不当，未能清解消透，风热湿毒不得外泄而内归脾肺，致使水液代谢失常，溢于肌肤而成水肿。本型多见于青少年。

3. 水湿浸渍，脾气受困 冒雨涉水或久居湿地，水湿之气内侵，均可使脾为湿困，失其健运之职，不能制水输布，浸淫肌肤而成水肿。若又感风邪，风水相搏，发病尤速。

4. 湿热内盛，三焦壅滞 湿热久羁，或湿郁化热，中焦脾胃失其升清降浊之功，三焦为之壅滞，水道不通，而成水肿。

5. 饮食劳倦，伤及脾胃 饮食不节，过食肥甘，饮酒无制，脾气受损，导致运化失司，水湿停聚不行，泛溢肌肤，而成水肿。

6. 房劳过度，内伤肾元 纵欲无节制或生育过多，肾精亏耗，肾气内伐，不能化气行水，使膀胱气化失常，开阖不利，水液内停，形成水肿。

二、诊断与鉴别诊断

（一）诊断依据

1. 水肿先从眼睑或下肢开始，继及四肢、全身。轻者仅眼睑或足胫浮肿，重者全身皆肿，甚则腹大胀满，气喘不能平卧。更严重者可见尿闭，恶心呕吐，口有秽味，齿衄，甚则头痛、抽搐、神昏、谵语等危象。

2. 可有乳蛾，心悸，疮毒，紫癜（紫斑）以及久病体虚史。

（二）病证鉴别

1. 鼓胀与水肿 鼓胀的主症是单腹胀大，面色苍黄，腹壁青筋暴露，四肢多不肿，反见瘦削，后期或可伴有轻度肢体浮肿。鼓胀每有肝病病史，是由于肝、脾、肾功能失调，导致气滞、血瘀、水湿聚于腹中。水肿则从头面或下肢先肿，继则延及全身，严重者伴腹大有水，但无青筋暴露，面色㿠白。水肿每有心肾病史，是由于肺、脾、肾三脏气化失调，而导致水液泛溢肌肤。

2. 肾性水肿与心病水肿 肾性水肿多先从眼睑、颜面开始，继则延及四肢、周身，可伴有腰部酸重，面色㿠白等症；心病水肿多从下肢足踝开始，而遍及全身，可伴有心悸，胸闷气促，面青唇紫，脉结代等。

三、辨证施护

【辨证要点】

1. 辨阳水与阴水 阳水多因风邪外袭、疮毒内侵、水湿浸渍，致肺不宣降，脾不健运而成。发病较急，每成于数日之间，肿多由面目开始，自上而下，继及全身，肿处皮肤绷急光亮，按之凹陷即起，兼有烦热、口渴、小便赤涩、大便秘结等表、热、实证，一般病程较短。阴水多因饮食劳倦，先天或后天因素所致脾肾亏虚，气化不利所致。发病缓慢，肿多由足踝开始，自下而上，继及全身，肿处皮肤松弛，按之凹陷不易恢复，甚则按之如泥，兼见不烦渴、小便少但不赤涩、大便稀薄、神疲气怯等里、虚、寒证，病程较长。阴水与阳水可相互转化，阴水感受外邪可出现阳水症状，阳水日久失治则可见阴水表现，阴水亦常兼有风、寒、湿、热、毒、瘀等症，因此水肿以寒热夹杂，虚实互见者为多。

2. 辨病位　水肿之病位在肺、脾、肾三脏，而关键在肾，与心、肝、膀胱、三焦密切相关。病位在肺则咳逆气短、胸胁胀闷。病位在脾则全身眼睑浮肿，身体困重，脘腹胀闷，纳差。病位在肾则见面浮身肿，腰以下为甚，并有腰膝酸软，头晕耳鸣等症。病位在心则见面肢浮肿，心悸怔忡。病位在肝则胸胁胀痛，脘腹痞满，嗳气不舒，爪甲无华等症。

3. 辨外感与内伤　外感者多由风邪外袭引起，除具有水肿主症外尚有外感症状。而内伤者多因内脏亏虚，或反复外感损伤正气所致，而无外感表现。故外感多实，内伤多虚。

【证候分型】

1. 阳水

(1) 风水泛滥

证候表现：眼睑及颜面浮肿，继则波及四肢和全身，来势迅速，伴发热恶风，肢节酸楚，小便不利等。偏于风热者，伴咽喉红肿疼痛，舌质红，苔黄，脉浮滑数。偏于风寒者，兼恶寒，咳喘，舌苔薄白，脉浮滑或浮紧。

证候分析：风邪外袭，肺气失宣，不能通调水道，下输膀胱，故小便不利而浮肿；风性轻扬，善行数变，故其肿起于头面，迅即全身；邪在肌表，卫外的阳气受到遏制，故可见恶寒，发热，肢节酸重；水气侵犯肺脏，宣降功能失职，所以咳嗽而喘；舌苔薄白，脉浮滑或浮紧，是风水偏寒之象；咽喉红肿疼痛，舌质红，苔黄，脉浮滑数，乃风水偏热之象。

护治原则：疏风解表，宣肺行水。

治疗代表方；越婢加术汤。

(2) 湿毒浸淫

证候表现：眼睑浮肿，延及全身，皮肤光亮，尿少色赤，身发疮痍，甚者溃烂，伴恶风发热，舌质红，苔黄，脉浮数或滑数。

证候分析：肺主皮毛，脾主肌肉，肌肤疮痍湿毒未能及时清解消散，内归脾肺，致肺不能通调水道，脾不能运化水湿而小便不利；风为百病之长，故病之初起多为风邪，是以肿起眼睑，延及周身，有恶寒发热之象；舌质红，苔黄，脉浮数或滑数，乃风邪夹湿毒之象。

护治原则：宣肺解毒，利湿消肿。

治疗代表方：麻黄连翘赤小豆汤合五味消毒饮。

(3) 水湿浸渍

证候表现：全身浮肿，下肢为甚，按之没指，小便短少，身重体倦，胸闷，纳呆，泛恶，腹胀，舌苔白腻，脉沉缓或濡。起病缓，病程较长。

证候分析：水湿之邪，浸渍肌肤，壅滞不行而致肢体浮肿不退；水湿内聚，三焦决渎失司，膀胱气化失常则小便短少；湿性趋下，故下肢为甚；水无去路，横溢肌肤则按之凹陷；脾为湿困，阳气不展，故身重体倦，胸闷，纳呆，泛恶，腹胀等症；舌脉所见乃湿胜脾弱之象；湿为阴邪，缠绵难化故起病缓，病程长。

护治原则：健脾化湿，通阳利水。

治疗代表方：五皮饮合胃苓汤。

(4) 湿热壅结

证候表现：遍体浮肿，肿势多剧，皮肤绷急光亮，胸脘痞闷，烦热口渴，小便短赤，大便干结，舌质红，苔黄腻，脉沉数或濡数。

证候分析：水湿之邪，郁而化热，或湿热之邪壅于肌肤经隧而见遍身浮肿，皮肤绷急光亮；湿热阻滞三焦，气机升降失常故胸脘痞闷；湿热蕴结则烦渴，溲赤，便干；舌脉乃湿热在里之象。

护治原则：清热利湿，疏理气机。

治疗代表方：疏凿饮子。

2. 阴水

(1) 脾阳虚衰

证候表现：身肿日久，腰以下肿甚，按之凹陷难复，脘腹胀闷，纳少便溏，小便短少，畏寒肢冷，面色不华，神疲乏力，舌质淡，苔白腻或白滑，脉沉缓或沉弱。

证候分析：中阳不振，健运失司，气不化水，以致下焦水邪泛滥而身肿，腰以下为甚，按之凹陷难复；脾虚运化无力则脘闷纳减、便溏；脾虚气血生化乏源，阳不温煦故面色萎黄，神倦肢冷；阳不化气，水湿不利而小便短少；舌脉所示乃脾阳虚衰，水湿内停之象。

护治原则：健脾温阳，利水消肿。

治疗代表方：实脾饮。

(2) 肾阳衰微

证候表现：水肿反复消长不已，面浮身肿，腰以下为甚，按之凹陷不起，畏寒肢冷，腰冷酸痛，甚心悸喘促，神疲倦怠，面色白或灰滞，尿少，舌淡胖，苔白，脉沉细或沉迟无力。

证候分析：脾肾阳虚，水寒内聚。肾气衰弱，阳不化气，阴水下聚，故腰以下肿甚，按之凹陷不起；水气上凌心肺则心悸、喘促；腰为肾之府，肾虚水气内盛，故腰痛酸重，肾阳不足，膀胱气化不行故尿少，或下元不固而多尿；命门火衰，阳不温煦故肢冷，神疲，面色灰黯；舌脉乃阳虚水盛之象。

护治原则：温肾助阳，化气行水。

治疗代表方：济生肾气丸合真武汤。

【护理措施】

1. 生活起居护理 保持病室整洁、安静。脾阳不振者病室温暖向阳，保暖防寒，预防外邪侵袭。急性期和病情严重者应绝对卧床休息，眼睑及头面部水肿较甚者，宜抬高头部；胸腹腔积水者，宜取半坐卧位；下肢肿甚者，应抬高下肢。水肿消退后可适当锻炼，以不疲劳为度。注意个人卫生，保持皮肤清洁，勤洗澡，勤换衣，勤剪指（趾）甲，穿宽松柔软透气棉织品，预防肌肤疮痍。注意口腔卫生，饭后清水漱口，及时发现口腔隐患并进行治疗，如龋齿、牙龈炎、口腔溃疡、扁桃体肿大等。

2. 病情观察 观察水肿的起始部位、程度、消长规律及小便的色、质、量、次数，记录24小时出入量。定时测腹围、血压、体重。用攻下逐水药后注意观察和记录大便次数。阳虚水泛者，观察有无胸闷、气急等症状，喘促者予半卧位，氧气吸入。瘀水交阻者，加强24小时出入量的观察。观察神志、呼吸、血压、心律、呕吐等情况，及时发现危重症及变证。若见严重少尿或尿闭、口有尿味、面色萎黄、衄血，甚至惊风抽搐昏迷等，为肝肾衰败，水毒内闭重症；若见小便不通与呕吐并见，为关格重症，应及时报告医师，并配合抢救。行肾组织活检者注意观察有无血尿及腰痛等情况发生。

3. 饮食护理 水肿患者饮食宜清淡、易消化、富有营养、低盐或无盐，少食多餐，戒烟限酒，忌辛辣、海腥等食物以防水肿复起。严格控制进水量，以“量出为入”为原则，每日进水量 = 前一天的尿量 + 500 毫升。高热者予流质或半流质。风水泛滥者可食用芹菜饮、冬瓜汤、赤小豆粥等以清热利水；浮肿尿少者可频饮赤小豆汤以利消肿，以尿量增多肿退为度；湿毒浸淫者可选食豆类、瓜类、菠菜等清热化湿之品；水湿浸渍者宜食健脾利水渗湿舒筋之品，可食薏苡仁粥、鲤鱼赤小豆汤等；湿热壅结者，饮食宜清淡，多食冬瓜粥等，以清热利水；脾阳不振者忌生冷、烈酒，少食产气食物，如牛奶、豆类、红薯等；肾虚水泛者予补肾利水之品，如黑芝麻、核桃等。尿少尿黄时多予清凉饮料，如绿豆汤、西瓜汁等清热解毒、利水消肿。

4. 情志护理 风水泛滥者因病情来势迅速，多有恐惧、忧虑、急躁情绪，应多体贴关心患者，及时做好解释工作，使其配合治疗。水湿浸渍、脾肾阳虚者，起病缓慢、久病不愈，往往对治疗信心不足，应耐心鼓励、劝导患者，避免过度情志刺激而加重病情。指导家属给予精神安慰，使患者得到家庭和社会的支持。

5. 用药护理 疏风利水剂不可久煎，要趁热服下，同时服热饮料，以助药力；脾阳不振者中药汤剂宜饭前温服；风水相搏者中药汤剂宜热服，服后盖被安卧，观察汗出情况；水湿浸渍者，服药时易犯恶欲吐，应少量多次服药或在服药前用生姜片擦舌以利止呕；攻下逐水汤剂，药宜浓煎，空腹少量频服，记录二便的量及次数，中病即止。湿热蕴结者可行中药保留灌肠，湿热疏利汤剂分治表里水气从二便而去，记录药后小便量及大便次数。正确指导患者服用降压药和免疫抑制剂，及时观察不良反应。大量使用利尿药后，注意尿量和电解质的变化。肌内和静脉注射严格无菌操作，拔针后按压注射部位时间要长，一般以不渗液为宜。

6. 适宜技术 水肿可选用耳穴法，用王不留行籽贴压肾俞、输尿管、膀胱等穴可利水消肿。湿毒浸淫已有溃疡者可外敷拔毒膏，或新鲜蒲公英、马齿苋、野菊花各等量，洗净捣烂外敷。水湿浸渍者可选用中药洗浴。肾虚水泛、脾阳不振者可艾灸脾俞、肾俞、三阴交、命门、阳陵泉、委中等穴温补肾阳，或行拔火罐、药熨、热敷、远红外线照射等疗法。芒硝外敷局部水肿部位亦可清热利水消肿。泛恶欲呕者可指压内关、合谷等穴以降逆止呕，或在舌上滴生姜汁以助止呕，或行耳穴压豆，选脾、肾、胃等穴。

【健康教育】

1. 生活起居要有规律。注意四时气候变化，尤其入冬、初春、感冒流行时节，更应预防外邪侵袭。注意个人卫生，防止因疖肿、疮痍而诱发水肿。

2. 适当参加体育锻炼，可选择太极拳、八段锦、五禽戏等健身运动，以促进血脉流畅，增强体质。

3. 饮食宜清淡，富营养，易消化，忌食海鱼、虾、蟹、辛辣刺激之品。切忌暴饮暴食。限制水钠摄入。

4. 善于调节情志，释放不良情绪，培养愉悦心情，精神愉快，则气血和畅，营卫流通，有利于体质的改善。

第二十一节　淋　　证

淋证是因湿热蕴结下焦，导致膀胱气化不利，以小便频数短涩，滴沥刺痛，欲出未尽，小腹拘急，或痛引腰腹为主要临床表现的一类病证。淋证亦名淋沥、诸淋、五淋，简称淋。发病不拘时节，男女皆可患病，但以年老体弱及妇女居多。淋证有气淋、石淋、血淋、热淋、膏淋、劳淋之分。热结膀胱，小便灼热刺痛为热淋；热熬尿液，聚沙成石，尿中有砂石排出为石淋；湿热蕴结于下，气化不利无以分清泌浊，小便如脂如膏为膏淋；热盛伤络，小便涩痛有血为血淋；肝失疏泄，气火郁于膀胱，少腹坠胀，尿出不畅为气淋；若久淋不愈，导致脾肾两亏，正虚邪弱，遇劳即发，小便淋漓者为劳淋。

《内经》首载淋证，有“淋”、“淋溲”、“淋闷”、“淋满”等之称。《中藏经》有冷、热、气、劳、膏、砂、虚、实八淋。《金匮要略》称为“淋秘”，并认为其病因是“热在下焦。”《诸病源候论》分石、劳、气、血、膏、寒、热七淋，明确提出淋证的病位在肾与膀胱，淋证总的成因“由肾虚而膀胱热故也”，并对诸淋各自不同的病机特性进行了论述。《肘后方》则归纳为石、膏、气、劳、血五淋。《千金方》《外台秘要》均分气、石、膏、劳、热五淋。目前多以气淋、石淋、血淋、热淋、膏淋、劳淋六淋分证。

西医学中的泌尿系统急慢性感染、结石、结核、肿瘤、急慢性前列腺炎、前列腺肥大、乳糜尿等多种疾病，以淋证为主要临床表现者，均可参照本节辨证施护。

一、病因病机

淋证的病因以湿热和肾虚为主。病机主要是湿热蕴结下焦，导致肾及膀胱气化不利。病位在肾与膀胱，亦与肝、脾有关。

1. 膀胱湿热　饮酒过度或偏食辛辣肥甘之品，酿湿生热，下注膀胱，或下阴不洁，秽污之邪侵入下焦，热蕴膀胱，发而为淋。热结膀胱，小便灼热刺痛是为热淋；热熬尿液，日积月累，尿中杂质结为砂石则为石淋；湿热结于下，气化不利无以分清泌浊，小便如脂如膏为膏淋；热盛伤络，小便涩痛有血则是血淋。

2. 脾肾亏虚　久淋不愈，湿热或年老久病，多食膏粱，劳倦伤脾，纵欲伤肾均可导致脾肾两亏。脾虚中气下陷，肾虚则下元不固，故而小便淋沥不已。遇劳即发者为劳淋；中气不足，气虚下陷者为气淋；肾气亏虚，下元不固，脂液下泄，尿如脂膏为膏淋；肾阴亏耗，虚火灼络或气虚阳衰统摄失常，血不归经者为血淋。

3. 肝郁气滞　恼怒伤肝，肝失疏泄，气滞不宣或气郁化火，气火郁于下焦，以致膀胱气化不利，则小腹作胀，小便难涩而痛，余沥不尽发为气淋。

二、诊断与鉴别诊断

（一）诊断依据

1. 小便频急不畅，滴沥涩痛，小腹拘急，腰部酸痛为各淋的主症，是诊断淋证的主要依据。再根据不同的临床特征，确定淋证的证型。

2. 病久或反复发作后常伴有低热，腰痛，小腹坠胀，疲劳等症。

3. 每因疲劳，情志变化，感受外邪而诱发。

（二）病证鉴别

1. 淋证与癃闭　二者病位均在膀胱，都有小便不利的表现。癃闭以排尿困难，小便量少，甚至点滴全无为特征，多无尿痛尿频的表现，其小便量少，每日排尿总量低于正常，甚至小便闭塞而无尿排出。淋证有尿痛尿频的表现，但每日排尿总量多为正常。

2. 血淋与尿血　两者均以小便出血，尿血红赤，或夹血块，或溺出纯血为主症。区别在于有无尿痛，《丹溪心法·淋》曰："痛者为血淋，不痛者为尿血。"血淋以实证居多，尿血以虚证多见。

3. 膏淋与尿浊　两者均有小便混浊，白如泔浆的特点，膏淋频数涩痛有阻塞感，尿浊则尿出自如，无疼痛涩滞感。

三、辨证施护

【辨证要点】

1. 辨虚实　一般初起或急性发作期多属实证，系湿热蕴结，膀胱气化不利所致，病程较短；久病多虚，系脾肾两虚，膀胱气化无权，病程较长。但淋证每多虚实夹杂，如由实转虚的初期为实多虚少，渐为虚多实少；虚证兼感新邪，多为本虚标实证。各种淋证之间又可相互转化，六淋往往互见，如热、石、膏淋可伴见血淋；劳淋因复感、疲劳、情志刺激而复作，可见血、热、气淋症状；诸淋日久皆可见劳淋、气淋特征。

2. 辨标本缓急　各种淋证之间可以相互转化，也可以同时并存，所以辨证上应区别标本缓急。一般以正气为本，邪气为标；病因为本，证候为标；旧病为本，新病为标。以劳淋转为热淋为例，劳淋正虚为本，热淋邪实为标；热淋的湿热蕴结膀胱为本，而热淋的证候为标。

【证候分型】

1. 热淋

证候表现：小便频急短涩，灼热刺痛，溺色黄赤，少腹拘急胀痛，或伴腰痛拒按，或恶寒发热，口苦呕恶，或有大便秘结，苔黄腻，脉滑数。

证候分析：湿热蕴结下焦，膀胱气化失司，故见小便频数，灼热刺痛，溺色黄赤；腰为肾之府，湿热伤肾故腰痛拒按；湿热内蕴，邪正交争，故有恶寒发热，口苦呕恶；热结于里则便秘；舌脉乃湿热之象。

护治原则：清热利湿通淋。

治疗代表方：八正散。

2. 血淋

证候表现：实证表现为小便灼热刺痛，尿色红赤，或夹血块，溲频短急，甚则尿道满急疼痛，痛引腰腹，舌尖红，苔薄黄，脉滑数。病延日久，小便热涩刺痛减轻或消失，尿色淡红，或伴低热，腰酸膝软，舌红少苔，脉细数。

证候分析：湿热下注膀胱，热盛伤络，迫血妄行，血随尿出则尿频急涩痛而有血；血块阻塞尿路则疼痛满急加剧；苔薄黄，脉数乃湿热之象；久则肾阴不足，虚火扰络，络伤血溢见尿色淡红，涩痛不显；肾虚则腰酸膝软；舌红少苔，脉细数乃虚热之象。

护治原则：清热通淋，凉血止血。

治疗代表方：实证者用小蓟饮子；虚证者用知柏地黄丸。

3. 石淋

证候表现：尿中挟有砂石，小便艰涩，或排尿时突然中断，尿道窘迫疼痛，少腹拘急，或腰痛如绞，尿中带血，舌红，苔薄黄；或舌质淡，边有齿印；或舌红少苔，脉弦或带数。

证候分析：湿热下注，煎熬尿液，结为砂石，砂石不能随尿排出，则小便艰涩，尿时疼痛；砂石大者阻于尿路，则尿时突然中断，并因阻塞不通而致疼痛难忍，痛引腰腹；损伤脉络可见尿中带血；舌红，苔薄黄，脉弦或带数乃为湿热之象；砂石久留于内，伤及正气，或为阴虚，或为气虚，故见面色少华，神疲乏力，或腰酸隐痛，手足心热；舌淡，脉细弱，舌红少苔，脉细数乃为阴虚，气虚之象。

护治原则：清热利湿，排石通淋。

治疗代表方：石韦散。

4. 气淋

证候表现：实证表现为小便滞涩，淋沥不畅，少腹满痛，甚则胀痛难忍，苔薄白，脉沉弦。虚证表现为少腹坠胀，尿有余沥，面色晄白，舌质淡，脉虚细无力。

证候分析：情志郁怒，肝失条达，气机郁结，膀胱气化不利故小便滞涩，淋沥不畅，少腹满痛，脉沉弦乃肝郁之象；若病久不愈或过用苦寒疏利之品，伤及中气，气虚下陷而见少腹坠胀，尿有余沥，面色㿠白，舌质淡，脉细乃气血虚亏之象。

护治原则：实证宜利气疏导；虚证宜补中益气。

治疗代表方：实证用沉香散；虚证用补中益气丸。

5. 膏淋

证候表现：实证表现为小便浑浊，乳白或如米泔水，上有浮油如脂，置之沉淀，或夹凝块，或混有血液，尿道热涩疼痛，尿时阻塞不畅，舌质红，苔黄腻，脉濡数。虚证表现为病久不已，反复发作，小便涩痛消失，淋出如脂，形体消瘦，头晕乏力，腰膝酸软，舌质淡，苔腻，脉细弱无力。

证候分析：湿热下注，气化不利，脂液失于约束，故见小便浑浊如米泔水，尿道热涩疼痛，舌质红，苔黄腻，脉濡数等。日久反复不愈，肾虚下元不固，脂液失约则见淋出如脂，形削腰酸，头晕乏力，舌质淡，苔腻，脉细弱无力等虚证。

护治原则：实证宜清热利湿，分清泌浊；虚证宜补虚固涩。

治疗代表方：实证用程氏萆薢分清饮；虚证用膏淋汤。

6. 劳淋

证候表现：小便不甚赤涩，但淋沥不已，时作时止，遇劳即发，腰酸膝软，神疲乏力，舌质淡，脉细弱。

证候分析：诸淋日久，或过服寒冷，或久病体虚，或劳伤过度，伤及脾肾，湿浊留恋不去，故小便不甚赤涩，但淋沥不已，遇劳即发，腰酸膝软，神疲乏力；舌质淡，脉细弱，均为脾肾亏虚，气血不足之象。

护治原则：健脾益肾。

治疗代表方：无比山药丸。

【护理措施】

1. 生活起居护理　急性期患者应注意卧床休息，慢性期一般不宜从事重体力劳动和剧烈活动。石淋患者宜多运动，适当做跳跃运动，以利砂石排出。注意个人卫生，保持外阴部清洁卫生，每天可用温开水或洁尔阴等清洗会阴部，穿棉质内裤，不穿紧身裤。

2. 病情观察　严密观察小便的色、质、量及伴随症状。热淋者观察尿时有无灼热刺痛，有无寒热起伏；血淋者观察尿色，并做好尿的次数及血量的记录；石淋者观察排尿情况，有无血块、砂石排出，急性发作时绞痛发生的时间、部位、性质、次数等，若见患者面白汗出、呕恶、辗转呻吟，及时报告医生，做好急救准备；膏淋者观察尿色、尿量，若膏脂物阻塞尿道而排尿困难，可用腹式呼吸，慢慢增加腹内压，使膏脂物随尿排出。

3. 饮食护理　饮食宜清淡，多食水果、蔬菜，忌辛辣、油腻及刺激性食物，戒烟酒。每日饮水量保持在2000ml以上，以增加尿量冲洗尿路细菌和炎性物质。热淋者多饮绿茶以清热利湿，多食碱性食物，如青菜、萝卜等，使尿液碱化而减轻疼痛；血淋者宜食清淡爽口之品，忌辛辣烟酒动火之品；石淋者可用白茅根煎水代茶饮，限食钙磷含量高的食物，如牛奶、杨梅、红茶、巧克力、肥肉、蛋黄等；气淋者可食用佛手柑粥、橘皮滑石粥、黄芪粥、参枣米饭等以补脾益气；膏淋者以素食为佳，忌肥甘厚腻之品；劳淋者可食用枸杞酒、人参大枣粥、黑芝麻粥、芡实茯苓粥等补益之品。

4. 情志护理 耐心疏导患者正确对待疾病，积极配合治疗。排尿涩痛或绞痛者，应予安慰，消除患者的恐惧、紧张心理。气淋者应情志调畅，劝慰开导，避免抑郁伤脾，暴怒伤肝，勿劳累。劳淋勿忧思劳倦，纵欲无度，树立信心，配合治疗及护理。

5. 用药护理 热淋者中药汤剂宜饭前分次凉服，可用车前子煎水代茶饮。石淋者中药汤剂宜饭前温服，可用金钱草煎水代茶饮，服排石汤后，应将每次尿液排在容器中，以便观察有无结石排出，并按医嘱留取标本送检。血淋者中药汤剂宜在饭后1～2小时温服，可用白茅根煎水代茶饮。膏淋者中药汤剂宜饭后服用。劳淋者中药汤剂宜空腹服用。

6. 适宜技术 石淋疼痛时可用耳穴埋豆止痛，取肾、膀胱、交感等穴。亦可针灸止痛，取肾俞、膀胱俞、次髎、三阴交等穴。指导石淋患者通过改变体位、叩击、运动等方法排出结石。如结石在肾盂，鼓励患者参加跳绳、跑步、登山、打球等运动。

【健康教育】

1. 起居有常，动静结合，避免过劳。避免各种外邪入侵和湿热内生的因素。宜淋浴，浴具自备，避免交叉感染。

2. 注意饮食宜忌，多食新鲜蔬菜、水果。草酸钙结石者不宜进食含草酸、钙较高的食物。磷酸钙结石者宜控制磷摄入量。磷酸镁胺结石者禁食磷酸盐及镁剂。尿酸结石者宜低钙饮食，少食含嘌呤高的食物。保证每日饮水量在2000ml以上。

3. 调节情志，释放不良情绪，培养愉悦心情，则气血和畅，营卫流通，有利于体质的改善。加强锻炼，保证足够的活动量，提高防御能力，防止复发。

4. 积极治疗消渴、痨瘵等原发病，减少不必要的侵入性泌尿道检查，以避免感染，防止淋证的发生。

第二十二节 癃　闭

癃闭是由于肾和膀胱气化失司而导致尿量减少，排尿困难，甚则小便闭塞不通为主要临床表现的病证。小便不利，点滴而短少，病势较缓者为“癃”；小便闭塞，点滴不通，病势较急者为“闭”。癃与闭虽有区别，但都是指排尿困难，二者只是在程度上有差别，故总称为癃闭。

癃闭之名，首见于《内经》，又称“闭癃”。《素问·宣明五气篇》曰“膀胱不利为癃，不约为遗溺。”《灵枢·本输》篇提出“三焦……实则闭癃，虚则遗溺。”《诸病源候论·小便诸侯》曰：“小便不通，由膀胱与肾俱有热故也。”提出热气大盛，则令小便不通，热势极微，但小便难也。《备急千金要方》载有治疗小便不通的方剂十三首，并记载了世界上最早的导尿术。王焘在《外治秘要》中载有用盐及艾灸治疗癃闭的论述。

西医学中的膀胱括约肌痉挛、尿路肿瘤、尿道狭窄、前列腺增生症等引起的尿潴留，及肾功能不全引起的少尿、无尿症，均可参照本节辨证施护。

一、病因病机

正常水液的分布和排泄与肺的通调、脾的转输、肾的气化、肝的疏泄及三焦的气化有关，上述功能失调均可导致三焦决渎失职、膀胱气化不利而癃闭，故其病位虽在膀胱，病变却涉及多个脏腑。

1. 湿热蕴结 嗜食辛辣醇酒，肥甘厚味，以致脾失健运，湿热内生，阻于中焦，下注膀胱；或肾热移于膀胱，膀胱湿热阻滞，气化不行，小便不通而成癃闭。

2. 肺热壅盛 湿热伤肺，肺失宣肃，则津液不布，水道通调障碍，不能下输膀胱；或肺热过盛，下移膀胱以致上、下焦为热气闭阻而成癃闭。

3. 脾气不升 饮食不节、饥饱失宜或久病劳倦伤脾，脾气虚弱，清气不升则浊阴不降，小便不利。《灵枢·口问》曰："中气不足，溲便为之变。"

4. 肾元亏虚 年老或久病，肾阳不足，命门火衰，"无阳则阴无以生"而致尿不得出；或下焦积热，久病津亏，致肾阴耗损，"无阴则阳无以化"而小便不利。

5. 肝郁气滞 七情内伤而肝郁气结，疏滞失常，三焦水液运化及气化功能失调，水道受阻，形成癃闭。且肝经绕阴器，抵少腹，故肝经有病，也可导致癃闭。

6. 尿路阻塞 瘀血败精，停留不去，阻塞尿道；或肿块结石，阻于尿路，小便难以排出，因而形成癃闭。

二、诊断与鉴别诊断

（一）诊断依据

1. 起病急骤，逐渐加重，小便不利，点滴不畅，或小便闭塞不通，尿道无涩痛，每日尿量明显减少。

2. 多见于老年男性，或产后妇女及手术后患者，或患有水肿、淋证、消渴等病，迁延日久不愈之患者。

3. 触叩小腹部可发现膀胱明显膨隆等水蓄膀胱证候，或查膀胱内无尿液，甚或伴有水肿、头晕、喘促等肾元衰竭证候。

（二）病证鉴别

1. 淋证 淋证以小便频数短涩，滴沥刺痛，欲出未尽为特征，其小便量少，排尿困难与癃闭相似，但尿频而痛，且每天排出小便总量多为正常。癃闭则无刺痛，每天排出小便总量低于正常，甚至无尿可解。《医学心悟·小便不通》有明确记载："癃闭与淋证不同，淋则便数而茎痛，癃闭则小便点滴而难通。"

2. 水肿 癃闭与水肿临床表现都有小便不利，尿量减少，但水肿是体内水液潴留泛溢于肌肤，引起头面、眼睑、四肢浮肿，甚至胸、腹水，并无水蓄膀胱之证候。而癃闭多不伴有浮肿，部分患者还兼有小腹胀满膨隆，小便欲解不能，或点滴而出的水蓄膀胱之证，可鉴别。

3. 关格 二者主症都有小便量少或闭塞不通，但关格常由水肿、淋证、癃闭等经久不愈发展而来，是小便不通与呕吐并见的病证，常伴有皮肤瘙痒，口中尿味，四肢抽搐，甚至昏迷等症状。而癃闭不伴有呕吐，部分患者有水蓄膀胱之证候，以此可资鉴别。但癃闭进一步恶化可转变为关格。故癃闭病情轻于关格。

三、辨证施护

【辨证要点】

1. 辨虚实 癃闭的辨证以虚实为纲。因湿热蕴结、浊瘀阻塞、肝郁气滞、肺热气壅所致者，多属实证；因脾虚不升、肾阳亏虚、命门火衰，气化不及州都者，多属虚证。起病急骤，病程较短者，多属实证；起病较缓，病程较长者，多属虚证。体质较好，症见尿流窘迫，赤热或短涩，苔黄腻或薄黄，脉弦涩或数，多属实证；体质较差，症见尿流无力，精神疲乏，舌质淡，脉沉细弱者，多属虚证；时欲小便而不得出，神疲乏力者，多属虚证。

2. 辨病性 尿热赤短涩，舌红苔黄，脉数者属热；口渴欲饮，咽干，气促者，多为热壅于肺；口渴不欲饮，小腹胀满者，多为热积膀胱；年老排尿无力，腰膝酸冷者，为肾虚命门火衰；小便不利兼有小腹坠胀，肛门下坠者，为脾虚中气不足；尿线变细或排尿中断，腰腹疼痛，舌质紫黯者，属浊瘀阻滞。

【证候分型】

1. 膀胱湿热

证候表现：小便点滴不通，或量极少而短赤灼热，小腹胀满，口苦而粘，或口渴不欲饮，或大便不畅，舌质红，苔黄腻，脉濡数。

证候分析：湿热壅结下焦，膀胱气化不利，故小便热赤不利，甚闭而不通；湿热互结，下焦气机不利则小腹胀满，大便不畅；湿热上蒸，口苦而黏；津液不布，口渴而不欲饮；舌脉所见乃下焦湿热之象。

护治原则：清热利湿，通利小便。

治疗代表方：八正散。

2. 肺热壅盛

证候表现：小便不畅或点滴不通，咳嗽咽干，烦渴欲饮，咯痰浓稠，呼吸短促，苔薄黄，脉数。

证候分析：肺热壅盛，失于宣肃，不能通调水道，无以下输膀胱，故小便点滴不爽或涓滴不通；肺热壅盛，气不布津则有口渴，咽干；气逆不降则有呼吸短促，咳嗽；舌脉乃里热之象。

护治原则：清泄肺热，通利水道。

治疗代表方：清肺饮。

3. 肝郁气滞

证候表现：小便不通或通而不畅，情志抑郁，或多烦善怒，胸胁胀满或痛，舌红苔薄黄，脉弦。

证候分析：七情内伤，气机郁滞，肝气失于疏泄，三焦气机失宣，膀胱气化不利，故小便不畅或不通；肝气横逆则胸胁胀满或痛；脉弦，多烦善怒，是肝旺之症；舌红苔薄黄，乃肝郁化火之象。

护治原则：疏肝理气，通利小便。

治疗代表方：沉香散。

4. 浊瘀阻塞

证候表现：小便点滴而下，或尿细如线，甚阻塞不通，小腹胀满疼痛，舌紫黯或有瘀点、瘀斑，脉涩。

证候分析：瘀血败精阻塞于内，或瘀结成块，阻塞尿道，水道不通，故小便点滴不畅或尿如细线，甚至闭而不通；水蓄膀胱故小腹胀满疼痛；舌紫，脉涩乃瘀血内阻之象。

护治原则：行瘀散结，通利水道。

治疗代表方：代抵当丸。

5. 脾气不升

证候表现：小腹坠胀，时欲小便而不得出，或量少而不畅，或大便溏泄，神疲乏力，食欲不振，气短而语气低微，舌淡苔薄，脉细弱。

证候分析：脾虚运化无力，升清降浊失职，故小便时欲解而不得出；中气不足，故气短语低；脾虚中气下陷则下腹坠胀；脾虚运化无力，故神疲乏力，食欲不振；舌脉所见乃气虚之象。

护治原则：升清降浊，化气利尿。

治疗代表方：补中益气汤合春泽汤。

6. 肾阳衰惫

证候表现：小便点滴不爽，排尿无力或尿闭不通，腰膝疼痛或酸软无力，面色㿠白，畏寒肢冷，神气怯弱，舌淡苔白，脉沉细弱。

证候分析：肾中阳气虚衰，气化不及州都而传送无力，故小便点滴，排尿无力；肾阳衰惫则神气怯弱，腰膝酸冷，面色㿠白；舌脉所见乃肾阳不足之象。

护治原则：温补肾阳，气化利尿。

治疗代表方：肾气丸。

7. 肾阴亏耗

证候表现：小便欲解不得，虽屡出而量极短少，咽干心烦，手足心热，腰膝酸痛，耳聋，遗精，舌红少津，脉细数。

证候分析：肾阴亏虚，膀胱气化无权故小便欲解不得；津亏液耗则尿量极短少；阴虚生内热则手足心热，心烦，咽干；腰为肾之府，肾开窍于耳及二阴，肾阴不足可有腰膝酸痛，耳聋，遗精等症；舌脉乃阴虚之象。

护治原则：滋补肾阴，化气行水。

治疗代表方：六味地黄丸合猪苓汤。

【护理措施】

1. 生活起居护理 病室整洁安静，避免噪音等不良刺激。季节变化及时加衣添被。注意休息，不可过劳，起居有节，远离房帏。恢复期可逐渐增加活动量，以增加体质，以不疲劳为度。指导患者养成良好的生活方式，如戒除忍尿不解等不良习惯。导尿者保持会阴部清洁，防止继发感染。必要时测量腹围。

2. 病情观察 观察小腹膨胀、全身浮肿、尿量、尿色、尿液性质及次数等情况，详细记录24小时尿量，如一天尿量少于50毫升或伴有全身严重症状者，为危重征象，当及时救治。注意观察排尿不畅是否伴有血块、砂石。若排尿点滴不畅、热赤而闭，或欲尿而不得出、尿细如丝或闭塞不通者，必要时行诱导排尿。不习惯床上排尿者，可协助坐起排尿，或遵医嘱予留置导尿并做好导管护理。液体输入本着“量出为入，调整平衡”的原则进行。

3. 饮食护理 饮食宜清淡有营养，多食水果和蔬菜，忌食辛辣、烟酒、肥甘厚腻等生湿助火之品。急性期宜低盐饮食，少食多餐。膀胱湿热者宜食滑利渗湿之品，如赤小豆粥、冬瓜汤、车前草煎汤代茶饮；肝郁气滞者宜食疏肝理气之品，如佛手、橘皮等；肺热壅盛者可食西瓜汁、绿豆汤、秋梨白藕汁，鼓励多饮水；浊瘀堵塞者，保证充足水分，保持每日尿量在2500ml以上，可用金钱草煎汤代茶频饮；中气不足者予以健脾益气之品，如黄芪粥、山药等；肾阳衰者予以温补之品，如芡实茯苓粥，当归羊肉汤等；肾阴亏耗者予以养阴清热之品，如黑豆粥或补髓汤。

4. 情志护理 避免忧思积虑和劳累过度等复发因素。肝郁气滞者多因病情急而痛苦，难以名状而紧张不安，更加重病情，故当加强情志护理，避免不良刺激，抑郁者疏导，善怒者稳定其情绪。配合内养功，放松功，保持恬淡心境，通过听音乐，读书看报等方法移情易性，解除思想顾虑。

5. 用药护理 中药汤剂以温热服用为宜，一般药物遵医嘱按时按量服用。气血亏虚者中药宜温服；虚证患者服用补益药宜在早晚温服；肾阳衰者汤药宜久煎温服。注意观察服药后排尿情况，做好记录。大便燥结时，可泻热通便，必要时中药灌肠，注意观察大便次数。浊瘀阻塞者避免使用导致砂石结晶的药物。

6. 适宜技术 对于有尿而不得出者可诱导排尿，让患者听流水声，变换体位，解除紧张感，常可奏效。腹部热敷或膀胱区局部按摩亦可促使排尿。脾肾虚弱者，可用各种温热疗法，如艾灸关元、气海、肾俞等穴。肾阳衰者可用葱白三斤切细布包，炒热更替熨脐下。浊瘀阻塞者可针刺足三里、三阴交、中极、阳陵泉等穴。膀胱湿热者可予足部中药熏浴，王不留行籽耳穴贴压膀胱、肾等穴，助其排尿。经内服外治仍未见效者，可考虑导尿术。

【健康教育】

1. 生活起居规律，劳逸适度，远房帏。注意保暖，避免受凉。注意个人卫生，保持会阴部清洁。戒除忍尿不解等不良习惯。

2. 定时活动，增强体质，以不疲劳为度。饮食有节，勿过饥过饱，戒烟酒。

3. 注意情志调适，清心寡欲，淡泊宁静，保持心情舒畅，切忌忧思恼怒。

4. 积极治疗水肿、淋证、结石、肿瘤等疾患，以防癃闭发生。

第二十三节 郁证

郁证是由于气机郁滞，脏腑功能失调而致心情抑郁，情绪不宁，胸部满闷，胁肋胀痛或易怒喜哭，或咽中如有异物梗塞等为主要临床表现的一类病证。郁有广义、狭义之分。广义的郁，包括外邪、情志等因素导致气、血、痰、食、火、湿等病理产物的滞塞和郁结。狭义的郁，单指情志不舒为病因的郁。明代以后的医籍中记载的郁证，多单指情志之郁而言。郁证也包括脏躁、梅核气等病证。多发于中青年女性。

《内经》无郁证病名，但有关于五气之郁的论述。《素问·举痛论》说："思则心有所存，神有所归，正气留而不行，故气结矣。"《金匮要略·妇人杂病脉证并治》记载了属于郁证的脏躁及梅核气两种病证，并观察到这两种病证多发于女性。《诸病源候论·结气候》说："结气病者，忧思所生也。心有所存，神有所止，气留而不行，故结于内。"指出忧思会导致气机郁结。元代《丹溪心法·六郁》已将郁证列为一个专篇，提出了气、血、火、食、湿、痰六郁之说，创立了越鞠丸、六郁汤等方剂。明代《医学正传》首先采用郁证这一病证名称。自明代之后，已逐渐把情志之郁作为郁证的主要内容。《景岳全书·郁证》将情志之郁称为因郁而病，认为精神因素在郁病发病中起着重要作用，并着重论述了怒郁、思郁、忧郁三种郁证的证治。

西医学中的神经衰弱、癔症、焦虑症、更年期综合征、反应性精神病等，可参照本节辨证施护。

一、病因病机

情志内伤是郁病的致病原因。发病与肝的关系密切，其次涉及心、脾。其病机主要为肝失疏泄，脾失健运，心失所养及脏腑阴阳气血失调。

1. 愤懑郁怒，肝气郁结 厌恶憎恨、愤懑恼怒等精神因素，均可使肝失条达，气机不畅，以致肝气郁结而成气郁，这是郁证的主要病机。因气为血帅，气行则血行，气滞则血瘀，气郁日久而成血郁。若气郁日久化火，则发生肝火上炎的病变，而形成火郁。津液运行不畅，停聚于脏腑、经络，凝聚成痰，则形成痰郁。郁火耗伤阴血，则可导致肝阴不足。

2. 忧愁思虑，脾失健运 由于忧愁思虑，精神紧张，或长期伏案思索，使脾气郁结，或肝气郁结之后横逆侮脾，均可导致脾失健运，使脾的消磨水谷及运化水湿的功能受到影响。若脾不能消磨水谷，以致食积不消，则形成食郁。若不能运化水湿，水湿内停，则形成湿郁。水湿内聚，凝为痰浊，则形成痰郁。火热伤脾，饮食减少，气血生化乏源，则可导致心脾两虚。

3. 情志过极，心失所养 由于所愿不遂，精神紧张，家庭不睦，遭遇不幸，忧愁悲哀等精神因素，损伤心神，使心失所养而发生一系列病变。若损伤心气，以致心气不足，则心悸、短气、自汗；耗伤营血，以致心血亏虚，则心悸、失眠；耗伤心阴以致心阴亏虚，心火亢盛，则心烦、低热、面色潮红、脉细数；心失所养，心神失守，以致精神惑乱，则悲伤哭泣，哭笑无常。心的病变还可进一步影响到其他脏腑。

二、诊断与鉴别诊断

（一）诊断依据

1. 以忧郁不畅，情绪不宁，胸胁胀满疼痛为主要临床表现，或易怒易哭，或咽中如有炙脔，吞之不下，咯之不出的特殊症状。

2. 有忧愁，焦虑，悲哀，恐惧，愤懑等情志内伤的病史。并且郁证病情的反复常与情志因素密切相关。

3. 多发生于中青年女性，无其他病证表现。

（二）病证鉴别

1. 郁证梅核气与虚火喉痹 梅核气多见于中青年女性，因情志抑郁而起病，自觉咽中有物梗塞，但无咽痛及吞咽困难，咽中梗塞的感觉与情绪波动有关，当心情抑郁或注意力集中于咽部时，则梗塞感觉加重。虚火喉痹则以中青年男性发病较多，多因感冒，长期吸烟饮酒及嗜食辛辣食物而引发，咽部除有异物感外，尚觉咽干、灼热、咽痒，咽部症状与情绪无关。

2. 郁证梅核气与噎膈 梅核气应当与噎膈相鉴别。梅核气的诊断要点如上所述。噎膈多见于中老年人，男性居多，梗塞的感觉主要在胸骨后的部位，吞咽困难的程度日渐加重，作食管检查常有异常发现。

3. 郁证脏躁与癫证 脏躁多发于中青年妇女，在精神因素的刺激下呈间歇性发作，主要表现有情绪不稳定，烦躁不宁，易激惹，易怒善哭，有自控能力。而癫证则多发于青壮年，男女发病率无显著差别，病程迁延，心神失常的症状极少自行缓解。主要表现为神情淡漠，沉默痴呆，出言无序，静坐多喜，自控能力差。

三、辨证施护

【辨证要点】

1. 辨虚实 实证病程较短，症见精神抑郁，胸胁胀痛，咽中梗塞，时欲太息，脉弦或滑；虚证则病已久延，症见精神不振，心神不宁，心慌，虚烦不寐，悲忧善哭。气郁、血郁、化火、食积、湿滞、痰结均属实证。而心、脾、肝等脏腑气血或阴精亏虚所导致的证候均属虚证。

2. 辨脏腑 郁证的发生主要为肝失疏泄，脾失健运，心失所养，应依据临床症状，辨明其受病脏腑侧重之差异。郁证以气郁为主要病变，但在治疗时应辨清六郁。一般而言，气郁、血郁、火郁主要关系于肝；食郁、湿郁、痰郁主要关系于脾；而虚证则与心的关系最为密切。

【证候分型】

1. 肝气郁结

证候表现：精神抑郁，情绪不宁，胸部满闷，胁肋胀痛，痛无定处，脘闷嗳气，不思饮食，或呕吐，大便不调，舌质淡红，苔薄腻，脉弦。

证候分析：肝主疏泄，性喜条达，其经脉布胁肋；情志所伤，肝失条达，故精神抑郁，情绪不宁，胸部满闷，胁肋胀痛，痛无定处等；肝郁气滞，脾胃失和，故见脘闷嗳气，不思饮食，大便不调等症；苔薄腻，脉弦乃肝胃不和之象。

护治原则：疏肝解郁，理气畅中。

治疗代表方：柴胡疏肝散。

2. 痰气郁结

证候表现：精神抑郁，胸部闷塞，胁肋胀满，咽中不适，如有物梗阻，咯之不出，咽之不下，舌质淡红，苔白腻，脉弦滑。

证候分析：肝郁脾虚，聚湿生痰，或气滞津不能化，凝聚成痰；痰气郁结于胸膈之上，故产生胸部闷塞，胁肋胀满及自觉咽中不适，如有物梗阻，咯之不出，咽之不下等症；苔白腻，脉弦滑乃肝郁夹痰湿之象。

护治原则：行气解郁，化痰散结。

治疗代表方：半夏厚朴汤。

3. 心神失养

证候表现：精神恍惚，心神不宁，多疑易惊，悲忧善哭，或时时欠伸，或手舞足蹈，舌质淡，苔薄白，脉弦细。

证候分析：五志过极，心气耗伤，营血暗亏，不能奉养心神，故见精神恍惚，心神不宁，多疑易惊，时时欠伸；心神惑乱，不能自主，则见悲忧善哭，喜怒无常，手舞足蹈等症。此即《金匮要略》所谓“脏躁”证，多发于女子；舌质淡，苔薄白，脉弦细乃气郁血虚之象。

护治原则：甘润缓急，养心安神。

治疗代表方：甘麦大枣汤。

4. 心脾两虚

证候表现：多思善虑，头晕神疲，心悸胆怯，失眠健忘，面色不华，食欲不振，舌质淡，苔薄白，脉细弱。

证候分析：劳心思虑，久则损伤心脾，并使气血生化不足。心失所养，不主神明，则多思善虑，失眠健忘；不主血脉，则心悸胆怯。气血亏虚，则面色不华；不能上荣于脑，则头晕；脾失健运，则见食欲不振等症；舌质淡，脉细弱乃心脾二虚，气血不足之象。

护治原则：健脾养心，补益气血。

治疗代表方：归脾汤。

【护理措施】

1. 生活起居护理 居室整洁、安静，消除噪音干扰，避免强光刺激，温湿度适宜，室内勿放置刀具等危险物品。生活起居有规律，劳逸结合，保证患者有足够的睡眠时间。鼓励多参加社会活动和体育活动，多与其信任者沟通交流。

2. 病情观察 观察患者精神、情绪、情感、睡眠、饮食及胸闷、胁痛程度，有无吞咽梗阻、疼痛以及能否进食。注意观察病情变化，血郁可见胸胁刺痛，部位固定，舌质紫黯或有瘀点、瘀斑；火郁可见急躁易怒、口干而苦、便秘、舌红苔黄；食郁可见嗳气酸腐、不思饮食、舌苔厚；湿郁可见身重困倦、口中黏腻、便溏腹泻；痰郁可见咽中如有异物梗阻，吞之不下、吐之不出（梅核气），舌苔腻。若心脾两虚可见心悸、失眠健忘、神疲倦怠、纳呆便溏；阴虚火旺可见心烦不寐、手足心热、盗汗。如见性情急躁易怒、目赤、口苦、舌红苔黄者，乃气郁化火之候；精神抑郁、闷闷不乐、善太息，见于肝气郁结；精神恍惚、悲忧善哭、喜怒无常，见于忧郁伤神。

3. 饮食护理 以清淡、易消化、富有营养为原则，多食碳水化合物及蔬菜、水果，少食辛辣、刺激、肥甘厚腻等食物。情绪不佳时，暂不进食，进餐时切勿动怒，以免影响食欲，加重或诱发疾病。肝气郁结者饮食以蔬菜和营养丰富的鱼、瘦肉、乳类为宜，常吃柑橘等疏通理气之品；痰气郁结者常吃萝卜等顺气化痰之品；心神失养者加强饮食调护，少食辛辣、咖啡、浓茶等刺激之品，可常吃莲子汤、桂圆参蜜膏；心脾两虚者可常吃健脾养心安神之品，如红枣桂圆汤、百合莲子汤；阴虚火旺者饮食宜清淡养阴，多食梨、银耳、百合、莲藕等。

4. 情志护理 郁病的病因主要是情志内伤，积极寻找本病的诱发因素，避免忧郁、悲伤、焦虑等负性情绪。鼓励患者与最信赖的人多沟通交流。与患者交流时，语速要慢、语调要平、语声要柔，建立良好的护患关系，增加患者的信任感。耐心回答患者的问题，尽可能为患者分忧解愁。患者动怒时要冷静处理，绝不能指责、埋怨。对孤独的患者，应鼓励其多参加社交活动，敞开心扉、开阔视野、陶冶情操；对易怒的患者，应劝慰、疏导，尽可能消除病因，避免再度受到刺激而加重病情。肝气郁结的患者对事物比较敏感，多加以疏导，逐渐做到“移情易性”。个性抑郁较盛者，可用喜疗法使其情志怡悦，心情舒畅，此即所谓“喜则气和志达，营卫通利”。痰气交阻者多心胸狭窄，可以采用转移疗法进行施护。心神失养者采用暗示疗法往往能起到良好的效果。

5. 用药护理 中药汤剂宜温热服。药物遵医嘱按时按量服用，并发药到口，防止吐药、丢药、藏药等。肝气郁结者服柴胡疏肝散时，要避免与碳酸钙、硫酸镁、氢氧化铝等西药合用，以免降低药效。半夏厚朴汤为主治梅核气的有效方，在服药前要做好安慰解释，消除思想顾虑，方中紫苏、厚朴均含有挥发油，煎煮时以清水浸泡半小时后煎15 分钟即可。

6. 适宜技术 可针刺百会、神庭、印堂、四神聪等穴，以养心健脾安神。心烦较重者，加膻中穴；失眠者，加风池、神门穴；食欲不振者，加中脘、足三里穴；便秘者，加天枢穴；腹胀者，加天枢、章门穴；心悸胸闷者，加内关、太冲穴；尿频者加中极、水道穴。患者可行自我保健按摩，肝气郁结者，点按太冲穴；痰气郁结者，点按丰隆穴；心神失养者，按揉神门穴；心脾两虚者，掌揉中脘穴，或王不留行籽贴压心、肾等耳穴。

【健康教育】

1. 生活起居规律，多参加各项社会活动，培养各种业余爱好，陶冶情操。

2. 饮食宜清淡、易消化、富有营养，忌辛辣、刺激之品，戒烟酒。心脾两虚者睡前忌饮浓茶、咖啡，避免情绪紧张。

3. 保持心情舒畅，心胸开阔，乐观豁达，避免情绪激动、紧张、焦虑、劳累等诱发因素。正确对待各种事物，善于调节情志，释放不良情绪。

第二十四节　血　证

血证是指由多种原因引起火热熏灼或气虚不摄，致使血液不循常道，或上溢于口鼻诸窍，或下泄于前后二阴，或渗出于肌肤为主要临床表现的病证，统称为血证。血证范围广泛，本节主要介绍衄血、咳血、吐血、尿血、便血、紫斑。

《内经》对血证的生理及病理有较深入的认识，有关篇章对血溢、衄血、血泄、呕血、咳血、溺血、溲血、便血等病证作了记载，对血证的原因及预后有所论述。《金匮要略·惊悸吐衄下血胸满瘀血病脉证并治》最早记载了泻心汤、柏叶汤、黄土汤等治疗吐血、便血的方剂，沿用至今。《济生方·失血论治》认为失血可由多种原因导致，“所致之由，因大虚损，或饮酒过度，或强食过饱，或饮啖辛热，或忧思恚怒”，而对血证的病机，则强调因于热者多。《景岳全书·血证》对血证的内容作了比较系统的归纳，将引起出血的病机概括为“火盛”及“气伤”两方面。《血证论》是论述血证的专书，该书提出的止血、消瘀、宁血、补血的治血四法是通治血证的大纲。

西医学中各种急、慢性疾病引起的出血，包括多系统的疾病（如呼吸、消化、泌尿系统疾病）有出血症状者，以及造血系统病变所引起的出血性疾病，均可参照本节辨证施护。

一、病因病机

血证主要有外邪侵袭、情志过极、饮食不节、劳倦过度、久病或热病之后等导致脉络损伤或血液妄行，引起血液溢出脉外而形成。其共同的病机可以归结为火热熏灼、迫血妄行及气虚不摄、血溢脉外两类。由火热亢盛所致者属于实证；由阴虚火旺及气虚不摄所致者，则属于虚证。在某些情况下，阴虚火旺及气虚不摄，既是引起出血的病理因素，又是出血所导致的结果。此外，出血之后，已离经脉而未排出体外的血液，留积体内，蓄结而为瘀血，瘀血又会妨碍新血的生长及气血的正常运行。

1. 感受外邪　外邪侵袭、损伤脉络引起出血，其中感受热邪所致者为多。如风、热、燥邪损伤上部脉络，则引起衄血、咳血、吐血；热邪或湿热之邪损伤下部脉络，则引起尿血、便血。

2. 情志过极 忧思恼怒过度，肝气郁结化火，肝火上逆犯肺则引起衄血、咳血；肝火横逆犯胃则引起吐血。

3. 饮食不节 饮酒过多以及过食辛辣厚味等，滋生湿热，热伤脉络，引起衄血、吐血、便血；或损伤脾胃，脾胃虚衰，血失统摄，而引起吐血、便血。

4. 劳欲体虚 心主神明，神劳伤心；脾主肌肉，体劳伤脾；肾主藏精，房劳伤肾。劳倦过度或久病体虚导致心、脾、肾气阴的损伤。若损伤于气，则气虚不能摄血，以致血液外溢而形成衄血、吐血、便血、紫斑；若损伤于阴，则阴虚火旺，迫血妄行而致衄血、尿血、紫斑。

5. 久病或热病之后 久病或热病导致血证的机理主要有三个方面：久病或热病使阴津耗伤，以致阴虚火旺，迫血妄行而致出血；久病或热病使正气亏损，气虚不摄，血溢脉外而致出血；久病入络，使血脉瘀阻，血行不畅，血不循经而致出血。

二、诊断与鉴别诊断

（一）诊断依据

1. 衄血 鼻衄指血自鼻道外溢而非因外伤、倒经所致者；齿衄指血自齿龈或齿缝外溢，且排除外伤所致者；舌衄指血出自舌面，舌面上常有针眼样出血点。

2. 咳血 咳血指血由肺、气道而来，经咳嗽而出，或觉喉痒胸闷，一咯即出，血色鲜红，或夹泡沫，或痰血相兼、痰中带血。多有慢性咳嗽、痰喘、肺痨等病史。

3. 吐血 血随呕吐而出，呕吐液呈咖啡色或暗红色，吐血量多者可呈鲜红色，多夹有食物残渣，混有胃液。发病急骤，吐血前多有恶心、胃脘不适或疼痛、头晕等症。吐血量多者可出现面色苍白，头晕心慌，汗出肢冷，心率增快，血压下降，甚或晕厥。

4. 便血 血随大便而下，或血与粪便夹杂，或下纯血。出血部位偏下消化道者多见便下鲜血；出血部位偏上消化道者，血色污浊而暗，色黑呈柏油状。伴有畏寒，头晕，心慌，气短及腹痛等症，出血过多者可现肢冷汗出，心率增快，血压下降，甚或昏厥。常有胃肠或肝病病史。

5. 尿血 小便中混有血液或夹有血丝，排尿时无疼痛。

6. 紫斑 全身或四肢可见点状或斑块状出血，不高出皮肤，反复发作。或出血斑点略高出皮肤，色鲜红或暗红，微痒，可伴低热、腹痛等症。重者可伴有齿衄、鼻衄、月经过多等。

（二）病证鉴别

1. 鼻衄与外伤鼻衄 因碰伤、挖鼻等引起血管破裂而致鼻衄者，出血多在损伤的一侧，且经局部止血治疗不再出血，没有全身出血症状。

2. 鼻衄与逆经 逆经又名经行衄血、倒经，其发生与月经周期有密切关系，多于经行前期或经期出现，与内科所论鼻衄机理不同。

3. 舌衄与齿衄 舌衄为血出自舌面，舌面上常有如针眼样出血点；齿衄为血自齿缝、牙缝溢出，与齿衄不难鉴别。

4. 咳血与口腔出血 鼻咽部、齿龈及口腔其他部位出血的患者，常为纯血或随唾液而出，血量少，并有口腔、鼻咽部病变的相应症状可寻，可与咳血相鉴别。

5. 咳血与吐血 咳血与吐血，血液均经口出，但两者截然不同。咳血是血从肺来，经气道随咳嗽而出，血色多为鲜红，常混有痰液，咳血之前多有咳嗽、胸闷、喉痒等症状，大量咳血后，可见痰中带血数天，大便一般不呈黑色；吐血是血由胃而来，经呕吐而出，血色紫黯，常夹有食物残渣，吐血之前多有胃脘部不适或胃痛、恶心等症状，吐血之后无痰中带血，但大便多呈黑色。

6. 便血与痢疾 痢疾初起有发热恶寒等症，其便血为脓血相兼，且有腹痛、里急后重、肛门灼热等症。便血无里急后重，无脓血相兼，与痢疾不同。

7. 便血与痔疮 痔疮为外科疾病，其大便下血特点为便时或便后出血，常伴有肛门异物感或疼痛，作肛门或直肠检查时，可发现内痔或外痔。

8. 尿血与淋证 尿血与血淋均可见血随尿出，以小便时痛与不痛为鉴别要点，不痛者为尿血，痛（滴沥刺痛）者为血淋；尿血与石淋均有血随尿出，但石淋尿中时有砂石夹杂，小便涩滞不畅，时有小便中断，或伴腰腹绞痛等症，若砂石从小便而出，则痛止。此与尿血可鉴别。

9. 紫斑与出疹 紫斑与出疹均有局部肤色的改变，紫斑呈点状者需与出疹的疹点区别。紫斑隐于皮内，压之不褪色，触之不碍手；疹高出于皮肤，压之褪色，摸之碍手，且二者成因、病位均有不同。

10. 紫斑与温病发斑 紫斑与温病发斑在皮肤方面的表现区别不大。但两者病情、病势、预后有别。温病发斑发病急骤，常伴有高热烦躁、头痛如劈、昏狂谵语、四肢抽搐、鼻衄、齿衄、便血、尿血、舌质绛红等，病情险恶多变；杂病发斑（紫斑）常有反复发作史，也有突然发生者，虽时有热毒亢盛表现，但一般舌不红绛，不具有温病传变急速的特点。

三、辨证施护

【辨证要点】

1. 辨虚实 血证由火热熏灼，迫血妄行引起者为多。但火热之中，有实火与虚火的区别。血证有实证及虚证的不同，一般初病多实，久病多虚；由实火所致者属实，由阴虚火旺、气虚不摄甚至阳气虚衰所致者属虚。

2. 辨脏腑 同一血证，可以由不同的脏腑病变而引起，应注意辨别。如同属鼻衄，病变脏腑有在肺、在胃、在肝的不同；吐血有病在胃及病在肝之别；齿衄有病在胃及在肾之分；尿血则有病在膀胱、肾或脾的不同。

3. 辨病证 由于引起出血的原因以及出血部位的不同，可导致不同的血证。如从口中吐出的血液，有吐血与咳血之分；小便出血有尿血与血淋之别；大便下血则有便血、痔疮、痢疾之异。应根据临床表现、病史等加以鉴别。

【证候分型】

1. 衄血（以鼻衄为例）

（1）热邪犯肺

证候表现：鼻燥衄血，口干咽燥，或兼有身热，咳嗽痰少等，舌质红，苔薄，脉数。

证候分析：鼻为肺窍，风热犯肺，或肺有蕴热，迫血妄行，上循其窍，故鼻燥而衄血；风热之邪上受，肺气不宣则发热，咳嗽少痰；口干，舌红，脉数均为热炽津伤所致。

护治原则：清泄肺热，凉血止血。

治疗代表方：桑菊饮加减。

（2）胃热炽盛

证候表现：鼻衄，或兼齿衄，血色鲜红，口、鼻干燥，口臭，口渴欲饮，烦躁，便秘，舌红苔黄，脉数。

证候分析：饮食辛燥，热蕴于胃，迫血妄行，故见鼻衄或齿衄，血色鲜红；胃热灼津则口渴引饮；胃热上蒸，故胸闷口臭；舌红苔黄，脉数为胃热炽盛之象。

护治原则：清胃泄火，凉血止血。

治疗代表方：玉女煎加减。

（3）肝火上炎

证候表现：鼻衄，头痛目眩，目赤口苦，烦躁易怒，舌红苔黄，脉弦数。

证候分析：情志不舒，肝气郁结，气郁化火，肝火上扰，迫血上窜清窍而见鼻衄；肝火上炎，故头痛目眩，目赤易怒；舌质红，苔黄，脉弦数为肝火内盛之征。

护治原则：清肝泄火，凉血止血。

治疗代表方：龙胆泻肝汤加减。

（4）气血亏虚

证候表现：鼻衄或见齿衄、肌衄，病多久延不愈，头晕耳鸣，神疲乏力，心悸，面色皖白，舌质淡，脉细。

证候分析：由于气血亏虚，气虚不能摄血，血无所主而外溢，则见衄血；血虚则见面色皖白，头晕，心悸等症；舌淡，脉细无力，均为气血亏虚之征。

护治原则：益气摄血。

治疗代表方：归脾汤加减。

2. 咳血

（1）燥热伤肺

证候表现：喉痒咳嗽，痰中带血，口干鼻燥，或有身热，舌红少津，苔薄黄，脉数。

证候分析：肺阴素虚，复感燥热之邪，肺失清肃，故咳嗽喉痒；热伤肺络，或久咳伤络，以致咳血；口干鼻燥，舌红少津为燥热之征；身热，苔薄黄，脉数，均为外感热邪、肺卫不得宣达之象。

护治原则：清热润肺，宁络止血。

治疗代表方：桑杏汤加减。

（2）肝火犯肺

证候表现：咳嗽阵作，痰中带血或纯血鲜红，胁肋胀痛，口苦，烦躁易怒，舌质红，苔薄黄，脉弦数。

证候分析：肝火上逆迫肺，灼伤血络，故咳嗽阵作，痰中带血，甚则纯血鲜红；肝之脉络布于两胁，肝火偏亢，脉络壅滞，故咳则胸胁牵痛；肝旺则烦躁易怒；大便干结，小便黄赤，舌质红，苔薄黄，脉弦数均为肝火偏旺之象。

护治原则：清肝泻肺，凉血止血。

治疗代表方：泻白散合黛蛤散加减。

（3）阴虚肺热

证候表现：咳嗽，痰少，痰中带血或反复咳血，口干咽燥，潮热，颧红，盗汗，舌红，脉细数。

证候分析：肺阴不足，肺失清肃，故咳嗽少痰，阴虚火旺，则潮热，盗汗，颧红；火盛灼肺，损伤肺络，故痰中带血，血色鲜红；津液不能上润，故咽干口燥；舌红，脉细数，为阴虚有热之象。

护治原则：滋阴润肺，宁络止血。

治疗代表方：百合固金汤加减。

3. 吐血

（1）胃热壅盛

证候表现：脘腹胀闷，甚或作痛，吐血黯红，常混有食物残渣，口臭，便秘或大便色黑，舌红，苔黄，脉滑数。

证候分析：嗜酒或多食辛辣之物，热积于胃，胃失和降，食不得化，故脘腹胀闷，甚则作痛，热伤胃络，则吐血鲜红，或瘀结而色紫黯；若血随大便而下则色黑如柏油样；胃中饮食不化，随呕吐而出，则夹有食物残渣；舌红，苔黄腻，脉滑数，均为胃有积热之征。

护治原则：清胃泻火，化瘀止血。

治疗代表方：泻心汤合十灰散加减。

（2）肝火犯胃

证候表现：吐血色红或紫黯，胁痛，口苦，心烦易怒，寐少梦多，舌质红，脉弦数。

证候分析：暴怒伤肝，肝火横逆犯胃，胃络受伤则吐血鲜红或紫黯；肝胆之火上逆，则口苦胁痛善怒；肝火扰乱心神，则心烦不宁，多梦少寐；舌质红，脉弦数，为肝火上逆、耗伤胃阴之象。

护治原则：泻肝清胃，凉血止血。

治疗代表方：龙胆泻肝汤加减。

（3）脾不统血

证候表现：吐血反复不止，时轻时重，血色暗淡，胃脘隐痛，喜按，神疲畏寒，心悸气短，自汗，便溏色黑，面色苍白，舌质淡，苔白，脉弱。

证候分析：久病脾气亏损，气虚不摄，血溢脉外，血从胃出而见吐血缠绵不止、血色淡；神疲乏力，心悸气短，面色苍白，舌质淡，脉细弱为气虚之征。

护治原则：健脾养心，益气摄血。

治疗代表方：归脾汤加减。

4. 便血

（1）肠道湿热

证候表现：便血鲜红，大便不畅或稀溏，腹痛，口苦，舌质红，苔黄腻，脉濡数。

证候分析：由于饮酒嗜辛，湿热蕴积，下移大肠，灼伤血络，故便血鲜红，或先血后便；湿热蕴积大肠，气机失和，传导功能失调，故大便不畅；口苦，苔黄腻，脉濡数，是湿热内蕴之象。

护治原则：清化湿热，凉血止血。

治疗代表方：地榆散或槐角丸加减。

（2）气虚不摄

证候表现：便血鲜红或紫黯，食少，体倦，面色萎黄，心悸，少寐，舌质淡，脉细。

证候分析：久病体衰或失血过多，或劳累过度，中气不足，气虚不摄，血溢脉外，故见便血鲜红或紫黯；食少，体倦，面色萎黄，心悸，舌质淡，脉细为气血亏虚之征。

护治原则：益气摄血。

治疗代表方：归脾汤加减。

（3）脾胃虚寒

证候表现：便血紫黯，或呈黑便，腹部隐痛，便溏，喜温，喜热饮，面色不华，倦怠懒言，舌质淡，脉细。

证候分析：脾胃虚寒，中气不足，脾不统血，血溢于肠内，随大便而下，故便血，其色紫黯或黑色；中虚有寒，不能温养肠胃，气机失和则腹部隐痛，喜热饮，大便稀溏；面色不华，神疲懒言，舌淡脉细，均为脾阳虚弱、气血不足之象。

护治原则：健脾温中，养血止血。

治疗代表方：黄土汤加减。

（4）胃肠积热

证候表现：便干夹血，色鲜紫或黯红，口苦口干，嘈杂烦渴，脘腹痞满胀痛，舌红，苔黄燥，脉洪数。

证候分析：嗜酒或多食辛辣之物，热积于胃肠，胃失和降，食不得化，嘈杂烦渴，故脘腹胀闷，甚则作痛；热伤肠络，则便干夹血，色鲜紫或黯红；舌红，苔黄燥，脉洪数均为胃肠积热之征。

护治原则：清胃泻火，化瘀止血。

治疗代表方：泻心汤合十灰散加减。

5. 尿血

(1) 下焦热盛

证候表现：小便黄赤灼热，尿血鲜红，心烦，夜寐不安，面赤，口疮，口渴，舌质红，脉数。

证候分析：由于饮酒嗜辛，热邪蕴积，下移膀胱，灼伤血络，故尿血鲜红；心烦，夜寐不安，面赤，口疮，口渴，舌质红，脉数是体内热盛之象。

护治原则：清热泻火，凉血止血。

治疗代表方：小蓟饮子加减。

(2) 肾虚火旺

证候表现：小便短赤带血，头晕耳鸣，神疲体倦，腰膝酸软，颧红潮热，舌质红，脉细数。

证候分析：肾主藏精，房劳伤肾。劳倦过度损伤肾阴，则阴虚火旺，迫血妄行而致尿血。

护治原则：滋阴降火，凉血止血。

治疗代表方：知柏地黄丸加减。

(3) 脾不统血

证候表现：久病尿血，甚或兼见齿衄，肌衄，食少，体倦，气短声低，面色不华，舌质淡，脉细弱。

证候分析：久病脾气亏损，气虚不摄，血溢脉外，故见尿血，溢于肌肤或口腔而见肌衄或齿衄；食少，体倦，气短声低，面色不华，舌质淡，脉细弱为脾气虚之征。

护治原则：补脾摄血。

治疗代表方：归脾汤加减。

(4) 肾气不固

证候表现：久病尿血，血色淡红，头晕耳鸣，精神困惫，腰背酸痛，舌质淡，脉沉弱。

证候分析：肾主藏精，房劳伤肾，劳倦过度损伤于气，则气虚不能摄血，以致血液外溢而形成尿血。

护治原则：补益肾气，固摄止血。

治疗代表方：无比山药丸加减。

6. 紫斑

(1) 血热妄行

证候表现：皮肤出现紫红色斑点或斑块，或兼见鼻衄，齿衄，尿血，便血，发热，口渴，便秘，舌质红，苔黄，脉弦数。

证候分析：外感时邪，风热湿邪侵袭人体，郁于肌表化热化火，灼伤脉络，迫血妄行；饮食不节，过多饮酒，过食辛辣煎炒、鱼虾腥腻之品，酿湿生热，火热迫血妄行，皆可血溢肌表形成紫癜，兼鼻衄、齿衄、尿血、便血等；发热，口渴，便秘，舌质红，苔黄，脉数为热象。

护治原则：清热解毒，凉血止血。

治疗代表方：十灰散加减。

（2）阴虚火旺

证候表现：皮肤青紫斑点或斑块时发时止，或兼见鼻衄，齿衄，月经过多，颧红，心烦，手足心热，或潮热，盗汗，舌质红，苔少，脉细数。

证候分析：劳欲过度，或脾肾劳伤，或久病不愈，以致脏腑阴阳气血失调，致阴虚火旺；或情志失调，五志过极化火，灼伤脉络血溢肌表形成紫癜，兼鼻衄，齿衄，月经过多；颧红，心烦，手足心热，潮热，盗汗，舌质红，苔少，脉细数为阴虚火旺之征。

护治原则：滋阴降火，宁络止血。

治疗代表方：茜根散加减。

（3）气不摄血

证候表现：反复肌衄，病程较长，过劳加重，食欲不振，神倦乏力，头晕目眩，心悸气短，面色苍白，舌质淡，脉细弱。

证候分析：饮食不节，过食生冷瓜果，损伤脾阳，气虚不摄，或思虑伤脾，血失统摄，皆可血溢肌表形成紫癜；食欲不振，神倦乏力，头晕目眩，心悸气短，面色苍白，舌质淡，脉细弱为脾气虚之征。

护治原则：益气摄血。

治疗代表方：归脾汤加减。

【护理措施】

1. 生活起居护理 保持病室整洁安静，温度适宜，及时清除污物。出血量多和体虚的患者应卧床休息。气血亏虚者应安排温暖向阳病室，室温宜偏高。阴虚火旺者室温宜偏低，清静凉爽。胃热炽盛者出现口臭可用银连含漱液漱口；阴虚口干者用麦冬或地骨皮煎水代茶。齿衄患者为防止出血，禁用牙签剔牙。牙龈出血时用冷水漱口，若出血不止可于局部涂云南白药或三七粉等止血。咯血、吐血量多时，应保持呼吸道通畅，取侧卧位，头偏向一侧，防止窒息，加强口腔护理。便血及尿血患者保持肛周及会阴部清洁。紫斑患者保持皮肤清洁，避免搔抓，防止损伤。出血已止或少量出血的患者，可适当活动，以不感到疲劳为度。

2. 病情观察 观察出血部位、颜色、性质、量及诱因和持续时间，注意患者神志、面色、血压、脉象、舌象、汗出及皮肤肢温等变化。若血色鲜紫深红，质浓而稠，多为热盛；若血色黯淡，质稀散漫，多为气虚；若血色鲜紫夹杂血块，多为血瘀。若出现头晕、心慌、面色苍白、汗出、四肢湿冷、呼吸急促、脉细数等征象，或有头痛、呕吐、视力模糊、意识障碍等颅内出血症状，应及时报告医生，配合救治，备好各种急救物品，并做好配血、备血等。急性大出血患者及时测量生命体征，并做好记录。

3. 饮食护理　饮食宜清淡、易消化、富含蛋白质和维生素的食物，如瘦肉、蛋、奶、新鲜蔬菜等。忌生硬、辛辣、大热、煎炸、炙煿之品，以免辛燥动火，迫血妄行。禁烟酒。出血期间宜选清热凉血、收敛止血的食物，如藕汁、荸荠汤、黑木耳等。吐血和大量便血时一般需暂禁食，少量出血无呕吐时可给予偏温凉的流质，出血停止后改为半流。疑是过敏性紫癜引起的出血，应忌食腥膻等致敏物质。偏热盛者宜食凉性食物，如荠菜、莲藕、苦瓜、菠菜、梨、百合等，渴饮者，可用鲜茅根或鲜藕节、鲜小蓟煎水饮以清热止渴；肝火上炎者宜食解郁理气之品，如佛手煲瘦肉粥，麦片粥等，也可用夏枯草、白茅根煎水代茶饮；气血亏虚者宜食牛奶、山药粥、藕粉莲子羹、莲子桂圆粥、红枣、瘦肉等以补益脾气而固摄止血。

4. 情志护理　血证的发生与肾、脾、心等脏腑关系密切。患者常因出血而感到恐惧紧张，或心烦失眠。长期反复出血体质虚弱者情绪更易波动、烦躁，对治疗缺乏信心，应体贴和同情患者，使之安心接受治疗。避免因情绪而致病情加重，指导患者自我调整情绪，保持心情舒畅。

5. 用药护理　中药汤剂虚证者宜温服，热证者宜凉服。服药时不宜与西药止血剂同服，以利观察药后反应。中成药丸剂应研成细末加凉盐水吞服，服用散剂切勿直接倒入口腔，避免吸入气管引起呛咳，加重出血。阴虚火旺咯血者可用新鲜仙鹤草半斤，捣汁加入藕汁一盅，煎煮后待凉服；脾气亏虚者可用归脾丸口服；肾气亏虚者可用肾气丸口服；气阴亏虚者可用参麦注射液静脉滴注；脾肾气虚者可用参附注射液静脉滴注，以益气回阳，健脾补肾。

6. 适宜技术　根据不同的出血部位采取相应的止血方法。鼻衄时取坐位，按压鼻根或冷毛巾敷额，亦可用棉球蘸云南白药或三七粉塞鼻，以压迫止血。齿衄可用冰水漱口，或用吸收性明胶海绵敷贴止血。咯血量多伴双足不温者，可用温水泡双足后用大蒜捣烂成茸敷于涌泉穴。可采用针刺疗法或穴位按摩，邪热犯肺型的鼻衄者，可选迎香、尺泽、少商、合谷等穴；阴虚火旺型的齿衄者，可选肾俞、合谷、太溪等穴；燥热伤肺型咯血，可选取迎香、大椎、尺泽、鱼际等穴；胃热壅盛型的吐血者，可选上脘、曲池、内关、合谷等穴；肠道湿热型的便血者，可选下脘、血海、足三里、太冲等穴；下焦热盛的尿血者，可选肾俞、膀胱俞、中极、合谷等穴。凡出血者均不宜运用热敷、热熨、艾灸等，以防血热妄行。

【健康教育】

1. 生活起居有常，劳逸结合，避免过劳。注意精神调摄，保持良好的心境及乐观的生活态度。加强体育锻炼，如保健操、太极拳等，以增强机体正气。

2. 饮食有节，宜进食清淡、易消化、富营养的食物，如新鲜蔬菜、水果、瘦肉、蛋等，忌辛辣、生冷、刺激性食物，不饮浓茶、咖啡等。

3. 加强病证及相关知识宣教，使患者及家属了解可能发生出血的诱因，加强针对性的预防。积极治疗原发病，定期门诊随访，发现出血应立即就诊。

第二十五节　消　　渴

消渴是因先天禀赋不足，复因饮食不节、情志失调等导致机体阴虚燥热，出现以多饮、多食、多尿、形体消瘦等为主要临床表现的病证。根据本证“三多”症状的主次，可分为上消、中消、下消。消渴多发于中年以后，病情初起多形体肥丰，日久渐之肌肉消瘦，疲乏无力，并可出现多种并发症，严重危害人体健康。

消渴之名，首见于《素问・奇病论》，根据病机及症状的不同，《内经》还有消瘅、肺消、膈消、消中等名称的记载，认为五脏虚弱、过食肥甘、情志失调是引起消渴的原因，而内热是其主要病机。《金匮要略》有消渴专篇，提出三消症状及治疗方药。《诸病源候论・消渴候》论述其并发症说：“其病变多发痈疽。”《儒门事亲・三消论》说：“夫消渴者，多变聋盲、疮癣、痤痱之类。”《证治准绳・消瘅》在前人论述的基础上提出“渴而多饮为上消（经谓膈消）；消谷善饥为中消（经谓消中）；渴而便数有膏为下消（经谓肾消）。”

西医学中的糖尿病、尿崩症等疾病，以口渴，善饥，尿多，消瘦为主要表现者均可参照本节辨证施护。

一、病因病机

消渴的病因主要有禀赋不足、饮食不节、情志失调、劳欲过度等；病位主要在肺、胃、肾，尤以肾为关键。三脏腑虽有所侧重，但往往又互相影响。其主要病机是阴津亏耗，燥热炽盛。病性为本虚标实，虚实兼夹。病势发展的趋势是由上焦及中焦，进而至下焦。若病程迁延日久，则阴损及阳，见气阴两伤或阴阳俱虚证候，甚则表现肾阳衰微危候。

1. 禀赋不足　早在春秋战国时代，即已认识到先天禀赋不足，是引起消渴病的重要因素，其中以阴虚体质最易得病。

2. 饮食不节　长期过食肥甘，醇酒厚味，辛辣香燥，损伤脾胃，致脾胃运化失职，积热内蕴，化燥伤津，消谷耗液，发为消渴。

3. 情志失调　长期过度的精神刺激，如郁怒伤肝，肝气郁结，或劳心竭虑，营谋强思等，以致郁久化火，火热内燔、消灼肺胃阴津而发为消渴。

4. 劳欲过度　房室不节，劳欲过度，致肾精亏损，虚火内生，火因水竭而益烈，水因火烈而益干，终致肾虚肺燥胃热俱现，发为消渴。

二、诊断与鉴别诊断

（一）诊断依据

1. 凡以口渴，多饮，多食易饥，尿频量多，形体消瘦或尿有甜味为临床特征者，即可诊断为消渴。本病多发于中年以后，以及嗜食膏粱厚味、醇酒炙煿之人。若在青少年期间即患本病者，一般病情较重。

2. 初起可“三多”症状不显著，病久常并发眩晕、肺痨、胸痹、中风、雀目、疮痈等。严重者可见烦渴、恶心、腹痛、呼吸短促，甚至昏迷厥脱危象。由于本病的发生与禀赋不足有较为密切的关系，故消渴病的家族史可供诊断参考。

3. 血糖、尿糖等检测有利于明确诊断。

（二）病证鉴别

1. 口渴症 口渴症是指口渴饮水的一个临床症状，可出现于多种疾病过程中，尤以外感热病为多见。但这类口渴各随其所患病证的不同而出现相应的临床症状；不伴见多食、多尿、尿甜、瘦削等消渴的特点。

2. 瘿病 瘿病中气郁化火、阴虚火旺的证型，以情绪激动，多食易饥，形体日渐消瘦，心悸、眼突，颈部一侧或两侧肿大为特征。其中的多食易饥、消瘦，类似消渴病的中消，但眼球突出，颈前生长肿物则与消渴有别，且无消渴病的多饮、多尿、尿甜等症。

三、辨证施护

【辨证要点】

1. 辨脏腑 消渴病的三多症状，往往同时存在，但根据其表现程度的轻重不同，而有上、中、下三消之分，及肺燥、胃热、肾虚之别。通常把以肺燥为主，多饮症状较突出者，称为上消；以胃热为主，多食症状较为突出者，称为中消；以肾虚为主，多尿症状较为突出者，称为下消。

2. 辨标本 本病以阴虚为主，燥热为标，两者互为因果，常因病程长短及病情轻重的不同，而阴虚和燥热之表现各有侧重。本虚以肺、脾胃、肾三脏阴虚为本，尤以肾虚为主，病至中期则以气阴两虚为主。标实以燥热、阳亢为主，常可并见瘀血、痰浊。日久则以阴虚为主，进而由于阴损及阳，导致阴阳俱虚之证。

3. 辨本证与并发症 多饮、多食、多尿和乏力、消瘦为消渴病本证的基本临床表现，而易发生诸多并发症为本病的另一特点。本证与并发症的关系，一般以本证为主，并发症为次。多数患者，先见本证，随病情的发展而出现并发症。但亦有少数患者与此相反，如少数中老年患者，“三多”及消瘦的本证不明显，常因痈疽、眼疾、心脑病证等为线索，最后确诊为本病。

【证候分型】

1. 燥热伤肺

证候表现：烦渴多饮，口舌干燥，尿频量多，舌边尖红，苔薄黄，脉洪数。

证候分析：肺热炽盛，耗液伤阴，故口干舌燥，烦渴多饮；肺主治节，燥热伤肺，治节失职，水不化津，直趋于下，故尿频量多；舌边尖红，苔薄黄，脉洪数，是内热炽盛之象。

护治原则：清热润肺，生津止渴。

治疗代表方：消渴方加减。

2. 胃热炽盛

证候表现：多食易饥，口渴，尿多，形体消瘦，大便干燥，苔黄，脉滑实有力。

证候分析：胃火炽盛，腐熟水谷力强，故多食易饥；火热耗伤津血，肌肉失养，故形体消瘦；胃津不足，大肠失其濡润，故大便秘结；舌黄燥，脉滑实有力，是胃热炽盛之象。

护治原则：清胃泻火，养阴增液。

治疗代表方：玉女煎加减。

3. 肾阴亏虚

证候表现：尿频量多，混浊如脂膏，失眠心烦，乏力，头晕耳鸣，口干唇燥，皮肤干燥，瘙痒，舌红苔少，脉细数。

证候分析：肾虚无以约束小便，故尿频量多；肾失固摄，水谷精微下注，故见小便混浊如脂膏；口干舌燥，舌红，脉细数是阴虚火旺之象。

护治原则：滋阴固肾，润燥止渴。

治疗代表方：六味地黄丸加减。

4. 阴阳两虚

证候表现：小便频数，甚至饮一溲二，混浊如膏，面色黧黑，耳轮干焦，腰膝酸软，形寒肢冷，阳痿早泄或月经不调，舌淡苔白有齿印，脉沉细无力。

证候分析：肾失固藏，不能约束水液，故小便频数，混浊如膏，甚至饮一溲二；水谷精微随尿液下注，无以熏肤充身，故面色黧黑，耳轮焦干；肾主骨，腰为肾之府，肾虚故腰膝酸软；命门火衰，宗筋弛缓，故阳事不举；舌淡苔白，脉沉细无力是阴阳两虚之象。

护治原则：温阳滋阴，补肾固摄。

治疗代表方：金匮肾气丸加减。

【护理措施】

1. 生活起居护理 患者应慎起居，劳逸结合，不宜食后即卧或终日久坐。合理安排有规律的体育锻炼，保持一定的日运动量，以不感到疲劳为度。寒冷季节应注意保暖，以免血行瘀滞。衣服鞋袜穿着要宽松，寒冷季节要注意四肢末端保暖。保持皮肤和会阴部的清洁，以减轻瘙痒和痈疖的发生。肾阴亏虚或阴阳两虚者注意休息，以恢复正气。

2. 病情观察 注意观察饮水量、进食量及种类、尿量及体重等变化，并做好记录。密切注意有无低血糖等并发症的发生，若患者出现心慌，头晕，汗出过多，面色苍白，饥饿，软弱无力，视力模糊等症状应立即进食高糖食物，如糖水、糖块等。注意观察有无并发症的早期征象，若见烦渴、头痛呕吐、呼吸深快、目眶内陷、唇舌干红、息深而长、烦躁不安、口有烂苹果气味等阴津耗伤征象，为酮症酸中毒；若见四肢麻木应考虑周围神经病变。

3. 饮食护理　控制饮食是消渴病最基本的治疗措施。嘱患者遵医嘱严格控制饮食，定时、定量进食，避免随意添加食物，忌食甜食、油腻、辛辣、烟酒。主食提倡粗制米面和适量杂粮，多食新鲜蔬菜。燥热伤肺者饮食宜清淡，多食清热养阴生津之品，如黄瓜、番茄、菠菜、鳝鱼等，也可用鲜芦根、麦冬、沙参等泡水代茶饮；胃燥阴伤者宜用瘦肉、番茄汤、石斛汤、萝卜汤等，一般主食应控制在每日300～400g，可多食燕麦片、荞麦面等粗杂粮；肾阴亏虚者选用黄芪瘦肉汤、地黄粥、枸杞粥、桑椹汁和猪胰汤等滋肾养阴之食物；阴阳两虚者可用猪肾、黑豆、黑芝麻等补肾助阳。

4. 情志护理　本病病程长，易产生急躁或悲观心理，指导患者掌握疾病相关知识，提高自我防治疾病的能力，消除轻视、麻痹的思想，养成良好的行为习惯，有效控制血糖，减少并发症。对五志过极，郁怒气逆者，可采用以情胜情、劝说开导及释疑解惑等方法，调适患者情志，避免因七情过极而加重病情。

5. 用药护理　中药汤剂一般宜温服。燥热伤肺口干烦渴者，可口服玉泉丸，或用鲜芦根煎汤代茶，或用生地、玄参、花粉泡水代茶。便秘者可用番泻叶泡服。肾阴亏虚者可服用知柏地黄丸，或枸杞子煎水代茶，以滋阴养肝肾。阴阳两虚者汤剂宜文火久煎，顿服，或长期服用金匮肾气丸和消渴丸。降糖药物应遵医嘱按时准确服用，一般在饭前30分钟服用或注射，用药后30分钟应进餐，以免低血糖的发生，可在三餐用药前先测量血糖，根据测量结果，调整胰岛素注射剂量。用药后注意观察药物疗效及不良反应。

6. 适宜技术　肾阴亏损患者可按摩足少阴肾经、足厥阴肝经及任、督两脉，取肾俞、三阴交、太白、太溪、涌泉、三阴交等穴位，以达到疏通脉络、舒筋活血的作用。防止烫伤、冻伤及各种外伤，保持皮肤、口腔、外阴清洁，以免发生感染。皮肤干燥可用润肤类油膏涂擦。阴部瘙痒用苦参、蛇床子煎水坐浴或熏洗。肢痛、肢麻者用中药沐足或熏洗。患痈疖者应及时予以治疗。一般而言，消渴病患者不宜针灸。

【健康教育】

1. 养成良好的生活习惯，提高自我护治能力。坚持有规律的体育锻炼，如散步、打太极拳、练养生功等，运动量以不感到疲乏为宜。注意体重、尿量变化，控制病情发展。

2. 加强个人卫生习惯，注意皮肤、口腔、足部的清洁卫生，预防感染的发生，寒冷季节应注意四肢末端的保暖，预防糖尿病足的发生。

3. 注意饮食宜忌，饮食以清淡为主，不可过饱，平时可常用山药煮熟代食，具有养阴生津止渴作用，口渴多饮时可用鲜芦根煎汤代茶饮。

4. 学会自我监测血糖，掌握低血糖的症状及处理方法。掌握预防酮症酸中毒的知识。按医嘱定时服药或注射胰岛素，防止并发症的发生。

第二十六节　内伤发热

内伤发热是指因情志、饮食、劳倦等内伤，导致脏腑功能失调，气血阴阳亏虚或气血痰湿郁遏，以发热为主要临床表现的病证。内伤发热与外感发热不同，一般起病缓慢，病程长，多为低热或仅自觉发热，或五心烦热，而体温并不升高，但有时也可以表现为高热。

早在《内经》中即有关于发热的记载。《素问·阴阳应象大论》指出发热的本质是："阳盛则身热"，并谓其病机是"有所劳倦，形气衰少，名气不盛，上焦不行，下脘不通，胃气，热气熏胸中，故内热。"《诸病源候论·虚劳热候》论阴阳发热的病机为"虚劳而热者，是阴气不足，阳气有余，故内外生于热，非邪气从外来乘也。"明·秦景明《症因脉治·内伤发热》最先明确提出"内伤发热"这一病证名称。《景岳全书·杂证谟》说："阴虚者能发热，此以真阴亏损，水不制火也。"

西医学中的功能性发热、结缔组织病、肿瘤、慢性感染性疾病、内分泌疾病及某些不明原因的发热等，可参照本节辨证施护。

一、病因病机

内伤发热的病因主要是郁热、瘀血、内湿，或中气不足、血虚失养、阴精亏虚及阳气虚衰。大体可归纳为虚、实两类。由肝经郁热、瘀血阻滞及内湿停聚所致者属实，其基本病机为气、血、痰湿等郁结壅遏化热而引起发热。由中气不足、血虚失养、阴精亏虚及阳气虚衰所致者属虚。脏腑功能失调，气血阴阳亏虚为内伤发热的基本病机。

1. 肝经郁热　情志抑郁，肝气不调，气郁化火，或因恼怒过度，肝火内盛而引致发热。

2. 瘀血阻滞　因外伤、劳倦、出血等原因导致瘀血，瘀血阻滞经络，气血郁遏不通，郁久化火生热，而引致发热。

3. 中气不足　劳逸不均，过度疲劳，饮食失调，或久病失于调理，造成中焦脾胃气虚，中气不足，阴火内生而引致发热。

4. 血虚失养　因出血、产后或手术后失血过多，或久病心肝血虚，或脾虚不能生血，血虚致机体失于濡养，阴血不足无以敛阳，而引致发热。

5. 阴精亏耗　素体阴虚或热病日久，耗伤阴液，或误用、过用温燥药物等，导致阴精亏损，阴不敛阳，水不制火，阳气偏盛而引致发热。

6. 内湿停聚　由于饮食失调、忧思气结等使脾胃受损、运化失职，以致湿邪内生，郁而化热，进而引起内伤发热。

7. 阳气虚衰　由于寒证日久，或久病气虚，气损及阳，或脾肾阳气亏虚，以致火不归原，虚阳外浮而引起发热。

二、诊断与鉴别诊断

（一）诊断依据

1. 起病缓慢，病程较长。多为低热，或自觉发热，表现为高热者较少，不恶寒，或虽有怯冷，但得衣被则温。常兼头痛、神疲、自汗、盗汗、脉弱等症状。

2. 一般有气、血、痰湿壅遏或气血阴阳亏虚的病史，或有反复发热的病史。

3. 无感受外邪所致的头身疼痛、鼻塞、流涕、脉浮等症。

（二）病证鉴别

内伤发热与外感发热　内伤发热的诊断要点已如上述，而外感发热的特点是因感受外邪而起，起病较急，病程较短，发热初期大多伴有恶寒，其恶寒得衣被而不减。发热的程度大多较高，发热的类型随病种的不同而有所差异。常兼有头身疼痛、鼻塞、流涕、咳嗽、脉浮等症。外感发热由感受外邪，正邪相争所致，属实证者居多。

三、辨证施护

【辨证要点】

1. 辨证候之虚实　确诊为内伤发热的前提下，应依据病史、症状、脉象等辨明证候的虚实，这对治疗原则的确定具有重要意义。由气郁、血瘀、湿停所致的内伤发热属实；由气虚、血虚、阴虚、阳虚所致的内伤发热属虚。邪实伤正及因虚致实者，则既有正虚，又有邪实的表现，而成为虚实夹杂的证候。

2. 辨病情之轻重　病程长久，热势亢盛，持续发热或反复发作，经治不愈，胃气衰败，正气虚甚，兼夹病证多，均为病情较重的表现；轻症反之。

【证候分型】

1. 气郁发热

证候表现：发热多为低热或潮热，热势常随情绪波动而起伏，精神抑郁或烦躁易怒，胸胁胀闷，口苦而干，苔黄，脉弦数。

证候分析：情志抑郁，肝气不调，气郁化火，或因恼怒过度，肝火内盛而引致发热。

护治原则：疏肝解郁，清肝泻热。

治疗代表方：丹栀逍遥散加减。

2. 瘀血发热

证候表现：午后或夜晚发热，或自觉身体某些局部发热，口干咽燥，但不多饮，躯干或四肢有固定痛处或肿块，甚或肌肤甲错，面色萎黄或黯黑，舌质青紫或有瘀点、瘀斑，脉涩。

证候分析：瘀血为病在血分，血属阴，故其热多在下午或晚上出现。郁热在内故口干咽燥，但因热郁于营中，故又饮水不多；瘀血停着之处，气血流通受阻，故常表现为疼痛不移，或有肿块；瘀血内阻，新血不生，血气不能荣于头面肌肤，故见肌肤甲错面黑等症；唇舌青紫，脉见涩象，均为瘀血内阻，血行不畅之征。

护治原则：活血化瘀。

治疗代表方：血府逐瘀汤加减。

3. 气虚发热

证候表现：发热，热势或高或低，常在劳累后发生或加剧，头晕乏力，气短懒言，自汗，易于感冒，食少便溏，舌质淡，苔薄白，脉细弱。

证候分析：本证之发热为劳倦过度，脾气虚弱所致，故常在劳累后发作或加重；气血两虚，故见头晕体倦气短；气虚不能卫外，肌表不固，故见自汗，易于感冒；脾虚运化失健，故食少便溏；舌淡，脉细弱，为发热日久，气血亏耗之象。

护治原则：益气健脾，甘温除热。

治疗代表方：补中益气汤加减。

4. 血虚发热

证候表现：发热，多为低热，头晕眼花，身倦乏力，心悸不宁，面白少华，唇甲色淡，舌质淡，脉细弱。

证候分析：因出血、产后或手术后失血过多，或久病心肝血虚，或脾虚不能生血，血虚致机体失于濡养，阴血不足无以敛阳，而引致发热；阴血不足无以上荣清窍故见头晕眼花，血不华色，血不养心，故面白、心悸，唇甲色淡；脾虚运化失健，故食少便溏，身倦乏力；舌淡，脉细弱，为发热日久，气血亏耗之象。

护治原则：益气养血。

治疗代表方：归脾汤加减。

5. 阴精亏耗

证候表现：午后潮热，或夜间发热，不欲近衣，手足心热，少寐多梦，盗汗，口干咽燥，舌质红或有裂纹，无苔或少苔，脉细数。

证候分析：阴虚生内热，其病在阴分，故具有潮热骨蒸，手足心热；阴虚而火炎于上，扰动心火，故颧红，心烦失眠；内热迫津液外出，故见盗汗；口干舌红及二便、脉象的变化，均为阴虚有热之征。

护治原则：滋阴清热。

治疗代表方：清骨散加减。

【护理措施】

1. 生活起居护理 病室应整齐、清洁，温湿度适宜。患者因久病体虚，应寒暖有节，防止复感外邪。血虚者应卧床休息，阴虚发热者勿房劳。气郁发热者常汗出不畅，宜加衣盖被，促其微微发汗，使营卫调和，利于降温，也可用热粥助其发汗，一般不用解表发汗剂。气虚者表卫不固，以自汗为主，血虚发热者以盗汗为主，出汗后及时用干毛巾擦身，更换衣被。阴虚发热盗汗者，棉被勿太厚，睡前可用糯稻根须煎剂擦身或沐浴。

2. 病情观察　注意观察发热的时间、程度、诱因、规律、神志、肤温、面色、舌苔、脉象等。时觉身热心烦，热势常随情绪波动而起伏为肝郁发热；午后或夜晚发热，五心烦热或骨蒸潮热者为阴虚发热；若午后或夜晚发热，或自觉身体某些局部发热，有痛处或肿块为瘀血发热；热势或低或高，常在劳累后发生或加剧为气虚发热。血虚发热则多表现为低热。若出现身热烦躁，反欲盖衣被，精神萎靡，面色浮红，时隐时现，或大汗淋漓，面色苍白，四肢厥冷，脉微欲绝等，为真寒假热或阳气欲脱之象。

3. 饮食护理　饮食宜清淡、细软、易消化，忌油腻、煎炸、辛辣、生冷之品，以免更伤脾胃。气郁发热者常食理气解郁食物，如金橘、芹菜、香菇、黄花菜等，平时可用佛手泡水代茶，若胁痛明显，可醋炒青皮煎服或研末吞服，忌辛温香燥食物；瘀血发热者饮食宜清淡易消化，如鱼片粥、黑木耳蒸瘦肉、山楂、山药、莲子等，忌食酸涩、辛辣油腻之物；气虚发热者宜食甘温补气的食物，如大枣、薏苡仁、山药、南瓜等，可常食扁豆山药粥、参枣汤，忌生冷硬固之品；血虚发热者宜食滋阴补血食物，如甲鱼、银耳、红枣、猪肝、蜂蜜等；阴虚发热者多食养阴生津的食品，如牛奶、鱼、雪梨、冬虫夏草炖水鸭、甘蔗白藕汁等。

4. 情志护理　向患者解释内伤发热的原因，嘱患者正确对待疾病，积极配合治疗。忌思虑过多，劳累过度，恼怒生气，以免耗伤脾气或肝郁犯脾，加重病情。气郁发热者多因情志失和，肝气郁结所致，应加强情志调适，保持心情舒畅。

5. 用药护理　气郁发热、瘀血发热、阴虚发热者中药汤剂宜温服，气虚发热者宜空腹热服，血虚发热者宜饭前空腹热服。高热者遵医嘱予以退热剂。气阴两虚者可静脉滴注参麦注射液，以益气养阴。气滞血瘀者可用川芎嗪注射液，以活血化瘀，通脉止痛。

6. 适宜技术　如出现口腔溃疡可用银连漱口液含漱，或喉风散、冰硼散喷敷患处。瘀血发热者可按摩足厥阴肝经或疼痛部位，以疏理气血；四肢、肌肤瘀肿疼痛者可用七厘散酒调后外敷，或止痛散瘀膏外敷，以消肿止痛。失眠患者可按摩手少阴心经、足太阴脾经以及足三里、百会、四神冲等穴，或针刺神门、三阴交、四神冲等穴，或耳穴按压皮质下、心、肾、肝及耳背心等穴。阴虚盗汗者可用五倍子粉醋调敷神阙穴。

【健康教育】

1. 注意自我精神调摄，避免过劳。寒温适宜，避免复感外邪。适当活动锻炼，增强体质。

2. 注意饮食调理，食物要求营养丰富。长期患病脾胃功能欠佳者，饮食必须清淡而又易消化，避免寒凉、腻滞。

3. 积极治疗原发病，早期诊断，早期治疗，定时复诊，避免延误病情。

第二十七节　头　痛

头痛是指因肝阳上亢、痰瘀互结而致清阳不升，或浊邪上犯，清窍失养，以头部疼痛为主要临床表现的病证，又称为“头风”。根据病因，头痛可分为外感头痛和内伤头痛。头痛是临床上常见的自觉症状，可单独出现，也可发生在多种急慢性疾病中，有时亦是某种相关疾病加重或恶化的先兆。头痛常反复发作，大多经祛邪治疗后，可逐渐好转，甚至痊愈。若头痛进行性加重，或伴视力障碍，或伴肢体半身不遂者，多病情较重。

《素问·风论》称头痛为“脑风”、“首风”，把头痛之因责于外来之邪，因于风寒之气侵犯头脑而致头痛。《东垣十书》指出，外感与内伤均可引起头痛，根据病因和证候表现的不同而有伤寒头痛，湿热头痛，偏头痛，真头痛，气虚头痛，血虚头痛，气血俱虚头痛，厥逆头痛等。朱丹溪在《丹溪心法·头痛》中还记载有痰厥头痛和气滞头痛。

西医学中的血管神经性头痛、高血压、脑动脉硬化等颅脑疾病，以头痛为主要表现者，均可参照本节辨证施护。

一、病因病机

头痛之病因不外乎外感和内伤两端。外感者，其病机为邪壅经脉，气血不畅，经脉绌急；内伤者，病位在脑，与肝、脾、肾关系密切。因于肝者，多为肝气郁结化火，上扰清空。因于脾者，或为痰浊内生，痰浊上蒙清窍；或为生化之源不足，气血亏虚，脉络失养。因于肾者，或为肾虚，无以生髓，髓海空虚；或为肾水亏虚，水不涵木，肝阳偏亢，上扰清空。此外，跌仆外伤，久病入络，也可致瘀血内阻而致病。

1. 外感头痛 多因起居不慎，坐卧当风，感受风、寒、湿、热等外邪，而以风邪为主。风为百病之长，多夹时气而发病。若夹寒邪，寒凝血滞，络道被阻，而为头痛；若夹热邪，风热上炎，侵扰清空，而为头痛；若夹湿邪，湿蒙清空，清阳不展，而致头痛。

2. 内伤头痛 内伤头痛发病原因与肝、脾、肾三脏有关。因于肝者，一因情志所伤，肝失疏泄，郁而化火，上扰清空，而为头痛；一因火盛伤阴，肝失濡养，或肾水不足，水不涵木，导致肝肾阴亏，肝阳上亢，上扰清空而致头痛。因于肾者，多由禀赋不足，肾精久亏，脑髓空虚而致头痛，亦可阴损及阳，肾阳衰微，清阳不展，而为头痛。因于脾者，多是饥饱劳倦，或病后产后体虚，脾胃虚弱，生化不足，或失血之后，营血亏虚，不能上荣于脑髓脉络，而致头痛。或饮食不节，嗜酒肥甘，脾失健运，痰湿内生，上蒙清空，阻遏清阳而致头痛。

此外，外伤跌仆，久病入络，则络行不畅，血瘀气滞，脉络失养而易致头痛。

二、诊断与鉴别诊断

（一）诊断依据

1. 隐袭起病，逐渐加重或反复发作。头痛部位多在头部一侧，额颞，前额，巅顶，或左或右辗转发作，或呈全头痛。

2. 头痛的性质多为跳痛，刺痛，胀痛，昏痛，隐痛，或头痛如裂等。头痛每次发作可持续数分钟，数小时，数天，也有持续数周者。

3. 外感头痛者多有起居不慎，感受外邪的病史；内伤头痛者常有饮食不节、劳倦、房事不节、病后体虚等病史。

（二）病证鉴别

1. 眩晕　眩晕可单独出现，亦可与头痛同时并见。如头痛甚，兼有眩晕者，可诊断为头痛；若以眩晕为主，兼见头痛者，可诊断为眩晕。头痛病因有外感、内伤两端，眩晕病因以内伤为主。头痛实证为多，眩晕虚证为主。

2. 经期头痛　经期头痛为妇女常见病证之一，属西医学“经前期紧张综合征”范畴。临床表现为经来前3～7天头痛发作，经来或行经后缓解或消失。

三、辨证施护

【辨证要点】

1. 辨外感内伤　外感头痛，一般发病较急，病势较剧，多表现跳痛、胀痛、掣痛、重痛、痛无休止，每因外邪所致；内伤头痛，一般起病缓慢，痛势较缓，多表现空痛、昏痛、隐痛、痛势悠悠，遇劳则剧，时作时止。

2. 辨疼痛性质　刺痛固定，常为瘀血；冷感而刺痛，为寒厥；跳痛、掣痛多为阳亢；痛而胀者，多为阳亢、火热所致；重痛多为痰湿；隐痛绵绵或空痛者，多精血亏虚；痛而昏晕者，多气血不足。

3. 辨疼痛部位　气血、肝肾阴虚者，多为全头作痛；阳亢者痛在枕部，多连颈肌；寒厥者痛在巅顶；肝火者痛在两颞。就经络而言，前部为阳明经，后部为太阳经，两侧为少阳经，巅顶为厥阴经。

4. 辨诱发因素　因气候变化而发，常为寒湿所致；因饮酒或暴食而加重，多为阳亢；外伤之后而痛，应属瘀血；因劳倦而发，多为内伤，气血阴精不足；因情志波动而加重，与肝火有关。

【证候分型】

1. 风寒头痛

证候表现：头痛时作，痛连项背，恶风畏寒，遇风尤剧，口不渴，苔薄白，脉浮。

证候分析：头为诸阳之会，外邪侵袭，循经上犯巅顶，阻遏清阳之气，其痛乃作。太阳主一身之表，其经脉上行巅顶，故其痛连及项背；风寒束于肌表，卫阳被遏，不得宣达，故恶风畏寒；寒属阴邪，得温则减，故头痛喜裹，无热则口不渴；苔薄白，脉浮为风寒在表之征。

护治原则：疏散风寒止痛。

治疗代表方：川芎茶调散加减。

2. 风热头痛

证候表现：头痛而胀，甚则头痛如裂，发热或恶风，面红目赤，口渴欲饮，便秘溲黄，舌质红，苔黄，脉浮数。

证候分析：热为阳邪，其性炎上，夹风上扰，阻于脉络，故头痛而胀，甚则如裂；面红目赤，赤为热邪上亢之征；发热恶风，为风热之邪犯卫；口渴欲饮，为热盛耗津；便秘溲黄，舌质红，苔黄，脉浮数均为风热邪盛之象。

护治原则：疏风清热和络。

治疗代表方：芎芷石膏汤加减。

3. 风湿头痛

证候表现：头痛如裹，肢体困重，纳呆胸闷，小便不利，大便或溏，苔白腻，脉濡。

证候分析：外感风湿，上犯巅顶，清窍被蒙，清阳不升，故头痛如裹；湿为阴邪，其性黏腻重滞，湿阻气滞，脾司运化而主四肢，脾为湿困，则纳呆胸闷，肢体困重；邪湿内蕴，不能分清泌浊，故小便不利，大便或溏；苔白腻，脉濡，为湿邪偏盛之象。

护治原则：祛风胜湿通窍。

治疗代表方：羌活胜湿汤加减。

4. 肝阳头痛

证候表现：头痛而眩，心烦易怒，夜眠不宁，或兼胁痛，面红口苦，苔薄黄，脉弦有力。

证候分析：诸风掉眩，皆属于肝，肝失条达，肝阳偏亢，循经上扰清窍，故头痛而眩；肝火偏亢，扰乱心神，则心烦易怒，睡眠不宁；肝开窍于目，肝阳偏旺故见面红目赤；口苦为肝胆郁火内积；舌红，苔薄黄，脉弦有力为肝火偏旺之征。

护治原则：平肝潜阳息风。

治疗代表方：天麻钩藤饮加减。

5. 肾虚头痛

证候表现：头痛且空，每兼眩晕，腰痛酸软，神疲乏力，遗精带下，耳鸣少寐，舌红少苔，脉细无力。

证候分析：肾主藏精，生髓，脑为髓海，其主在肾，肾虚精髓不足，不能上营于脑，脑海空虚，故头脑空痛，眩晕耳鸣；腰为肾之府，肾虚则腰痛酸软，肾虚则精关不固而遗精；女子则带脉不束而带下；失眠，舌红少苔，脉细均为肾阴不足之征。

护治原则：养阴补肾，填精生髓。

治疗代表方：大补元煎加减。

6. 血虚头痛

证候表现：头痛而晕，心悸不宁，神疲乏力，面色皖白，舌质淡，苔薄白，脉细弱。

证候分析：久病体衰或失血过多，劳累过度，中气不足，清阳不升，清窍不利，肝血不足，营血亏虚不能上荣于脑，故头痛头晕；劳则气伤，故劳累时更甚；中气不足，阳气不布，运化失职则神疲乏力，食欲不振；血虚心阴不足，则心悸怔忡；面色㿠白，舌淡，苔薄白，脉细弱均是气血亏虚之征。

护治原则：养血滋阴，和络止痛。

治疗代表方：加味四物汤加减。

7. 痰浊头痛

证候表现：头痛昏蒙，胸脘满闷，呕恶痰涎，苔白腻，脉滑或弦滑。

证候分析：脾失健运，痰浊中阻，上蒙清窍，经络阻塞，清阳不升，故头痛昏蒙；痰浊素盛，痰阻胸膈，故胸脘满闷，上逆则呕恶痰涎；苔白腻，脉滑均为痰浊内停之征。

护治原则：健脾燥湿，化痰降逆。

治疗代表方：半夏白术天麻汤加减。

8. 瘀血头痛

证候表现：头痛经久不愈，痛处固定不移，痛如锥刺，或有头部外伤史，舌质紫，苔薄白，脉细或细涩。

证候分析：久病入络，血瘀气滞，瘀血内停，阻塞脉络，故见头痛经久不愈，痛有定处，疼痛如刺；舌质紫，脉细涩，为瘀血内阻之征。

护治原则：活血化瘀，通窍止痛。

治疗代表方：通窍活血汤加减。

【护理措施】

1. 生活起居护理　病室设施应安静、整洁、空气新鲜。风热头痛者室温不宜过高，光线应柔和；风湿头痛者病室应温暖、干燥；风寒头痛者病室应温暖，恶风严重时可用屏风遮挡。头痛重者需卧床休息，待疼痛缓解后方可下床活动。平时应保证睡眠充足，避免用脑过度，酌情进行体育锻炼，注意劳逸结合，养成起居规律的生活习惯。肾虚、血虚伴有头晕者，外出需有人陪同，防跌倒。

2. 病情观察　观察疼痛的部位、性质、程度、发作时间，与气候、饮食、情志、劳倦等的关系。风寒头痛者，多头痛剧烈且痛连项背；风热者，头胀痛如裂；风湿者，头痛如裹；头胀痛兼见目眩者，多为肝阳上亢；瘀血头痛者，多为刺痛、钝痛，痛处固定不移；夹痰者，常见昏痛、胀痛；阴虚而致的头痛，其疼痛性质多表现为空痛、隐痛；气血亏虚所致的头痛常头痛绵绵；肝肾阴虚所致的头痛则为头痛且空。头痛发有停时，多为内伤头痛。风热者观察发热与头痛的关系。痰浊伴眩晕较甚者，变动体位时动作宜缓慢，随时观察病情变化。密切观察神志、瞳孔、血压、呼吸、脉搏、面色、四肢活动等变化，如出现异常，应及时采取措施。

3. 饮食护理　根据辨证施食，戒烟酒、浓茶、咖啡、肥甘厚腻等。外感头痛膳食应清淡，慎用补虚之品；风寒头痛者宜食有助于疏风散寒的食物，如生姜、葱白、大蒜等，忌食生冷油腻之品；风热头痛者宜食具有清热泻火作用的食物，如绿豆、苦瓜、生梨等，忌食辛辣、香燥之品；风湿头痛者忌生冷、油腻、甘甜之类等助湿生痰之品。气血亏虚者饮食应注意营养，多食血肉有情滋补之品，如瘦肉、蛋类、奶类等以补养气血，忌食辛辣、生冷之品；肝肾阴虚者宜多食补肾填精食物，如核桃、芝麻、黑豆、甲鱼等，忌辛辣、刺激、烟酒。

4. 情志护理 情志变化可诱发或加重头痛，头痛患者常伴有恼怒、忧伤等负性情绪。指导患者消除不良情绪，保持心情舒畅，以积极的态度和行为配合治疗。血虚头痛者睡前应放松，避免不愉快的交谈和情绪激动，卧时枕头不宜过高。积极疏导患者，使其了解情志调摄对疾病康复的重要性。

5. 用药护理 中药汤剂一般宜温服，外感头痛多用疏散外邪的中药，汤药不宜久煎，以温热服为好，服药后稍加衣被，并进适当的热饮料或热粥，助其微微汗出，以助药力。风湿头痛者服药后宜食薏苡仁粥以助药力。治疗内伤头痛的多为补益药，汤剂宜久煎，以利于有效成分的析出，宜空腹服药。瘀血头痛痛有定处者，可用全蝎粉、蜈蚣粉冲服。肾阴不足者可服六味地黄丸，以补肝益肾；肾阳不足者可服金匮肾气丸，以温阳补肾；瘀血阻络者可用血府逐瘀汤，以活血理气，通络止痛。

6. 适宜技术 头痛者可针刺太阳、风池、合谷、大椎等穴。前额痛加刺印堂、攒竹、内庭；偏头痛加刺头维、外关、列缺、足临泣；枕后头痛加刺天柱、后溪、涌泉。按摩印堂、头维、百会、风池、太阳、鱼腰等穴位，以舒经活络，疏通血脉而止痛。风寒头痛发作时用清凉油涂擦或用生姜切片贴太阳穴，或用开天门法；肝阳头痛发作伴灼热者，局部可用清凉油外擦或头部冷敷；风热头痛，发热时不宜用冰水或冰块降温，以免妨碍风热之邪的表散；瘀血头痛痛有定处者，可进行药熨法或穴位封闭疗法。根据不同的证候选用耳穴疗法、体针疗法、耳络放血治疗等。便秘者可用开塞露或大黄泡水饮用。

【健康教育】

1. 慎起居，劳逸结合，保证充足睡眠。加强锻炼，增强体质。
2. 加强饮食调养，根据辨证指导患者及家属进行辨证施食。
3. 怡养性情，保持乐观情绪，勿忧思、郁怒。
4. 生活中注意安全避免外伤。饭后勿急跑或做其他剧烈活动。
5. 指导患者了解头痛发生原因、护治方法等，积极治疗原发病。

第二十八节 痹 证

痹证是因风、寒、湿、热等外邪入侵，闭阻经络，影响气血运行，引起以肢体、筋骨、关节、肌肉等处发生疼痛、重着、酸楚、麻木，或关节屈伸不利、僵硬、肿大、变形等为主要临床表现的病证。按感受邪气的不同有风痹、寒痹、湿痹、热痹、风湿热痹等，按病证特点可分为行痹、痛痹、着痹等。轻者病在四肢关节肌肉，重者可内舍于脏。临床上具有渐进性或反复发作的特点。

痹证的最早记载首见于《内经》，《素问·痹论》指出：“风、寒、湿三气杂至，合而为痹。其风气胜者为行痹，寒气胜者为痛痹，湿气胜者为着痹也。”对痹证的病因病机、证候分类以及演变均有记载。张仲景《金匮要略·中风历节病篇》中的“历节”病的特点是遍历关节疼痛，即指痹证，所创桂枝芍药知母汤、乌头汤等方，至今仍为临床常用。巢元方《诸病源候论·卷二》又称为“历节风”。王焘《外台秘要·卷十三》述其症状痛如虎咬，昼轻夜重，又称“白虎病”。朱丹溪《格致余论》又称“痛风”。李中梓《医宗必读·痹》阐明“治风先治血，血行风自灭”的治则，对临床均有较大指导意义。

西医学中的风湿性关节炎、类风湿性关节炎、坐骨神经痛、风湿热、强直性脊柱炎、痛风、增生性骨关节炎等出现痹证的临床表现时，可参照本节辨证施护。

一、病因病机

痹证的发生主要是由于正气不足，感受风寒湿热之邪所致。邪气痹阻经脉为其病机根本，病变多累及肢体筋骨、肌肉、关节，甚则影响脏腑。正虚卫外不固是痹证发生的内在基础，感受外邪是痹证发生的外在条件。

1. 外因

（1）*感受风寒湿邪*　久居潮湿之地、贪凉露宿、严寒冻伤、睡卧当风、暴雨浇淋、水中作业或汗出入水等，外邪注于肌腠经络，滞留于关节筋骨，导致气血痹阻而发为风寒湿痹。因感受风寒湿邪各有所偏盛，而有行痹、痛痹、着痹之别。若素体阳气偏盛，内有蓄热，复感风寒湿邪，可从阳化热；或风寒湿痹经久不愈，亦可蕴而化热。

（2）*感受风湿热邪*　久居炎热潮湿之地，外感风湿热邪，袭于肌腠，壅于经络，痹阻气血经脉，滞留于关节筋骨，发为风湿热痹。

2. 内因

（1）*劳逸不当*　劳欲过度，将息失宜，精气亏损，卫外不固；或激烈活动后体力下降，防御机能降低，汗出肌疏，外邪乘袭。

（2）*久病体虚*　老年体虚，肝肾不足，肢体筋脉失养；或病后、产后气血不足，腠理空疏，外邪乘虚而入。如《济生方·痹》所云：“皆因体虚，腠理空疏，受风寒湿气而成痹也。”

此外，恣食肥甘厚腻或酒热海腥发物，导致脾失健运，湿热痰浊内生；或跌仆外伤，损及肢体筋脉，气血经脉痹阻，亦与痹证发生有关。

二、诊断与鉴别诊断

（一）诊断依据

1. 肢体关节、肌肉疼痛，屈伸不利，或疼痛游走不定，甚则关节剧痛、肿大、强硬、变形。
2. 病前多有咽痛、乳蛾史，或涉水淋雨、久居湿地史。
3. 本病可发生于任何年龄，但不同年龄的发病与疾病的类型有一定的关系。

（二）病证鉴别

痿证 痹证与痿证虽同是肢体疾患，但二者临床表现、病因病理都不同。鉴别要点首先在于痛与不痛，痹证以关节疼痛为主，而痿证则为肢体痿弱，无疼痛症状。其次观察肢体的活动障碍，痿证是无力运动，痹证是因痛而影响活动。再者，部分痿证病初即有肌肉萎缩，而痹证则是由于疼痛甚或关节僵直不能活动，日久废而不用导致肌肉萎缩。

三、辨证施护

【辨证要点】

1. 辨病邪 痹痛游走不定者为行痹，属风邪盛；痛势较甚，痛有定处，遇寒加重者为痛痹，属寒邪盛；关节酸痛、重着、漫肿者为着痹，属湿邪盛；关节肿胀，肌肤焮红，灼热疼痛为热痹，属热邪盛。关节疼痛日久，肿胀局限，或见皮下结节者为痰；关节肿胀，僵硬，疼痛不移，肌肤紫黯或瘀斑等为瘀。

2. 辨虚实 痹证新发，风，寒、湿、热之邪明显者为实；痹证日久，耗伤气血，损及脏腑，肝肾不足为虚；病程缠绵，日久不愈，常为痰瘀互结，肝肾亏虚之虚实夹杂证。

【证候分型】

1. 风寒湿痹

（1）行痹

证候表现：肢体关节、肌肉疼痛酸楚，屈伸不利，可涉及肢体多个关节，疼痛呈游走性，初起可见有恶风，发热等表证，舌苔薄白，脉浮或浮缓。

证候分析：行痹是由于风邪侵袭皮毛、肌肉、经络而成，由于风性善行而多变，故表现为肢体关节、肌肉疼痛酸楚，屈伸不利，疼痛呈游走性；外邪束表，营卫失和，故见恶风，发热；舌苔薄白，脉浮或浮缓为风邪在表之象。

护治原则：祛风通络，散寒除湿。

治疗代表方：防风汤加减。

（2）痛痹

证候表现：肢体关节疼痛，痛势较剧，部位固定，遇寒则痛甚，得热则痛缓，关节屈伸不利，局部皮肤或有寒冷感，舌质淡，苔薄白，脉弦紧。

证候分析：寒为阴邪，其性凝滞，痛痹是因感受寒邪为主，故表现为肢体关节疼痛，痛势较剧，部位固定；遇热后寒邪暂散，气血又复流通，故得热则痛缓；遇寒则气血愈加凝滞，故遇寒则痛甚；寒属阴邪，故局部皮肤或有寒冷感；舌质淡，苔薄白，脉弦紧亦属寒属痛之征。

护治原则：散寒通络，祛风除湿。

治疗代表方：乌头汤加减。

（3）着痹

证候表现：肢体关节、肌肉酸楚，重着、疼痛，或有肿胀，关节活动不利，肌肤麻木不仁，舌质淡，苔白腻，脉濡缓。

证候分析：湿为阴邪，其性重浊黏滞，湿邪停留使气血运行不畅而出现肢体关节、肌肉酸楚，重着，疼痛，肿胀；湿留肌肉，阻滞关节，故关节活动不利；舌质淡，苔白腻，脉濡缓为湿邪偏重之象。

护治原则：除湿通络，祛风散寒。

治疗代表方：薏苡仁汤加减。

2. 风湿热痹

证候表现：关节疼痛，局部灼热红肿，痛不可触，得冷则舒，常伴有发热，恶风，汗出，口渴，烦躁不安等全身症状，舌质红，苔黄或黄腻，脉滑数或浮数。

证候分析：热为阳邪，其性急迫，侵袭人体经络、关节之后，与人体气血相搏，气血郁滞不通，而致关节疼痛，局部灼热红肿，痛不可触，得冷则舒；热盛伤津，故见发热，恶风，汗出，口渴，烦躁不安；舌质红，苔黄或黄腻，脉滑数或浮数均为热盛之象。

护治原则：清热通络，祛风除湿。

治疗代表方：白虎加桂枝汤合宣痹汤加减。

3. 痰瘀痹阻

证候表现：痹证日久，肌肉关节刺痛，固定不移，或关节肌肤紫黯、肿胀，按之较硬，肢体顽麻或重着，或关节僵硬变形，屈伸不利，有硬结、瘀斑，面色黯黧，眼睑浮肿，或胸闷痰多，舌质紫黯或有瘀斑，苔白腻，脉弦涩。

证候分析：痹证日久经络气血为外邪壅滞，运行不利而变生瘀血痰浊，停留于关节骨骱，痼结根深，难以逐除；痰瘀交结，痹阻加重，故肌肉关节刺痛；气血不能周流，故肢体顽麻；痰瘀留着，故疼痛固定不移；舌质紫黯或有瘀斑，脉弦涩皆瘀滞之象。

护治原则：化痰行瘀，蠲痹通络。

治疗代表方：双合汤加减。

4. 肝肾亏虚

证候表现：痹证日久不愈，关节屈伸不利，肌肉瘦削，腰膝酸软，或畏寒肢冷，阳痿，遗精，或骨蒸劳热，心烦口干，舌质淡红，苔薄白或少津，脉沉细弱或细数。

证候分析：肝肾不足，使筋骨失于濡养，故关节屈伸不利，肌肉瘦削，腰膝酸软；若为阳虚则见畏寒肢冷，阳痿，遗精，舌苔薄白，脉沉细弱；若肝肾阴亏则见骨蒸劳热，心烦口干，舌红少津，脉细数。

护治原则：培补肝肾，舒筋止痛。

治疗代表方：独活寄生汤加减。

【护理措施】

1. 生活起居护理　本病发生多与气候和生活环境有关，故应防风、防寒、防湿，避免长久居住暑湿之地。痛痹患者尤应注意保暖，可在痛处加护套，避免风寒湿之邪侵入人体。热痹者虽不畏寒，但也不宜直接吹风，劳动或运动后不可乘身热汗出入水洗浴等。患者应加强个体调摄，养成良好的生活习惯。关节肿胀、疼痛及发热患者需卧床休息。长期卧床患者，应注意定时更换体位，将罹患关节保持功能位置，在疼痛缓解后，协助患者进行功能锻炼，脊柱变形者宜睡硬板床，保持衣被清洁干燥，汗多者及时擦干，更换衣被。生活不能自理的卧床患者，应经常协助其活动肢体，适时变换卧位，受压部位用软垫保护，防止压疮发生。病情稳定，疼痛减轻后，应鼓励和协助患者进行肢体运动，循序渐进，以加强肢体功能锻炼，恢复关节功能。

2. 病情观察 观察疼痛的部位、持续时间、性质、特点、诱发因素以及皮肤、汗出、体温、舌脉及伴随症状等。如关节红肿灼热疼痛者为风湿热痹；关节疼痛，但无局部红肿灼热者为风寒湿痹；如伴关节酸痛，游走不定者为行痹；痛有定处，疼痛剧烈，遇寒加重，得热痛减者为痛痹；肢体关节肿胀，重着，酸痛，痛有定处，肌肤麻木不仁者为着痹。本证病程日久可伤及脏腑，热痹病程呈进行性并有反复发作的倾向，容易累及脏腑，出现并发症，注意观察有无脉结代、心悸、气促、发热、皮疹等病情变化，以及尿量、水肿等情况，出现异常，及时报告医生。

3. 饮食护理 饮食宜营养丰富，以清热疏利食品为主，如丝瓜、苋菜、绿豆、冬瓜、菱角、藕、香蕉、西瓜等。忌食辛辣刺激、油腻、生冷之物。酒类性热，又能通经活络，可酌情选用。风寒湿痹者应进食温热食物，适当饮用药酒，如蛇酒、木瓜酒、五加皮酒；行痹者可食荆芥粥、蚕蛹、豆豉等以祛风除湿；痛痹患者可多食羊肉、狗肉、乌头粥等；着痹者宜选用薏苡仁、扁豆、山药等具有健脾除湿作用的食品，或选用具有温阳性质的食物，如羊肉、狗肉等。

4. 情志护理 痹证病程缠绵，行动不便。不仅治疗时间较长，还需一段较长的卧床休息时间。尤其病证后期常会出现关节变形、肌肉萎缩等后遗症，造成生活能力下降，患者容易产生悲观情绪，对生活失去信心，应积极给予情志疏导，消除悲观、忧伤情绪，增强治疗信心，积极配合治疗，避免因情而影响病情。

5. 用药护理 风寒湿痹者，中药汤剂宜热服；热痹者，汤剂宜偏凉服。应用川乌、附子等有毒性的药物时，应从小剂量开始，逐渐加量，并先煎 30～60 分钟，以缓解毒性。注意服药后的效果及反应，若出现唇舌手足麻木、恶心、心慌等症状时，及时报告医生。对于药性比较峻猛、毒副作用较大的虫类药物，如全蝎、蜈蚣等，可研末装入胶囊内吞服。用药酒治疗时注意有无酒精过敏反应。祛风利湿药或抗风湿药物宜在饭后服用，并观察药物的疗效和反应。有消化道溃疡病及新近出血患者禁用水杨酸制剂。

6. 适宜技术 局部肿痛者可采用按摩、针刺、艾灸、熏洗、贴敷等方法，以疏通经络，缓解疼痛。风寒湿痹者可用坎离砂调醋热熨患处；或食盐、大葱数段，炒热后布包热熨患处；亦可用活血化瘀、消肿止痛的膏药外贴。风湿热痹者可用双柏散、黄金散、四黄散等外敷；或用活地龙，加白糖适量捣烂，敷红肿处。也可根据痹证性质、发病部位、循经穴位分布进行针刺和艾灸，行痹、热痹用毫针泻法浅刺，并可用皮肤针叩刺；痛痹多灸，深刺留针。亦可用活血化瘀，消肿止痛，疏风通络的中药做离子导入治疗。使用外用药熏洗时，应注意药液的温度，既要注意关节局部保暖，又要避免皮肤烫伤，观察有无过敏现象。

【健康教育】

1. 痹证常因起居不慎复感外邪而反复发作，故应起居有常，注意防寒、保暖、防湿，随气温变化增减衣被，避免诱因。

2. 调畅情志，保持心情舒畅，并指导其家人共同关心、体贴、安慰患者，使其消除顾虑，增强战胜疾病信心。

3. 宜食高蛋白、清淡可口、易消化饮食。风寒湿痹者忌生冷，可多食温性食物，如羊肉、姜等；热痹宜清淡食品，忌辛辣、肥甘等食物，可多饮水。

4. 疼痛患者注意局部保暖，可给予热水袋或坎离砂热敷，同时指导患者局部按摩、揉搓擦交替运用，手法要轻，以局部热感为度。

5. 痹证的发作与扁桃腺炎、牙龈炎等有关，应积极治疗。根据病情进行适当的运动锻炼，促使筋脉舒通，气血运行通畅，有利于肢体功能的恢复。

第二十九节　痿　　证

痿证是由邪热伤津，或气阴不足而致筋脉失养，以肢体软弱无力，筋脉弛缓甚则肌肉萎缩或瘫痪为主要临床表现的病证。临床以下肢痿弱较多见，亦称“痿躄”。多见于温热病后期、或由体虚久病、肝肾亏虚、精血不足，不能濡养筋骨，或瘀阻脉络等原因而成。

有关痿证的记载首见于《内经》。《素问·痿论》是讨论痿证的专篇。指出本病的主要病机是“肺热叶焦”，肺燥不能输精于五脏，因而五体失养，产生痿软证候。并根据其病因、证候的不同将痿证分皮、脉、筋、骨、肉五痿，提出“治痿独取阳明”的重要法则。《素问·生气通天论》指出：“因于湿，首如裹，湿热不攘，大筋软短，小筋弛长，软短为拘，弛长为痿。”说明湿热是痿证发病原因之一。朱丹溪力纠“风痿混同”之弊，在治法方面又提出“泻南方则肺金清而东方不实……补北方则心火降而西方不虚……”，提出了“泻南方，补北方”的治疗原则。《景岳全书·痿证》认为痿证非尽为火证，强调“元气败伤则精虚不能灌溉，血虚不能营养者，亦不少矣。”《临证指南医案·痿》指出本病为“肝肾肺胃四经之病”。

西医学中的多发性神经根神经炎、运动神经元病、重症肌无力、肌营养不良症、急性脊髓炎、进行性肌萎缩、周期性瘫痪、癔症性瘫痪和中枢神经系统感染后遗症等，当出现肢体痿弱无力，不能随意运动时，均可参照本节辨证施护。

一、病因病机

痿证的病因主要有外感温热毒邪，内伤情志、饮食劳倦、先天不足、房事不节、跌打损伤以及接触神经毒性药物。痿证的病机主要为五脏受损，精津不足，气血亏耗，肌肉筋脉失养，而发为痿证。其病变部位在筋脉肌肉，但根底在于五脏虚损。痿证以热证、虚证为多，虚实夹杂者亦不少见。痿证因内伤外感累及五脏，但病机常常相互传变。

1. 温热犯肺 感受温热毒邪，高热不退，或病后余热燔灼，伤津耗气，皆令“肺热叶焦”，津伤失布，不能润泽五脏，致五体失养而痿弱不用。

2. 湿热浸淫 久处湿地，或涉水淋雨，湿邪浸淫经脉，使营卫运行受阻，郁遏生热，久则气血运行不畅，筋脉肌肉失于濡养而弛纵不收，成为痿证。正如《素问·痿论》而言“有渐于湿，以水为事，若有所留，居处相湿，肌肉濡渍，痹而不仁，发为肉痿。”

3. 饮食毒物所伤 脾胃为后天之本，素体脾胃虚弱，或久病成虚，中气受损，则受纳、运化、输布的功能失常，气血津液生化之源不足，无以濡养五脏，以致筋骨失养，关节不利，肌肉瘦削，肢体痿弱不用；或嗜食肥甘酒酪辛辣之品，损伤脾胃，脾虚湿滞，运化失职；或湿郁化热，湿热下注，均可致痿。此外，服用或接触毒性药物，损伤气血经脉，经气运行不利，脉道失畅，亦可致痿。

4. 劳欲久病 先天不足，素来肾虚；或因房事太过，乘醉入房，精损难复；或因劳役太过，罢极本伤，阴精亏损，导致肾中水亏火旺，筋脉失其营养，而成痿证。也可因五志失调，火起于内，肾水虚不能制，以致火灼肺金，肺失治节，不能通调津液以溉五脏，脏气伤则肢体失养，发生痿躄。此外，脾虚湿热不化，流注于下，久则亦能损伤肝肾，导致筋骨失养。

5. 跌仆瘀阻 跌打损伤，瘀血阻络，新血不生，经气运行不利，脑失神明之用，发为痿证；或产后恶露不尽，瘀血流注于腰膝，以致气血瘀阻不畅，脉道不利，四肢失其濡润滋养。

二、诊断与鉴别诊断

（一）诊断依据

1. 肢体筋脉弛缓，上肢或下肢，一侧或双侧软弱无力，活动不利，甚则肌肉萎缩，弛纵瘫痪。

2. 可伴有肢体麻木，疼痛，或拘急痉挛。由于肌肉痿软无力，可有睑废、声嘶低喑等，严重者可见排尿障碍、呼吸困难、吞咽困难、吞咽无力等。

3. 具有感受外邪与内伤积损的病因，或有神经毒性药物接触史，家族史。

（二）病证鉴别

1. 痹证 痿证与痹证之鉴别见第二十八节（痹证）病证鉴别。

2. 偏枯 偏枯亦称半身不遂，是中风症状，病见一侧上下肢偏废不用，常伴有语言蹇涩、口眼歪斜，久则患肢肌肉枯瘦，其瘫痪是由于中风而致。两者临床不难鉴别。

三、辨证施护

【辨证要点】

1. 辨虚实 病程短，发病较急，初起见发热等外感症状者，多属实证。实证者肌肉萎缩不明显，初起可有轻微的疼痛、拘急、麻木等症状。若病程长，起病较缓，经久不愈者，多属虚证。虚证者肌肉萎缩明显，无疼痛。

2. 辨病位 痿证初起，症见发热，咳嗽，咽痛，或在热病之后出现肢体软弱不用者，病位多在肺；凡见四肢痿软，食少便溏，面浮，下肢微肿，纳呆腹胀，病位多在脾胃；凡以下肢痿软无力明显，甚则不能站立，腰脊酸软，头晕耳鸣，遗精阳痿，月经不调，咽干目眩，病位多在肝肾。

【证候分型】

1. 肺热津伤

证候表现：起病急，病起发热或热退后突然出现肢体软弱无力，渐致肌肉瘦削，皮肤干燥，心烦口渴，咳呛咽干，小便黄赤，大便燥结，舌质红，苔黄，脉细数。

证候分析：温热之邪犯肺，肺热津伤，津液不能敷布全身，筋脉失养，则见病起发热或热退后突然出现肢体软弱无力，皮肤干燥；热盛津伤，则心烦口渴，小便黄少，大便燥结；肺为热灼而燥盛，清肃失司，故见呛咳咽干；舌质红，苔黄，脉细数均为阴伤津涸，虚热内炽的表现。

护治原则：清热润肺，养阴生津。

治疗代表方：清燥救肺汤加减。

2. 湿热浸淫

证候表现：起病较缓，逐渐出现四肢痿软，身体困重，尤以下肢多见，或兼见微肿，手足麻木，或发热，胸脘痞闷，小便赤涩热痛，苔黄腻，脉濡数。

证候分析：久卧湿地，涉水淋雨，湿留不去，湿热郁蒸于肌肤，气血运行不畅，故见身体困重，或微肿、麻木；湿热浸淫筋脉，气血阻滞，故四肢痿软；湿热滞塞胸膈，则见胸脘痞闷；湿热下注，则小便赤涩；苔黄腻，脉濡数，为湿热内蕴之征。

护治原则：清热利湿，通利经脉。

治疗代表方：加味二妙散加减。

3. 脾胃虚弱

证候表现：起病缓慢，肢体痿软无力日重，甚则肌肉萎缩，食少，腹胀，便溏，面浮而色不华，神疲乏力，舌苔薄白，脉细。

证候分析：脾虚气弱，失其健运，气血生化之源不足，四肢不得水谷精微之濡养，故肢体痿软无力日重；脾失健运，则食少，脾虚清阳不升，则腹胀便溏；面浮而色不华，神疲乏力，舌苔薄白，脉细均为脾胃亏虚，气血不足之征。

护治原则：补中益气，健脾升清。

治疗代表方：参苓白术散合补中益气汤加减。

4. 肝肾亏损

证候表现：起病缓慢，渐见下肢痿软无力，腰膝酸软，不能久立，或伴眩晕，耳鸣，遗精早泄，或妇女月经不调，甚至步履全废，腿胫大肉渐脱，舌红少苔，脉细数。

证候分析：肝主筋，肾主骨，肝肾亏虚，精血不能濡养筋骨，则见下肢痿软无力，腰脊酸软，不能久立；肝开窍于目，肾开窍于耳，肝肾精血亏虚，不能上承，则见眩晕、耳鸣；肾虚不能藏精，则见遗精早泄；肝肾亏虚，冲任失调，则见月经不调；舌红少苔，脉细数为阴虚内热之征。

护治原则：补益肝肾，滋阴清热。

治疗代表方：虎潜丸加减。

5. 脉络瘀阻

证候表现：久病体虚，四肢痿弱，肌肉消瘦，手足麻木不仁，唇紫舌青，四肢青筋显露，伴活动时肌肉隐痛不适，舌质黯淡或有瘀点、瘀斑，脉细涩。

证候分析：产后恶露客于腰胯，或跌打损伤，积血不消，阻碍血液循行，以致静脉淤滞，四肢痿弱，手足麻木不仁；不通则痛，故肌肉活动时隐痛不适；舌质黯淡或有瘀点、瘀斑，脉细涩均为瘀血阻于经络之征。

护治原则：益气养营，活血行瘀。

治疗代表方：圣愈汤合补阳还五汤加减。

【护理措施】

1. 生活起居护理 病室宜整洁、安静。室内应有防护设施，以利患者活动和防止跌倒。生活不能自理者，应做好照护。下肢腰背痿软者，要注意皮肤干燥，定时翻身，保持肢体功能位置，防止垂足。恢复期，协助和指导家属做被动肢体活动和肢体按摩，鼓励患者做主动运动，逐步增加运动量。对于感觉迟钝或失去知觉的肢体不宜使用热水袋，以免烫伤。长期卧床患者要防止压疮、坠积性肺炎等并发症的发生。

2. 病情观察 注意观察痿证发生的时间、部位、程度及病情的进展情况。观察患者肢体自主运动的能力是否减退或丧失；肢体活动度和肌张力有无减退以及肌肉是否出现萎缩和萎缩的程度如何；皮肤感觉、浅反射有无减弱或消失等，从而判断病情轻重和转归趋向。如肢体痿软部位逐渐增加，程度不断加重，说明病情处于进展期。若痿证患者出现溲短、便干，或气短、颜面虚浮，或目眩、脱发、咽干、耳鸣、遗精、遗尿等全身各个脏腑的伴发症状，是热邪伤津或气虚，或肝肾精血亏损的表现，属痿之重症，应积极护治。若在较短时间内见下肢痿软明显加重，上延至腹部、胸部肌肉，甚至出现呼吸困难，呼吸肌麻痹等情况，说明病情危急，应进行抢救。

3. 饮食护理 痿证急性期或发热患者给流质或半流质，热退后改为软食，多给予滋养肺胃阴津作用的食品，如雪梨、鲜藕、西瓜、番茄等，忌食辛辣及肥甘厚味。慢性期应改善营养状况，增强机体抵抗力，可给予清淡、高热量、高蛋白、高维生素且易消化的饮食，并多给新鲜水果，慎用辛辣、肥甘、炙煿之品。肝肾亏损者饮食以补益为主，多食猪牛羊脊髓、芝麻、银耳、甲鱼等；脾胃虚弱者宜多食益气健脾之品，如鸡蛋、瘦肉、牛奶、羊肉、红枣、桂圆等；湿热浸淫者，可选用赤豆、冬瓜、鲤鱼，食疗可选薏苡仁粥，忌辛辣、刺激性食物；瘀阻脉络者，可选用红枣赤豆汤、红花汤等。进食自理缺失或咀嚼无力者，要协助进食和耐心喂食，若患者出现进食呛咳、无法吞咽时，应尽早放置胃管给予鼻饲流食。

4. 情志护理　痿证患者因部分肢体丧失功能，失去正常的活动能力，会随着病程的延长和病情的加重而产生绝望情绪，应多与患者交流，鼓励患者表达自己的感受。向患者介绍有关疾病知识，鼓励患者正确对待疾病，消除忧郁、恐惧心理和悲观情绪，取得家属的配合，帮助患者树立战胜疾病的信心，积极配合治疗。

5. 用药护理　中药汤剂以饭前或空腹温服为佳，服药期间忌油腻、生冷、辛辣、炙烤的食物。观察药物的作用及不良反应，指导患者遵医嘱正确服药。实证者，护治当祛邪为主，予以清热，利湿，润燥等方法；虚证者，护治当补养为主，予以健脾益气，滋养肝肾等方法；若虚实夹杂，则宜分清主次兼顾护治，如兼瘀、夹痰者，酌配祛瘀，化痰，通络等方法。

6. 适宜技术　可行针灸、推拿、按摩等综合护治方法，选肝俞、肾俞、脾俞、委中、肩髃、阳陵泉、足三里、曲池、合谷、阳溪、梁丘、解溪等穴。也可用维生素 B_{12} 进行穴位注射。重症患者应协助其行床上被动运动，防止肌肉萎缩。肢体拘挛时可使用热敷，避免温度过高，以免烫伤。疾病恢复期，适当加强功能锻炼，注意安全，避免跌倒外伤。

【健康教育】

1. 生活起居有常，避免过劳。加强精神调养，坚持合理的锻炼，恢复期患者，可适当运动，如打太极拳、五禽戏等。病情较重者，可经常用手轻轻拍打患肢，以促进肢体气血运行，有利于康复。

2. 注意脾胃功能的调养，多食高蛋白，富有营养的食物，如鸡、鸭、鱼、瘦肉、蛋类、豆制品及新鲜蔬菜水果，忌食生冷、辛辣食物以及烟酒等刺激物。

3. 痿证的发生常与居住湿地、感受温热湿邪有关，应避居湿地，防御外邪侵袭。对瘫痪者，应注意患肢保暖，保持肢体功能位，防止肢体挛缩和关节僵硬。由于肌肤麻木，知觉障碍，在日常生活与护理中，应避免冻伤或烫伤。

第三十节　痉　　证

痉证是由外感风寒湿邪壅阻经络而致，以项背强直，四肢抽搐，甚至口噤、角弓反张为主要临床表现的一种病证，是一种临床危急重症，大多起病急骤，变化迅速，预后较差。可见于多种疾病。

《内经》对本病的证治已有初步认识，如《素问·至真要大论》篇说："诸痉项强，皆属于湿"、"诸暴强直，皆属于风"。《金匮要略·痉湿暍病脉证并治》篇中明确提出外感表实无汗为刚痉，表虚有汗为柔痉，并认为表证过汗，风寒误下，疮家误汗以及产后血虚，汗出中风等误治、失治也可以致痉。《景岳全书·痉证》篇说：“凡属阴虚血少之辈，不能养营筋脉，以致抽挛僵仆者，皆是此证。”强调阴虚精血亏损致痉。清·吴鞠通《温病条辨·痉有寒热虚实四大纲论》“六淫致痉，实证也；产后亡血，病久致痉，风家误下，温病误汗，疮家发汗者，虚痉也；风寒、风湿致痉者，寒证也；风温、风热、风暑、燥火致痉者，热痉也。”王清任《医林改错》提出了气虚血瘀可以致痉。

西医学中的热性惊厥及中枢神经系统病变，如流行性乙型脑炎、流行性脑脊髓膜炎、中毒性脑病、脑血管疾病等出现痉证表现，符合本证临床特征者，可参照本节辨证施护。

一、病因病机

痉证的病因可分为外感和内伤两个方面。外感由于感受风、寒、湿、热等六淫之邪，壅阻经脉，气血不畅，或热盛动风而致痉。内伤是肝肾阴虚，肝阳上亢，阳亢化火而致痉，或阴虚血少，筋脉失养，虚火内动而致痉。

1. 感受外邪 风寒湿邪侵袭人体，壅阻经络，气血运行不畅，筋脉拘急成痉；外感湿热之邪，或寒邪郁而化热，邪热入里，伤津耗液，筋脉失于濡养，引起痉证；或热病邪热内传营血，引动肝风，扰乱神明，发而为痉证。

2. 久病体虚 素体阴血亏虚，或久病不愈，气血耗伤，气虚血行不畅，瘀血内阻，血虚不能濡养筋脉，因而成痉。

3. 失治误治 误用或过用汗、吐、下法，如表证过汗及产后失血，风寒误下，疮家误汗等，导致阴精耗伤；或汗证、血证、体虚等病证失治，伤津损液，导致津伤液脱，筋脉失养，而致痉证。

二、诊断与鉴别诊断

（一）诊断依据

1. 多起病急，以项背强急，四肢抽搐，甚至角弓反张为其基本特征。
2. 发病前多有外感或内伤，或其他病史。
3. 部分危重患者可有神昏谵语等意识障碍。

（二）病证鉴别

1. 痫证 痫证是一种发作性的中枢神经系统疾病，其大发作的特点为突然仆倒，昏不知人，口吐涎沫，两目上视，四肢抽搐，或口中如作猪羊声，大多发作片刻即自行苏醒，醒后如常人。痫证多为突然发病，其抽搐、痉挛症状发作片刻可自行缓解，既往有类似发病史。痉证的抽搐、痉挛发作多呈持续性，不经治疗难以自行恢复，且多有发热、头痛等伴发症状。

2. 厥证 厥证是由于阴阳失调，气机逆乱，以致突然昏倒、不省人事、四肢逆冷为主要表现的一种病证。其鉴别要点为厥证多四肢逆冷，无项背强硬、四肢抽搐等表现。厥证严重者可一厥不复而危及生命。

3. 中风　中风以突然昏仆、不省人事，或不经昏仆，而以半身不遂、口舌㖞斜为主要特点。痉证以项背强直，四肢抽搐，无偏瘫症状为临床特点。

三、辨证施护

【辨证要点】

1. 辨外感与内伤　外感发痉，为风、寒、湿邪壅滞经络，气血运行不畅，筋脉失养所致，故起病多急骤，同时伴见恶寒、发热、脉浮等外感表证。内伤发痉，系因久病体虚，气血耗伤，或产后血亏，致筋脉失养，或误下、误汗，痰瘀内阻，津伤液脱而致，病多渐起，病情缓慢，可同时兼有内伤之症。

2. 辨虚实　从病情分辨，如见四肢抽搐有力，牙关紧闭，谵语昏狂，舌红，脉弦数等多为实证；若手足蠕动，神昏气竭，脉细数或虚而无力多为虚证。从病因分辨，因风、寒、湿邪浸淫筋脉或痰瘀内阻而致痉者，多为实证；因耗伤津液，损伤气血而致不能荣养筋脉者为虚证。

3. 辨轻重缓急　病起较缓，痉作次数少，程度轻，多表示病情较轻，预后多良；起病急骤，且伴颈项强直，甚至角弓反张，频频发作，说明病情严重。若见口张目瞪，昏愦无知，为肝脾精竭；若见手足瘛疭，汗出如油如珠，为热毒内耗心营，心液外脱；若见角弓反张，离席一掌，为肝之精血亏耗，筋脉失养，均属预后不良。热盛所致的痉证，出现痉厥并见，为热毒内陷，病情凶险，危及生命。

【证候分型】

1. 邪壅经络

证候表现：头痛，项背强直，恶寒发热，肢体酸重，甚至口噤不语，四肢抽搐，舌苔薄白或白腻，脉浮紧。

证候分析：风寒湿邪，阻滞经络，故头痛，项背强直；外邪侵于肌表，营卫不和，则恶寒发热；湿邪阻滞经络肌肉，故肢体酸重；如寒邪较甚，则口噤不得语，甚至四肢抽搐；舌苔薄白或白腻，脉浮紧均为风寒湿邪在表之征。

护治原则：祛风散寒，燥湿和营。

治疗代表方：羌活胜湿汤加减。

2. 肝经热盛

证候表现：高热，口噤龂齿，手足躁动，甚则项背强急，四肢抽搐，角弓反张，舌质红绛，苔薄黄或少苔，脉弦细而数。

证候分析：邪热炽盛，故见高热；热盛伤津，筋脉失养，则口噤龂齿，四肢抽搐，角弓反张，手足躁动；脉弦细而数为风阳妄动之征。

护治原则：清肝潜阳，息风镇痉。

治疗代表方：羚角钩藤汤加减。

3. 阳明热盛

证候表现：发热胸闷，心烦急躁，口噤龂齿，项背强直，甚则角弓反张，手足挛急，腹胀便秘，苔黄腻，脉弦数。

证候分析：邪热传入阳明气分，故见发热胸闷；热扰神明故心烦急躁；阳明燥热内结，腑气不通则腹胀便秘；热盛伤津，筋脉失养，则口噤龂齿，项背强直，甚则角弓反张，手足挛急；苔黄腻，脉弦数均为阳明热盛之征。

护治原则：清泄胃热，存阴增液。

治疗代表方：白虎汤合增液承气汤加减。

4. 心营热盛

证候表现：高热烦躁，神昏谵语，项背强急，四肢抽搐，甚则角弓反张，舌质红，苔黄少津，脉细数。

证候分析：热入心营，故见高热烦躁，神昏谵语；热盛伤阴，筋脉失养，则见项背强急，四肢抽搐，甚则角弓反张；苔黄少津，脉细数均为热入心营之征。

护治原则：清心透营，开窍止痉。

治疗代表方：清营汤加减。

5. 痰浊阻滞

证候表现：头痛昏蒙，神识呆滞，项背强急，四肢抽搐，胸脘满闷，呕吐痰涎，苔白腻，脉滑或弦滑。

证候分析：痰浊中阻，上蒙清窍，经络阻塞，清阳不升，故见头痛昏蒙，神识呆滞；痰浊阻滞胸膈，故胸脘满闷；上逆则呕吐痰涎；痰浊阻滞经脉，筋脉失养，则项背强急，四肢抽搐；苔白腻，脉滑均为痰浊的表现。

护治原则：豁痰开窍，息风镇痉。

治疗代表方：导痰汤加减。

6. 阴血亏虚

证候表现：素体阴亏血虚，或在失血、汗、下太过之后，项背强急，四肢抽搐，头目昏眩，自汗，神疲，气短，舌淡红，脉弦细。

证候分析：素体气血亏虚，或在失血，或汗下太过之后，气血两虚，不能营养筋脉，故项背强急，四肢抽搐；血虚不能上奉于脑，故头目昏眩；气血不足，故神疲、自汗、气短；舌淡红，脉弦细均为气血亏虚之征。

护治原则：滋阴养血，息风止痉。

治疗代表方：四物汤合大定风珠加减。

【护理措施】

1. 生活起居护理 病室应整洁、安静，光线暗淡，避免噪声刺激。有计划集中安排各种检查、治疗、护理操作。发痉时应尽量避免不必要的操作，减少对患者的刺激，避免诱发抽搐。急性发作时，应有专人陪护，床边加床栏，以防跌仆损伤，患者取平卧位，头偏向一侧，解开衣领，以利呕吐物、分泌物流出，保持呼吸道通畅。有义齿、发夹者应取下，以免自伤或义齿脱落堵塞气道。抽搐较重时，将压舌板裹多层纱布垫于上下臼齿之间，以防患者舌咬破。牙关紧闭者，可用开口器将其慢慢撬开，切勿强力撬齿，以免损伤牙齿。病情稳定三天以上及原发病的症状已减轻时，可下床适当活动。

2. 病情观察 密切观察发痉的时间及持续时间规律、次数、诱发因素、发作时的伴随症状、发作后的情况及体温、呼吸、血压、舌象、脉象、神志、面色、汗出、二便等情况，做好记录。如发作时间长，出现神志不清、反复呕吐、持续惊厥、血压上升、呼吸浅表或不规则者，应立即给氧，并建立静脉通道，报告医生救治。抽搐较重者，应用舌钳将舌拉出，以防舌根后坠，阻塞呼吸道，引起窒息。行气管切开术者，做好气管切开术后护理。

3. 饮食护理 痉证发作时，应禁食。缓解期以营养丰富、高热量、易消化饮食为宜，多食果汁、藕汁等。痉作不止者，应给予鼻饲，以保证营养供给。鼻饲流质以温为佳，不可过热。外感发痉者，应积极疏散外邪，避免邪郁化热或转化为瘀血、痰浊。可饮用苏叶、厚朴水，服用葱、姜、韭菜等辛温散寒的食物，以助散寒温通经络。热甚发痉者，饮食宜清淡性凉，鼓励多饮水，或频饮西瓜汁、藕汁、绿豆汤、五汁饮等，以清热生津。

4. 情志护理 患者因发痉常有紧张、恐惧心理，应安慰患者，耐心解释。诱导患者保持镇静，并告知家属不可在床前议论病情，以免影响情绪。对患者家属进行有关疾病知识宣教，以配合治疗。

5. 用药护理 遵医嘱按时、正确给药。病情较轻者，可根据辨证口服汤剂，一般中药汤剂宜温服，少量频饮；吞咽困难者，鼻饲给药，用药后注意药效及反应。注意服药期间的饮食宜忌。如病情较重者，应立即选用紫雪丹、羚羊角粉，并采取相应的急救措施。静脉注射苯巴比妥时速度宜慢。若应用氯丙嗪止痉，用药后应绝对卧床休息，防止起床后引起体位性低血压。用 10% 水合氯醛做保留灌肠，可达到较好的止痉效果。如因药物过量抑制呼吸中枢，出现呼吸缓慢浅表，面色苍白，全身瘫软等呼吸衰竭症状时，应立即报告医生进行抢救。

6. 适宜技术 发作时可针刺或手掐人中、十宣、百会、合谷、内关等穴强刺激。高热惊厥者，应及时采取降温措施。痉后四肢活动不利者，可采用按摩推拿或针灸疗法，以通经活络，上肢取肩髃、曲池、合谷穴；下肢取环跳、膝眼、承山穴。风寒湿邪阻滞经络发痉者可选用局部针灸、拔罐、按摩、热敷等方法止痉。口噤不语可针刺下关、颊车等穴。若有肌肉酸痛等症，可用热敷或擦红花油。

【健康教育】

1. 生活起居有规律，冷暖适宜，避免感受外邪或外伤感染，劳逸结合，加强运动锻炼，增强体质。一旦感受外邪，要积极进行治疗，避免邪壅经络。

2. 痉证发作前往往有先兆表现，应密切观察，如发现双目不瞬，眼球活动不灵活，口角抽动，即可用全蝎、僵蚕等研粉顿服，或配合针灸治疗。

3. 保持情志舒畅，心情乐观，避免不良的情志刺激，而致疾病复发。根据体质注意饮食宜忌，养成良好的饮食习惯，忌生冷、油腻、炙煿之品。

4. 积极治疗颅内及颅外感染等原发病，按医嘱定时、定量服药，定期门诊随访。如出现痉证发作的危重征象，应及时救治。

第三十一节 厥 证

厥证是由阴阳失调、气机逆乱、气血运行失常所引起的，以突然昏倒，不省人事，或伴有四肢逆冷为主要临床表现的一种急危病证。病情轻者，发病后一般在短时内苏醒，醒后无偏瘫、失语、口眼㖞斜等后遗症；病情重者，则昏厥时间较长，甚至一厥不复而导致死亡。厥证是一个证候，可见于多种疾病之中。临床上有“气厥”、“血厥”、“痰厥”、“暑厥”等之分。

厥证之名首见于《内经》，如《素问·生气通天论》曰：“大怒则形气绝，而血菀于上，使人薄厥。”其记载厥证有以暴死为厥，有以四末逆冷为厥，有以气血逆乱病机为厥，有以病情严重者为厥。概括说可分为两类表现：一类是突然昏倒，不知人事，如《素问·大奇论》曰：“暴厥者，不知与人言。”另一类是指肢体手足厥冷，如《素问·厥论》说：“寒厥之为寒也，必从五指而上于膝。”《伤寒明理论·厥》指出：“伤寒厥者，何以明之？厥者，冷也。甚于四逆也。”《儒门事亲》对厥证立有专篇论述，不仅记载了手足逆冷之厥，还论证了昏不知人之厥，并将昏厥分为尸厥、酒厥、痰厥、气厥、风厥等。《景岳全书·厥逆》总结明代以前对厥证的认识，提出以虚实论治厥证，切中临床。此后医家对厥证的理论不断充实，提出气、血、痰、食、暑、尸、酒、蛔等厥，并以此作为辨证的重要依据。

西医学中多种原因所致的昏厥，如癔症、高血压脑病、低血糖、脑血管痉挛、出血性或心源性休克等，均可参照本节辨证施护。

一、病因病机

引起厥证的病因主要有情志内伤、饮食劳倦、亡血失津、痰饮内伏等方面。其基本病机主要为气机逆乱，升降失常，气血阴阳之气不相顺接。病机性质有虚实之分，病位主要在心肝脾肺肾。

1. 情志内伤 七情内伤，气逆为病。以恼怒致厥者多见。“怒则气上”、“惊则气乱”、“恐则气下”等均可致气逆上冲或清阳不升，致清窍失灵发生昏仆而厥；或恼怒惊骇，忧愁思虑，情志过极，以致气机厥乱，上壅心胸，蒙闭清窍，而引起昏聩。由于肝阳素旺，又加暴怒，肝阳化火动风，以致血随气逆，气血上壅，清窍不利，昏聩无知。

2. 饮食不节 饮食不节，积滞内停，运化失常，气机受阻，以致窒闷而厥。此类情况常见于儿童，但成人饱食之后，骤逢恼怒，气逆夹食，食填中脘，上下痞隔，阴阳升降受阻，壅塞清窍，亦可导致昏厥。嗜食酒酪肥甘，脾胃受伤，运化失常，以致聚湿生痰，痰阻中焦，气机不利，日积月累，痰愈多则气愈阻，气愈滞则痰更甚，如痰浊一时上壅，清阳被阻则发为昏厥。

3. 体虚久病 体质虚弱是形成厥证的内在因素。多因亡血失津，如因大汗吐下，气随液耗，或因创伤出血，产后大量失血等，以致气随血脱，阳随阴消，神明无主，均可出现昏厥。元气素虚者，如因过度饥饿，体位骤变，以致中气不足，脑海失养，或过度疲劳，睡眠不足，阴阳气血暗耗，也是其常见病因。

二、诊断与鉴别诊断

（一）诊断依据

1. 突然发生昏仆，不知人事，移时苏醒。常伴有恶心、汗出，或四肢逆冷，醒后感头晕、口干、疲乏，但无失语、瘫痪等后遗症，缓解时如常人。

2. 发病前常有先兆症状，如心悸、头晕、视力模糊、面色苍白、出汗等。

3. 常有明显的情志刺激史，或大失血病史，或有暴饮暴食史及痰盛宿疾。

（二）病证鉴别

1. 痫证 二者均表现为突然昏倒。但痫病常有先天因素或头部外伤史，痫之重者亦为突然昏仆，不知人事，发作时间短暂，发作时常伴有嚎叫、抽搐、两目上视、口吐涎沫、小便失禁等，常反复发作，每次症状均相似，苏醒后如常人。厥证除突然仆倒，昏不知人之外，还可见面色苍白、四肢厥冷，昏倒后虽亦逐渐苏醒，但无上述表现。

2. 中风 二者均有突然昏倒。中风以中老年人多见，中脏腑者，突然昏仆，伴口眼㖞斜，言语不利，半身不遂，神昏时间较长，苏醒后有偏瘫、失语等后遗症。厥证可发生于各种年龄，有明显的诱发因素，其昏倒时间较短，发时可伴有四肢逆冷，醒后无明显的后遗症。

3. 昏迷 为多种疾病发展到一定阶段所出现的危重证候。一般来说发生较为缓慢，有一个昏迷前的临床过程，先轻后重，由烦躁、嗜睡、谵语渐次发展，一旦昏迷后，持续时间一般较长，恢复较难，苏醒后原发病仍然存在。这与厥证发作前一如常人有所区别。

三、辨证施护

【辨证要点】

1. 辨虚实 厥证见证虽多，但概括而言，不外虚实两证，故此为厥证辨证之关键所在。实证者表现为突然昏仆，面红气粗，声高息促，口噤握拳，或夹痰涎壅盛，舌红苔黄腻，脉多沉实或沉伏。虚证者表现为眩晕昏厥，面色苍白，声低息微，口开手撒，或汗出肢冷，舌胖或淡，脉沉细微。

2. 辨病位 厥之实证与肝的关系最为密切，肝郁则全身之气皆郁，肝气逆则全身之气皆逆，气血并走于上则昏不知人，阳郁不达则四肢逆冷；厥之虚证，与肺脾的关系最为密切，肺脾气虚，清阳不升，气陷于下，血不上达，致神明失主，发为厥证。此外，心主神明，为精神活动之主，心病则神明失用，而致昏厥；肾为元气之根，肾中真阴真阳不能上注，而致神明失养，发为厥证。

3. 辨病因 厥证的发生，常有明显的病因。如气厥、血厥实证，多形体壮实，且发病多与精神刺激有关；气厥虚证，多平素体质虚弱，且厥前有过度疲劳，睡眠不足，饥饿受寒等诱因；血厥虚证，则与失血有关，常继发于大出血后；痰厥好发于恣食肥甘，体丰湿盛之人。

【证候分型】

1. 气厥实证

证候表现：多因精神刺激而诱发，表现为突然昏倒，不省人事，口噤拳握，呼吸气粗，或四肢厥冷，苔薄白，脉沉或沉弦。

证候分析：忧思郁怒，情志刺激，使肝郁不舒，肝失条达，气机上逆，壅阻心胸，内闭神机，故见突然昏倒，不省人事，口噤拳握；由于肝气上逆，闭郁胸中，肺气不得宣达，则呼吸气粗；阳气被郁，不能外达四末，故见四肢厥冷；肝气郁滞则脉沉弦。

护治原则：开窍，顺气，解郁。

治疗代表方：通关散合五磨饮子加减。

2. 气厥虚证

证候表现：常因情绪紧张、恐惧、疼痛或站立过久而诱发，表现为眩晕昏仆，面色苍白，呼吸微弱，汗出肢冷，舌质淡，脉沉微。

证候分析：由于素体虚弱，气血不足，又因悲恐、惊吓或疲劳过度，中气下陷，清阳不升，气机不相顺接，神明失养，因而出现眩晕昏仆，面色苍白，中气不足，则呼吸微弱；阳气虚衰，不能敷布于外，故见肢冷不温；气虚则腠理不固，津液外泄，则汗出不止；舌淡，脉沉微，均为正气不足之征。

护治原则：补气，回阳，醒神。

治疗代表方：生脉注射液或参附汤合四味回阳饮加减。

3. 血厥实证

证候表现：多因急躁恼怒而诱发，表现为突然昏倒，不省人事，牙关紧闭，面赤唇紫，舌黯红，脉沉弦有力。

证候分析：“大怒则形气绝，血菀于上”，“怒伤肝”，由于暴怒，使肝气上逆，血随气升，并走于上，菀阻清窍，蒙蔽神明，因而突然昏倒，不省人事，牙关紧闭；面赤唇紫，舌黯红，脉弦有力，皆为气逆血菀于上之象。

护治原则：开窍活血，顺气降逆。

治疗代表方：清开灵注射液合通瘀煎加减。

4. 血厥虚证

证候表现：常因失血过多而发，表现为突然昏厥，面色苍白，口唇无华，目陷口张，四肢震颤，自汗肢冷，呼吸微弱，舌质淡，脉芤或细数无力。

证候分析：平素气血亏虚，如因外伤失血，或崩漏不止，或其他疾病引起出血，则阴血更虚。血虚不能上荣于脑，故突然晕厥；血脉不充，则面色苍白，口唇无华；气血亏虚不能达于四末，筋失濡养，血虚生风，则四肢震颤；血为阴，失血过多，则营阴内衰，阳气亦虚，正气不固，故目陷口张，自汗肢冷，呼吸微弱；舌质淡，脉细数无力，皆为失血过多而伤阴之征象。

护治原则：补养气血。

治疗代表方：独参汤灌服，继服人参养荣汤加减。

5. 痰厥证

证候表现：平素咳喘宿痰，多痰多湿，因恼怒或剧烈咳嗽后而发突然晕厥，喉有痰声，或呕吐涎沫，呼吸气粗，舌苔白腻，脉沉滑。

证候分析：由于平素多湿多痰，复因恼怒气逆，或外感六淫之邪，引动伏痰，痰随气升，气因痰阻，上闭清窍，故突然昏厥；痰阻气道，痰气相互搏击，故喉有痰声，呕吐涎沫；由于痰浊阻滞，气机不畅，则胸闷，呼吸气粗；舌苔白腻，脉沉滑，均为痰浊内阻之征象。

护治原则：行气豁痰。

治疗代表方：导痰汤加减。

6. 食厥证

证候表现：暴饮暴食后突然昏厥，气息窒塞，脘腹胀满，舌苔厚腻，脉滑实。

证候分析：由于饮食不节或暴饮暴食，损伤脾胃，食积不化，填塞中脘，脾不升清，胃不降浊，复遇恼怒，气逆于上，闭塞清窍，故突然昏厥；胃腑浊气，壅于胸中，肺气不利，故气息窒塞；饮食停滞于中焦，则脘腹胀满；苔厚腻，脉滑实，均为食滞不化，浊气不降的表现。

护治原则：消食和中。

治疗代表方：昏厥时若在食后不久，应先用盐汤探吐以去实邪，再以神术散合保和丸加减。

【护理措施】

1. 生活起居护理　病室整洁、安静，光线宜暗，温湿度适宜，避免噪音和各种声光刺激。牙关紧闭者，可使用张口器将口张开，但不可强撬，有舌根后坠者，应用拉舌钳，以免舌根后坠，阻塞呼吸道。虚证者卧床休息，以免劳则伤气。床旁加床档保护，防止坠床。抽搐时切忌强加约束，以免造成骨折。保持大小便通畅，便秘者可用芦荟或番泻叶煎汤服用。剪短患者指甲，有义齿、发夹者应取下，以免自伤或义齿脱落堵塞气道。

2. 病情观察　厥证发作时，立即平卧，略抬高下肢，头转向一侧，解开衣领裤带，测心率、脉搏、血压，给氧。如患者神志不清，应使其颈部后仰，伸展，并托起下颌，以防舌根后坠阻塞气道。密切观察患者的生命体征、面色、肤温、汗出、舌象、二便等。详细观察厥证发作的持续时间及发作后的症状，以辨别病性，明确诊断。如气厥实证可出现血压升高，血厥、气厥虚证可出现血压下降，应定时观察血压。若出现窒息情况，应立即进行人工呼吸，准备气管切开器械，按气管切开护理，防止感染。如出现心悸、喘促、水肿、尿闭、呼吸微弱、脉沉细微结代或四肢厥逆，大汗淋漓，不省人事，或服用大量参附汤后出现口唇四肢发麻、出汗流涎、心悸、心慌等中毒症状，均应立即报告医生进行抢救。

3. 饮食护理 饮食宜营养丰富、易消化的流质或半流质，禁食烟酒及辛辣、香燥之品。发作时暂禁食，待病情缓解后，针对不同的证型予以不同的饮食调养，如气厥虚证者宜食益气回阳之品，如扁豆、山药、薏米仁、蛋类、牛肉等食物；血厥者饮食宜给补血食品，如瘦猪肉、牛肝、鸡蛋等食物；痰厥者多给予健脾化痰，理气和胃之品，如柑橘、枇杷、莲子、山药等，忌食高脂肥甘、油腻、黏滑等助热生痰的食品；暑厥者宜给予清凉素淡饮食，并多进食鲜水果或果汁；食厥者醒后应暂禁饮食，可用盐水催吐，以祛实邪。病情稳定后，逐渐由流食向普食过渡，宜清淡素食。

4. 情志护理 患者发病常与情志过极有关，应向患者及家属讲解七情对人体健康的影响，同时取得家属的配合。切忌在病床前谈论病情或影响情志的话题。气厥可因情绪的波动或受到刺激而反复发作，更应加强情志护理，避免忧思恼怒。食厥者应注意在餐前和餐后，避免一切不良情志刺激，以防止诱发。对癔症性晕厥，可采用暗示疗法，终止疾病的发作。如因突遭惊吓而发厥证者，应安慰患者，消除其紧张恐惧心理。因过度悲痛、郁怒而导致气厥者，应鼓励患者发泄情绪。

5. 用药护理 严格按医嘱用药。急性发作气厥虚证患者，可静脉滴注参麦注射液，或参附注射液，以回阳救逆。给予急救中药汤剂灌服时，应少量多次缓慢喂服，防止误入气管。气厥之实证者可化服苏合香丸，不能口服者可进行鼻饲。清醒后，可用四味回阳饮，或用独参汤，以补元气。血厥之实证者可吞服羚羊角粉、牛黄清心丸；血厥之虚证者可服独参汤，以益气摄血。痰厥者频服竹沥水，可口服或鼻饲安宫牛黄丸、猴枣散。中药汤剂宜温服，可少量、多次口服或鼻饲，预防吐药可加少许姜汁。若因过量饮食后不久出现食厥，可先用盐汤探吐以祛时邪，再用汤剂少量多次口服或鼻饲，或大承气汤加味灌肠导滞。虚证厥脱可给予独参汤口服。

6. 适宜技术 气厥之实证者可针刺人中、十宣、太冲、内关等穴。血厥之实证者针刺十宣，或曲池、委中放血，并针刺人中、内关穴，昏迷者加刺涌泉穴。气厥之虚证者可艾灸神阙、关元、百会、气海。痰厥者可针刺人中、中院、足三里开窍顺气导滞，伴喉中痰鸣、喘促者，可针刺肺俞、大椎、风门、定喘等穴；虚寒者取背部穴加灸。因中暑而表现晕厥者，可针刺大椎、曲池、合谷、委中等穴或十宣穴放血降温，或取瓷匙或刮痧板蘸植物油沿脊柱两侧自上而下刮拭，以局部皮肤红紫为度，伴抽搐者可用针刺合谷、太冲穴，也可用刮痧法或挤拧法泄热救厥。

【健康教育】

1. 起居有常，劳逸结合，以免感受外邪，防止正虚邪袭，变生他证。根据自身情况适当锻炼，促进气血流畅，增强机体抵抗力。

2. 保持心情舒畅，避免情绪过激及各种诱因，注意晕厥前的先兆症状。饮食有节，养成良好的饮食习惯，忌生冷、油腻刺激之品，禁烟酒，忌暴饮暴食。

3. 积极治疗原发病，因气血亏虚而致晕厥者，应注意休息，遵医嘱按时准确服药，定期复查。

第三十二节 脱 证

脱证是指邪毒内陷或内伤脏气或亡津失血等原因所致的气血运行不畅，正气耗脱，以突然汗出、目合口开、二便自遗、脉微细欲绝、神志淡漠或烦躁不安、四肢厥冷为主要临床表现的一种急危病证。本证多见于各种病变的危重阶段，四季皆可发生。

"脱"之名首见于《内经》，如《素问·阴阳应象大论》曰："厥气上行，满脉去形。"《灵枢·血脉论》曰："阴阳之气，其新相得而未和合，因而泻之，则阴阳俱脱，表里相离，故脱色而苍苍然。"《灵枢·决气》篇指出："精脱者耳聋，气脱者目不明，津脱者腠理开，汗大泄，液脱者骨属屈伸不利，色夭，脑髓消，胫痠耳数鸣，血脱者色白，夭然不泽，其脉空虚，此其候也。"《难经·二十难》将脱证概述为阴脱、阳脱。《景岳全书·厥逆》中曰："气并为血虚，血并为气虚，此阴阳之偏败也。今其气血并走于上，则阴虚及于下，而神气无根，是即阴阳之气相离之候，故致厥脱。"《金匮翼·卒中八法》曰："猝然之候，但见目合口开，遗尿自汗者，无论有邪无邪，总属脱证。"近代以来，对脱证的病因病机及治疗均有了新的认识和突破，并在治疗剂型上有了改革，用于脱证的急救。

西医学中各种原因如失血、创伤、中毒，以及心源性、代谢性所引起的休克，可参照本节辨证施护。

一、病因病机

脱证的病因主要有外感六淫、内伤七情、伤津失血、汗吐下太过、剧痛、中毒、或久病体虚等，致人体正气耗竭，脏腑功能失调，导致脱证。本病病位虽与五脏有关，但以心、肾为主。

1. 外感六淫 外感温、热、火邪或疫毒；或外感寒湿阴邪，并化热入里，正气抗邪，邪正斗争愈剧则热毒愈炽。在这一斗争过程中，消耗大量的阳气与阴液，令正气大伤，尤其是火热暑邪，最易炽盛猖獗而耗散正气，亡竭津液而致脱证。

2. 脉络受损 气为血之帅，血为气之母，血赖气以生，气赖血以附。一旦因某种原因如外伤或脏腑病变导致的脉络受损，血溢脉外，量多不止，亡失阴血，附随于有形之血的无形之气便由于失去了依附的母体而散脱，导致气随血脱之脱证。

3. 大汗大下 病邪势盛，或正气不固，或过用发汗吐下，致使津液亡失，气无所载而致脱证。

4. 内伤七情 大怒、大恐、惊吓、疼痛等强烈刺激亦可导致脱证。

5. 元气虚损 久病耗血伤气，或房事不节，肾精亏耗；或劳力过度，心神暗伤，则正气已虚，再遇邪实则正气更虚而致脱证。

二、诊断与鉴别诊断

（一）诊断依据

1. 起病急骤，多见于久病体虚，亡血脱液，暴吐暴泻，热毒内陷，严重烧伤者。

2. 神情淡漠或烦躁，面色苍白、灰白或紫赤，息微而促，语声低弱，大汗淋漓，尿少或无尿，舌淡白而干，脉沉细数，甚则卒然昏仆，目合口开，手撒肢冷，二便自遗，脉芤或伏。

3. 常见血压下降，其中收缩压低于12kPa，或原基础血压下降30%以上，或因脱液血细胞比容升高，或因失血，血红蛋白、中心静脉压等明显低于正常。

（二）病证鉴别

1. 中风 中风以卒然昏仆，不省人事为主症，急性发作可有四肢厥冷、汗出、遗尿、脉微细之脱象。但昏倒多在先，继之肢冷、汗出且伴有口舌㖞斜，半身不遂，失语等症状，而脱证者则无此症状。

2. 厥证 厥证以突然昏仆，不省人事，或伴有四肢厥冷为特征，多属实证，而脱证则有目合口开、汗出、手撒遗尿、脉细微欲绝等特点，以虚证为主。

三、辨证施护

【辨证要点】

1. 辨阴阳 脱证可分阴脱、阳脱。阴脱以面唇苍白，发热烦躁，心悸多汗，口渴喜饮，尿少色黄，肢厥不温，脉细数或沉微欲绝为特征；阳脱以面色㿠白，四肢厥逆，气促息微，冷汗如珠，神情淡漠，尿少或遗尿，下利清谷，脉沉微绝为特征。

2. 辨气血 若神志淡漠，倦怠乏力，声低息微，汗漏不止，四肢微冷，舌淡，苔白润，脉微弱者为气虚欲脱；若神情恍惚，枯涩无神，面色苍白，心悸气短，动则汗出，头晕目暗，舌质淡白而干燥，脉沉微欲绝者为血虚不固。

3. 辨轻重 脱证之轻重当视其脉象、气息变化、神志有无异常、尿之有无而定。一般而论，身之冰凉愈甚、时间愈久者重，反之较轻；气息愈急促，并见痰鸣者重，气息平和，无痰阻气乱者轻；神志昏迷愈久、愈深者重，无神志异常者轻；无尿者重，有尿者轻。

【证候分型】

1. 气脱

证候表现：眩晕昏仆，面色苍白，呼吸微弱，汗出肢冷，舌淡，脉沉细微。

证候分析：气脱阳微，阳微寒甚之极，故面色苍白，肢冷；气脱则清阳不升，头目失养，故眩晕昏仆；气脱则肌表不固故汗出；气脱无力鼓动血脉，血不上荣于舌，故见舌淡；运血无力，故脉沉细微。

护治原则：益气固脱。

治疗代表方：四味回阳饮。

2. 血脱

证候表现：呕血、咯血、便血或外伤出血量多，突然昏厥，面色苍白，口唇失华，四肢厥冷，眼窝深陷，自汗肤冷，呼吸微弱，舌质淡，脉芤或细数微软。

证候分析：由于气血相互依存，当血液大量亡失之时，则气无所依，乃随之外脱。气脱阳亡，不能上荣于面，故面色苍白，口唇失华；不能温煦四末，故四肢厥冷；不能温固肌表，故见自汗肤冷；神随气散，神无所主，故昏厥；舌淡，脉细数微，或芤，皆为失血亡阳气脱之象。

护治原则：补气养血。

治疗代表方：人参养荣汤。

3. 阴脱

证候表现：面色苍白或潮红，发热，烦躁，心悸，多汗，其汗热如油，口渴喜饮，尿少色黄，肢厥不温，舌干红少苔，脉虚细而疾，或沉微欲绝。

证候分析：阴液欲绝，故见多汗，其汗热如油、尿少色黄；虚热内扰，故见发热，面色苍白或潮红，口渴喜饮；心神受扰，故见烦躁，心悸；舌干红少苔，脉虚细而疾，或沉微欲绝，均为阴亏内热之征。

护治原则：救阴固脱。

治疗代表方：参麦饮。

4. 阳脱

证候表现：面色皖白，口唇晦黯，四肢厥逆，畏寒蜷卧，气促息微，冷汗如珠，神情淡漠，精神萎靡，尿少或遗尿，下利清谷，舌淡苔白润，脉沉微绝。

证候分析：元阳衰微，心神耗散，故见神情淡漠，精神萎靡，气促息微。阳气虚极，气不摄津，故见冷汗如珠；阳气欲脱，失于温煦，故见面色皖白，口唇晦暗，四肢厥逆；摄纳不固，则尿少或遗尿，下利清谷；舌淡苔白润，脉沉微绝，均属阳气暴脱之征。

护治原则：回阳固脱。

治疗代表方：参附汤。

临床如见突然大汗不止或汗出如油，精神疲惫不支，声短息微，遗尿，舌卷少津，脉微细欲绝或脉大无力，为阴阳俱脱之证。治护应回阳救阴。治疗代表方：阴阳两救汤。

【护理措施】

1. 生活起居护理　病室宜安静舒适，避免强光、噪音等不良刺激。重症患者应安置于抢救室或监护室内，备各种急救物品和药品。病床设置床栏，由专人护理。患者取仰卧中凹位，头偏向一侧，左肩下垫一小枕，可与平卧位交替进行，以减少舌根后坠和气道阻塞的可能。保持呼吸道通畅，随时吸出气道中的分泌物。注意保暖，肢冷严重者，可放置热水袋取暖。保持口腔清洁、湿润，做好口腔护理。张口呼吸者，可在口腔上敷盖湿纱布。昏迷伴眼睑闭合不全者，应做好眼睛护理，可用凡士林或0.9%等渗盐水纱布敷盖双眼。尿失禁者予留置导尿并定时冲洗膀胱，保持外阴清洁。大便失禁者，保持肛周皮肤清洁、干燥，预防压疮的发生。

2. 病情观察 密切观察体温、脉搏、呼吸、血压的变化，以及面色、肤温、汗出、舌象等情况。记录出入量，观察静脉输液情况，以保证各种药物的输入。给予氧气吸入，正确记录24小时出入量等。若24小时尿量达1000～1800ml，则为病情好转的表现。若患者每24小时尿量少于500ml，或出现尿闭者（每昼夜尿量少于100ml）应按急性肾功能不全进行救治。若生命体征异常，出现心悸、水肿、喘促、尿闭、呼吸微弱、脉沉细微或结代，或出现四肢厥冷、大汗淋漓、不省人事等危象时，应立即报告医生，配合抢救。

3. 饮食护理 高热昏迷者予以禁食。一般患者宜给予营养丰富、易消化的流质或半流质饮食。必要时应予以喂食，并防止呛咳，避免窒息的发生。阴阳俱脱，口渴欲饮者，可频服淡盐水、参汤或果汁等饮料。病情稳定后，可给予补气养阴之食品，如扁豆、蚕豆、莲子、大枣、牛羊肉等。饮食宜清淡，亡阴者忌甜食及肥甘、油腻之品。

4. 情志护理 患者元气已弱，如遇悲恐等情志波动，使阳气消乏、清阳不升而致病情加剧，故应安定患者的情绪，尤其要避免情志过激，注意静养。做好患者家属的劝慰工作。家属勿在病床前议论病情，以免影响患者情绪。

5. 用药护理 迅速建立有效的静脉输液通道。选择粗大而易固定的静脉，必要时开放两路或以上静脉输液通道，以利于急救给药补液。在使用血管活性药物时，要密切观察血压的动态变化，注意有无药液外渗，以免造成局部组织的坏死。服用四逆汤、参附汤后，患者宜卧床休息，四肢保温，并忌食寒凉生冷之品。参附注射液为回阳救逆之针剂，静脉注射过程中应严密监测血压及心率（律）的动态变化。中药汤剂中的四逆汤、参附汤皆有附子，故应注意附子的毒性作用。若出现乌头碱中毒的表现（如心律失常，甚至心室颤动、停搏等，其次为口唇发麻、四肢麻木、眩晕、出汗流涎、视力模糊及言语不清等）时，应立即停药，及时报告医生配合处理，可给予口服绿豆汤解毒，或遵医嘱给予阿托品或异丙肾上腺素等，必要时洗胃。药物过敏引起的脱证，应遵医嘱即予0.1%盐酸肾上腺素皮下注射，可针刺人中、涌泉穴等，配合抢救。

6. 适宜技术 发作时可针刺素髎、百会、神阙、关元、内关等穴，神志昏迷者加中冲、涌泉。阳脱者可针刺或指掐人中、十宣、涌泉等穴位。亦可选用艾灸法，选百会、膻中、神阙、关元、气海，灸至脉复汗出为止。四肢不温汗出者，可予四肢放置热水袋等保暖，艾灸关元、三阴交等穴，或给予参附汤口服。高热者，给予十宣放血或针刺退热。尿潴留者，可予针灸、热敷或点按关元、中极等穴。

【健康教育】

1. 久病初愈，应注意生活起居有常，根据自身情况适当锻炼，避免过劳，随气候变化增减衣被，注意保暖，防止正虚邪袭，变生他证。

2. 养成良好的饮食习惯，忌食肥甘厚味及辛辣刺激之品，以防脾土受损。饮食有节，忌暴饮暴食。调摄情志，疏通气机，避免情志过激，化生肝火，动血伤阴。

3. 积极治疗原发病，可选择健脾益气、收敛止血、调补阴阳、清热解毒等方法调整体质，增强正气。按时服药，门诊随访。

第三章　中医外科病证护理

中医外科病证护理是以中医学理论为指导，阐述外科常见病证的病因病机、辨证要点及诊治规律等内容，并提出相应护理措施的过程。外科病证大多发生于体表，易于诊断，但致病因素、发病机理各不相同。常用的护治原则是内外并重，局部与整体并重。中医外科病证范围较广，病证较多，本章选择10种常见的疮疡、乳房疾病、周围血管病、皮肤病、肛门直肠病证，分别就其基本概念、病因病机、辨证要点、辨证分型、护理措施、健康教育等内容进行阐述。

第一节　疮　疡

疮疡是各种致病因素侵袭人体后引起的体表化脓性疾病，根据发病特点分为急性和慢性。疮疡的致病因素主要有外感（六淫邪毒、特殊之毒、外来伤害等）和内伤（情志内伤、饮食不节、劳伤虚损等）两大类。外邪引发的疮疡以火热之毒最为常见，急性者为多；内伤引起的疮疡，大多因虚致病，慢性者居多。对疮疡的辨证施治是中医外科的特色，内治法的总则为消、托、补。即初期尚未成脓时，用消法使之消散；中期脓成不溃或脓出不畅，用托法以托毒外出，又分透托法和补托法；后期体质虚弱者，用补法以恢复正气，使疮疡早日愈合。中医外科疮疡疾病包括：疖、疔、痈、发、有头疽、丹毒等，本节主要阐述疖、痈、有头疽辨证施护的相关内容。

疖

疖是指肌肤浅表部位感受火毒，以局部红肿热痛为主要临床表现的阳证病证。根据病因和证候不同可分为有头疖、无头疖、蝼蛄疖、疖病等。其特点为肿势局限，范围多小于3cm左右，突起根浅，红肿疼痛，易脓、易溃、易敛。疖为临床常见病证，好发于体弱小儿或消渴病患者。

历代中医文献对疖的病因病机、临床表现与治疗都有描述。唐·孙思邈的《备急千金要方·痈疽》指出：“凡肿，根广一寸以下者名疖。”宋·王怀隐的《太平圣惠方·治热毒疖诸方》说：“疖者，由风湿冷气搏于血，结聚所生也。人运役劳动，则阳气发泄，因而汗出，遇冷湿气搏于经络，血得冷折，则结涩不通，而生疖。”明·王肯堂的

《证治准绳·疡医》又说："疖者，初生突起，浮赤而无根脚，肿见于皮肤间，止阔一二寸，有少疼痛，数日后则微软，薄皮剥起，始出清水，后自破脓出，如不破，用替针丸拔毒膏贴之，脓出即愈。"

西医学中的疖、化脓性汗腺炎、化脓性淋巴结炎、蜂窝组织炎、皮肤脓肿、头皮穿凿性脓肿、疖病等，可参照本节辨证施护。

一、病因病机

疖的病因为暑毒浸淫、饮食不节、体虚毒恋。夏秋季节，感受暑毒，或天气炎热，汗出不畅，暑毒蕴蒸肌肤，引起痱子，复因搔抓，破伤染毒；饮食不节，脾胃运化失调，湿热火毒内生，复感风邪，凝聚而成；先天禀赋不足，体虚（阴虚内热或脾胃虚弱者）则卫外不固，外邪易侵袭肌肤，更易染毒致病，并可反复发作，缠绵难愈。病位在肌肤。

二、诊断与鉴别诊断

（一）诊断依据

1. 有头疖 红色结块，范围约3cm大小，灼热疼痛，突起根浅，中心有一脓头，出脓即愈。

2. 无头疖 红色结块，范围约3cm左右，无脓头，表面灼热，触之疼痛，2～3天化脓，溃后多迅速愈合。

3. 蝼蛄疖 多发于儿童头部。临床可见两种类型，一是坚硬型，疮形肿势虽小，但根脚坚硬，疮口愈合后还会复发；二是多发型，疮大如梅李，相连三五枚，溃破脓出不易愈合，日久头皮窜空，如蝼蛄串穴之状。

4. 疖病 好发于项后发际、背部、臀部。几个到几十个，也可散发，反复发作，缠绵难愈。多发于青壮年，或消渴病、习惯性便秘或体弱者。

（二）病证鉴别

1. 痈 常为单发，不易生于头面部，初起无头，局部肿大、高突、色红，范围常在6～9cm，全身症状明显。

2. 颜面疔疮 初起有粟粒样脓头，形小、根深、肿硬，全身症状明显，病程较长。

三、辨证施护

【辨证要点】

1. 辨虚实 疖以实证更为多见。实证：疮面易脓、易溃，伴发热，口渴，溲赤，便秘，苔黄或薄腻，脉滑数。虚证：疮面成脓、收口时间均较长，脓水稀薄，常伴面色萎黄，神疲乏力，纳少便溏，舌质淡或边有齿痕，苔薄，脉濡；或伴口干唇燥，舌质红苔薄，脉细数。

2. 辨脏腑 疖的病位虽在肌肤，但与肺、脾、肾三脏关系密切。肺合皮毛，皮毛为人体之卫表，肺气充足则卫外之气固守，而外邪不得侵犯；反之风热毒邪易染肤而生疖。脾主运化水谷之精微，输布津液，脾虚则气血不足，湿邪内阻；肾为元阴元阳之府，肾阴不足，虚热内生，兼感暑湿热邪而生疖。

【证候分型】

1. 热毒蕴结

证候表现：常见于素有实热内火之人。发病轻者疖肿只有1~2个，重者数目较多，可散发全身，或簇集一处，可伴有发热，口渴，便秘，溲赤，舌红，苔黄，脉数。

证候分析：素有实热内火，脏腑蕴热，外泛肌表，发为疖肿；热毒之邪走散，可泛发周身；热盛伤津，则发热，口渴，溲赤，便秘；舌红苔黄，脉数均为热毒蕴结之象。

护治原则：清热泻火，解毒散结。

治疗代表方：五味消毒饮合黄连解毒汤加减。

2. 暑热浸淫

证候表现：多发于夏秋季节，儿童及产妇多见。皮肤红肿结块，灼热疼痛，根浅，范围局限，可伴有发热，口干，便秘，溲赤，舌尖边红，苔薄腻，脉滑数。

证候分析：暑多夹湿，相兼为病，则多发于夏秋之季；暑为阳邪，暑热之毒壅结肌肤，阻塞经络，则皮肤红肿结块，灼热疼痛；暑热浸淫，易伤津液，则发热，口干；暑热夹湿，下移肠道，则便秘，溲赤；舌红，苔黄腻，脉滑数均为暑热浸淫之象。

护治原则：清热解毒，祛暑化湿。

治疗代表方：清暑汤加减。

3. 体虚毒恋

证候表现：多见消渴病或脾胃虚弱之人。疖肿常此愈彼起，可散发全身各处，疖肿较大，易转变成有头疽或颜色暗红，脓水稀少，常伴低热，烦躁口渴，或乏力肢软，舌质红，苔薄黄，脉细数。

证候分析：正气虚损，抗邪无力，卫表虚弱，易受热毒侵袭，耗气伤阴，则皮肤易生疖肿，此愈彼起；正虚邪恋，火热之邪难去，湿热阻于脉络，气血瘀滞，则疖肿较大，易转变成有头疽；脾胃虚弱，气血不足，毒滞难消，则疖肿散发全身；脾胃虚弱，气血生化乏源，则疖肿颜色暗红，脓水稀少；阴虚生内热，则伴低热，烦躁口渴，乏力肢软；舌红，苔薄黄，脉细数均为体虚毒恋之象。

护治原则：清热解毒，养阴生津。

治疗代表方：仙方活命饮合增液汤加减。

脾胃虚弱者宜健脾和胃，清热化湿，方用防风通圣散，去大黄、芒硝，加黄芪、党参、白术等。

【外治法】

1. 初起 可用千捶膏盖贴或三黄洗剂外搽；病灶大者可用金黄散或玉露散，以金银花或菊花露调成糊状敷于患处；也可用鲜野菊花叶、蒲公英、芙蓉叶、马齿苋、鲜丝瓜叶等取其一种，洗净捣烂敷于患处。

2. 成脓　宜切开排脓。用九一丹掺金黄膏、太乙膏盖贴；疮口深者，用药捻蘸八二丹引流。脓尽后改用生肌散、红油膏或白玉膏收口。

3. 蝼蛄疖　宜作十字形切开。如遇出血，可用垫棉法加绷带缚扎以压迫止血；若有死骨者，可待松动时用镊子钳出。

【护理措施】

1. 生活起居护理　病室宜清洁，空气新鲜，温湿度适宜。注意个人卫生，勤洗澡，勤理发，勤修指甲，勤换衣服。保持局部皮肤清洁，出汗后应及时沐浴，更换衣服，衣服宜宽松柔软，防止局部摩擦导致疮疖破溃。颜面部疖肿切忌挤压、碰撞，以免脓毒扩散。

2. 病情观察　注意观察患者有无发热、恶寒症状；观察疮形的颜色、肿势变化、脓水的量、色以及疼痛程度等；如疖肿破溃需放置引流，要注意观察引流是否通畅；消渴病患者还需观察血糖变化，指导患者合理用药及饮食以调控血糖。如患者出现高热、烦躁等，应及时告知医生。

3. 饮食护理　饮食宜清淡，营养丰富，多食新鲜蔬菜、水果，少食辛辣、炙煿助火之物及肥甘厚腻之品。暑热之季宜食清凉解暑之品，可选用绿豆薏苡仁汤。实证者应多饮清凉之品，如菊花茶、双花饮，多食黄瓜、苦瓜、冬瓜、番茄、西瓜等寒性食物，保持大便通畅；虚证者应加强营养，消渴病患者宜低糖饮食，可多食蛋类、兔肉、鸭肉及百合粥、莲子粥等滋阴之品；脾胃虚弱者可多食红枣、党参、茯苓及山药粥、薏苡仁粥等健脾益气化湿之品。

4. 情志护理　让患者了解病情，做好心理疏导，避免焦虑、紧张和急躁情绪，保持乐观的心态，可使营卫流通，气血和畅，有利于疾病的痊愈。鼓励体虚者选择适合自己的体育运动和娱乐活动，以使身心状态良好，增强抗病能力。

5. 用药护理　一般药物宜在进食后半小时服用，中药汤剂以温热服用为宜。清热解毒和祛暑剂宜温凉服，虚证者宜温服。疖病多用清热解毒药，药性寒凉，易伤脾胃阳气，故不宜久服。指导或协助患者外敷药物。

6. 适宜技术　在溃烂化脓的疮口周围，用毫针点刺后，再拔火罐以泻火解毒，消肿排脓，或取委中穴，三棱针点刺放血。实证者耳尖部三棱针点刺放血，大椎穴刺络拔罐，脊背第 1 胸椎至第 9 胸椎两侧刮痧以泻火解毒；虚证者可取内分泌、心、肺、脾等耳穴用王不留行籽贴压以扶正祛邪。

【健康教育】

1. 养成良好的卫生习惯，保持皮肤清洁，以防皮肤染毒。注意劳逸结合，提高机体抗病能力。选择适合自身体质状态的健身运动，如散步、打太极拳等。

2. 饮食应多食清淡、易消化、营养丰富的食物，忌食辛辣肥甘厚味之品；脾胃虚寒者，少食生冷食物。

3. 保持平和心态，学会自我调适情志，避免急躁情绪，减轻生活压力，防止实火内生。

4. 对于消渴病患者或体虚者，发生疖病后应及时就医，积极治疗。避免耽误病情，致使毒邪内陷。消渴病患者应定期检查血糖，保持血糖正常。

痈

痈是指发生在皮肉之间的急性化脓性疾病。临床上有“内痈”与“外痈”之分，病变部位在脏腑者为内痈，在体表者为外痈，两者虽同属痈证范围，但在治疗及护理上多有不同。本节主要阐述外痈。外痈病位浅表，其特点是局部光软无头，红肿疼痛，肿胀范围多在6～9cm，发病迅速，易肿、易脓、易溃、易敛，多伴有恶寒，发热，口渴等全身症状。痈发无定处，随处可生，因其发病部位不同，名称各异。如生于颈部的称颈痈；生于腋下的称腋痈；生于脐部的称脐痈；生于委中穴的称委中毒等。它们在病因病机及症状方面除具有一般痈的共性外，又各有特征。

“痈”作为病名，首见于《五十二病方》。《内经》对痈的特点、病因病机、预后等已有较系统的论述，《灵枢·痈疽》曰：“痈者，其皮上薄以泽。”“热胜则肉腐，肉腐则为脓，然不能陷，骨髓不为焦枯，五脏不为伤，故命曰痈。”《金匮要略》曰：“诸浮数脉，应当发热，而反洒淅恶寒，若有所痛，当发为痈。”对痈的病脉、判断有脓无脓有了较详细的描述。《景岳全书》曰：“痈者，热壅于外，阳毒之气，其肿高，其色赤，其痛甚，其皮薄而泽，其脓易化，其口易敛，其来速者，其愈亦速。”详细描述了痈的临床表现及转归。

西医学中的体表浅表脓肿、急性化脓性淋巴结炎等病证，可参照本节辨证施护。

一、病因病机

痈的病因为外感六淫、饮食不节、外来伤害。六淫之邪，侵袭人体，郁于肌表，而六气皆从火化，致使湿热火毒内蕴，壅聚肌肤所致；或恣食肥甘，聚湿生浊，留阻肌肤，营卫失和，气血凝滞，经络壅遏，化热化火，乃成痈肿；或体表肌肤直接受损，局部瘀血阻络，气血失运，复染毒邪，或瘀血化火，结于肌肤所致。病位在肌肤。

二、诊断与鉴别诊断

（一）诊断依据

1. 可发生于体表的任何部位。

2. 初起患处皮肉之间突然肿胀，光软无头，迅速结块，红肿疼痛，少数病例初起皮色不变。结块范围多在6～9cm。

3. 发病迅速，易肿、易脓、易溃、易敛，轻者无全身症状，重者可伴有恶寒，发热，头痛，泛恶，舌红苔黄腻，脉弦滑或洪数等全身症状。

4. 一般不会损筋伤骨，也不会造成陷证。

（二）病证鉴别

1. 疖 与无头疖鉴别，根脚浅，范围局限，肿块及肿势较小，多为1～2cm，2～3天化脓，溃后多迅速愈合，无明显全身症状。

2. 有头疽 多发于项背肌肉丰厚之处。初起有一粟米样脓头，而后肿势逐渐扩大，脓头相继增多，溃烂后状如莲蓬、蜂窝，红肿范围常超过9～12cm，全身症状明显，病程较长。易发生内陷。

三、辨证施护

【辨证要点】

1. 辨虚实 痈以实证为多见。一般新病多实，久病多虚；体壮者多实，体弱者多虚。实证：疮面肿势高突，红、肿、热、痛明显，易脓、易溃、易敛，伴发热恶寒、口渴等，苔黄腻，脉弦滑或洪数。虚证：疮面成脓、收口时间均较长，脓水稀薄，疮面新肉不生，愈合缓慢，常伴面色无华，神疲乏力，舌淡胖，苔少，脉沉细无力。

2. 辨脏腑 本病病位虽在肌肤，但与肺、脾脏关系较为密切。肺外合皮毛，皮毛为人体之卫表，外邪侵袭，首先犯肺，若肺气充则卫外亦固，六淫邪气不得以侵犯，反之，外感邪气侵袭人体，郁于肌表，化热化火，乃生痈肿。脾主运化水谷精微，脾虚则运化失司，积湿生浊，郁结日久，化热生火，结聚肌肤。

【证候分型】

1. 火毒凝结

证候表现：多见于初起阶段，局部突然肿胀，光软无头，迅速结块，红肿热痛，逐渐肿大，高肿发硬，伴恶寒，发热，头痛，泛恶，口渴，苔黄腻，脉弦滑或洪数。

证候分析：外邪侵袭人体，邪郁化火，或过食高粱厚味，体内湿热火毒内蕴，故发病迅速，局部肿胀，光软无头；气血凝滞，邪热壅聚，则红肿热痛，迅速结块；邪在卫表，营卫失和，湿热蕴结，则恶寒发热，头痛，口渴，泛恶；苔黄腻，脉弦滑或洪数均为火毒凝结之象。

护治原则：解毒消肿，活血止痛。

治疗代表方：仙方活命饮加减。

2. 热盛肉腐

证候表现：多见于成脓阶段，局部红肿明显，肿势高突，疼痛剧烈，痛如鸡啄，溃后脓出则肿痛消退，舌红，苔黄，脉数。

证候分析：热毒壅盛，火毒之邪阻于皮肉之间，腐肉成脓，则局部红肿明显，肿势高突，疼痛剧烈，痛如鸡啄，溃后脓出则肿痛消退；舌红，苔黄，脉数均为热盛之象。

护治原则：清热散结，透脓消疮。

治疗代表方：仙方活命饮合五味消毒饮加减。

3. 气血两虚

证候表现：多见于溃后阶段，脓水稀薄，疮面新肉不生，色淡红不鲜或暗红，久不愈合，痛势减轻，伴面色无华，神疲乏力，纳少，舌质淡胖，苔少，脉沉细无力。

证候分析：脾主肌肉，脾胃虚弱，气血不化，腐肉难去，新肉难生，则疮面久不愈合，脓水稀薄；脾失健运，气血不达，则面色无华，神疲乏力，纳少；舌淡胖，苔少，脉沉细无力均为气血两虚之象。

护治原则：补气养血，托毒生肌。

治疗代表方：托里消毒散加减。

【外治法】

1. 初起 宜清热消肿，可用金黄膏或玉露膏外敷；或用金黄散、玉露散以冷开水或醋等调成糊状外敷；或太乙膏掺红灵丹或阳毒内消散外贴。

2. 成脓 宜切开排脓。

3. 溃后 宜提脓祛腐，用八二丹或九一丹，并用药线引流，再用金黄膏或玉露膏盖贴。

4. 收口 脓腐已尽，宜生肌收敛，以生肌散掺入疮口中，并用红油膏、太乙膏或生肌玉红膏盖贴。如脓出不畅或有袋脓者，可先用垫棉法加压包扎，或行扩疮引流。

【护理措施】

1. 生活起居护理 病室宜清洁，空气宜新鲜，温湿度适宜。注意个人卫生，保持皮肤清洁干爽，勤洗澡更衣，勤修指甲，切勿用手搔抓、挤压、挑刺等。服装穿着宜舒适、宽松，勤洗、勤换、勤晒。有全身症状者宜卧床休息，并减少患肢活动。

2. 病情观察 注意观察疼痛程度，是否伴有发热；观察局部的肿胀范围、皮肤色泽、脓腐的量、色等；高热时嘱患者多饮温开水，及时给予物理降温或根据医嘱予以药物降温。如有高热不退，烦躁不安，神昏谵语等，应及时告知医生处理。

3. 饮食护理 饮食宜清淡，多食新鲜蔬菜及水果，如白菜、胡萝卜、番茄、油菜、葡萄、苹果等。实证者，宜多食清凉解毒之品，如绿豆汤、菊花茶、银花蒲公英茶、黄瓜汁、西瓜汁等；虚证者，宜多食营养丰富的牛奶、鸡蛋、豆制品、瘦肉等；脾胃虚弱者，宜食红枣粥、薏苡仁粥等。

4. 情志护理 关心体贴患者，经常与之交谈并开导患者，耐心讲解病因及治疗过程，使患者了解病情，以消除其紧张、恐惧、焦虑心理，保持心情舒畅，积极配合治疗。

5. 用药护理 一般药物宜在进食后半小时服用，中药汤剂以温热服用为宜，清热解毒剂宜温凉服。外敷膏药时，要紧贴患处，药膏范围大于炎症直径，脓出不畅，若有袋脓者，可根据情况配合使用垫棉法或扩创法。颈痈早期忌用苦寒冰伏之剂治疗。

6. 适宜技术　若患处疼痛较重者，可用紫花地丁、苍耳草、半枝莲等洗净，捣烂外敷，或针刺大椎、合谷、曲池以清泄热毒。或用耳穴埋豆法，取内分泌、肾上腺、交感、肝、脾、耳背肝、耳背脾等穴，以消肿止痛。痈之初期，取阿是穴或痈之顶部，隔蒜灸。或局部用敷药疗法，以黄连、大黄、乳香、没药，诸药共研末，醋调外敷，绷带固定。或用毫针刺法，颈痈取肩井、风池、委中等穴；臀痈取膈俞、委中、大肠俞等穴，用强刺激手法。也可用刺血拔罐疗法，取大椎并配合病灶近部或远部取穴，用三棱针在所选穴位处点刺，然后以闪火法或抽吸法拔罐，一般以出血 3ml 为宜，若血出如涌，应立即去罐。

【健康教育】

1. 生活起居有常，劳逸结合，保持局部皮肤清洁，养成良好的生活习惯。适当进行体育锻炼，增强体质。
2. 饮食宜清淡有营养，易消化之品，忌生冷、辛辣、鱼腥发物及肥甘厚味之品，忌烟酒。
3. 保持情绪平和，控制紧张、焦虑情绪，避免七情致病。
4. 伴有消渴等慢性病者，须积极治疗原发病。

有头疽

有头疽是发生于肌肤间的急性化脓性疾病。其特点是初起皮肤上即有粟粒样脓头，焮热红肿胀痛，迅速向深部及周围扩散，脓头相继增多，溃烂后状如莲蓬、蜂窝，范围常超过 9～12cm，大者可在 30cm 以上。好发于项后、背部等皮肤厚韧之处，中老年人及消渴病患者易发病，并容易发生内陷。

我国最早的医书《五十二病方》中就已有“肉疽倍黄芪”的记载。《灵枢》曰：“何谓疽？……热气淳盛，下陷肌肤，筋髓枯，内连五脏，血气竭，当其痈下，筋骨良肉皆无余，故命曰疽。”《丹溪心法》曰：“已溃，开疮看视，务宜密室中揭膏，拭脓，收拾。切忌外风袭人，以免漫肿、抽搐之虞。”又云：“凡痈疽勿食羊、鸡、鱼、面、煎炒炙煿醇厚等味，犯之必发热。”在护理方面，提出忌外受风邪，防止染毒以及饮食护理的方法。

西医学中发生于肌肤间的急性化脓性疾病，可参照本节辨证施护。

一、病因病机

有头疽的病因为外邪侵袭、情志内伤、饮食不节。外感风温、湿热，邪毒凝聚肌表，气血运行失常，或情志内伤，郁怒伤肝，思虑伤脾，肝脾郁结，气郁化火或劳伤虚损，恣欲伤肾，劳伤精气，肾水亏损，相火炽盛；或恣食高粱厚味，脾胃积热而发。病位在肌肤。

二、诊断与鉴别诊断

（一）诊断依据

1. 发生部位 好发于皮肤坚韧、肌肉丰厚之处，以项、背部为多见。多发于成年人，以中老年居多。

2. 分为四候 按局部症状可分为四候，每候约7天左右。《疡科心得集》云："对疽、发背必以候数为期，七日成形，二候成脓，三候脱腐，四候生肌。"

3. 初期 局部红肿结块，肿块上有粟粒状脓头，作痒作痛，逐渐向周围和深部扩散，脓头相继增多，色红，灼热疼痛，伴有恶寒，发热，头痛，纳呆，舌苔白腻或黄腻，脉多滑数或洪数等明显的全身症状。此为一候。

4. 溃脓期 疮面腐烂形似蜂窝，其面积大小不一，范围超过10cm，在项后的大者可上至枕骨，下至大椎，旁及两耳；在背部的可大如手掌或如茶盘，甚至更大，伴高热烦渴，便秘溲赤。如脓液畅泄，腐肉脱落，红肿热痛逐渐减轻，全身症状也减轻或消失。此为二至三候，病变范围大者需3～4周。

5. 收口期 脓腐渐尽，新肉渐长，肉色红活，逐渐收口而愈。少数病例，亦有腐肉虽脱，但新肉生长迟缓者。此为四候，常需1～3周。

6. 并发症 若兼见神昏谵语，气息急促，恶心呕吐，腰痛尿少，尿赤，发斑等严重全身症状者，为合并内陷。内陷变证以脑疽、背疽为多见，凡发于项、背部者，不易透脓托毒，病情较重，内陷变证多见；发于四肢部的病情较轻，易于透脓，内陷变证少见。体虚或消渴病患者易并发内陷。

（二）病证鉴别

1. 发际疮 生于项后部，病小而位浅，范围局限，多小于3cm，或多个簇生在一起，2～3天化脓，溃脓后3～4天即能愈合，无明显全身症状，易脓、易溃、易敛，但易反复发作，缠绵难愈。

2. 脂瘤染毒 患处平素已有结块，与表皮粘连，但基底部推之可动，其中心皮肤常可发现粗大黑色毛孔，挤之有脂浆样物溢出，且有臭味，染毒后红肿较局限，化脓约10天左右，脓出夹有粉渣样物，并有白色包囊，愈合较缓慢，全身症状轻。

三、辨证施护

【辨证要点】

1. 辨虚实 有头疽以实证为多见；一般新病多实，久病多虚；体壮者多实，体弱者多虚。实证：疮面肿势高突，红、肿、热、痛明显，易脓、易溃、易敛，伴恶寒，发热、口渴等全身症状，舌苔黄或黄腻，脉弦滑或洪数。虚证：疮面平塌，成脓、收口时间均较长，脓水稀薄，淋漓不尽，疮面新肉难生，腐肉难去，伴面色无华，神疲乏力，舌淡胖，苔少，脉沉细无力等。

2. 辨脏腑　本病病位虽在肌肤，但与肺、脾脏关系较为密切。肺为脏腑之外卫，外合皮毛，故肺气充则卫外固，六淫邪气不得侵犯。反之，外邪侵袭，首先犯肺，郁久化火，乃生疽肿。脾为后天之本，脾脏健运，气血得以充养。反之，脾虚则运化失健，湿浊内生，化火生毒，结于肌肤而成。

【证候分型】

1. 火毒凝结

证候表现：多见于壮年正实邪盛者。局部红肿高突，灼热疼痛，根脚紧束，迅速化脓脱腐，脓液稠黄，伴发热，口渴，尿赤，苔黄，脉数有力。

证候分析：火毒凝聚肌肤，则局部红赤灼热；邪热壅聚，经络阻塞，气血凝滞，故疼痛；气血充盛，能约束毒邪，故疮形高突，根脚紧束，迅速化脓脱腐，脓液稠黄；火毒凝结，耗伤津液，则发热，口渴，尿赤；苔黄，脉数有力皆为火毒凝结之实热征象。

护治原则：清热和营，解毒泻火。

治疗代表方：黄连解毒汤合仙方活命饮加减。

2. 湿热壅滞

证候表现：局部症状与火毒凝结相同，伴全身壮热，朝轻暮重，胸闷呕恶，舌苔白腻或黄腻，脉濡数。

证候分析：壮热，朝轻暮重，胸闷呕恶，舌苔白腻或黄腻，脉濡数皆为湿热火毒壅滞之象。

护治原则：清热利湿，托毒透脓。

治疗代表方：仙方活命饮加减。

3. 阴虚火炽

证候表现：多见于消渴病患者。肿势平塌，根脚散漫，皮色紫黯，脓腐难退，脓水稀薄或带血水，剧痛，伴发热烦躁，口渴喜饮，纳差，大便干结，小便短赤，舌红，苔黄燥，脉弦细数。

证候分析：正气亏虚，阴津耗损，火毒炽盛，正不胜邪，不能托毒外出，故肿势平塌，根脚散漫；气虚则不能固其形，血虚无以华其色，则疮色紫黯，脓腐难退，脓水稀薄或带血水；水亏火炽，火毒炽盛，则疼痛剧烈；发热，口渴喜饮，纳差，大便干结，小便短赤，舌红，苔黄燥，脉弦细数皆为阴虚火炽之象。

护治原则：养阴生津，泻火托毒。

治疗代表方：竹叶黄芪汤加减。

4. 气虚毒滞

证候表现：多见于年迈体虚，气血不足患者。肿势平塌，根脚散漫，皮色灰黯不鲜，难以成脓，腐肉难退，脓液稀少，或带灰绿色，闷肿胀痛，易成空腔，伴高热，或身热不扬，大便溏薄，小便频数，口渴喜热饮，神疲乏力，面色少华，舌淡红，苔白或微黄，脉数无力。

证候分析：气虚无力托毒外出，故肿势平塌，根脚散漫；血虚不得外荣皮毛，则皮色灰黯不鲜；正不胜邪，则闷肿胀痛；年迈体虚，气血俱亏，则难以成脓，腐肉难去，脓液稀少，或带灰绿色，易成空腔；阳气亏虚，邪随寒化，则高热，或身热不扬，大便溏薄，小便频数，口渴喜热饮，神疲乏力，面色少华；舌淡红，苔白或微黄，脉数无力皆为气虚毒滞之象。

护治原则：益气养血，扶正托毒。

治疗代表方：八珍汤合仙方活命饮加减。

【外治法】

1. 初起 患处红肿，脓头尚未破溃，属火毒凝结证或湿热蕴滞证，用金黄膏或千捶膏外敷。阴虚火炽证或气虚毒滞证，用冲和膏外敷。

2. 酿脓 以八二丹掺疮口，如脓水稀薄而带灰绿色，改用七三丹，外敷金黄膏。待脓腐大多脱落，疮面渐洁，改掺九一丹，外敷红油膏。

3. 收口 疮面脓腐已净，新肉渐生，以生肌散掺疮口，外敷白玉膏。若疮口有空腔，皮肤与新肉一时不能粘合，可用垫棉法加压包扎。

4. 脓腐阻塞 脓液蓄积，引流不畅者，可用五五丹药线或八二丹药线多枚分别插入疮口，蚀脓引流。或用棉球蘸五五丹或八二丹，松松填于脓腔以祛腐。

【护理措施】

1. 生活起居护理 保持环境舒适、整洁，病室空气新鲜，温湿度适宜。保持皮肤清洁干爽，勤洗澡更衣，勤修指甲，戒除用手搔抓、挤压皮肤等不良习惯。服装穿着宜舒适、宽松，勤洗、勤换、勤晒。患在背部者，睡时宜侧卧；患在上肢者宜用三角巾悬吊；在下肢者宜抬高患肢，减少活动；有全身症状者宜卧床休息。气血两虚者注意保暖，避免感受外邪。

2. 病情观察 注意观察疼痛程度，是否伴有发热；观察局部的肿胀范围、皮肤色泽、脓腐的量、色等；高热者，宜多饮水，及时按照医嘱给予降温。若高热不退，烦躁谵语者，应立即告知医生。

3. 饮食护理 饮食宜清淡，忌食辛辣荤腥及甜腻食物。多食新鲜蔬菜水果，如黄瓜、番茄、西瓜、柚子等。实证者，宜多食清凉之品，如绿豆汤、西瓜汁、苦瓜汁等；虚证者，宜适量食用富含营养的牛奶、鸡蛋、鸡肉等。消渴病患者应给予消渴病饮食。

4. 情志护理 心情愉快，严防恼怒，以利于增强正气，祛邪外出。经常关心体贴患者，耐心讲解病因及治疗过程，使患者了解病情，以消除其紧张、焦虑心理，便于积极配合治疗。

5. 用药护理 一般药物宜在进食后半小时服用，中药汤剂以温热服用为最佳，清热解毒剂宜温凉服。外敷膏药时，要紧贴患处，敷药范围大于炎症直径，若疮口有空腔，疮面难以愈合，需用垫棉法加压包扎。消渴病患者应服降糖药以控制血糖，必要时可使用胰岛素以有效控制血糖。

6. 适宜技术 实证者耳尖部三棱针点刺放血，大椎穴刺络拔罐；虚证者可取内分泌、肺、脾等耳穴，用王不留行籽贴压以扶正祛邪。患处疼痛较重者，可作局部冷敷，或针刺大椎、合谷、曲池等穴以清泄热毒。

【健康教育】

1. 生活起居有规律，避免过度疲劳。注意个人卫生。保持疮周皮肤清洁，可用2%～10%黄柏溶液或生理盐水清洗疮面。适当进行体育锻炼，以助正气。

2. 饮食宜清淡，富含营养，易消化之品，忌生冷、辛辣、鱼腥发物及肥甘厚味之品，忌烟酒。尽量控制紧张、焦躁情绪，保持心情舒畅。做好心理调护，避免语言刺激，以免加重病情，延误治疗。

3. 对于伴有消渴等慢性病者，发病后应及时就医，积极治疗。避免病情加重，致使疽毒内陷。消渴患者应定期监测血糖，有效控制血糖。

第二节 乳 痈

乳痈是由热毒侵入乳房所引起的一种急性化脓性疾病。其特点是乳房局部结块，红肿热痛，伴有全身发热，且容易发生“传囊”之变。乳痈多见于产后哺乳妇女，尤以初产妇多见。好发于产后3～4周，也可在孕期，或非哺乳期及非怀孕期发生。发生在哺乳期的称“外吹乳痈”；发生在怀孕期的称“内吹乳痈”；发生在非哺乳期和非怀孕期的称“不乳儿乳痈”。临床上以外吹乳痈多见。

乳痈病名，首见于晋代《刘涓子鬼遗方》。对于疾病的分类，《寿世保元》提出“外吹”、“内吹”之名。对于其临床症状、病因病机的描述，《诸病源候论》曰：“此由新产后，儿未能饮之，乃饮不泄，或断儿乳，捻其乳汁不尽，皆令乳汁蓄积，与气血相搏，即壮热大渴引饮，牢强掣痛，手不得近也。”《疮疡经验全书》载：“外吹乳者，小儿乳，吹风在外故也；内吹者，女人有孕，其胎儿转动，吹风在内故也。”《医宗金鉴》《外科理例》对乳痈的描述更为详尽，并且指出脓成宜早期切开，否则有“传囊”之变。

西医学中的急性乳腺炎可参照本节辨证施护。

一、病因病机

乳痈的病因为乳汁郁积、肝郁胃热、感受外邪。因乳头破碎、乳头畸形和内陷，乳汁多而少饮，或断乳不当，均可使乳汁郁积，乳络不畅，乳管阻塞，败乳蓄积，久而化热，酿脓所致；因情志不畅，肝郁气结，厥阴肝经失于疏泄，或产后饮食不节，脾胃运化失司，阳明胃热壅滞，乳络闭阻不畅，气滞血瘀积热成脓，而成乳痈；产妇体虚，汗出腠理疏松；或露胸哺乳，复感风邪；或乳儿含乳而睡，口中热毒之气侵入乳孔，均可使邪热蕴阻于肝胃之经，乳络郁滞不通，化热成痈所致。病位在乳络。

二、诊断与鉴别诊断

（一）诊断依据

1. 多见于产后 3 ~4 周的哺乳期妇女，初产妇尤为多见。常有乳汁排泄不畅或乳头破损；内吹乳痈多发生在妊娠后期。不乳儿乳痈缘于成人多有假吸诱因，小儿乳痈有脐伤染毒史。

2. 乳房结块，红肿疼痛，约 10 天左右成脓，脓出稠厚，肿痛随之减轻。

3. 伴恶寒发热、头痛骨楚、胸闷纳呆、大便干结等全身症状。

（二）病证鉴别

1. 炎性乳腺癌 多见于青年女性，尤其在妊娠期或哺乳期。病变常累及乳房的 1/3 以上，尤以乳房下半部为甚。病变局部皮肤呈暗红或紫红色，肿胀增厚且有韧硬感，毛孔深陷呈橘皮样改变，局部无疼痛或轻度压痛。同侧腋窝常可扪及明显肿大的淋巴结，质硬固定，全身症状较轻。本病进展较快，预后不良。

2. 乳腺导管扩张症 主要表现为乳房疼痛、乳头溢浆液或脓液，乳头内陷，乳房肿块常与周围皮肤粘连。

三、辨证施护

【辨证要点】

1. 辨虚实 乳痈以实证为多。新病多实，久病多虚；体壮者多实，体弱者多虚。实证可见患乳肿胀、疼痛、皮肤焮红、脓汁稠厚，伴发热，口渴，便秘溲赤，舌红，苔黄腻，脉洪数。虚证可见患乳成脓，收口时间较长，疮口脓水淋漓，脓汁清稀，常伴全身乏力，面色少华，或低热不退，饮食减少，舌淡，苔薄，脉弱无力。

2. 辨分期 初期，乳房胀痛，皮肤焮红或不红，肿块有或无，乳汁分泌不畅，可伴有恶寒发热，头痛，胸闷不舒等全身症状，舌苔薄黄或黄腻，脉弦数；成脓期，患乳肿块逐渐增大，局部疼痛加重，皮肤焮红灼热，同侧腋窝淋巴结肿大压痛，随病情进展，肿块中央逐渐变软，按之应指有波动感，全身症状加剧，壮热不退，口渴喜饮，小便短赤，舌红，苔黄腻，脉洪数；溃脓期，脓肿成熟，破溃出脓，肿消痛减，身热渐退，纳少寐差，肢软乏力，面色少华，舌淡苔薄，脉弱无力。亦有溃后乳汁自疮口溢出形成乳漏，或有袋脓、传囊之变，全身低热不退，心烦潮热，此为乳痈之变证。

【证候分型】

1. 气滞热壅

证候表现：乳汁结块，排乳不畅，皮色不变或微红，肿胀疼痛，伴恶寒发热，周身酸楚，胸闷呕恶，纳差，大便秘结，舌质正常或红，苔薄，脉数。

证候分析：情志不畅，肝气郁积，厥阴肝经失于疏泄，则乳汁结块，排乳不畅；若产后饮食不节，胃中积热，气血运行不畅，乳络阻塞，则肿胀疼痛，皮色不变或微红；肝胃不和，气机不达，则胸闷呕恶，纳差，大便秘结；邪正相争，则恶寒发热，周身酸楚；舌质正常或红，苔薄，脉数为邪热在表之象。

护治原则：疏肝清热，通乳消痈。

治疗代表方：瓜蒌牛蒡汤加减。

2. 热毒炽盛

证候表现：乳房结块增大，肿痛加重，皮肤焮红灼热，结块变软，有应指感。或切开排脓后引流不畅，红肿热痛不减，有“传囊”现象，伴壮热不退，口渴喜饮，舌红，苔黄腻，脉洪数。

证候分析：邪滞经络，蕴久不散，化热生火，火毒炽盛，则乳房结块增大，肿痛加重，焮红灼热；热盛肉腐成脓，则结块变软，应指明显，或见“传囊”之象；壮热，口渴喜饮，舌红，苔黄腻，脉洪数均为热毒炽盛之象。

护治原则：清热解毒，透脓消肿。

治疗代表方：透脓散合五味消毒饮加减。

3. 正虚毒恋

证候表现：溃脓后乳房肿痛虽轻，但疮口脓水清稀不尽，愈后缓慢或形成乳漏，伴全身乏力，面色少华，或低热不退，纳差，舌淡，苔薄，脉弱无力。

证候分析：病至后期，毒随脓泄，则肿痛减轻；正气亏虚，则脓水清稀不尽，愈合缓慢或形成乳漏；体内正虚邪恋，或余毒未尽，则低热不退，全身乏力；气血亏虚不能上达头面，则面色少华，纳差；舌淡苔薄，脉弱无力，皆为气血双亏，失于濡养之象。

护治原则：益气补血，和营托毒。

治疗代表方：托里消毒散加减。

【外治法】

1. 初起 皮肤焮红灼热者，宜玉露散或金黄散外敷；或用鲜菊花叶、鲜蒲公英、仙人掌去刺捣烂外敷；亦可用50%芒硝溶液湿敷。皮色微红或不红者，宜冲和膏外敷；有肿块者改用太乙膏掺红灵丹外贴。

2. 成脓 宜切开排脓。切口呈放射状，以免损伤乳络；切口位置宜取低位，以免袋脓。若脓肿小而浅着，可用针穿刺抽脓或用火针放脓。

3. 溃后 八二丹或九一丹药线引流，外敷金黄膏。待脓净仅有黄稠滋水时，改用生肌散收口。如有袋脓现象，可在脓腔下方用垫棉法加压，以免脓液滞留。如有乳汁从疮口流出，可用垫棉法束紧患侧乳房，促使收口；若成传囊乳痈，可在疮口一侧用垫棉法加压，如无效则另作一切口以便引流。形成乳房窦道者，先用七三丹药捻插入窦道腐蚀管壁，脓净改用生肌散、红油膏盖贴直至愈合。

【护理措施】

1. 生活起居护理 病室宜安静，光线柔和，温湿度适宜，定期通风，保持室内空气新鲜。产妇产后常因气虚汗出过多，故应经常淋浴，及时更换内衣，并注意避免外邪侵袭。

2. 病情观察 观察乳房皮肤的色泽、温度、乳房肿块的大小范围、波动感、疼痛程度及溃后脓出是否通畅，是否“袋脓”或“传囊”，溃后脓液的量、色、质、气味及观察有无乳汁郁积、疮口有无溢乳；观察有无发热，是否伴有胸闷头痛、恶心呕吐及同侧腋窝淋巴结是否肿大、有无压痛等情况，以判断证候类型及预测疾病的发展，便于治疗。

3. 饮食护理 饮食宜清淡，有营养，易消化为佳，多食蔬菜水果、豆制品、瘦肉、鸡蛋等，忌食肥甘厚味及生冷、辛辣之品。气滞热壅者可选用蒲公英薄荷饮以加强理气清热、通乳消肿之功；正虚邪恋者应多食高营养、易消化之品，如黄芪粥、黑鱼山药汤、当归牛肉汤等以补益气血。

4. 情志护理 乳痈患者多因产后气血不足，体质虚弱，加之患部疼痛，不能正常授乳而情绪急躁，注意调节患者的情绪，消除其焦虑情况。特别是严重感染或脓肿形成者，劝导患者解除烦恼，注意情志调理，避免肝气郁积而影响泌乳和排乳。

5. 用药护理 局部给予清热解毒、消肿止痛类中草药外敷。局部红、肿、热、痛严重者，可服中药回乳。内服中药汤剂宜温服，热毒炽盛者宜凉服。乳痈初期可用金黄散或玉露散以冷开水或醋调敷；或用金黄膏或玉露膏敷贴；或用鲜野菊花、鲜蒲公英、鲜地丁草、仙人掌（去刺）等洗净捣烂外敷；或用20%芒硝溶液湿敷；或用大黄、芒硝各等份研末，适量凡士林调敷。外敷药物如引起过敏反应，即应停用，并用青黛散香油调敷局部。成脓期外敷药时应暴露乳头，保持乳汁分泌通畅，尽量减少上肢活动，用乳罩托起患乳，避免牵拉，使脓液畅流，防止袋脓。溃脓期应及时更换敷料，保持疮周皮肤清洁。

6. 适宜技术 初起可按外治法取膏剂外敷。乳痈初起未成脓者，可用葱白、大蒜捣烂，铺于乳房患处，用艾条熏灸。或用耳穴贴压疗法，取胸、胃、肝、内分泌、肾上腺、神门等穴位。或用穴位贴敷法，选取膺窗、梁丘、足三里、丰隆、天池、内关、期门、肩井、膈俞等穴，取药物吴茱萸、五倍子、白芥子等份，分别研细末后混匀加入冰片调以油膏敷于穴位以凉血消肿止痛。或用穴位按摩疗法，可用轻手法按摩天宗及局部阿是穴以减轻疼痛。或用毫针刺法，取肩井、膻中、乳根、期门、内关、少泽穴，用泻法，肝郁甚者加太冲，偏于胃热者加内庭，火毒盛者加厉兑、大敦、少泽。

【健康教育】

1. 做好妊娠期乳房护理，可经常做提拉运动以纠正乳头凹陷。从孕期开始，佩戴乳罩，使其托起而不压迫乳房。

2. 乳母宜心情舒畅，情绪稳定。饮食宜清淡，富有营养，少食肥甘厚腻之品；忌食辛辣炙煿之物。

3. 养成良好的哺乳习惯，定时哺乳，每次哺乳时乳汁要排尽。哺乳后用胸罩将乳房托起，切勿让婴儿含乳头睡觉。身体其他部位有化脓感染时，或乳儿有口疮等口腔疾患时，应及时治疗。

4. 若有乳头擦伤、皲裂，可外搽蛋黄油或麻油，并停止哺乳，改用吸乳器排乳。断乳时应先逐渐减少哺乳时间和次数，再断乳。断乳前可用生麦芽、生山楂煎汤代茶饮，并用皮硝装入纱布袋中外敷。

第三节　乳　　癖

乳癖是一种乳腺组织的既非炎症也非肿瘤的良性增生性疾病。其特点为单侧或双侧乳房疼痛并出现肿块，肿块大小不等，形态不一，边界不清，质地不硬，活动度好。本病好发于25～45岁的中青年女性，乳痛和肿块与月经周期及情志变化密切相关。是临床最常见的乳房疾病，其发病率占乳房疾病的首位。根据研究资料发现，本病有一定的癌变风险，尤其是有乳癌家族史的患者，更应引起重视。

乳癖之名，首见于华佗《中藏经》。宋代《圣济总录》对本病的病因病机及症状作了具体描述："妇人以冲任为本，若失于调理，冲任不和，或风邪所客，则气壅不散，结聚乳间，或硬或肿，疼痛有核"，明确提出了冲任在发病中的重要性。明·龚居中在《外科活人定本》首次将乳癖与乳房肿块联系在一起，并独立篇章，曰："乳癖，此症生于正乳之上。乃厥阴、阳明之经属也……何谓之癖，若硬而不痛，如顽核之类，过久则成毒，如初起用灸法甚妙。"

西医学中的乳腺增生症，可参照本节辨证施护。

一、病因病机

乳癖的病因为情志内伤、冲任失调。情志不遂，郁怒伤肝，肝气郁结，气血凝滞，或思虑伤脾，肝病犯脾，脾失健运，痰湿内生，结于乳而成；肝肾不足，冲任失调，气血瘀滞，或阳虚痰湿内结，经脉阻塞而致乳房结块、疼痛、月经不调等。病位在乳房。

二、诊断与鉴别诊断

（一）诊断依据

1. 发病年龄多在25～45岁的育龄期女性。

2. 乳房疼痛以胀痛为主，也可刺痛或牵拉痛，肿块多发。乳痛和肿块与月经周期及情志变化密切相关。

3. 乳房肿块可发生于单侧或双侧，肿块大小不等，形态不一，直径一般在1～2cm左右，大者可超过3cm，边界不清，质地不硬，推之活动。

（二）病证鉴别

1. 乳岩　多发生于40～60岁中老年妇女，乳房肿块多无疼痛，质地坚硬，表面凹凸不平，边界不清，常与周围皮肤粘连，活动度差，可有患侧淋巴结肿大，晚期肿块溃破呈菜花样。

2. 乳核 多见于20～25岁的青年女性，多见单个肿块，肿块形如丸卵，质地坚实，表面光滑，边界清楚，活动度好，一般无乳房疼痛，少数有轻微胀痛，但与月经无关。病情进展缓慢。

三、辨证施护

【辨证要点】

1. 辨虚实 乳癖以实证为多见。实证：乳房胀痛或刺痛，伴胸闷胁胀，善郁易怒，失眠多梦，心烦口苦，苔薄黄，脉弦滑。虚证：乳房疼痛较轻或无疼痛，伴腰酸乏力，神疲倦怠，月经不调，量少色淡，舌淡苔白，脉沉细。

2. 辨病性 乳房肿块，伴疼痛，胸闷胁胀，善郁易怒，失眠多梦，脉弦细涩，为肝郁痰凝；乳房肿块伴胀痛，为乳房痰浊凝结；月经周期紊乱，量少色淡，甚或闭经，伴神疲乏力，头晕，则为脾失健运，气血亏虚所致；伴腰酸乏力，舌淡，脉沉细，为肝肾不足，冲任失调所致。

【证候分型】

1. 肝郁痰凝

证候表现：多见于青壮年女性或病程较短者，乳房肿块随喜怒消长，质韧不坚，胀痛或刺痛，伴胸闷胁胀，善郁易怒，失眠多梦，心烦口苦，苔黄腻，脉滑数。

证候分析：情志内伤，肝郁气滞，或肝病犯脾，脾失健运，痰湿内结，阻于乳络，则乳房胀痛，气滞则血瘀，故见刺痛，肿块质韧不坚，随喜怒消长；肝郁气结，失于疏泄，则胸闷胁胀，善郁易怒；忧思伤脾，则失眠多梦，心烦口苦；苔黄腻，脉滑数均为肝郁痰凝之象。

护治原则：疏肝行气，化痰散结。

治疗代表方：逍遥蒌贝散加减。

2. 冲任失调

证候表现：多见于中年女性，乳房肿块月经前加重，经后缓解，乳房疼痛较轻或无疼痛，偶有乳房溢液，伴腰酸乏力，神疲倦怠，月经失调，量少色淡或闭经，舌淡苔白，脉沉细。

证候分析：素体肝肾亏虚，或产育失血，冲任失调，气血两亏，或阳虚痰湿内结，经脉阻塞，则乳房疼痛，月经前加重，经后缓解，或伴月经失调；肝肾俱虚，腰府失于濡养，则腰酸乏力，神疲倦怠；舌淡苔白，脉沉细均为肝肾不足，冲任失调之象。

护治原则：调摄冲任，和营散结。

治疗代表方：二仙汤合四物汤加减。

【外治法】

可用阳和解凝膏、白附子等中药外敷乳房肿块处，或用大黄粉以醋调敷。

【护理措施】

1. 生活起居护理　生活起居有规律，合理安排工作学习与休息，注意劳逸结合。乳房疼痛者，可用胸罩托起，以减轻疼痛。减少外界刺激，保持环境安静，避免噪声干扰。保持乳房清洁、干燥。伴月经失调者应嘱其及时治疗，调节情志，疏通经脉。

2. 病情观察　观察证候特点，注意肿块位置、范围、增大速度、是否单发、质地、表面是否光滑、是否与周围组织分界不清、活动度等；乳房肿块疼痛有无规律，与情志及月经周期的关系，观察服药后肿块变化情况。

3. 饮食护理　向患者介绍合理的膳食结构，忌肥甘厚味、辛辣刺激食物。少吃高脂肪、高蛋白食物，以免雌激素、催乳素含量增高。少饮酒，常饮绿茶，多食五谷杂粮、新鲜蔬菜、水果，肝郁痰凝者应多吃陈皮或佛手片等，以起到疏肝理气的作用。

4. 情志护理　本病证与情绪密切相关，应鼓励患者表达自己的感情，倾诉内心不快，发泄负性情绪，给予积极疏导。耐心向患者讲解疾病相关的知识，安慰开导患者，强调情志对本病治疗的影响，使其消除顾虑及紧张情绪，保持心情愉快。

5. 用药护理　行中药治疗的患者，应禁食生冷油腻、腥发、辛辣等食物。活血化瘀药物在月经期暂停服用。妊娠期禁服行气活血中药，避免流产。有急性病变的患者，应先行治疗急性病。中药局部外敷可用阳和解凝膏掺黑退消或桂麝散盖贴；或以生附子或鲜蟾蜍皮外敷；或用大黄粉醋调敷。外敷中药若出现过敏应立即停用。

6. 适宜技术　可用耳穴埋豆法，取交感、乳腺、胸、内分泌、肝、皮质下、肾等穴，或用灸法，取乳中、足三里，肝火盛者加太冲，气血双亏加气海，肝肾阴亏加太溪，灸至胸内发热，或下肢有热、酸、胀感为佳。也可用穴位注射疗法，用川芎注射液或当归注射液注射三阴交、气海等穴。或用毫针刺法，取膻中、乳根、屋翳、人迎、期门、足三里，用泻法，气滞痰凝加内关、太冲，冲任失调加血海、三阴交。

【健康教育】

1. 养成良好的卫生习惯，保持乳房清洁，勤换内衣，以免感染。指导患者经常自我检查乳房，一般在月经后7天进行。乳头有溢液者，及时就诊。

2. 饮食应多食高维生素、低脂食物，多食新鲜水果、蔬菜，忌食生冷、油腻、腥发、辛辣之品；忌食咖啡、巧克力等含有大量黄嘌呤食物，以免促使乳腺增生。忌烟酒。

3. 注意调和情志，避免情绪激动、抑郁等，保持心情舒畅，情绪稳定。起居有常，避免过度劳累。

4. 及时治疗月经不调等妇科疾病和其他内分泌疾病。高危人群要定期检查。避免使用含有雌激素的面霜或药物，以免体内雌激素水平增高，诱发乳腺增生。

第四节 湿 疮

湿疮是一种反复发作的过敏炎症性皮肤病。其特点是：皮损对称分布，多形损害，剧烈瘙痒，有渗出倾向，反复发作，易成慢性。根据发生部位及皮损形态的不同，其名称也各异，如浸淫遍体，滋水极多者，称为浸淫疮；发生在耳部者，称旋耳疮；发生在乳头者，称乳头风；发生在手足部者，称瘑疮；发生在肘、膝弯曲部者，称四弯风；发生在脐部者，称脐疮；发生在阴囊部者，称肾囊风；发生在小腿者，称湿气疮；丘疹为主者，称血风疮或粟疮。本病男女老幼皆可罹患，但以先天禀赋不足者为多，无明显的季节性，冬季常复发。根据病程和皮损特点，一般可分为急性、亚急性、慢性三类。

历代中医文献对湿疮的病因病机、临床表现及治疗皆有描述，《杂病源流犀烛·湿病源流》指出："湿之为病，内外因固俱有之。其由内因者，则本脾土所化之湿，火盛化为燥热，水盛化为寒湿"。清代吴谦在《医宗金鉴·血风疮》中指出："此证由肝、脾二经湿热，外受风邪，袭于皮肤，郁于肺经，至遍身生疮。形如粟米，瘙痒无度，抓破时，津脂水浸淫成片，令人烦躁，口渴，瘙痒，日轻夜重。"

西医学中的湿疹，可参照本节辨证施护。

一、病因病机

湿疮的病因为素体禀赋不足、风湿热邪侵袭所致。禀赋不足，饮食不节，或过食辛辣刺激荤腥动风之物，伤及脾胃，失其健运，湿热内生，复感外邪，内外相合，风湿热邪浸淫肌肤而发病。病位在肌肤。

二、诊断与鉴别诊断

（一）诊断依据

1. 本病好发于任何年龄，无明显季节性，但尤以冬季常复发。慢性病程，反复发作，缠绵难愈。

2. 皮疹好发于任何部位，以外露部位及屈侧多见，皮疹对称分布，自觉瘙痒剧烈。

3. 根据病程及皮损特点可分为急性、亚急性、慢性三种类型。

（1）急性湿疮：多为粟粒大小红色丘疹、丘疱疹或水疱，伴有糜烂、渗出、结痂，皮损边界不清。合并感染者可出现脓疱及脓痂。

（2）亚急性湿疮：多由急性湿疮病程迁延所致，也可初病即呈亚急性湿疮，皮疹以丘疹、斑丘疹、结痂、鳞屑为主，仅有少量水疱及轻度糜烂、渗出。

（3）慢性湿疮：常由急性或亚急性湿疮长期不愈，反复发作而来，部分患者开始发病即为慢性。皮损为暗红色或棕红色斑丘疹，常融合增厚呈苔藓样变，表面有脱屑、抓痕、血痂，周围散在少数丘疹、丘疱疹。皮损在一定诱因下可急性发作，并有渗出倾向。

（二）病证鉴别

1. 接触性皮炎　应与急性湿疮鉴别（表3－1）。

表3－1　急性湿疮与接触性皮炎的鉴别

	急性湿疮	接触性皮炎
病因	病因常不明确	常有明确的病因
部位	不固定，常对称发生	常限于接触部位
皮疹	多形性，丘疹、水疱等，边界不清	较单一，有红肿、水疱，边界清楚
接触史	不明确	有
主要症状	瘙痒剧烈	瘙痒或灼热感
转归	常有复发倾向	去除病因则易痊愈，不接触即不复发

2. 牛皮癣　应与慢性湿疮鉴别。本病好发于颈项、肘、四肢伸侧及骶尾部，皮疹可见圆形或多角形扁平丘疹，典型损害为苔藓样变，皮损分布常不对称，边界清楚，无糜烂渗出史。

三、辨证施护

【辨证要点】

1. 辨虚实　实证：急性湿疮多为实证，发病急，皮损多为丘疱疹，灼热瘙痒，伴有心烦口渴，身热不扬，舌红苔黄，脉滑数；虚实夹杂证：多见于亚急性和慢性湿疮。亚急性湿疮皮损多为丘疹，瘙痒，糜烂渗出，可见鳞屑，伴纳少，腹胀，便溏，易疲劳，舌淡胖，苔白腻，脉弦缓；慢性湿疮皮损多粗糙肥厚，剧痒难忍，伴口干不欲饮，纳差，舌淡苔白，脉弦细。

2. 辨脏腑　湿疮的病位虽在肌肤，但与心、脾、肝三脏关系密切。心绪烦扰，心火内炽，则热郁肌肤，兼感湿邪而发湿疮；脾主运化，脾失健运，生湿化热，若外邪伤及脾阳，导致体内水湿内停，湿盛郁于肌肤，发为本病；日久耗血伤阴，肝失所养，风自内生，风胜则燥，致肌肤失养，乃成湿疮。

【证候分型】

1. 湿热蕴肤

证候表现：多见于急性泛发型湿疮。发病快，病程短，皮疹色潮红，可见丘疱疹，糜烂，流滋，自觉灼热瘙痒，伴心烦口渴，身热不扬，便干溲赤，舌红，苔白或黄，脉滑或数。

证候分析：外感风湿热邪，复因饮食不节，过食辛辣刺激之物，火热内生，则皮疹潮红，可见红斑；湿热蕴阻，气血相搏，泛于肌肤，则有丘疱疹，糜烂，流滋；肌肤失养，则灼热瘙痒；身热，便干溲赤，舌红苔白或黄，脉滑或数，皆为湿热蕴肤之象。

护治原则：清热利湿，祛风止痒。

治疗代表方：龙胆泻肝汤合萆薢渗湿汤加减。

2. 脾虚湿蕴

证候表现：多见于亚急性湿疮。发病较缓，皮疹多以红斑、丘疹、水疱、鳞屑为主，抓破后糜烂渗出，瘙痒时作，缠绵难愈，伴乏力，纳呆，腹胀，便溏，舌淡胖，苔白腻，脉弦缓。

证候分析：脾虚湿恋，湿热蕴阻肌表，则见红斑、丘疹、水疱、鳞屑；湿热相搏，湿重于热，则抓破糜烂渗出，瘙痒难愈；脾虚湿恋，运化失司，则乏力，纳呆，腹胀，便溏；舌淡胖，苔白腻，脉弦缓均为脾虚湿蕴之象。

护治原则：健脾益气，利湿止痒。

治疗代表方：除湿胃苓汤或参苓白术散加减。

3. 血虚风燥

证候表现：多见于慢性湿疮。病程久，反复发作，皮疹色暗或色素沉着，皮肤粗糙肥厚，干燥，瘙痒剧烈，常反复发作，经久不愈，伴头晕乏力，寐差，口干不欲饮，舌淡苔白，脉弦细。

证候分析：风湿热邪蕴久化热，耗伤阴血，肌肤失养，则皮肤干燥；血虚化燥生风，则瘙痒剧烈，皮疹色暗或色素沉着，皮肤粗糙肥厚；气阴两亏，常反复难愈；头晕乏力，寐差，口干不欲饮，舌淡苔白，脉弦细，皆为阴血亏虚，津液耗伤之象。

护治原则：疏风养血，润燥止痒。

治疗代表方：四物消风散加减。

【外治法】

1. 急性湿疮 糜烂流滋较多者，用10%黄柏溶液或蒲公英、野菊花煎汤待冷后湿敷。若有红斑、丘疹、水疱者，用三黄洗剂外搽，或用青黛散干扑。如有糜烂、脓疱、结痂者，用黄连油或青黛散麻油调搽。

2. 亚急性湿疮 皮损多以红斑、丘疹、脱屑为主，选用青黛膏、黄柏霜外搽；少量流滋者，用三黄洗剂外搽。

3. 慢性湿疮 可用青黛膏、硫黄软膏加热烘疗法。皮损肥厚者，加用封包疗法。

【护理措施】

1. 生活起居护理 室内应保持通风干燥，温度适宜，避免蚊虫叮咬，勿用肥皂热水洗烫，病变部位应注意清洁，防止搔抓及不良刺激，以防感染。生活有规律，保证充足睡眠，保持床铺衣物清洁、干燥，内衣应宽大柔软，以棉织品为宜。渗出较多者，要勤换床单、衣被。

2. 病情观察 密切观察皮疹变化、瘙痒程度及全身情况。若发现患者皮肤反复滋水淋漓，浸润成片，奇痒难耐，及时告知医生处理，同时观察和分析影响病情的各种因素，例如生活环境、饮食习惯等，及时给予调整。

3. 饮食护理　饮食宜清淡，多食新鲜蔬菜、水果。忌食辛辣刺激及荤腥之物，如海鲜，香菇，牛肉，羊肉等。过敏性体质者食用异性蛋白食物，如牛奶、鸡蛋等也可引发湿疮，找出引起过敏的原因，避免诱发。湿热内盛者宜食具有清热利湿功效的茯苓车前粥、马铃薯粥及绿豆百合薏苡仁汤等；脾虚湿蕴者宜食具有健脾利湿作用的赤小豆薏苡仁粥、莲子粥等；血虚风燥者宜食具有养血润肤作用的龙眼莲子粥、何首乌桑葚大枣粥、菠菜瘦肉粥等。

4. 情志护理　湿疹患者常因病情反复发作，奇痒难忍，造成较大的心理压力，易产生急躁、恼怒或悲观情绪，对治疗失去信心。因此，加强情志疏导尤为重要。鼓励患者保持乐观情绪，正确对待病情，树立信心，坚信“湿疹并非不治之症”，积极配合治疗，以利疾病的恢复。

5. 用药护理　一般药物宜在进食后半小时服用。热重于湿者汤药宜温凉服用，湿重于热者应温服。湿热浸淫者初期仅有丘疹、水疱而无渗液时，可选用清热止痒的苦参、黄柏、地肤子、荆芥等煎汤温洗；若水疱糜烂、渗出明显时，可用10%黄柏溶液或野菊花、蒲公英等煎汤待凉后湿敷，以起到收敛、清热、止痒、消炎。后期滋水减少时，可选黄连软膏、青黛膏外搽，促进角质新生，清除残余炎症。脾虚湿蕴者皮疹糜烂渗出时，可用马齿苋水煎后湿敷，再用祛湿散。血虚风燥者以滋养为主，局部可选用各种软膏剂、乳剂外涂。

6. 适宜技术　急性湿疮有糜烂、渗液者，以湿敷为佳；亚急性湿疮以油剂外敷为佳；慢性湿疮以软膏外敷为佳，在第二次涂药时，需用植物油揩去上一次所涂的药膏，然后再涂药。可行耳穴埋豆法，取肺、神门、肾上腺、皮质下、交感等穴。可取病变局部，用梅花针叩刺法，叩刺至轻微出血为宜，或取脊柱两旁，叩刺至潮红为度。或用灸法，取穴曲池、血海、大椎、足三里、三阴交或皮损局部，气虚者加气海、关元；脾虚者加天枢、中脘。或用毫针刺法，取大椎、曲池、三阴交、血海，用泻法，痒甚者加神门，慢性湿疮加足三里，湿重者加阴陵泉，血燥者加三阴交、血海，用中强刺激。

【健康教育】

1. 保持皮肤清洁，避免用热水及肥皂水烫洗，勤剪指甲，以免搔抓，穿柔软、宽松的棉质内衣。注意休息，保证充足睡眠，适当锻炼身体，增强体质。使用抗组胺药物治疗时，避免驾驶及高空作业。
2. 饮食应清淡，多食新鲜蔬菜、水果，禁食荤腥刺激发物，戒烟酒。
3. 消除刺激因素，保持情志舒畅，注意劳逸结合。瘙痒时可以分散注意力，如看书、看报、听音乐或聊天等。
4. 正确并坚持用药，直至痊愈。应定期复查，发现新起皮疹及瘙痒剧烈时应及时就诊。湿疮患儿，在急性发作期应暂缓注射各种预防疫苗。

第五节　白　疕

白疕因其“肤如疹疥，色白而痒，搔起白屑”而得名，是一种常见的慢性复发性鳞屑性皮肤病。其特点是：在红斑上有松散的银白色鳞屑，抓之有薄膜及露水珠样出血点。好发于四肢伸侧，尤多见于肘、膝关节伸侧，且多为对称性，头部亦常发生。病程长，病情变化多，时轻时重，易于复发，不易根治。本病好发于青壮年男性，有一定遗传倾向。多数患者发病有明显的季节性，冬季加重而夏季减轻。中医文献记载有“松皮癣”，“白壳疮”等病名，俗称“牛皮癣”。根据其皮损特点，临床分为寻常型、特殊型（包括关节炎型、红皮病型、脓疱型三种）两类。

历代中医文献对白疕的病因病机、临床表现与治疗都有描述。如《外科证治全书》指出：“白疕皮肤瘙痒，起如疹疥而色白，搔之屑起。”《外科大成》指出：“白疕，肤如疹疥，色白而痒，搔起白屑，俗呼蛇虱，由风邪客于皮肤，血燥不能荣养所致。”《医宗金鉴》指出：“白疕之形如疹疥，色白而痒多不快。”

西医学中的银屑病，可参照本节辨证施护。

一、病因病机

白疕的病因为素体肝肾不足，营血亏损，化燥生风，肌肤失养所致。初起多为风寒或风热之邪侵袭肌肤，以致营卫失和，气血不畅，阻于肌表而生；或兼湿热蕴积，外不能宣泄，内不能利导，阻于肌表而发。病久则气血耗伤，血虚风燥，肌肤失养，病情更为显露。或营血不足，气血循行受阻，以致瘀阻肌表而成；或禀赋不足，肝肾亏虚，冲任失调，更使营血亏损。病位在肌肤。

二、诊断与鉴别诊断

（一）诊断依据

根据白疕的临床特征，可以分为寻常型、脓疱型、关节炎型、红皮病型四种类型。

1. 寻常型 临床最常见。皮损好发于头皮及四肢伸侧。初起为针头至粟粒大小的丘疹，逐渐扩大为绿豆、黄豆大小的淡红色或鲜红色丘疹或斑丘疹，也可融合成形态不同的斑块，表面覆盖多层银白色干燥鳞屑，刮除鳞屑可见半透明薄膜，再刮除薄膜可见多个筛状出血点。发生在头部，其发呈束状；发生在甲部，甲板呈顶针状；发生在黏膜，则口腔为灰白色斑片，四周红晕，基底浸润；发生在龟头，则为光滑、干燥性红斑，境界清晰，刮之有白色鳞屑。病程缓慢，易反复发作，病程一般可分为三个期：

（1）进行期　新疹不断出现，原皮疹不断扩大，颜色鲜红，鳞屑较多，“同形反应”阳性，即针刺、摩擦、外伤处可出现皮疹。

（2）静止期　基本无新疹出现，原皮疹消退缓慢，颜色暗红，鳞屑减少，既不扩大，也不消退。

（3）退行期　皮损缩小，颜色变淡，鳞屑变薄，遗留暂时性的色素沉着斑或色素减退斑。

2. 脓疱型 临床较少见，一般分为泛发性和掌跖性两种。

（1）泛发性脓疱型　皮疹初发多为炎性红斑，或在寻常型的皮损上出现密集针尖到粟粒大小黄白色浅在小脓疱，其上覆有鳞屑。约2周左右消退，再发新脓疱。

（2）掌跖性脓疱型　皮损仅限于手、足部，掌跖部出现对称性红斑，其上密集针头至粟粒大小的脓疱，不易破溃，约2周干枯、结痂、脱皮，脓疱反复发生，顽固难愈。

3. 关节炎型　既有寻常型的基本损害，又有关节的酸痛，肿胀，活动受限，甚至变形。多侵犯指（趾）末端关节，严重时累及大关节。关节红肿热痛，可见骨质破坏，可伴发热，恶寒等全身症状。

4. 红皮病型　常因寻常型银屑病发展而成；或因治疗不当；或外用刺激性较强的药物；或长期大量应用激素后，突然停药而导致。全身皮肤弥漫性潮红、肿胀、浸润，大量脱屑，掌跖角化，指（趾）甲增厚甚至脱落。可伴有发热，畏寒，浅表淋巴结肿大等全身症状。

以上四型可合并发生或相互转化。

（二）病证鉴别

1. 风热疮（玫瑰糠疹）　好发于躯干，四肢近心端，皮疹为椭圆形红斑，上覆有薄细的糠状鳞屑，皮损长轴与皮纹走向一致，无薄膜及点状出血现象。

2. 面油风（脂溢性皮炎）　皮疹多发于头面，红斑边界不清，鳞屑多呈油腻性，无筛状出血，无束状发，病久可伴有脱发。

三、辨证施护

【辨证要点】

1. 辨虚实　白疕以实证更为多见。实证：皮疹颜色鲜红，层层银屑，瘙痒剧烈，或见红斑脓疱，伴有发热，口渴，便秘，溲赤，苔黄或薄腻，脉滑数。虚证：皮损肥厚干燥，颜色淡红，鳞屑较薄，自觉瘙痒，伴口燥咽干，舌质淡红，苔少，脉沉细。

2. 辨病性　小儿和初发病例，或关节炎型多见于风寒；皮损不断增多，颜色焮红，筛状出血点明显，夏季加重者，多为风热血燥；病程久，病情稳定，皮损不扩大，皮疹颜色淡红，皮肤干燥，或有苔藓样变，伴头晕眼花，面色㿠白，为血虚风燥；病程长，反复发作，多年不愈，皮损紫黯或有色素沉着，舌紫黯或瘀斑，多为气血瘀滞。

【证候分型】

1. 血热内蕴

证候表现：皮疹多呈点滴状，颜色鲜红，层层银屑，瘙痒剧烈，抓之有点状出血，可伴发热，咽痛，便干溲赤，舌质红，苔薄黄，脉弦滑或数。

证候分析：患者素有内热，复感风、寒、湿、热等外邪，随气血入里流窜周身，发于肌肤，则皮疹多点滴状，色鲜红；热盛迫血妄行，则抓之点状出血；热极生风化燥，则有层层银屑，瘙痒不止；热毒壅滞，则咽喉疼痛，便干溲赤；舌红苔黄，脉弦滑或数，均为血热内蕴之象。

护治原则：清热解毒，凉血活血。

治疗代表方：犀角地黄汤加减。

2. 血虚风燥

证候表现：病程较长，皮疹多呈斑片状，颜色淡红，局部皮肤干燥，肥厚，脱屑，状如牛皮，瘙痒阵作，无休无止，伴体虚乏力，口咽干燥，舌质淡红，苔少，脉沉细。

证候分析：久病耗伤阴血，肌肤失养，则皮疹色淡红，局部皮肤干燥，肥厚；血虚生风，则脱屑状如牛皮，瘙痒阵作；阴血不足，阴津不达，则体虚乏力，口咽干燥；舌淡红，苔少，脉沉细均为血虚津伤之象。

护治原则：养血活血，润燥止痒。

治疗代表方：当归饮子加减。

3. 气血瘀滞

证候表现：皮损反复不易消退，皮疹多呈斑块状，颜色暗红，鳞屑较厚，舌质紫黯，有瘀点、瘀斑，脉涩或细缓。

证候分析：病程日久，气血不畅，经络不通，瘀血内阻，则皮疹呈斑块状，颜色暗红；瘀血内阻，耗伤津液，新血难生，则鳞屑较厚；舌紫黯，有瘀点、瘀斑，脉涩或细缓皆为气血瘀滞之象。

护治原则：行气活血，化瘀通络。

治疗代表方：桃红四物汤加减。

4. 湿毒蕴阻

证候表现：皮疹多发生在腋窝，腹股沟等皱褶部位，红斑糜烂，痂屑黏厚，瘙痒剧烈，或掌跖红斑，脓疱，或伴关节酸痛，肿胀，下肢沉重，舌质红，苔黄腻，脉滑数。

证候分析：饮食不节，湿浊内生，蕴久化热，湿热搏结，阻于肌肤，则有红斑糜烂，痂屑黏厚；湿热搏结，肌肤失养，则瘙痒剧烈；湿浊内生化为热毒，发于肌肤，则掌跖红斑，脓疱；湿邪流窜至关节，则关节酸痛、肿胀；湿性重浊，则下肢沉重；舌红，苔黄腻，脉滑数均为湿热内蕴之象。

护治原则：清热解毒，利湿通络。

治疗代表方：萆薢渗湿汤加减。

5. 火毒炽盛

证候表现：全身皮肤弥漫潮红，肿胀，大量脱屑，灼热痒痛，或有密集小脓疱，伴壮热口渴，头痛畏寒，大便干燥，小便黄赤，舌红绛，苔黄腻，脉滑数。

证候分析：素体内热偏盛，复感热邪，两热相搏，火毒炽盛，燔灼营血，充斥全身，则全身皮肤弥漫潮红，肿胀；火毒内蕴，肌肤失养，则大量脱屑；湿热毒邪发于肌肤，则有密集小脓疱；火毒炽盛，气血两燔，则壮热，头痛，畏寒；热毒入里，耗伤阴津，则大便干燥，小便黄赤；舌红绛，苔黄腻，脉滑数均为火毒炽盛之象。

护治原则：清热凉血，搜风解毒。

治疗代表方：清瘟败毒饮加减。

【外治法】

1. 进行期 宜用温和制剂，如青黛散麻油调搽，或黄连膏外涂，5% ~10%的硼酸软膏外涂。禁用刺激性药物。

2. 静止期、退行期 可用5% ~10%的硫黄软膏外涂或用内服中药渣再煎水，待温凉后洗浴浸泡患处，再外搽黄连膏。

【护理措施】

1. 生活起居护理 病室宜温暖舒适，空气流通，安静整洁。冬天避免着凉，夏天避免暴晒，因时制宜，促进疾病康复。适当锻炼身体，增强抵抗力，预防外感。寻常型白疕患者可经常用温水及肥皂洗浴，不仅可以去除厚积的鳞屑、清洁皮肤，也可改善微循环，促进新陈代谢。忌热水烫洗或摩擦患处。少用刺激性较大的洁肤、护肤产品。

2. 病情观察 观察皮损形态、颜色、鳞屑多少、瘙痒程度以及有无出血点及同形反应，有无伴随发热、关节肿痛、全身不适等症状。如出现大量鳞屑，皮肤潮红等症状，应尽量安排单人房间，实行保护性隔离，协助生活护理，局部避免外伤及注射等刺激；若突然出现全身弥漫性潮红，大量脱屑，伴有高热，痛痒剧烈，烦躁不安者，应立即报告医生，并配合救治。

3. 饮食护理 宜多饮水，多食富含植物蛋白的豆类食品和新鲜蔬菜、瓜果，忌烟酒及辛辣食物，少食油炸及甜腻的食物，避免浓茶、咖啡等刺激性饮品。血热者宜食清热解毒、凉血活血之品，如紫草橄榄茶，茯苓槐花粥；血虚者宜多食养血滋阴，润肤息风之品，如熟地黑豆甲鱼汤等；血瘀者宜食活血通络、祛风利湿之品，如三七川芎炖母鸡等。

4. 情志护理 白疕较顽固，易复发，加强与患者沟通，避免急躁不安情绪，忌怒，保持心情舒畅，正确对待自身疾病，积极配合治疗。

5. 用药护理 一般药物宜在进食后半小时温服，并注意观察服药后的反应，向患者解释药物的性能、疗效和副作用，如出现异常变化，做好相应的护理。对顽固性皮损，擦药后宜用油纸或纱布敷贴，以保持疗效。皮损全身泛发者，不宜大面积使用浓度较高、刺激性较强的药物，应分区交替用药，以免药物吸收过多，发生不良反应。

6. 适宜技术 血虚风燥者，可行中药浴治疗，水温适宜，防止烫伤皮肤；气血瘀滞、皮损肥厚者，给予中药膏剂外擦。进行期或红皮病型不宜用刺激性强的外用药物，换药前温水洗浴，再用软毛巾轻轻搓去鳞屑，不宜硬剥。换药时严格消毒，防止继发感染。禁用碱性肥皂和热水烫洗。对顽固型皮损，可用耳穴埋豆法，取肺、神门、内分泌、心、大肠等穴；或用艾条灸局部阿是穴。进行期禁用针法，以免加重病情。

【健康教育】

1. 生活有规律，劳逸结合，坚持适度体育锻炼，预防外感。勤剪指甲，避免搔抓，以防继发感染。

2. 忌食辛辣腥膻发物，戒烟酒，多食新鲜蔬菜、水果，少食高脂肪食品。

3. 帮助患者学会自我调节，了解不良心理对本病的影响，保持情绪稳定，树立战胜疾病的信心。

4. 了解本病发生、发展的过程，积极配合治疗，控制病情发展及并发症的发生。

第六节 痔　　疮

痔疮是直肠末端黏膜下和肛管皮肤下的直肠静脉丛发生扩大、曲张所形成的柔软静脉团，或肛缘皮肤结缔组织增生或肛管皮下静脉曲张破裂形成的隆起物。男女老幼皆可为患，故有“十人九痔”之说，其中以青壮年占大多数。根据发病部位不同，痔分为内痔、外痔及混合痔。内痔是指生于肛门齿线以上，直肠末端黏膜下的痔内静脉扩大、曲张所形成的柔软静脉团。外痔是指发生于肛管齿线之下，有痔外静脉丛扩张曲张或痔外静脉破裂，或反复炎症，纤维增生而成的疾病。混合痔是指内、外痔静脉丛曲张，相互沟通混合，使内痔部分和外痔部分形成一个整体者，兼有内、外痔的双重症状。

有关本病的最早记载见于《内经》，如《素问·生气通天论》中说：“因而饱食，筋脉横解，肠澼为痔。”奠定了痔疮的病因理论基础。《医学纲目》中说：“痔者，峙也。”《外治秘要》按部位将痔分为内痔和外痔，比西方医学论述内、外痔早一千多年。明代《外科启玄》中将痔分为24种，记有里外痔（混合痔）的病名，并完善了枯痔、结扎、挂线、割治等痔疮的外治方法，并确立了以外治为主，内治为辅的治疗原则。

西医学中的各期内痔、炎性外痔或混合痔，可参照本节辨证施护。

一、病因病机

痔疮的病因为饮食不节，过食辛辣，或便秘、久泻、久痢、妊娠多产、负重远行等导致湿热下注，血行不畅，血液瘀积，经络阻滞，瘀血浊气下注肛门而形成。内痔的发生主要是由于静脉壁薄弱，失去了正常的弹性，加之饮食不节，燥热内生，下迫大肠，以及久坐、远行、负重等，导致血行不畅，血液瘀积，热与血相搏，结滞不散而成。外痔的发生多因湿热下注或肛门裂伤、毒邪外侵等，导致气血运行不畅，经脉阻滞，或热迫血下行，瘀结不散而成。病位在肛门，病变与肺、脾、胃、肾等脏腑关系密切。

二、诊断与鉴别诊断

（一）诊断依据

1. 内痔　内痔多发于成年人。初发常以无痛性便血为主要症状，血液与大便不相混，多在排便时滴血或射血。出血呈间歇性，每因饮酒、过劳、便秘或腹泻时便血复发和加重。出血严重时可引起贫血。肛查见齿线上黏膜呈半球状隆起，色鲜红、暗红或灰白。随着痔核增大，在排便或咳嗽时可脱出肛外，若不及时回纳，可形成内痔嵌顿，并有分泌物溢出，肛门坠胀。根据病情轻重程度不同，可分为三期：

Ⅰ期：痔核较小，如黄豆或蚕豆大，色鲜红，质柔软，无疼痛，不脱出，以便血为主。

Ⅱ期：痔核较大，形似红枣，色暗红，便时脱出肛外，便后可自行回纳，便血或多或少。

Ⅲ期：痔核更大，如鸡蛋或更大，色灰白，大便时甚或行走时，痔核脱出肛外，不能自行回纳，须用手推回。便血多，或不出血。痔核脱出后，如不尽快回纳，则易嵌顿而绞窄肿胀、糜烂坏死。

2. 外痔 外痔是指发生于齿线以下的肛管痔外静脉丛扩大曲张，或破裂，或肛门皮肤因反复炎症刺激增生而成的疾病。其临床特点是肛门坠胀、疼痛、异物感。根据临床表现和病理特点不同可分为结缔组织外痔、静脉曲张性外痔、血栓性外痔等。

（1）结缔组织外痔 多见肛门边缘赘生皮瓣，逐渐增大，质地柔软，一般不痛，无出血，仅觉肛门异物感，当染毒肿胀时才觉疼痛。发生于截石位 6、12 点处的外痔常由肛裂引起；发生于 3、7、11 点处的外痔，多伴内痔。

（2）静脉曲张性外痔 发生于齿线以下的肛管，局部有椭圆形或长形肿物，触之柔软，排便或负重远行时肿物增大，呈紫黯色，按之较硬，平时有异物感，染毒时可肿大疼痛。

（3）血栓性外痔 好发于夏季，多发生在肛缘截石位 3、9 点处，起病时肛门部突然剧烈疼痛，肛缘皮下可见黯紫色圆形肿块，触痛明显，分界清楚，待 3～5 天后疼痛缓解，有时小血块可自行吸收。

3. 混合痔 便血及肛门部肿物，可有肛门坠胀、疼痛或异物感，局部可有分泌物或伴瘙痒。结合检查可见肛管内齿线上、下同一方位出现肿物。

（二）病证鉴别

1. 内痔与下列病证鉴别

（1）直肠脱垂 脱出物呈环状或螺旋状，长约 2～10cm 或更长，表面光滑，色淡红或鲜红，无静脉曲张，一般无出血。

（2）直肠息肉 多见于儿童，可有大便带血或少量滴血，无射血，脱出物为单个带蒂，表面光滑，质地较痔核硬。

（3）直肠癌 多见于中年以上，经常在粪便中夹有脓血、黏液，便次增多，大便变形，肛门指检时触及菜花状肿块或凹凸不平的溃疡，质地坚硬，推之不移。

（4）肛乳头肥大 为齿线附近的锥形、灰白色的表皮隆起，质地较硬，一般不出血。肛乳头过度肥大时，便后可脱出肛门外。

（5）下消化道出血 溃疡性结肠炎、克罗恩病、直肠血管瘤、憩室病、息肉病等，均可有不同程度的便血，需作乙状结肠镜或纤维结肠镜检方可鉴别。

2. 外痔与下列病证鉴别

（1）结缔组织外痔与肛乳头肥大 前者是赘皮，形状不规则，质软；后者位于齿线以上的黏膜，多呈锥形、质硬色灰白。

（2）炎性外痔与肛缘皮下脓肿　前者一般不化脓；后者炎症局限时有明显的波动感，破溃即有脓液流出。

3. 混合痔与肛管直肠癌鉴别　肛管直肠癌于齿线上方或下方可触及肿块隆起、质硬、表面不平，常呈菜花状，且有溃疡面，多与周围组织粘连，有分泌物，气味奇臭，伴肛门坠胀，便血，病理切片可确诊。

三、辨证施护

【辨证要点】

1. 辨虚实　内痔实证者下血鲜红，或便前便后，或量多量少，或如射如滴，湿热下注者，其血色污浊，腹胀满闷，疼痛拒按，口干欲饮，心烦，嗳气，舌红，苔黄燥，脉数有力；虚证者，下血色淡而清，或晦而不鲜。内痔较大者伴有肛门脱垂。气虚者，痔核脱出不纳，肛门有下坠感。血虚者，痔核脱出，便血量多色淡。腹满喜按，头晕眼花，心悸，自汗，舌质淡，苔薄，脉细无力。

2. 辨内外痔　生于肛门齿线以上，黏膜下的痔上静脉丛发生扩大和曲张所形成的静脉团为内痔；生于肛管齿线以下，痔外静脉丛扩大曲张或反复发炎而形成的为外痔。内痔的主要症状为便血，较大的内痔伴有脱垂；外痔的主要症状为坠胀、疼痛和异物感。

【证候分型】

1. 内痔

（1）风伤肠络

证候表现：大便带血，滴血或喷射而出，血色鲜红，或伴口干，大便秘结，舌红，苔黄，脉数。

证候分析：风热下迫，灼伤肠络，或热积肠道，耗伤津液，以致便结，擦伤痔核血络，热邪迫血妄行，则见便血，血色鲜红；风性善行，则下血或呈喷射状；口渴，便结，舌红苔黄，脉数皆为热邪内盛之象。

护治原则：清热凉血，祛风润燥。

治疗代表方：凉血地黄汤。

（2）湿热下注

证候表现：便血色鲜红，量较多，痔核脱出嵌顿，可自行回纳，肛门灼热，重坠不适，苔黄腻，脉弦数。

证候分析：湿热下迫大肠，迫血妄行，则大便下血；湿热蕴结，经络阻塞，气血瘀滞，则痔核肿物脱出；湿性重浊，则肿胀疼痛；热胜肉腐，则糜烂坏死；口干欲饮，口苦，小便黄，苔黄腻，脉濡数为湿热之象。

护治原则：清热利湿，消肿止血。

治疗代表方：脏连丸。

（3）气滞血瘀

证候表现：肛内肿物易脱出，易因炎症、水肿而发生嵌顿，触痛明显，肛管紧缩，坠胀疼痛，甚则肛缘有水肿，舌黯红，苔白或红，脉弦细涩。

证候分析：气机阻滞，血脉瘀阻，则肛门内肿物脱出，甚或嵌顿，肛管紧缩，坠胀疼痛，甚至肛缘水肿青紫；舌质黯红或有瘀点、瘀斑，苔白腻，脉弦细涩均为气滞血瘀之象。

护治原则：清热利湿，行气活血。

治疗代表方：止痛如神汤。

（4）脾虚气陷

证候表现：肛门坠胀，痔核脱出，需用手托还，大便带血，色鲜红或淡红，病程日久，面色少华，神疲乏力，纳少便溏，舌淡，苔薄白，脉弱。

证候分析：素体虚弱，脾气亏虚，脾不统血，血溢脉外，则大便带血；脾虚下陷，则肛门坠胀，痔核脱出肛外；脾虚运化失常，则纳少便溏；脾虚则气血无以荣养肌肤，故见神疲乏力，面色少华；舌淡，苔薄白，脉弱均为脾气亏虚之象。

护治原则：健脾益气，升阳举陷。

治疗代表方：补中益气汤。

2. 外痔

（1）湿热下注

证候表现：便后肛缘肿物隆起不缩小，坠胀明显，甚则灼热疼痛或有滋水，便干或便溏，舌红，苔黄腻，脉滑数。

证候分析：负重远行，大便努挣，气血瘀滞，则肿物隆起；感染湿热毒邪，气血瘀滞加重，则肿胀疼痛；湿热为患，则渗流滋水；舌红，苔黄腻，脉滑数均为湿热内侵之象。

护治原则：清热利湿，活血散瘀。

治疗代表方：萆薢化毒汤合活血散瘀汤。

（2）血热瘀结

证候表现：肛缘肿物突起，剧痛难忍，肛门坠胀，排便、走路、坐下时加重，局部可触及硬性结节，其色紫黯，自觉有异物感，舌红，苔黄，脉弦数。

证候分析：血分有热，加之便时努挣或负重远行，气血瘀滞，血热妄行，脉络破裂，血溢脉外，瘀于皮下，则见肛缘肿物，颜色紫黯；热邪灼津，则口干欲饮；血热肠燥，则大便秘结；舌红，苔黄，脉数，均为血热瘀结之征。

护治原则：清热凉血，散瘀止痛。

治疗代表方：凉血地黄汤合活血散瘀汤。

【外治法】

1. 内痔

（1）熏洗法　适用于各期内痔及内痔脱出时，将药物加水煮沸，先熏后洗，或湿敷。具有活血止痛、收敛消肿等作用，常用五倍子汤、苦参汤等。

（2）敷药法　适用于各期内痔及手术后换药，将药膏或药散敷于患处，具有消肿止痛、收敛止血、生肌收口等作用。常用药物有马应龙痔疮膏、桃花散、生肌玉红膏等。

（3）塞药法　适用于各期内痔，将药物制成栓剂，塞入肛内，具有消肿、止痛、止血的作用，如化痔栓。

2. 外痔

（1）可用苦参汤煎水冲洗，以预防感染。

（2）外痔肿痛时，用痔疮膏或黄连膏外涂。

【护理措施】

1. 生活起居护理　居室安整洁，起居有常，避免劳累。保持肛门清洁卫生。必要时用1：5000的高锰酸钾溶液温水坐浴，养成定时大便的习惯。起床前可行腹部顺时针按摩，促进肠蠕动，或用热水熏洗，促进血液循环。对脾虚气陷、湿热下注者避免久蹲久坐，便后、睡前做深呼吸及肛门上提的动作。排便时如痔核脱出，应及时回纳；内痔下血量多者，宜卧床休息。内痔脱出嵌顿疼痛剧烈者，取健侧卧位。外痔伴有感染或发生嵌顿，或突发血栓外痔者应卧床休息并报告医师处理。

2. 病情观察　注意观察痔核大小及脱出情况，是否伴有充血，疼痛，表面糜烂情况等；观察出血是否与粪便相混，是否便中带血，或是排便前后滴血或射血；观察出血量、色以及患者面色、神态、脉象等。出血多者注意观察面色、脉搏、神志、血压等变化，并做好配血输血的准备。

3. 饮食护理　饮食宜清淡，多吃新鲜蔬菜与水果，如荠菜、芹菜、菠菜、木耳、香蕉等，忌辛辣刺激、肥甘厚味之品，忌饮酒，以免助湿内生，加重病情。避免暴饮暴食，以免加重胃肠负担。风伤肠络者宜食性味偏凉的食物，如鲜藕等；脾虚气陷者宜多食补中益气之品，如莲子、山药等，忌酸冷食物；湿热下注者可用鲜菊花、蒲公英、金银花等煎汤代茶饮，或常食绿豆粥；便秘者宜食润肠通便食品，每日晨起以蜂蜜冲服等。

4. 情志护理　本病缠绵，经久不愈。每遇下血，患者精神紧张，有恐惧感，且疼痛导致坐立不安，情志不遂，烦躁易怒，应予解释开导，消除紧张恐惧感，随时解释与疾病有关的医疗常识，使其保持心情舒畅，配合治疗。

5. 用药护理　润肠通便药，宜在早晨空腹或睡前1小时服用；清热泻火中药汤剂宜凉服，以助药力降泄；中成药宜在睡前服用；抗菌消炎类西药，如甲硝唑（灭滴灵）宜饭后服用，观察用药后效果与不良反应。局部疮面换药，注意无菌操作，防止交叉感染。

6. 适宜技术　内痔突发性嵌顿者，用中药苦参汤煎水熏洗坐浴。疼痛者，耳针取直肠下端、神门穴，体针取承山、足三里、长强等穴；气滞血瘀者，加用艾条灸肛周止痛；水肿者，用石榴皮、芙蓉叶、蒲公英、黄柏、五倍子、厚朴、芒硝煎汤熏洗；风伤肠络者用具有活血消肿、止痛止痒、收敛作用的药液熏洗肛门或热湿敷；湿热下注者可用清热解毒熏洗剂坐浴；脾虚气陷者可取百会等穴艾灸。术后并发小便困难，针灸关元、三阴交、中极等穴，或用车前子代茶，或小腹部热敷。

【健康教育】

1. 鼓励患者多饮水，注意休息，保持肛门清洁卫生，手纸、内裤要清洁柔软。养成定时排便的习惯，起床前可行腹部顺时针按摩，促进肠蠕动。便后、睡前行提肛运动，便后用温水冲洗，或用热水熏洗，促进血液循环。

2. 保持情志平和，让患者了解痔疮的形成原因，改变不良生活习惯，避免长时间久站、久坐、久蹲厕及长期负重远行，以防直肠末端静脉扩张或气血瘀滞，导致病情加重或复发。

3. 饮食宜清淡、易消化，多食蔬菜、水果，常食易于消化、质地较软的食物，忌辛辣刺激之品及助热生痰之物。可多吃绿豆汤、西瓜汁，也可用鲜菊花、蒲公英、金银花等煎汤代茶饮。

4. 积极防治引起腹内压增高的疾病，如便秘、腹泻、肝硬化门静脉高压症等。加强体育锻炼，增强体质。

第七节　肛　　裂

肛裂是指肛管后正中部位（少数在前正中部位）由于反复损伤和感染引起的皮肤全层裂开，并形成溃疡，经久不愈，以周期性肛门疼痛、大便带血、便秘为主要临床特征的病证。好发于肛门后、前正中位，以肛门后部居多。多见于青壮年，在肛门直肠疾病中，其发病率仅次于痔疮。

中医文献早期对本病无专门论述，多散见于痔漏病中。如隋·巢元方在《诸病源候论·痔病诸候》中记载："肛边生疮，痒而复痛出血者，脉痔也。"清代对本病的认识已比较清楚。如吴嵌等著《医宗金鉴·外科心法要诀·痔疮》中记载："肛门围绕，折纹破裂，便结者，火燥也。"描述了本病的临床表现和病因病机。

西医学中的肛裂，可参照本节辨证施护。

一、病因病机

肛裂的病因为外邪入侵、湿热蕴结、血虚肠燥。火热燥邪蕴结于胃肠，灼伤津液，肠燥津枯，粪便干结难下，强努损伤肛门，造成裂口，裂口久不愈合而生；外感湿热邪气，或内积醇酒肥甘，以致湿热蕴结胃肠，下注肛门生痈，痈溃不愈而成；血虚津亏，肠失濡养，肠燥便结，便时损伤肛门，易生肛裂。病位在肛门，病变与肺、脾、胃、肾等脏腑密切相关。

二、诊断与鉴别诊断

（一）诊断依据

1. 多见于20～40岁的青壮年。好发于肛门齿线以下，截石位6、12点。男性多发于6点，女性多发于12点。

2. 以肛门周期性疼痛为主要表现。常因排便时肛管扩张刺激溃疡面，引发撕裂样疼痛，或灼痛，或刀割样疼痛，有疼痛间歇期，形成肛裂疼痛周期，大便时出血，量不多，色鲜红，伴有便秘。

3. 肛门裂口呈放射状，疮面呈狭长形。

4. 早期肛裂发病时间较短，疮面底浅，色鲜红，边缘整齐，呈梭形柔软且有弹性；陈旧性肛裂病程长，反复发作加重，溃疡色淡白，底深，边缘呈“缸口”增厚，底部形成平整较硬的灰白组织（栉膜带），由于裂口周围组织的慢性炎症，常可伴发结缔组织性外痔（哨兵痔）、单口内瘘、肛乳头肥大、肛窦炎、肛乳头炎等。

（二）病证鉴别

1. 结核性溃疡 溃疡面可见干酪样坏死物，底不平，色灰，呈卵圆形，疼痛不明显，出血量很少。

2. 内痔 常表现有便血，便秘等，但一般无疼痛，窥镜可见直肠黏膜隆起，无梭形溃疡。

3. 肛门皲裂 多由肛门湿疹、肛门瘙痒等继发，裂口为多发，位置不定，一般较表浅，疼痛轻，出血少。不会引起赘皮性外痔和肛乳头肥大等并发症。

4. 早期肛管上皮癌 肛门边有边界不整、质硬的肿物或溃疡，发展迅速，活检有助于鉴别。

三、辨证施护

【辨证要点】

辨虚实 实证多因风热燥火结于胃肠，灼伤津液，水不行舟，大便坚硬干燥，强努损伤肛门成裂，或因气滞血瘀，结于肛门，肠道气化不利，大便失于推动，滞而不行，久则干结，用力则损伤肛门成裂。实证多见于形体健壮者，并有肛门刺痛，脉数有力等。虚证多因年老体虚，产后血虚，大量失血，阴血亏虚，肠道失养，津亏肠燥，大便秘结而成。虚证多见于形体衰弱者，并伴有面色萎黄，脉细无力等。

【证候分型】

1. 血热肠燥

证候表现：大便干结，二三日一行，便时肛门疼痛，便时滴鲜血或大便表面带血或便纸染血，裂口色红，腹部胀满，溲黄，舌偏红，脉弦数。

证候分析：热结肠道，耗伤津液，肠失濡养，则大便秘结；便时努责，擦破肛门，则大便带血，肛门疼痛；舌红，脉弦数为内有实热之象。

护治原则：清热凉血，润肠通便。

治疗代表方：凉血地黄汤合麻仁丸。

2. 阴虚津亏

证候表现：大便干结，数日一行，便时疼痛，点滴下血，裂口深红，口干咽燥，五心烦热，舌红，少苔，脉细数。

证候分析：阴血亏虚，津液不足，肠失濡润，以致大便秘结；便时努挣，擦破肛门，则大便带血，肛门疼痛；阴虚内热，则口干咽燥，五心烦热；舌红，少苔，脉细数为内有虚热之象。

护治原则：养阴清热，润肠通便。

治疗代表方：润肠汤。

3. 气滞血瘀

证候表现：肛门刺痛明显，便时便后尤甚，肛门紧缩，裂口色紫，舌质紫黯，脉弦或涩。

证候分析：气机阻滞，运行不畅，肝气郁结，横逆犯脾，清阳不升，浊阴不降，停聚肛门，排便努挣，撑破肛门，引起裂口，则肛门血脉阻滞，刺痛明显，便时便后尤甚；气血不通，经脉失养，弛张无度，则肛门紧缩，裂口较深，色紫；舌质紫黯或有瘀斑、瘀点，脉弦或涩为气滞血瘀之象。

护治原则：行气活血，润肠通便。

治疗代表方：六磨汤。

【外治法】

1. 早期肛裂　可用生肌玉红膏外涂肛门裂口处，每天 1～2 次，每次大便后用 1∶5000 高锰酸钾溶液坐浴。

2. 陈旧性肛裂　可先用七三丹搽于裂口，3～5 天后，改用生肌玉红膏外涂伤口，再配合其他方法。

【护理措施】

1. 生活起居护理　病室温湿度适宜，过于燥热，会增加患者的津液耗损。疼痛剧烈者宜卧床休息或取俯卧位。保持肛周皮肤清洁干燥，便后用干净柔软的卫生纸擦拭，内裤宜宽松、柔软、透气。

2. 病情观察　密切观察肛裂的三大特征，即疼痛、出血和便秘。观察肛门疼痛性质、程度与持续时间、大便是否带血。出血量多者，应密切观察血压变化及局部有无红肿热痛，警惕并发肛痈，炎性外痔。位于肛门前后正中线以外的多发性裂口，疼痛可不严重，但病程迁延。

3. 饮食护理　宜多食含丰富的纤维素与维生素食物，忌辛辣刺激及海腥发物，戒烟酒，防止便秘。血热肠燥者多食蔬菜、水果；阴虚津亏者多进食滋阴增液之品，如银耳、百合等，或以扁豆，粳米、石斛煮粥食疗；气滞血瘀者予以理气活血食品，如刀豆、菠菜、或以桃仁、粳米煮粥食疗。特别是偏食辣椒、葱姜、生姜者应劝阻，以免加重肠间燥热。

4. 情志护理 患者常因排便后肛门疼痛而情绪低落，终日忧虑，夜寝不安。应予情绪上的安慰、劝导，消除恐惧、紧张心理，避免因疼痛产生排便恐惧感，导致便秘加剧。

5. 用药护理 润肠通便药适宜在早晨空腹或睡前 1 小时服用；血热肠燥者中药汤剂宜频频凉服，此药为增水行舟之剂，每剂药可复煎后代茶饮；阴虚津亏者中药汤剂宜空腹和饭前服，服药期间忌忧思恼怒。川楝子对肝脏有一定毒性，肝功能异常者慎用。局部疮面换药，注意无菌操作，预防交叉感染。

6. 适宜技术 肛裂可用瓦松、五倍子、朴硝、川椒、防风、葱白等煎水熏洗坐浴，具有活血化瘀、消肿止痛、收敛疮口的作用。或排便前用温水坐浴，使肛门括约肌松弛，减轻粪便对肛裂溃疡的刺激。肛裂疼痛较重者，可采用毫针刺法，取长强、承山等穴。

【健康教育】

1. 生活起居有规律，注意劳逸结合，避免劳气内伤，避免久坐少动，积极锻炼身体，加强腹肌锻炼，可按摩肛门或行提肛运动。
2. 养成定时排便的良好习惯，不久蹲、努责，保持肛周皮肤的清洁、干燥。用柔软的卫生纸擦肛门，以免损伤肛管，造成肛裂。
3. 多食新鲜蔬菜、水果，忌食辛辣刺激食物，勿暴饮暴食。注意饮食卫生，防止胃肠道感染。
4. 积极预防肛裂的原发疾病，如痔疮、便秘、肛窦炎、肛乳头肥大等，预防肛裂发生。

第八节 肛 痈

肛痈是指直肠周围间隙发生急、慢性感染而形成的脓肿。肛痈的发生绝大部分与肛隐窝炎有关，其临床特点是发病急骤、肛周剧痛，伴全身高热，破溃后易形成瘘管。由于肛痈发生的部位不同，可有不同的名称，如生于肛门旁皮下者，名肛门旁皮下脓肿；生于坐骨直肠窝者，名坐骨直肠窝脓肿；生于骨盆直肠窝者，名骨盆直肠窝脓肿；生于直肠后间隙者，名直肠后间隙脓肿。中医学对本病也有不同的称谓，如脏毒、悬痈、坐马痈、跨马痈等。

关于本病的论述，最早见于《内经》。唐以前对本病的认识尚不清楚，唐·孙思邈《备急千金药方·痔瘘方》中将肛痈归属痔瘘范畴，曰："牝痔者肛肿痛生疮。"陈无择的《三因极一病症方论·辨肠风论》中提出了对痔和脏毒的鉴别。清·赵濂著《医门补要·肛痈辨》中提出肛痈和盘肛痈之病名。

西医学中的肛门直肠周围脓肿，可参照本节辨证施护。

一、病因病机

肛痈的病因有外邪入侵、饮食不节、脏腑虚弱等。过食肥甘辛辣醇酒等物，湿热内生，下注大肠，蕴阻肛门而成痈；或肛门破损，感染湿热毒邪，致经络阻塞，气血瘀滞而成痈；也有因脾肺两虚，湿热乘虚下注，郁久蕴结而成。病位在肛门直肠周围，与肺、脾、胃等关系密切。

二、诊断与鉴别诊断

（一）诊断依据

发病男性多于女性，年龄多在20～40岁之间，主要表现为肛门周围疼痛、肿胀、有结节，伴有不同程度的发热、倦怠等全身症状。

由于脓肿的部位和深浅不同，症状也有差异，如肛提肌以上的间隙脓肿，位置深隐，全身症状重而局部症状轻；肛提肌以下的间隙脓肿，部位浅，局部红、肿、热、痛明显而全身症状较轻。

1. 肛门旁皮下脓肿　发于肛门周围的皮下组织内，局部红、肿、热、痛明显，成脓后按之则有波动感，全身症状较轻。溃脓后易形成皮下肛漏或低位漏。

2. 坐骨直肠窝脓肿　位于坐骨直肠窝内，初起觉肛门部坠胀微痛，继之肛门胀痛加剧或跳痛，坐卧不安，患侧肛周皮肤微红肿，肛门指检患侧直肠壁饱满，压痛明显，可有波动感，可伴有恶寒发热，头身疼痛等全身症状。

3. 骨盆直肠间隙脓肿　位于肛提肌以上，腹膜以下，位置较深，局部症状不典型，仅觉肛门胀痛，肛周皮肤多无明显红肿，肛门指检患侧直肠壁饱满、压痛及波动感，溃脓后多形成高位肛漏，伴有恶寒发热，头身疼痛等全身症状。

4. 直肠后间隙脓肿　部位较深，直肠内坠胀痛，逐渐加重，肛周皮肤无明显改变，肛门指检直肠后壁饱满，压痛或波动感。全身症状明显，见恶寒发热，头身疼痛等。

（二）病证鉴别

1. 肛周毛囊炎、疖肿　病变在肛周皮肤或皮下，肿块中心有一毛发，多由局部皮肤破损染毒所致，与肛窦炎无直接联系，局部红肿热痛，肛门指检无异常发现，溃后不形成肛漏。

2. 肛门旁脂瘤　肿物呈圆形，表面光滑，无红、热、压痛，肿块中央有粗大毛孔，挤有白色粉质物。

3. 骶髂关节结核性脓肿　病程长，有结核史，病灶与肛门和直肠无病理联系。X线检查可见骨质改变。

三、辨证施护

【辨证要点】

1. 辨虚实 实证者，肛门周围红肿热痛，寒热交作，大便秘结，小便短赤，脉数苔腻；溃后脓出黄浊稠厚而带臭味，疮口呈凸形而结实。膀胱湿热下注、营气不从，逆于肉里而成。虚证者，肛门周围微肿、皮色黯红或不红，按之微热、微痛、伴低热或潮热；溃后脓汁稀薄、疮口凹陷呈空腔；舌质淡苔薄、脉细或濡。

2. 辨分期 肛痈临床上一般可分初期、成脓期和溃后期。初期以局部肿胀疼痛为主，可伴有不同程度的全身症状。成脓期则症状加重，疼痛多为跳痛，坐卧不宁，发热、纳呆、便秘等全身症状明显。脓肿经引流或自行溃破后进入溃后期，局部及全身症状消失，但常难以收口，时有脓水淋沥，易成肛漏。

【证候分型】

1. 火毒蕴结

证候表现：肛门肿痛剧烈，持续数日，痛如鸡啄，难以入寐，肛周红肿热痛，按之有波动感，或穿刺时有脓液，伴恶寒发热，口干，便秘，小便困难，舌质红，苔黄，脉弦滑。

证候分析：邪热内蕴，日久不解，热胜肉腐，肉腐即成脓，故见肿痛剧烈，痛如鸡啄，按之应指，或穿刺有脓；邪正相争，则见恶寒发热；邪热炽盛，津液耗伤，故见口干，便秘；小便黄，舌红苔黄，脉弦滑皆为邪热内盛之象。

护治原则：清热解毒透脓。

治疗代表方：透脓散。

2. 热毒炽盛

证候表现：肛门周围突然肿痛，逐渐加剧，肛周压痛或见红肿，质硬，皮肤焮红，伴恶寒发热，口干，尿黄，舌红，苔薄黄，脉数。

证候分析：湿热之邪蕴结于肛门，气血不畅，郁而化热，则见肛周疼痛；正邪相搏，则见恶寒发热；热邪为患，则出现口干，小便黄；舌红，苔黄腻，脉数为湿热蕴结之象。

护治原则：清热解毒，消肿止痛。

治疗代表方：仙方活命饮合黄连解毒汤。

3. 阴虚毒恋

证候表现：肛周肿痛，日久不消，皮色黯红，成脓时间长，溃脓稀薄，疮口难敛，伴午后潮热，心烦口干，盗汗，舌红，苔少，脉细数。

证候分析：肺肾阴虚，正气不足，湿热内侵，蕴结不散，阻碍气机，气血瘀滞，则肛门肿痛，日久不消；正气不足，难以成脓，正虚不能托毒外出，则疮口日久不愈，脓液稀薄；阴虚内热，则午后潮热，心烦口干，夜寐盗汗；舌红少苔，脉细数为阴虚内热之象。

护治原则：清热祛湿，解毒养阴。

治疗代表方：青蒿鳖甲汤合三妙丸。

【外治法】

1. 初起　实证用金黄膏、黄连膏外敷，位置较深者，可用金黄散调糊灌肠；虚证用冲和膏或阳和解凝膏外敷。

2. 成脓　宜切开排脓，根据脓肿位置的深浅和病情缓急选择手术方法。

3. 溃后　用九一丹纱条引流，脓尽改用生肌散纱条。日久成漏者，按肛漏处理。

【护理措施】

1. 生活起居护理　病室宜清洁、舒适，空气新鲜，温湿度适中，避免直接吹风，以防加重寒战、高热等全身症状。高热及病情较重者应卧床休息，取侧卧位；疼痛剧烈者，避免坐位，以免加重局部疼痛。脓肿部位不宜挤压、碰撞，以免毒邪扩散。加强肛周保护及清洁护理，脓液较多者，勤换敷料和垫褥，以防脓液浸渍皮肤引起湿疹。

2. 病情观察　密切观察局部皮肤红肿热痛程度、范围，有无局部皮肤温度增高及肿块有无波动感。观察患者的精神状态及伴随症状，如发热、寒战、乏力、口干、便秘、溲赤、苔黄、脉数等。观察术后伤口情况，如成脓溃破者，观察脓液的量、色、质。如高热不退，疼痛加剧，或成脓破溃引流不畅，需切开排脓，以保持局部引流通畅。如引流物稀薄，味臭或有渗血，应及时报告医生。

3. 饮食护理　饮食有节，不偏食、不嗜食、不多食，忌食肥甘厚味、海腥发物及辛辣刺激性食物，如肉类、动物肝脏、鱼、虾、葱、蒜等。便秘者，可每日食香蕉，或以蜂蜜冲饮代茶；实证者可选食米粥、面条汤、新鲜蔬菜、水果；高热伤津者，可多食梨汁、鲜芦根汁、西瓜汁；虚证者宜多食高维生素、高蛋白食物，如牛奶、鸡蛋、瘦肉等。

4. 情志护理　疼痛导致患者坐立不安，特别是实证者，湿重火盛，易烦易怒，有恐惧感。要及时向患者解释，了解其心理活动，解除恐惧，保持心情舒畅，气血调和，有利于疾病的恢复。

5. 用药护理　润肠通便药、中药汤剂宜在早晨空腹或饭前 1 小时服，清热泻火药宜冷服，以助药力。选用合适的抗生素静脉滴注，抗生素现配现用，并观察用药后效果及不良反应。局部外敷金黄膏，涂擦厚薄均匀，以利于活血化瘀，软坚散结，消肿止痛。器械严格消毒，避免交叉感染。

6. 适宜技术　疼痛剧烈者可针刺长强、白环俞等穴；高热者可针刺大椎、曲池、合谷等穴；便秘者，针刺大肠俞、天枢、上巨虚等穴；小便困难者，可局部热敷或针刺三阴交、关元、中极等穴；入睡困难者，取神聪、安眠、神门、三阴交等耳穴，用王不留行籽贴压。

【健康教育】

1. 保持大便通畅，注意肛门清洁，内裤应宽松、柔软，保持干燥、透气，不穿化纤、紧身内裤。加强体育锻炼，增强机体抗病能力。

2. 饮食宜清淡，忌辛辣、刺激、油腻之物，戒烟酒，勿暴饮暴食。

3. 积极预防肛门病变，如肛窦炎、肛乳头炎、直肠炎、内外痔等。

4. 早期出现肛周疼痛等症状，应及早就医，防止炎症范围扩大，加重病情。

第九节 肠 结

肠结是由于气血、寒热、湿、食、虫等原因，导致肠腑通降功能失常，气血痞结，滞塞上逆等病理改变，引起以腹痛、呕吐、腹胀、便秘、矢气不转等为主要临床特征的急性病证。“结者，凝也。”本病可发生于任何年龄，无明显性别差异，病因复杂，具有病情多变、发展迅速等特点。

肠结最早记载于《内经》，《灵枢·四时气》曰：“饮食不下，隔塞不通，邪在胃脘。”“腹中常鸣，气上冲胸，喘不能久立，邪在大肠。”汉·张仲景《金匮要略·腹满寒疝宿食病脉证并治》载：“腹满时减，复如故，此为寒，当与温药。”“腹满不减，减不足言，当须下之，宜大承气汤。”“痛而闭者，厚朴三物汤主之。”唐·孙思邈《备急千金要方·卷十八》曰：“肠中常鸣时上冲心，灸脐中。”“肠鸣而痛，温药主之。”宋·李东垣《脾胃论》：“腹中诸痛，皆由劳役过甚。饮食失节，中气不足，寒邪乘虚而客人之，故卒然而作大痛。”明·龚廷贤《寿世保元·大便秘》：“闭结之患有五，曰风闭、气闭、热闭、寒闭、湿闭是也。”

西医学中的机械性肠梗阻（肠粘连、肠扭转、肠套叠）、肠肿瘤等病证，以腹痛、腹胀、呕吐、便秘为主要表现时，可参照本节辨证施护。

一、病因病机

肠结的病因为饮食不节、寒温不适、手术或外伤，或邪毒、痰瘀阻滞、燥屎内结、蛔虫聚团等。饮食失节，复感寒邪，情志失和，胃肠气机受阻而发病；或因腹部手术、肠道或腹部的病变、外伤、全身疾患、瘫痪等因素，致肠体麻痹，气机不通而发病；或湿热内蕴，邪毒内结，气血瘀滞，日久化热，热结肠间，津液耗伤，肠道失养所致。主要病机为肠传导功能失常，滞塞上逆而发病。病位在大小肠，涉及肝、胆、脾、胃。

二、诊断与鉴别诊断

（一）诊断依据

1. 腹痛 部位各异，或全腹或局部，甚及腰部；疼痛呈阵发性绞痛、持续性胀痛、阵发性绞痛，持续性隐痛或持续性腹痛阵发性加剧，伴腹中肠鸣气上冲胸；后期可持续胀痛或持续剧烈绞痛。

2. 呕吐 邪结于上则呕吐出现早而频繁，呕吐物开始为食物，继而为大量的胃液与胆汁；邪结于下则呕吐出现晚，次数较少，间歇时间较长，呕吐物较黏稠且有粪臭味。

3. 腹胀 因呕吐频繁，腹胀多不明显。或全腹胀，或腹胀不对称。腹胀随病进而加重，甚者腹胀如鼓。

4. 便秘 早期由于痞结以下肠内尚有残存的粪便与气体，故仍可能有少量的排气或排便，严重则可有少量的黏液血便或水样便。多数患者大便秘结，矢气不转。

5. 神色体态 早期腹痛阵作时大声呼叫，辗转不安，呕吐有声，表情痛苦但有神。晚期肌肤干燥，眼眶凹陷，神淡，精神萎顿，呕吐声微，气促甚或面色晦黯青苍，四肢厥冷。

6. 腹诊 早期耳闻腹中雷鸣，水走肠间，辘辘有声，晚期腹静无音。手切之腹满痛而拒按，甚至手不可近；或触及肿块而呈索状；或圆形之痞块。

（二）病证鉴别

1. 脾心痛（急性胰腺炎） 骤起脐上腹痛，伴腹胀、呕吐及便秘似肠结，但腹痛持续，位置偏高，很快波及全腹，早期出现腹皮硬，拒按，无腹中雷鸣，腹穿抽出血性鲜红之腹水，血、尿淀粉酶值升高可别。

2. 寒疝（嵌顿性斜疝） 腹痛阵作，伴腹胀，肠鸣及呕吐，无便似肠结；但痛在少腹，痛引睾丸，腹股阴囊可及肿大块物可别。

3. 石淋（输尿管结石） 脐旁腹痛阵作，伴呕吐恶心，似早期肠结但疼痛向腰或会阴窜痛，腰区叩痛明显，尿内有红细胞，无腹中雷鸣，很少腹胀可别。

三、辨证施护

【辨证要点】

辨虚实 实证者，病程较短，以腹痛为主，腹胀轻，坚实拒按，呕吐，伴有面赤身热，呻吟，声高气粗，汗出，尿赤涩痛，喜冷饮，口臭，舌红或黯红，苔黄燥、少津或苔黄黑相间，脉弦数或沉弦。虚证者，病程较长，以腹胀为主，腹痛轻，腹部喜温喜按，伴有恶心，呕吐，呻吟，声低息微，面色不华，倦怠懒言，舌淡或黯淡少津，苔白腻或黄白相间，脉沉细。

【证候分型】

1. 气滞血瘀

证候表现：腹痛阵作，胀满拒按，恶心呕吐，无排气排便，舌质淡红，苔薄白，脉弦或涩。

证候分析：肠腑气机不利，瘀血阻滞，胃失和降，故腹痛阵作，胀满拒按，恶心呕吐，无排气排便；舌质淡红，苔薄白，脉弦或涩俱为气滞之象。

护治原则：行气活血，通腑攻下。

治疗代表方：桃核承气汤加减。

2. 肠腑热结

证候表现：腹痛腹胀，痞满拒按，恶心呕吐，无排气排便，发热，口渴，小便黄赤，甚则神昏谵语，舌质红，苔黄燥，脉洪数。

证候分析：热结肠腑，腑气不通，胃失和降，故见腹痛腹胀，痞满拒按，恶心呕吐，无排气排便；热邪蒸达，灼伤津液，故见发热，口渴，小便黄赤；热扰心神，则见神昏谵语；舌质红，苔黄燥，脉洪数俱为肠腑热盛之象。

护治原则：活血清热，通里攻下。

治疗代表方：复方大承气汤加减。

3. 肠腑寒凝

证候表现：起病急骤，腹痛剧烈，遇冷加重，得热稍减，腹部胀满，恶心呕吐，口渴不欲饮，无排气、排便，脘腹怕冷，四肢畏寒，舌质淡红，苔薄白，脉弦紧。

证候分析：寒邪犯及胃肠，凝阻气机，故腹痛剧烈；证情属实，故起病急骤；遇寒则气收更甚，故遇冷加重；寒得温散，故得热稍减；胃气上逆，则恶心呕吐，寒伤胃阳，水饮不化，津气不布，故口渴，而水饮随胃气上逆，故渴而不欲饮；寒邪阻遏阳气，不能外达，故见脘腹怕冷，四肢畏寒；舌质淡红，苔薄白，脉弦紧，均为寒凝气机之象。

护治原则：温中散寒，通里攻下。

治疗代表方：温脾汤加减。

4. 水结湿阻

证候表现：腹痛阵阵加剧，肠鸣辘辘有声，腹胀拒按，恶心呕吐，口渴不欲饮，无排气排便，尿少，舌质淡红，苔白腻，脉弦缓。

证候分析：水湿内结肠腑，遏阻气机，故腹痛阵阵加剧，腹胀拒按；饮邪走行于肠，则肠鸣辘辘有声；饮停于胃，胃失和降，故恶心呕吐；水湿内结，腑气不通，故无排气排便；水湿为患，膀胱气化失司，故尿少；舌质淡红，苔白腻，脉弦缓均为水湿内停之象。

护治原则：理气通下，攻逐水饮。

治疗代表方：甘遂通结汤加减。

5. 虫积阻滞

证候表现：腹痛绕脐阵作，腹胀不甚，腹部有条索状团块，恶心呕吐，呕吐蛔虫，或有便秘，舌质淡红，苔薄白，脉弦。

证候分析：蛔虫扰动，则腹痛绕脐阵作，蛔虫钻窜，聚而成串，攒于肠中，阻塞不通，则扪之腹部有条索状团块，或有便秘；蛔虫上窜，气机逆乱，胃气上逆时可见恶心呕吐，呕吐蛔虫；舌质淡红，苔薄白，脉弦均为气机阻滞之象。

护治原则：消积导滞，驱蛔杀虫。

治疗代表方：驱蛔承气汤加减。

【外治法】

1. 热熨法　大葱白2500g，醋少许。将大葱切碎和醋炒至极热，用布包好熨腹部，冷却即换，不可间歇，以腹软或矢气为度。

2. 灌肠法　大黄30g，枳实15g，厚朴15g，芒硝30g，莱菔子15g，黄芩15g，加水1000ml，煎至300ml。灌肠前将芒硝放入药液中溶解，置于输液瓶内灌肠。

3. 生油疗法　用菜油、豆油或花生油60～100ml，每日1次，口服或经胃管注入。常用于蛔虫性、粘连性和粪块阻塞性肠结患者。

【护理措施】

1. 生活起居护理　保持室内空气新鲜，温湿度适宜，避免噪音、强光刺激。同时注意保暖，避免因寒冷刺激引发肠壁痉挛。患者需卧床休息，一般取半卧位，以减轻腹痛、腹胀。有血压下降者应取平卧位。

2. 病情观察　严密观察患者的腹胀、腹痛变化，注意腹痛部位、性质、程度及呕吐次数，呕吐物的量、色；注意有无肠型、包块、肠蠕动波等情况；肛门排便、排气，大便的量及性状，保持有效的胃肠减压，检查胃管是否通畅，观察抽出液的量、性状以及颜色的改变，注意有无手术指征。观察生命体征、面色、皮肤弹性等情况，记录24小时的出入量，防止津液不足。如出现腹痛持续加重，腹胀不对称，呕吐持续性加剧，或出现休克、腹膜刺激征，或经胃肠减压后腹胀减轻，而腹痛不减轻，应立即报告医生。

3. 饮食护理　急性期按医嘱禁食。病情严重者或术后予以胃肠减压。病情缓解后或术后恢复期予流质或半流质。饮食要有规律，宜高营养，易消化饮食，忌食生冷、肥甘厚腻、辛辣刺激、鱼腥发物及硬固之品，少食易产气的奶制品。

4. 情志护理　情绪波动会使肠道蠕动功能或自主神经功能紊乱，进而加重肠梗阻。患者要调整情志，避免七情致病，保持情绪平和。由于本病发作急、病因复杂、病情多变、发展迅速，患者易产生紧张、焦虑及恐惧心理，应及时给予情志疏导，消除不良情绪的刺激。

5. 用药护理　中药汤剂宜空腹服用，热者宜凉服，虚寒者宜热服，病情较重行胃肠减压者，应少量多次灌服。呕吐频繁者，可于舌面滴少许姜汁止呕。观察服药后的效果及反应，记录排便情况。慎用止痛剂。

6. 适宜技术　针刺足三里、上巨虚、内关、合谷等穴，以止痛止呕。或针刺中脘，天枢、足三里、内庭等穴，或穴位注射以促进肠蠕动。大承气汤保留灌肠有通里攻下、行气止痛作用。亦可用热熨法，如吴茱萸、生盐炒热后用软布包好，顺时针方向熨腹，切勿烫伤皮肤。

【健康教育】

1. 指导患者了解本病的诱因与饮食不节、情志内伤、腹部手术等有关，提高防病意识，预防病情复发。

2. 饮食应有规律，定时定量，多吃新鲜蔬菜与水果，避免暴饮暴食和饭后剧烈运动。注意个人饮食卫生，减少肠内蛔虫病的发生。

3. 保持心情舒畅，戒忿怒、紧张、急躁，调节情志，释放不良情绪。生活起居有规律，适当参加体育运动，有利于体质的改善。

4. 腹部手术后宜早期起床活动，运用针刺及理气活血通肠之剂，促进肠道蠕动。肠梗阻尤其是粘连性肠梗阻复发率高，患者出现腹痛、腹胀、呕吐、肛门停止排气、排便或呕血等症状，应立即就诊，实施手术治疗的患者定期复查。

第十节 脱 疽

脱疽是发于四肢末端的，严重时趾（指）节坏疽脱落的一种慢性周围血管疾病。初起患肢末端发凉、怕冷、苍白、麻木，可伴间歇性跛行，继而出现夜间痛，疼痛剧烈难忍，日久患趾（指）坏死变黑，甚则趾（指）节脱落。以四肢末端，尤以下肢为多见。好发于青壮年男子、老年人及消渴病患者。本病常在寒冷季节加重，治疗后易复发。

关于本病的记载，最早见于《灵枢·痈疽》：“发于足指，名曰脱痈，其状赤黑，死不治，不赤黑，不死。不衰，急斩之，不则死矣。”晋代皇甫谧的《针灸甲乙经》始将“脱痈”改为“脱疽”。有关本病的病位及治疗，《外科证治全书·脱疽》中有较详细的记载，如“脱疽，多生手指节中，无名指上最多”。“亟剪去其指，可保其命，迟则肿延手足背，救无术矣。殊不知此易治也，大人用阳和汤，小孩用小金丹，最重者用犀黄丸，皆可消之”。

西医学中的血栓闭塞性脉管炎、动脉硬化闭塞症和糖尿病足，出现脱疽临床表现时，均可参照本节辨证施护。

一、病因病机

脱疽的病因为脾气不健、肾阳不足、复感寒湿而发病。脾主升清，主运化水谷精微，输布津液，脾气不健，生化乏源，气血亏虚，气阴两伤，在内无以荣养脏腑，在外不能充养四肢；脾肾阳虚，温煦失职，或严寒涉水，久居湿地，寒湿外受，寒湿皆为阴邪，易伤阳气，寒性收引，致气血凝滞，瘀阻不通，不通则痛；湿性黏滞，引而下行所致经络闭塞，四肢失养而成。病位在四肢末端。

二、诊断与鉴别诊断

（一）诊断依据

1. 临床特征 本病绝大多数发于20～40岁的男性，女性较少见。主要症状是间歇性跛行，患肢酸、胀、麻、木，发凉或灼热，静息痛，足趾或连同足部出现坏疽，小腿或足部反复出现游走性血栓性静脉炎，中、小动脉（最常见的是趺阳脉、太溪脉）搏动减弱或消失。

2. 临床分期

（1）*初期（局部缺血期）* 患肢麻木、发凉、怕冷、沉重，有针刺痛，小腿肌肉抽掣痛，间歇性跛行，患肢动脉搏动微弱或消失，可有游走性血栓性浅静脉炎。全身症状不显著。

（2）*中期（营养障碍期）* 患肢麻木、发凉、怕冷，间歇性跛行加重，并有静息痛。患肢皮肤常呈潮红色、紫红色或苍白色，足部皮肤干燥、脱皮，趾甲生长缓慢，增厚变形，汗毛脱落，小腿肌肉有萎缩现象。患肢动脉搏动消失。可有情绪不安，头晕腰痛，筋骨痿软。

（3）*后期（坏死期）* 患肢由于严重的血液循环障碍，发生溃疡或坏死，大多数局限在足趾或足部，向上蔓延至踝关节或小腿者少见，疼痛剧烈难忍，坏疽的足趾脱落后，常遗留溃疡而经久不愈。常伴有发热、口干、食欲减退、便秘、尿黄赤等全身症状。

3. 辅助检查 肢体位置试验、趾（指）端皮肤压迫试验、硫酸镁试验、动脉造影、超声波等检查有助于疾病诊断。

（二）病证鉴别

1. 三种脱疽的临床鉴别 （表3-2）。

表3-2 三种脱疽的临床鉴别

	血栓闭塞性脉管炎	动脉硬化闭塞症	糖尿病足
发病年龄	20~40岁	40岁以上	40岁以上
浅静脉炎	游走性	无	无
高血压	极少	大部分有	大部分有
冠心病	无	有	可有可无
血脂	基本正常	升高	多数升高
血糖、尿糖	正常	正常	血糖高，尿糖阳性
受累血管	中、小动脉	大、中动脉	大、微血管

2. 肢端动脉痉挛症（雷诺病） 多见于青年女性，上肢较下肢多见，好发于手指，常成双侧性和对称性。每因寒冷或精神刺激后发作，表现为指端发凉苍白-紫绀-潮红三色变化（雷诺现象），可伴麻木、刺痛或烧灼感，患肢动脉搏动正常。少数患者晚期可发生指尖局部溃疡或坏疽。

三、辨证施护

【辨证要点】

1. 辨虚实 脱疽以实证更为多见。一般新病多实，久病多虚；体壮者多实，体弱者多虚。实证：一般疼痛剧烈，或伴有肢体肿胀。虚证：痛势不剧，皮肤干燥，毳毛脱落，趾（指）甲增厚，肌肉萎缩，患趾（指）呈干性坏疽或伴面容憔悴，萎黄消瘦，神情倦怠。

2. 辨寒热 寒证：患肢多喜暖怕冷，肤色苍白冰冷，遇冷痛甚，舌苔白腻，脉多沉细。热证：患肢多红肿痛甚，边界不清，甚则坏疽，伴有发热，烦躁不安，口渴欲饮，便秘，溲赤，舌红，苔黄燥或厚腻，脉细数或弦细数。

【证候分型】

1. 寒湿阻络

证候表现：患趾（指）喜暖怕冷，肤色苍白，麻木，酸胀疼痛，遇冷加重，步履不利，多走则疼痛加剧，稍歇痛减，触之发凉，趺阳脉搏动减弱，舌淡，苔白腻，脉沉细。

证候分析：寒性收引、凝滞，寒邪袭络，气血瘀阻，不通则痛，则患趾（指）疼痛，麻木，酸胀；寒凝血脉，阳气不达肢末，则肤色苍白，喜暖怕冷，遇冷加重，触之发凉；寒凝气滞，则步履不利，多走则疼痛加剧；寒湿阻络，则趺阳脉搏动减弱；舌淡，苔白腻，脉沉细均为阳虚寒盛之象。

护治原则：温阳补血，散寒通络。

治疗代表方：当归四逆汤合阳和汤加减。

2. 血脉瘀阻

证候表现：患趾（指）酸胀疼痛加重，彻夜不寐，步履沉重乏力，活动艰难，患趾（指）肤色黯红或紫黯，下垂更甚，皮肤发凉干燥，肌肉萎缩，趺阳脉搏动消失，舌黯红或有瘀斑，苔薄白，脉弦或涩。

证候分析：寒邪凝滞，阳气不布，则患趾（指）酸胀疼痛；入夜阳气内闭，故疼痛加重；气血不及四末，筋脉失养，则步履沉重乏力，活动艰难，皮肤干燥发凉，肌肉萎缩；气滞血瘀，脉络阻塞，则患趾（指）肤色黯红或紫黯，趺阳脉搏动消失；舌黯红或有瘀斑，苔薄白，脉弦或涩为气血瘀滞之象。

护治原则：行气活血，化瘀止痛。

治疗代表方：桃红四物汤加减。

3. 湿热毒盛

证候表现：患肢剧痛，日轻夜重，局部皮肤紫黯、肿胀，渐变紫黑，浸淫蔓延，溃破腐烂，气秽，疮面肉色不鲜，甚则五趾相传，波及足背，伴身热口干，便秘溲赤，舌红，苔黄腻，脉弦数。

证候分析：寒湿入侵，日久化热，或饮食失节，脾失健运，湿浊内蕴化热，湿热下注筋脉，热胜肉腐，则患肢剧痛，喜凉怕热，局部溃破腐烂，气秽，甚则五趾相传，波及足背；湿热闭阻，气血瘀滞，则皮肤紫黯、肿胀，渐变紫黑；热盛津伤，则身热口干，便秘溲赤；舌红，苔黄腻，脉弦数均为湿热毒盛之象。

护治原则：清热利湿，化瘀通络。

治疗代表方：四妙勇安汤加减。

4. 热毒伤阴

证候表现：肌肤枯槁萎缩，毳毛脱落，趾（指）甲增厚变形，肌肉萎缩，趾（指）呈干性坏疽，伴口干纳呆，便秘溲赤，舌红，苔黄，脉弦细数。

证候分析：病邪郁久化热，热毒内盛伤阴，肌肤失养，则肌肤枯槁萎缩，毳毛脱落，趾（指）甲增厚变形，趾（指）呈干性坏疽；热毒炽盛，耗伤阴液，则口干纳呆，便秘溲赤；舌红，苔黄，脉弦细数均为热毒伤阴之象。

护治原则：清热养阴，解毒活血。

治疗代表方：顾步汤加减。

5. 气阴两虚

证候表现：病程日久，坏死组织脱落后疮面久不愈合，肉芽淡红或暗红不鲜，伴面容憔悴，萎黄消瘦，神情倦怠，五心烦热，口渴不欲饮，舌淡尖红，少苔，脉细无力。

证候分析：素体虚弱，气血两虚，肌肤失养，腐肉不去，新肉难生，则病久不愈，疮面久不愈合，肉芽淡红或暗红不鲜；脾失健运，气血生化乏源，则面容憔悴，萎黄消瘦，神情倦怠；病久耗伤阴血，伤津耗液，则五心烦热，口渴不欲饮；舌淡尖红，少苔，脉细无力均为气阴两虚之象。

护治原则：益气养阴，活血生肌。

治疗代表方：黄芪鳖甲汤加减。

【外治法】

1. 未溃者，可用冲和膏或回阳玉龙膏盖敷；或用附子、干姜、吴茱萸等分研粉蜜调敷于患肢足底涌泉穴；亦可用红灵酒少许揉擦患肢足背、小腿。若局部红肿热痛者，外敷金黄膏。

2. 已溃者，溃疡较小者，可用上述中药熏洗后，外敷生肌玉红膏；溃疡面积较大，坏死组织难以脱落者，可先用冰片2g、氧化锌油98g调匀涂于疮面，以软化其硬结痂皮，并依次清除坏死痂皮，先除去软组织，后除死骨。疮面清洁时，可改用生肌白玉膏外敷。

【护理措施】

1. 生活起居护理 病室宜安静，阳光充足，光线柔和，注意适当通风换气。急性期绝对卧床休息，抬高患肢，不宜行走，防止损伤病足。冬春季节注意保暖，不宜在户外长时间停留。禁用冷水泡足。

2. 病情观察 定时测量患肢局部皮肤温度、动脉搏动情况，观察皮色的改变，疼痛程度，注意未受累趾（指）的皮肤情况。观察早中期间歇性跛行的距离并作记录，以了解病情进展情况，注意观察患趾（指）有无坏死、溃疡、脓腐颜色、气味以及皮肤色泽、冷热变化和局部毳毛脱落情况。观察患肢肌肉是否萎缩，血脉是否流通等情况，做好记录。

3. 饮食护理 脱疽患者宜予以低胆固醇、低热量、低脂肪，高蛋白、高维生素饮食，多吃蔬菜、豆制品、鱼、瘦肉，忌食辛辣、肥甘、生冷之品，忌烟酒。寒湿阻络者宜多食温补之品，如羊肉、狗肉等；血脉瘀阻患者可适当补充具有活血通络作用的食物，如山楂、红花煮水代茶饮；湿热毒盛者饮食宜清淡，多食新鲜水果；热毒伤阴者，鼓励其摄入高蛋白，易消化食品，并多饮水或菊花茶；气血亏虚患者，应给予营养丰富、易消化饮食，如鱼类、蛋类、瘦肉等，以加强补益气血之功。

4. 情志护理 患者因久病难愈，疼痛难忍，且有截趾（肢）的可能，常悲观失望或烦躁易怒，须经常安慰鼓励患者，消除悲观紧张心理，说明情志不畅对疾病的影响，并鼓励患者树立战胜疾病的信心。对于需要截肢患者，术前需向患者阐明截肢的必要性，消除患者的顾虑；术后应多安慰鼓励患者，逐步介绍义肢佩戴相关知识，令患者积极主动面对。患者佩戴义肢时，要帮助其调整心态，对患者的微小进步给予鼓励，以助其逐步适应并达到自理。

5. 用药护理 中药汤剂温服，一般在进食后半小时服用效果更佳。热毒伤阴证患者中药汤剂宜偏凉服。糖尿病、高血压患者应督促其按时服药，不得随意停药，严格掌握用药剂量和用药时间，定时监测血糖和血压。使用血管扩张剂和止痛剂时应注意药物疗效及反应。

6. 适宜技术 寒湿阻络型或血脉瘀阻型患者可用中药熏洗法，注意水温，切勿烫伤。或用耳穴埋豆法，取神门、内分泌、肾、交感等穴。或用艾灸，取足三里、三阴交、曲池、内关等穴。或用当归注射液，取足三里、承山等穴，双侧交替穴位注射。或毫针刺法，取曲池、内关、外关、合谷、中渚、足三里、三阴交，用强刺激手法。或用刺血疗法，取委中、委阳、足临泣，并配以患肢局部静脉血管较明显处的穴位，用三棱针点刺穴位，使其自然出血，如需拔火罐者，应待出血停止后再进行。患肢已有溃疡者，应根据医嘱换药。

【健康教育】

1. 劳逸结合，生活起居有规律，加强全身性肢体保健运动，以增强体质提高抗病能力。合理搭配饮食，宜食清淡、易消化之品，忌生冷、辛辣、油腻之物。少食或不食高糖、高胆固醇食物，戒烟酒。

2. 保持舒畅乐观的心情，避免思虑过度或恼怒生气而耗伤肝脾之气，肝郁犯脾，进而诱发脱疽。

3. 避免患肢外伤或挤压，注意肢体防寒保暖，坚持用温水泡洗双足，避免受寒冷刺激诱发本病。鞋袜宜宽松舒适，不宜过紧，积极治疗脚癣，预防感染。

4. 积极治疗冠心病、脑缺血、高脂血症、高血压、糖尿病等原发病。

5. 修剪趾（指）甲时，避免修剪过度，以防损伤染毒，使趾（指）端气血瘀阻，诱发本病。局部出现溃疡和坏疽应及时就医，不可随便用药或自行处理，以免造成不良后果。

第四章　中医妇科病证护理

中医妇科病证护理是以中医学理论为指导，阐述妇科常见病证的病因病机、辨证要点及诊治规律等内容，并提出相应护理措施的过程。妇科常见病证包括月经病、带下病、妊娠病、产后病、妇科杂病等，本章选择10种常见病证，分别就其基本概念、病因病机、辨证要点、辨证分型、护理措施、健康教育等内容进行阐述。

第一节　月经失调

月经失调是以月经的周期、经期、经量、经色、经质出现异常，或伴随月经周期，或于经断前后出现明显症状为主要临床表现的病证。常见的月经失调有月经先期、月经后期、月经先后无定期、月经过多、月经过少、经期延长等。本节主要介绍月经先期、月经后期、月经先后无定期、月经过多、月经过少。本病证是一种常见的妇科病证，无明显季节性。

古代医籍中对月经失调有许多记载。“月经先期”最早见于《金匮要略·妇人杂病脉证并治》篇，有“带下，经水不利，少腹满痛，经一月再见者”的记载。晋代王叔和《脉经》中有“经水少”的记载，认为其病机为“亡其津液”；月经先后不定期最早见于宋代《圣济总录·杂疗门》，称为“经水无定”。刘河间在《素问病机气宜保命集·妇人胎产论》中提出“经水过多”的病名；《丹溪心法·妇人》始将月经后期作为一个病证来研究，称为经水过期，并从不同方面提出了辨证要点和治疗方法。《景岳全书·妇人规》称为“经乱”，分为“血虚经乱”和“肾虚经乱”。清代《傅青主女科·调经》认为经来或前或后或无定期是肝气郁结，影响肾气而致。

西医学中的排卵型功能失调性子宫出血、盆腔炎、子宫肌瘤、子宫内膜异位症、子宫内膜结核等疾病，以月经的周期、经期、经量、经色、经质出现异常者，均可参照本节辨证施护。

一、病因病机

1. 月经先期　月经先期病因包括气虚和血热两种，其发生的病机主要是冲任不固。气虚分脾气虚弱和肾气不固；血热分实热和虚热。此外，还有瘀血阻络，血不归经，导致冲任不固而月经先期者。月经先期一般多伴有月经过多或经期延长。月经先期既有单一病机，又有多脏同病或气血同病之病机。

（1）脾气虚　素体虚弱，或饮食不节，或思虑劳倦过度，损伤脾气，脾不统血，冲任不固，血不归源，导致月经先期而至。脾为心之子，脾气虚，则盗母气以自救，日久致心气伤，则为心脾气虚，统摄无权，月经提前。

（2）肾气虚　少年肾气未充，或绝经前肾气渐衰，或房劳多产，或久病伤肾，肾气虚弱，冲任失约，经血下溢而致月经先期。肾气虚日久伤肾阳，肾阳虚不温脾阳则致脾阳虚，继而发展为脾肾阳虚。

（3）阳盛血热　素体阳盛，或过食辛燥助阳之品，或外感火热之邪，热扰冲任、胞宫，经血妄行，以致月经先期。

（4）阴虚血热　素体阴虚，或失血伤阴，或久病阴亏，或房劳多产伤肾精，导致阴液亏损，虚热内生，热伏冲任，血海不宁，则月经先期而至。

（5）肝郁血热　情志不舒，肝气郁结，郁久化热，热扰冲任，迫血下行，而致月经先期。

（6）瘀血停滞　经期产后，余血未尽，或外感六淫，或内伤七情，邪与余血相结，瘀滞冲任，新血不归经而妄行，则月经先期而至。

2. 月经后期　月经后期一般伴有月经过少。月经后期的发病机理有虚实之别。虚者多因肾虚、血虚、虚寒导致精血不足，冲任不充，血海不能按时满溢而致经迟；实者多因血寒、气滞、痰阻等导致血行不畅，冲任受阻，血海不能如期满盈而后期来潮。

（1）血虚　体质素弱，营血不足，或久病失血，或多产耗伤阴血，或脾气虚弱，化源不足，导致营血亏虚，冲任不充，经血无源以下，导致月经后期而至。

（2）肾虚　素体阴虚，或久病伤阴，或房事不节，肾阴精亏虚，冲任不充，导致月经后期；素体阳虚，或久病伤阳，或房事太过，耗伤肾阳，肾阳虚，脏腑失于温煦，生化失司，导致冲任不充，经血不能按时而下而后期来潮。

（3）血寒　经期产后，调摄失宜，或坐卧当风，外感风寒，或过食生冷食物，或误用寒凉药物，寒凝血瘀，冲任阻滞，血海不能如期满溢导致月经后期。

（4）气滞　素多忧郁，肝气郁结，气滞血瘀，血行不畅，冲任阻滞，血海不能按期满溢而致月经后期。

（5）痰阻　脾气素虚，运化失司，聚湿生痰，或素体肥胖，多痰多湿，或嗜食肥甘厚腻，内生痰湿，阻滞冲任，血海不能按期满溢而至月经后期。

3. 月经先后无定期　月经先后无定期的发病机理主要是肝、脾、肾功能失常，气血失调，冲任功能紊乱，血海蓄满无常。其病因多为肾虚、肝郁、脾虚等，而以肝郁、肾虚多见，且易发展为肝肾同病。

（1）肾虚　素体虚弱，肾气不足，或多产房劳伤肾气，或初潮肾气未充，或久病伤肾，或绝经期肾气渐衰，肾气亏损，藏泄失司，冲任失调，血海蓄溢失常。若应藏不藏则月经先期而至，若当泄不泄则月经后期而来，藏泄紊乱则为月经先后无定期。

（2）肝郁　情志抑郁，或郁怒伤肝，导致肝疏泄失司，冲任失调，血海蓄溢失常。如疏泄过度，则月经先期而至，疏泄不及，则月经后期而来，遂致月经先后无定期。

（3）脾虚　劳倦过度，或饮食不节，或思虑太过，脾气受损，气血生化不足，则致月经后期，若统摄失职，血溢妄行，血海不及期而满，则可致月经先期。时而生化不足，时而统摄失司，则月经先后无定期。

4. 月经过多　主要病机是由于冲任不固，经血失于制约。常见的病因有气虚、血热、血瘀。

（1）气虚　素体虚弱，或饮食劳倦，或大病久病，损伤脾气，中气不足，冲任不固，血失统摄，遂致经行量多。

（2）血热　素体阳盛，或嗜食辛燥，或感受热邪，或七情过极，郁而化热，热扰冲任，迫血妄行，遂致经行量多。

（3）血瘀　素性抑郁，肝气郁结，或经期产后，感受外邪，或不禁房事，瘀血内停，瘀阻冲任，新血不归经，遂致经行量多。

5. 月经过少　本病发病有虚实之分，虚者多因精亏血少，冲任血海亏虚，经血乏源；实者多由瘀血内停，或痰湿内生，痰瘀阻滞冲任血海，血行不畅发为月经过少。临床以肾虚、血虚、血瘀、痰湿为多见。

（1）肾虚　禀赋素弱或少年肾气未充，或房劳伤肾，以致肾气不足，精血不充，冲任血海亏虚，经血化源不足以致经行量少。

（2）血虚　素体血虚，或久病伤血，营血亏虚，或饮食、劳倦、思虑伤脾，脾虚化源不足，冲任血海不充，遂致月经量少。

（3）血瘀　感受寒邪，寒客胞宫，血为寒凝；或素多忧郁，气郁血滞，均使冲任受阻，血行不畅，经血受阻致经行量少。

（4）痰湿　素多痰湿，或脾失健运，湿聚成痰，痰阻冲任，血不畅行而经行量少。月经过少之病因病机虽有虚实之分，但临床以虚证或虚中夹实者为多，应掌握其病机转化，如肾阳虚、肾气不足均可致血瘀，即为肾虚血瘀；血虚气弱，亦可致瘀；肾阳不足，不能温煦脾阳，脾失健运，常可发为肾脾两虚夹痰湿。月经过少伴见月经后期者，常可发展为闭经，尤其要警惕卵巢早衰，临证应予以重视，及早诊治。

二、诊断与鉴别诊断

（一）诊断依据

1. 月经先期　以月经周期提前 7 天以上，15 天以下，并且连续出现两个月经周期以上，经期基本正常为诊断的主要依据。月经先期一般经期、经量基本正常。亦伴有月经过多，或经期延长，或三者并见。

2. 月经后期　以月经周期延后超过 7 天以上，甚至 3 ~ 5 个月一行为诊断的主要依据，亦可伴有经量、经色、经质的异常。月经后期可伴有月经过少（抑或过多），或伴有胸胁、小腹胀满或疼痛。

3. 月经先后不定期 月经不按周期而至，提前或延后7天以上，15天以下，并连续出现3个周期以上为诊断的主要依据。提前时，月经周期不少于16天，常在16~21天之间；延后时，月经周期不多于50天，多在36~50天之间；提前、延后交替出现，经期、经量基本正常。

4. 月经过多 月经量明显增多，但在一定时间内能自然停止，月经周期、经期可正常，也可伴见月经提前及延后，惟周期有一定规律，或行经时间延长。

5. 月经过少 经量明显减少，甚或点滴即净，月经周期可正常，也可伴周期异常，如与月经后期并见。

（二）病证鉴别

1. 月经先期与崩漏 月经先期合并月经过多或经期延长者，应注意与崩漏鉴别。月经先期以周期提前为显著特征，一般经期、经量基本正常。而崩漏除月经周期紊乱外，同时伴有经期和经量的紊乱。

2. 月经先期与经间期出血 月经先期每次经行的经量、持续时间基本相同。而经间期出血多发生在月经周期第12~16天，血量少，常表现为出血量时多时少的现象，有规律地反复发生；或出现透明黏稠的白带中夹有血丝，出血时间短，常持续数小时或2~7天自行停止。结合BBT测定不难鉴别。

3. 月经后期与早孕 育龄期妇女有性生活史，既往月经正常，如月经过期不至，应首先排除妊娠。如为妊娠，则尿妊娠试验呈阳性，妇科检查宫颈着色，子宫体增大变软，B超可探及宫腔内有孕囊，或有早孕反应，如恶心呕吐、厌食择食、头晕、倦怠嗜睡等。月经后期无上述表现，既往多有月经延后病史。

4. 月经先后无定期与崩漏 两者均有月经周期紊乱，但崩漏的出血完全没有周期性，并同时出现经期和经量的紊乱。月经先后无定期则只有周期不规则而经期、经量基本正常。

5. 月经过少与激经 激经是妊娠以后，仍有规律的少量阴道流血而无损于胎儿发育的一种特殊生理现象，易与月经过少相混淆。但激经者应有恶心、呕吐等早孕反应，通过妊娠试验、妇科检查等可以确诊。

三、辨证施护

【辨证要点】

1. 辨虚实 月经量多，色淡红，质稀，舌淡，苔薄白，脉弱者，属脾气虚；经量或多或少，色黯淡，质稀，伴腰膝酸软，舌淡，脉细弱者，属肾气虚；月经量少，色红，质稠，舌红少苔，脉细数者，属阴虚血热；月经后期，量少，色淡，质稀，伴头晕目眩，心悸者，属血虚；月经后期或先后不定期，量少或正常，色黯红或有血块，小腹连及胸胁胀痛，脉弦者，属肝郁气滞。月经后期，多血虚，或痰湿。生育期多瘀血，或痰瘀互结。

2. 辨寒热 月经先期，量多，色深红或紫红，质黏稠，舌质红，苔黄，脉数有力者，属阳盛血热；月经量或多或少，色紫红，质稠或有块，伴胸胁少腹胀闷者，属肝郁血热。月经后期，量少，色淡，质稀，小腹隐痛，喜温喜按者，属虚寒；月经后期，量少，色黯或有块，小腹冷痛拒按者，属实寒。生育期多寒证。

【证候分型】

1. 脾气虚

证候表现：月经周期提前，经量或多或少，色淡红，质清稀，面色萎黄，神疲乏力，四肢倦怠，气短懒言，小腹空坠，纳呆，便溏，脘腹胀闷，舌淡红，苔薄白，脉细弱。

证候分析：脾主中气而统血，脾气虚弱，统血无权，冲任不固，故月经提前而量多；气虚火衰，血失温煦，则经色淡，质稀；脾虚中气不足，故神疲乏力，小腹空坠；运化失职，则纳差便溏；舌淡红，苔薄白，脉细弱均为脾虚之征。

护治原则：健脾益气，摄血固冲调经。

治疗代表方：补中益气汤加减。

2. 肾气虚

证候表现：月经提前或延后或先后无定，经量或多或少，色黯淡，质清稀，或带下清稀，精神不振，面色晦黯，腰骶酸软，头晕耳鸣，小便频数清长或夜尿频，舌质淡，苔白，脉沉细弱。

证候分析：冲任之本在肾；肾气不足，封藏失司，冲任不固，故月经提前，经量增多；肾气不足，肾阳虚弱，血失温煦，则经色淡黯，质稀；外府失荣，筋骨不坚，故腰膝酸软；头晕耳鸣，面色晦黯，舌淡黯，脉沉细均为肾虚之征。

护治原则：补肾养血调经。

治疗代表方：当归地黄饮或固阴煎。

3. 阳盛血热

证候表现：月经提前，经量多或正常，色鲜红，或紫红，质黏稠，面色红，唇赤，或口渴，或心烦，小便短黄，大便燥结，舌质红，苔黄，脉数或滑数。

证候分析：阳盛则热，热扰冲任、胞宫，冲任不固，经血妄行，故月经提前来潮，经量增多；血为热灼，故经色深红或紫红，质稠；热邪扰心则心烦；热甚伤津则口干，小便黄，大便燥；面红唇赤，舌红，苔黄，脉数，均为热盛于里之象。

护治原则：清热凉血，固冲调经。

治疗代表方：清经散。

4. 阴虚血热

证候表现：月经提前，经量少或正常（亦有量多者），色深红，质稠，伴有颧红，潮热，盗汗，五心烦热，口燥咽干，舌质红，苔少，脉细数。

证候分析：阴虚内热，热扰冲任，冲任不固，经血妄行，故月经提前；阴虚血少，冲任不足，故经血量少；若虚热伤络，血受热迫，经量可增多；血为热灼，故经色红而质稠，虚热上浮则两颧潮红；手足心热，咽干口燥，舌红，苔少，脉细数，均为阴虚内热之征。

护治原则：滋阴清热，固冲调经。

治疗代表方：两地汤。

5. 肝郁血热

证候表现：月经提前，经量或多或少，色深红或紫红，质稠，经行不畅，或有血块，或烦躁易怒，或胸胁胀闷，乳房、小腹胀痛，或口苦咽干，舌质红，苔薄黄，脉弦数。

证候分析：肝郁化热，热扰冲任，经血妄行，故月经提前；肝郁疏泄失调，血海失司，故经量或多或少；热灼于血，故经色深红或紫红；气滞血瘀，则经行不畅，或有血块；气滞肝经则少腹、胸胁、乳房胀痛；烦躁易怒，口苦咽干，舌红，苔薄黄，脉弦数均为肝郁化热之象。

护治原则：疏肝清热，凉血固冲调经。

治疗代表方：丹栀逍遥散。

6. 血虚证

证候表现：月经延后，经量少，色淡红，质清稀，或伴有小腹绵绵作痛，面色苍白或萎黄，头晕眼花，心悸失眠，唇舌淡白，脉细弱。

证候分析：营血亏虚，冲任不充，血海不能如期满溢，故经期错后；营血不足，血海虽满而所溢不多，故经量少；血虚赤色不足，精微不充故经色淡红，经质清稀；血虚不能上荣于头面，故头晕眼花，面色萎黄或苍白无华；血虚胞脉失养，故小腹空痛，绵绵作痛；血虚不能养心，故心悸失眠，舌淡；血不充于脉则脉细弱。

护治原则：补血益气调经。

治疗代表方：大补元煎。

7. 阴虚证

证候表现：月经周期延后，经量少，色质正常，或经色深红、紫红，质地黏稠，或有块；可伴潮热，颧红，盗汗，口燥咽干，头晕耳鸣，五心烦热，失眠；舌红少苔，脉细数。

证候分析：若肾阴偏虚，虚火内生，虚火与阳气相搏，损伤阴络，冲任不固，而发生月经周期延后，经量少；阴虚阳动，故色鲜红、五心烦热；头昏耳鸣，腰酸酸软，舌红，脉细数，均为肾阴虚损之征。

护治原则：滋养肾阴，益冲调经。

治疗代表方：左归饮合加减一阴煎。

8. 血寒证

（1）虚寒证

证候表现：月经周期延后，经量少或正常，色淡，质清稀，可伴有面色㿠白，畏寒肢冷，小腹隐痛，喜温喜按，腰膝酸软无力，小便清长，大便溏薄；舌淡胖嫩，苔白，脉沉迟或细弱。

证候分析：阳气不足，阴寒内盛，不能温养脏腑，气血生化不足，气虚血少，冲任不充，血海满溢延迟，故经期错后，量少；阳虚血失温煦，故经色淡红，质稀；阳虚不能温煦子宫，故小腹隐痛，喜暖喜按；阳虚肾气不足，外府失养，故腰酸无力；小便清长，大便稀溏，舌淡，苔白，脉沉迟或细弱均为阳虚失煦，不能生血行血，血脉不充之象。

护治原则：扶阳祛寒，温肾调经。

治疗代表方：温肾调气汤。

（2）实寒证

证候表现：月经周期延后，经量少或正常，色黯有块，可伴有面色青白，畏寒肢冷，小腹冷痛拒按，得热痛减，舌质淡黯，脉沉迟。

证候分析：外感寒邪，或过食寒凉，血为寒凝，冲任滞涩，血海不能按时满溢，故经期错后，量少；寒凝冲任，故经色黯有块；寒邪客于胞中，气血运行不畅，“不通则痛”，故小腹冷痛；得热后气血稍通，故小腹痛减；寒邪阻滞于内，阳不外达则畏寒肢冷，面色青白；舌黯，脉沉迟或紧均为实寒之征。

护治原则：温经散寒调经。

治疗代表方：温经汤。

9. 气滞证

证候表现：月经周期延后或先后无定，经量或多或少，色质正常或紫红质稠，或有血块，可伴精神抑郁，善太息，经前胸胁、乳房、小腹胀痛，经来痛减，舌质正常或红，苔薄白或薄黄，脉弦或弦数。

证候分析：抑郁伤肝，疏泄不及，气机不畅，血为气滞，胞宫、血海不能按时满溢，故经期错后，经量减少，或有血块；肝郁气滞，经脉壅阻，故小腹、胸胁、乳房胀痛；脉弦为气滞之征，若肝郁化热则舌红，苔微黄，脉弦数。

护治原则：理气活血，行滞调经。

治疗代表方：乌药汤。

【护理措施】

1. 生活起居护理 居室环境保持清洁、舒适、空气清新。经前、经期注意调适寒温，不宜受凉、涉水等，虚证者室温宜偏暖，实证者宜偏凉。起居有常，根据气候变化增减衣被。劳逸结合，保持适度的活动和充足睡眠，避免外邪侵袭。经量多或腹痛重时，应卧床休息；经期不宜劳累，严禁行房事、游泳、盆浴、阴道用药及阴道检查。保持外阴清洁，指导患者每日清洁会阴，勤换内裤或经垫，内裤可经常在阳光下暴晒。虚证者加强锻炼，以增强体质。肾虚者，注意节制房事，以防耗损肾精肾气；血虚者坐卧起立时，动作宜缓慢，以防眩晕跌仆。

2. 病情观察 观察患者月经的量、期、色的情况，以及神志、血压变化。如经血量多，要观察面色和甲床有无苍白，有无活动后心悸等，及时发现和纠正贫血；一旦出现面色苍白、汗出、肢冷、血压下降等大出血症状，应及时报告医生，并做好抢救准备。若月经淋漓不净或阴道不规则出血者，应嘱随访，以排除妊娠及其他妇科疾病。非规律性月经期延迟应排除早孕出现。月经异常并有腹痛者应及早就诊。

3. 饮食护理 饮食宜清淡、易消化、富含营养，多食奶、蛋、鱼、瘦肉、红枣、木耳等滋补之品。气虚者宜常食黄芪、山药、薏苡仁等食物，以益气摄血，忌油腻生冷；血热者宜予以清热、滋阴、止血、补血食品，如新鲜蔬菜、黑木耳、莲子、莲藕等，忌食辛辣、温燥助阳之品；血寒者宜食温经活血行滞之品，如桃仁粥、艾叶生姜煮鸡蛋，忌食生冷、苦寒、酸涩之品；肝气郁滞者宜食疏肝理气食物，如陈皮、柑橘等，忌食油腻酸涩、产气多的食物。

4. 情志护理 本病的发生与情志因素有密切的关系。应尽量避免情绪激动、暴怒等。平时要调节情绪，保持心情舒畅，避免七情过极，五志化火，热扰冲任而经行先期。鼓励患者参加娱乐活动，减少不良情绪刺激。

5. 用药护理 遵医嘱服药，观察用药后症状缓解情况，并注意服药后的不良反应。急性、病重者可多次给药，滋补药可饭前服；调经药，宜在行经前数日开始服用；对需要进行性激素治疗者，指导合理用药。寒证汤剂宜热服，热证汤剂宜凉服，活血化瘀及补益药宜热服。虚证者，以温经养血为主，服药期间切勿另服过多的滋补之品，以防伤及阳气；气虚证患者行经 1~3 天内不宜大量用固涩止血之品，以免止血留瘀。

6. 适宜技术 可根据不同证候类型选用针灸方法。虚证者用补法，实证者用泻法。如气虚者，可针刺血海、三阴交、足三里等穴；血虚者，可加用气海、天枢等穴，针、灸并用；肝经血热者，可针刺气海、三阴交等穴；气滞者，可加用归来、血海等穴；肾虚者，可针刺三阴交、气海、血海、肾俞等穴；血寒者，可艾灸气海、关元等穴，伴小腹疼痛者，可用暖水袋温熨。可选子宫、卵巢、内分泌、肾等穴行耳穴贴压法，气虚配脾穴，血热配耳尖穴，血瘀配膈穴。

【健康教育】

1. 做好月经期卫生保健，注意经期及产后卫生，避免受寒、淋雨、涉水及过食生冷。劳逸结合，避免过劳及剧烈运动。

2. 加强宣传，指导患者了解月经失调的相关知识，做好自我调摄，合理选用有效的节育方法，减少人流，节制房事。

3. 保持心情舒畅，避免恐惧、焦虑、郁怒等不良情绪的刺激。加强饮食调护，合理安排日常膳食，多食补益气血调经之品。

第二节 痛 经

妇女正值在经期或经行前后，出现周期性小腹疼痛，或痛引腰骶，甚至剧痛晕厥者，称为“痛经”，亦称“经行腹痛”。若经前或经行初期仅感小腹或腰部轻微胀痛不适，这为经期常见的现象不作病论。本病是妇科常见病证，以伴随月经周期出现小腹部疼痛为特征，青年女性居多。现代医学将痛经分为原发性痛经和继发性痛经，前者又称功能性痛经，系指生殖器官无明显器质性病变者，多见于月经初潮后 2~3 年的青年女性；后者多继发于生殖器官某些器质性病变，如盆腔子宫内膜异位症、子宫腺肌病、慢性盆腔炎等，常见于育龄期妇女。痛经病因复杂，病程较长，易迁延不愈，反复发作，疗效尚不理想。

有关本病的记载最早见于汉代张仲景《金匮要略·妇人杂病脉证并治》："带下，经水不利，少腹满痛……" 隋代巢元方《诸病源候论》首立"月水来腹痛候"，对其病因有进一步的认识，认为："妇人月水来腹痛者，由劳伤气血，以致体虚，受风冷之气客于胞络，损伤冲、任之脉。"为研究痛经的病因病机奠定了基础。宋代陈自明《妇人大全良方》认为痛经有因于寒、气郁和血结者。病因不同，治法各异。《景岳全书·妇人规》较详细地归纳本病的常见病因，且提出根据疼痛时间、性质、程度辨虚实的见解，对后世临证多有启迪。

西医学中的原发性痛经以及子宫内膜异位症、子宫腺肌病、宫颈狭窄、盆腔炎等引起的继发性痛经，均可参照本节辨证施护。

一、病因病机

本病的发生与冲任、胞宫的周期性生理变化密切相关。主要病机为邪气内伏或精血素亏，更值经期前后冲任二脉气血的生理变化急骤，导致冲任气血运行不畅，经血流通受阻，以致"不通则痛"，或冲任、胞宫失于濡养而"不荣则痛"，故使痛经发作。本病病位在冲任、子宫，变化在气血，表现为痛证。临床有虚实之别，虚证多为气血虚弱、肾气亏损所致；实证多为气滞血瘀、寒湿凝滞或湿热瘀阻所致。

1. 肾气亏损 多因素体虚弱，或多产房劳伤肾，以致精亏血少，冲任不盛，经行之后，血海空虚，冲任、子宫失养，"不荣而痛"，而致痛经。

2. 气血虚弱 素体虚弱，气血不足，或大病久病，耗伤气血，或脾胃虚弱，化源不足，气虚血少。行经以后，冲任气血更虚，胞脉失于濡养，兼之冲任气弱，无力流通血气，则血行迟滞，因而发为痛经。

3. 气滞血瘀 素性抑郁，或忿怒伤肝，肝郁气滞，气滞血瘀，或经期产后，余血内留，蓄而成瘀，瘀滞子宫、冲任，血行不畅。经前经时气血下注冲任，胞脉气血更加壅滞，"不通则痛"，发为痛经。

4. 寒凝血瘀 经期产后，感受寒邪，或过食寒凉生冷，寒客冲任，与血搏结，以致气血凝滞不畅。经前经时气血下注冲任，子宫气血更加壅滞，"不通则痛"，故发痛经。

5. 湿热瘀阻 素体湿热内蕴，或经期、产后摄生不慎感受湿热之邪，湿热与血搏结，稽留于冲任、胞宫，以致气血失畅。经行之际，气血下注冲任，子宫、冲任气血更加壅滞，"不通则痛"，故发痛经。

二、诊断与鉴别诊断

（一）诊断依据

1. 伴随月经周期规律性发作的小腹疼痛。一般腹痛多于经期前 1～2 天或行经第 1

天达高峰，随后即逐渐减轻以至消失。

2. 疼痛多在下腹部，可呈阵发性、痉挛性，或胀痛伴下坠感，亦可波及全腹或腰骶部作痛，或有外阴、肛门坠痛。疼痛严重时可出现恶心，呕吐、面色苍白，出冷汗、手足发凉，甚至昏厥。

（二）病证鉴别

1. 异位妊娠、胎动不安、小产、堕胎 这些疾病的腹痛都是在停经一段时间后发生，妊娠试验阳性或有胎物排出，痛经无停经史，妊娠试验阴性。

2. 肠痈 以转移性右下腹疼痛为其典型症状，伴有发热，血常规检查见白细胞增高。痛经则无以上特点。

3. 黄体破裂 常发生在月经将行之前，可伴有阴道出血，易与痛经混淆。妇科检查、阴道后穹隆穿刺以及剖腹探查可鉴别。

三、辨证施护

【辨证要点】

1. 辨虚实 痛经以实证居多，虚证较少。一般而言，疼痛发生于经前和经行初期，多属实；月经将尽或经后始作痛者，多属虚。掣痛、绞痛、灼痛、刺痛，拒按，属实；隐痛、坠痛，喜揉喜按，属虚。

2. 辨性质 灼痛得热反剧，属热；绞痛、冷痛得热减轻，属寒。痛在少腹一侧或双侧，多属气滞，病在肝；痛及腰膝，多病在肾。痛甚于胀，持续作痛，属血瘀；胀甚于痛，时痛时止，属气滞。临证需结合月经期、量、色、质，伴随症状，舌苔和脉象综合分析。

【证候分型】

1. 肾气亏损

证候表现：经期或经后 1 ~ 2 天内，小腹隐隐作痛，喜按，月经量少，经色黯淡，质稀，面色晦暗，头晕耳鸣，腰酸腿软，舌淡红，苔薄，脉沉细。

证候分析：肾气虚损，冲任俱虚，精血本已不足，经行之后，血海更虚，子宫、冲任失养，故小腹隐隐作痛；精亏血少，阳气不足，故面色晦暗，月经量少，经色黯淡，质稀；外府不荣则腰酸腿软，肾精不足，不能上养清窍，则见头晕耳鸣；舌、脉亦为肾气亏虚之征。

护治原则：补肾益精，养血止痛。

治疗代表方：调肝汤。

2. 气血虚弱

证候表现：经期或经后小腹隐痛，或小腹及阴部空坠，喜按，月经量少，色淡质稀，面色不华，神疲乏力，头晕心悸，舌淡，苔薄，脉细弱。

证候分析：气血不足，冲任亦虚，经行之后，血海更虚，子宫、冲任失于濡养，故经期或经后小腹隐痛，喜按，气虚下陷则小腹及阴部空坠不适；气血两虚血海未满而溢，故经量少，色淡，质稀；气虚中阳不振，故神疲乏力；气血虚不能上荣头面，故头晕心悸，面色不华；舌淡，苔薄，脉细弱皆为气血不足之象。

护治原则：补气养血，调经止痛。

治疗代表方：圣愈汤。

3. 气滞血瘀

证候表现：经前或经期，小腹胀痛，拒按，胸胁、乳房胀痛，经量少，经行不畅，经色紫黯有块，血块排出后痛减，经净后痛消失，舌紫黯，或有瘀点，苔薄白，脉弦。

证候分析：肝失条达，冲任气血郁滞，经血不利，不通则痛，故经前或经期小腹胀痛拒按，经量少，经行不畅，色黯有块，块下气血暂通而疼痛暂减；肝郁气滞，经脉不利，故胸胁、乳房胀痛；舌紫黯，脉弦均属气滞血瘀之征。

护治原则：理气行滞，化瘀止痛。

治疗代表方：膈下逐瘀汤。

4. 寒凝血瘀

证候表现：经前或经期小腹冷痛，拒按，得热则痛减，经血量少，色黯有块，畏寒肢冷，面色青白，舌黯，苔白，脉沉紧。

证候分析：寒凝子宫、冲任，血行不畅，故经前或经期小腹冷痛，寒得热化，瘀滞暂通，故得热痛减；寒凝血瘀，冲任失畅可见经期推后，经色黯而有块；寒邪内盛，阻遏阳气故面色青白，肢冷畏寒；舌、脉均为寒凝血瘀之候。

护治原则：温经散寒，化瘀止痛。

治疗代表方：温经汤。

5. 湿热瘀阻

证候表现：经前或经期小腹痛，有灼热感，拒按，痛连腰骶，或平时小腹痛，至经前疼痛加剧，经量多或经期长，经色紫红，质稠或有血块，平素带下量多，黄稠臭秽，或伴低热，小便黄赤，舌红，苔黄腻，脉弦数或濡数。

证候分析：湿热之邪盘踞冲任子宫，气血失畅，经前血海气血充盈，湿热与血互结，壅滞不通，故小腹灼痛，拒按，痛连腰骶；湿热扰血，故经量多或经期长，经色紫红，质稠或有血块；湿热下注，伤于带脉，带脉失约，则带下量多，黄稠臭秽；湿热缠绵，故低热，小便黄赤；舌红、苔黄腻、脉濡数或弦数均为湿热蕴结之候。

护治原则：清热除湿，化瘀止痛。

治疗代表方：清热调血汤。

【护理措施】

1. 生活起居护理　居室保持整洁。经期注意卫生，腹痛剧烈者，注意休息，严禁房事。寒凝血瘀者，经期注意避寒保暖，可用热水袋敷于腹部，以免因寒而血滞；湿热瘀阻者，忌冒雨涉水、坐卧湿地等；虚证患者劳逸结合，避免过劳，以免耗伤正气。可选择适合的方法进行锻炼，以增强体质。

2. 病情观察 注意观察患者腹痛的性质、程度、持续时间及伴随的症状等，观察月经量、色、质的变化，辨别虚实寒热。如患者出现疼痛剧烈难忍，坐卧不宁，面色苍白，冷汗淋漓，四肢厥冷，血压下降者，应立即采取平卧位，并注意保暖，及时采取措施。

3. 饮食护理 宜食有营养、易消化的食物，避免生冷食品，以免诱发或加重痛经，忌食辛辣等刺激性食物及酸性食品，如青梅、杨梅、酸枣等。气血虚弱者可选择补益气血的食物，如桂圆、大枣、枸杞子、山药等；寒凝血瘀者宜食温经散寒食物，如羊肉、狗肉等；气滞血瘀者宜食理气活血食物，如胡萝卜、枳实、橘皮、佛手等；湿热瘀阻者宜食清热利湿之品，如薏苡仁、苦瓜、冬瓜等；气血虚弱者宜食补气养血之品，如红枣、龙眼、黄芪、禽蛋等；肝肾亏损者宜食补益肝肾之品，如黑芝麻、核桃、菟丝子粥、猪肝等。

4. 情志护理 情志与痛经关系密切。对紧张、恐惧者，应予疏导、劝慰、或采用转移法，进行情志调适，消除紧张、恐惧心理。抑郁寡欢者，可采用以情胜情法进行调摄。鼓励患者平时多参加娱乐活动，以改善心境，避免因情加重症状。

5. 用药护理 注意观察用药后症状缓解情况。切忌盲目止痛，坚持周期性治疗。寒凝血瘀者，中药汤剂应温热服，也可服生姜红糖水，或艾叶煎汤或饮黄酒适量，以温经散寒，行血止痛；湿热蕴结者，中药汤剂宜在经前5～7天开始服，宜偏温凉服；气滞血瘀者经前可服用益母草膏，以活血化瘀，助经血排出。

6. 适宜技术 痛经发作时，实证者可用毫针泻法或艾灸法，取三阴交、中极等穴；虚证者可用毫针补法或灸法，取三阴交、足三里、气海等穴。寒凝血瘀者，注意腹部保暖，可在小腹部行热熨法，或艾灸气海、关元等穴；气血虚弱者，可在中脘、足三里、关元等穴，行毫针刺法；肾气亏损者，可针刺太溪、肾俞、肝俞、命门、关元等穴，或选子宫、肝、脾、肾等耳穴，用王不留行籽行耳穴贴压；气滞血瘀者，经期可选用活血止痛膏贴敷小腹部，或按摩关元、气海等穴。发生剧痛晕厥时，应迅速平卧，取头低足高位，保持呼吸道通畅，同时针刺或按压合谷、内关、人中等穴，以快速缓解症状。

【健康教育】

1. 养成良好的生活规律，经期注意保暖，避免过劳或参加剧烈运动，避免冒雨涉水。讲究个人卫生，保持外阴清洁，勤换内裤。经期忌盆浴、房事和游泳。

2. 经期注意饮食调摄，避免贪凉饮冷。小腹可用热水袋热敷。指导患者遵医嘱合理使用止痛药，防止成瘾。

3. 坚持周期性治疗，标本结合。积极治疗原发病。

第三节 崩　漏

崩漏是指经血非时暴下，量多如注或淋漓不尽，前者称“崩中”或“经崩”，后者称“漏下”或“经漏”。崩与漏虽出血程度不同，但在疾病发展过程中常可互相转化，即崩证日久，气血耗伤，渐成漏下；久漏不止，病势日进，可转成崩证，故临床上常崩漏并称。本病为妇科常见病，也是疑难急重病证，其发病特点是月经的期、量严重紊乱。可发生于月经初潮至绝经的任何年龄，发作时常出现经血暴下如注，致使气血俱虚，如不及时治疗，易致厥脱，甚至危及生命。

“崩”的记载首见于《素问·阴阳别论》：“阴虚阳搏谓之崩。”汉《金匮要略·妇人杂病脉证并治》中提出“漏下”、“崩中下血”。明《景岳全书·妇人规》云：“崩漏不止，经乱之甚者也。”将崩漏归属月经病范围。《丹溪心法·附余》中提出治崩三法：“初用止血以塞其流，中用清热凉血以澄其源，末用补血以还其旧。”后世医家继承并发展三法的内涵，推陈出新，提出治疗崩漏的“塞流”、“澄源”、“复旧”三法。《傅青主女科》首创治疗崩漏的方剂固本止崩汤，为后世常用。

西医学中的无排卵性功能失调性子宫出血、生殖器炎症和生殖器肿瘤等病证引起的阴道出血，可参照本节辨证施护。

一、病因病机

本病的发病机理主要是冲任损伤，不能制约经血，导致月经非时而下。常见的病因有肾虚、脾虚、血热和血瘀。

1. 肾虚　先天肾气不足，少女肾气稚弱，天癸初至，冲任未盛；或更年期肾气渐衰，封藏失司，冲任失固，不能制约经血，乃成崩漏；若肾阴虚损，阴虚内热，热伏冲任，迫血妄行，以致经血非时而下；若命门火衰，肾阳虚损，封藏失职，冲任不固，不能制约经血，亦致经血非时而下，遂成崩漏。

2. 脾虚　忧思过度，饮食劳倦，损伤脾气，中气下陷，冲任不固，血失统摄，非时而下，遂致崩漏。

3. 血热　素体阳盛或阴虚内热，热伏冲任；或情志不遂，郁久化热；或感受热邪，或过食辛辣助阳之品，酿成实火；火热内盛，热伤冲任，迫血妄行，非时而下，遂致崩漏。

4. 血瘀　七情内伤，气滞血瘀，或经期、产后余血未尽，又感受寒、热之邪，寒凝或热灼致瘀，瘀阻冲任，血不循经，非时而下，发为崩漏；或久漏成瘀，瘀血不去，新血难安，发为崩漏。

二、诊断与鉴别诊断

（一）诊断依据

1. 月经的周期、经期以及经量发生严重紊乱。月经不按周期妄行，经期超过半月以上，甚至数月淋漓不净；亦有停经数月后突然暴下不止或断续不休。

2. 常伴有不同程度的贫血，或伴白带增多、不孕、癥瘕等证。

3. 多有月经不调、精神创伤、生殖器炎症和生殖器肿瘤等病史，或口服避孕药物或其他激素类药物史，或宫内置节育器及输卵管结扎术史。常由外邪、饮食、情志、劳倦等因素诱发或加重。

（二）病证鉴别

1. 月经先期、月经过多、经期延长 月经先期是周期缩短，月经过多是经量过多如崩，经期延长是行经时间长似漏。这种周期、经期、经量的各自改变与崩漏的周期、经期、经量的同时严重失调易混淆，但上述疾病各自有一定的周期、经期和经量可作鉴别。

2. 经间期出血 崩漏与经间期出血都是非时而下，但经间期出血发生在两次月经中间，颇有规律，且出血时间仅 2～3 天，不超过 7 天左右自然停止。而崩漏是周期、经期、经量的严重失调，出血不能自止。

3. 月经先后无定期 主要是周期或先或后，但多在 1～2 周内波动，即提前或推后 7 天以上 2 周以内，经期、经量基本正常。

4. 胎产出血 崩漏应与妊娠早期的出血性疾病如胎漏、胎动不安，尤其是异位妊娠相鉴别，询问病史、做妊娠试验和 B 超检查可以明确诊断。产后病出血以恶露不绝为多见，可进一步询问病史，以明确诊断。

三、辨证施护

【辨证要点】

1. 辨虚实寒热 崩漏应根据出血的量、色、质变化，结合全身症状、舌脉以及病程，辨其虚实寒热。虚证多因脾虚或肾虚；实证多因血热或血瘀。经血非时暴下，量多势急，色淡质稀，多属虚；经血非时暴下，色鲜红或紫红，质黏稠，多属热；血色黯褐，质清稀，属虚寒；经来无期，时来时止，时闭时崩，淋漓不净，色黯有块，多属血瘀；久崩久漏多是气血虚弱或兼血瘀；出血势急多属气虚。出血期多为标证或虚实夹杂证，血止后多表现为虚证。

2. 辨病变脏腑 崩漏辨证还应参考不同的年龄阶段，辨明病变脏腑。如青春前期及青春期多属先天肾气不足，育龄期多属肝郁血热，更年期多属肝肾亏损或脾气虚弱。

【证候分型】

1. 肾虚

（1）肾阴虚

证候表现：经血非时而下，或淋漓不净，或暴下不止，血色鲜红，质稠，头晕耳鸣，腰酸膝软，手足心热，或有心烦，颧赤唇红，舌红，苔少，脉细数。

证候分析：肾水阴虚，冲任失守，故经血非时而下，或淋漓不净，或暴下不止；阴虚内热，故血色鲜红，质稠；精亏上不能濡养空窍，故头晕耳鸣；下不能濡养外府则腰膝酸软；肾水不足，虚热内生，故手足心热；水不济火，虚火扰心，故心烦；虚热上浮，故颧赤唇红；舌红，苔少，脉细数均为肾阴虚之象。

护治原则：滋肾益阴，固冲止血。

治疗代表方：左归丸合二至丸或滋阴固气汤。

（2）肾阳虚

证候表现：经血非时而下，出血量多，淋漓不净，色淡质稀，畏寒肢冷，小便清长，夜尿多，大便溏薄，面色晦黯，目眶青黑，头晕耳鸣，腰酸膝软，舌淡黯，苔薄白，脉沉细。

证候分析：肾阳虚衰，阳不摄阴，封藏失司，冲任不固，故经血非时而下，出血量多，淋漓不净；肾阳虚，血失温煦，故色淡质稀；肾阳虚，膀胱气化失常，故小便清长，夜尿多；肾阳虚不能温化脾阳，运化失司，故大便溏薄；肾在色为黑，肾阳虚，故面色晦黯，目眶青黑；肾阳虚，不足以温养髓海、外府，故头晕耳鸣，腰酸膝软；畏寒肢冷，舌淡黯，脉沉细均为肾阳不足之征。

护治原则：温肾益气，固冲止血。

治疗代表方：右归丸。

2. 脾虚

证候表现：经血非时而下，或淋漓不净，或暴下不止，色淡红，质清稀，神疲体倦，小腹空坠，四肢不温，不思饮食，面浮肢肿或面色淡黄，舌淡胖，苔薄白，脉缓弱或细数无力。

证候分析：脾虚中气虚弱甚或下陷，则冲任不固，血失统摄，故经血非时而下，或淋漓不净，或暴下不止；气血不足，故经色淡红，质清稀；中气虚，则神疲体倦；脾阳不振，则四肢不温，不思饮食，面色淡黄；脾虚不运，则面浮肢肿；舌淡胖，苔薄白，脉缓弱或细数无力均为脾虚气弱之征。

护治原则：补气摄血，固冲止崩。

治疗代表方：固本止崩汤或固冲汤。

3. 血热

（1）虚热

证候表现：经血非时突然而下，量多势急或量少淋漓，血色鲜红而质稠，心烦，咽干口燥，舌红少苔，脉细数。

证候分析：阴虚内热，热扰冲任血海，故经血非时突然而下，量多势急或量少淋漓；热灼阴血，故其色鲜红而质稠；热扰心神，故心烦；舌红少苔，脉细数均为阴虚内热之征。

护治原则：滋阴清热，止血调经。

治疗代表方：两地汤合二至丸。

（2）实热

证候表现：经血非时而下，或淋漓不断，或量多如崩，血色深红，质稠，烦躁失眠，头晕面赤，小便黄赤，大便干结，舌红，苔黄，脉滑数。

证候分析：实热内蕴，损伤冲任，血海沸溢，迫血妄行，故经血非时而下，或淋漓不净，或量多如崩；血为热灼，故血色深红、质稠；热扰心神，则烦躁失眠；舌红苔黄，脉滑数均为实热内蕴之象。

护治原则：清热凉血，固冲止血。

治疗代表方：清热固经汤。

4. 血瘀

证候表现：经血非时而下，或淋漓不净，或暴下不止，或停经数月后突发崩中漏下，血色紫黯有块，小腹疼痛拒按，舌紫黯或有瘀点，脉细涩或弦涩。

证候分析：冲任、子宫瘀血阻滞，血不循经，故经血非时而下，或淋漓不净，或暴下不止，或停经数月后突发崩中漏下；离经之瘀时聚时散，故出血量时多时少，时出时止或崩闭交替，反复难止；血瘀故血色紫黯有块；瘀阻则气血不畅，故小腹疼痛拒按；舌紫黯或有瘀点，脉细涩或弦涩均为血瘀之征。

护治原则：活血祛瘀，固冲止血。

治疗代表方：逐瘀止血汤。

【护理措施】

1. 生活起居护理 居室宜保持安静、整洁，温湿度适宜。崩漏出血期，应卧床休息，防止因活动、劳累而引起更多的出血，防止因眩晕而跌仆或昏倒，必要时可取头低足高位。肾阳虚、血瘀者注意避风寒。重视经期个人卫生，尽量避免或减少宫腔手术。加强锻炼，防止复发。如因虚汗出，须及时擦干，以防感受风寒。

2. 病情观察 严密观察阴道出血的量、色、质，有无血块以及小腹疼痛等伴随症状。严密监测患者的生命体征、舌象、脉象、神志、二便等内容，若出血量多而不止，出现面色苍白，神情烦躁，汗出肢冷，脉细数，血压下降等征象，应立即报告医生，采取积极措施予以止血，必要时做好输血准备，以防发生阴血暴亡，阳气外脱危象。

3. 饮食护理 饮食宜高蛋白、易消化，忌煎炸、辛辣、活血等食物。肾阳虚者宜食羊肉、韭菜等补阳之品，忌生冷食物；肾阴虚者宜食甲鱼、紫菜、黑木耳等滋阴之品，可常饮藕汁、梨汁等，忌食葱、姜、辣椒等生火刺激之品；脾虚者宜食瘦肉、米仁、山药、鸡蛋等补益脾胃之品；血崩者宜食动物肝脏、乳类、瘦肉类等含铁及钙质丰富的食物；血瘀者宜食山楂、橘皮、佛手等行气活血之品。

4. 情志护理 本病的发生与情志密切相关，应避免思虑过度、惊恐、忧郁等不良情绪。患者常因失血过多，担心预后，易忧郁，应关心体贴，加强精神调摄。鼓励患者参加适度的活动，消除不良情志刺激，保持平和的心境。

5. 用药护理 遵医嘱正确给药，观察用药后的疗效和反应。血瘀者服活血化瘀、通利血脉之剂，宜餐前服。对需要进行性激素治疗者，不得擅自改变给药剂量、时间与方法。虚证及血瘀者，中药汤剂宜饭后温热服；血热者，宜饭后偏凉服。根据出血情况，及时调整中药汤剂，出血过多时不宜应用活血通经药。血崩者服用止血药物，大多伴有恶心呕吐，可将姜汁滴于舌面，以缓解呕吐。

6. 适宜技术 少腹冷痛者可行腹部热敷，或艾灸气海、关元、归来、三阴交等穴。

止血可选用神阙、隐白穴针刺或艾灸，或耳穴贴压子宫、内分泌、皮质下等穴。气不摄血导致出血量多，暴下如崩，发生血脱时，应建立静脉通道，做好输血、输液准备。必要时给予生脉散或独参汤灌服，出现厥脱症状时，针刺人中、合谷，艾灸百会、神阙、气海等穴，密切观察出血量和生命体征变化。

【健康教育】

1. 经期注意休息与保暖，避免着凉，起居有规律。注意经期卫生及生活调摄，劳逸结合，适度运动，增强体质。

2. 平时加强饮食调养，少食辛辣、生冷、油腻、刺激性食物，保护胃气。注意调节情志，保持平和的心态。尤其是更年期妇女，做好情绪调控，避免不良情绪刺激。

3. 向患者及家属解释崩漏的病因、预后以及用药知识，按时随诊，预防疾病反复及迁延不愈。凡出血量多者，急则治标，以止血为第一要务。避免早婚、房劳、多产、频繁人流等诱发因素。

第四节　绝经前后诸证

妇女在绝经期前后，伴随月经紊乱或绝经出现明显不适，如烘热面赤、汗出、烦躁易怒、眩晕耳鸣、心悸失眠、腰背酸痛、手足心热、面浮肢肿等，称为绝经前后诸证，亦称“经断前后诸证”。本病是妇科常见病证，好发于45～55岁的中年妇女，临床以症状参差出现，轻重不一，发作次数和持续时间无规律为特点，病程长短不一，短者数月，长者可迁延数年，一般不影响日常生活和工作，只有10%～30%的妇女出现严重症状，不能坚持正常的工作和生活，影响生活质量，需要积极治疗。本病明确诊断后，经治疗，预后良好。

绝经前后诸证的病名，古代医籍中未发现专篇论述，多散见于“脏躁”、“百合病”、“年老血崩”、“年老经断复来”等病证中。如《金匮要略·妇人杂病脉证并治》指出：“妇人脏躁，喜悲伤欲哭，象如神仙所作，数欠伸。”1964年，我国著名妇科专家卓雨农首次提出了“经断前后诸证”的病名，并纳入《中医妇科学》教材中，现代进行专病研究后，取得较大进展。

西医学中的更年期综合征，卵巢早衰，双侧卵巢切除或放射治疗后双侧卵巢功能衰竭等病证，出现上述症状表现者，可参照本节辨证施护。

一、病因病机

本病的发生与绝经前后的生理特点有密切关系。中医认为，女性进入绝经前后，肾精亏虚，冲、任二脉逐渐亏少，天癸将竭，精气、精血不足，月经将断而至绝经，生殖能力降低而至消失。在此生理转折时期，受内外环境的影响，不能适应这个阶段的生理过渡，使脏腑气血不相协调，肾阴阳失和而致经断前后诸证。临床常见的为肾阴虚、肾阳虚或肾阴阳两虚。

1. 肾阴虚 肾阴素虚，精亏血少，经断前后，天癸渐竭，精血衰少，复加忧思失眠，营阴暗损，或房事不节，精血耗伤，或失血大病，阴血耗伤，肾阴更虚，脏腑失养，遂致经断前后诸证发生。

2. 肾阳虚 素体虚弱，肾阳虚衰，经断前后，肾气更虚，复加大惊卒恐，或房事不节，损伤肾气，命门火衰，冲任失调，脏腑失煦，遂致经断前后诸证发生。

3. 肾阴阳俱虚 绝经前后，精血亏虚，肾阳渐衰，真阴真阳不足，不能温养脏腑，化生气血，机体的正常生理活动失衡而致诸症丛生。

二、诊断与鉴别诊断

（一）诊断依据

1. 阵发性烘热、汗出、情绪改变是本病出现最早的典型特异性症状。烘热常从胸部开始，即热流涌向头部、颈部和面部，面色潮红，继而汗出，汗出热退，此过程持续时间长短不一，可伴有情绪改变。

2. 伴随着月经紊乱或闭经，可有头痛，眩晕，耳鸣，心悸，腰背酸痛，面浮肢肿等症状。晚期则有阴道干涩灼热，阴痒，尿频或尿失禁、皮肤有蚁走感或瘙痒等症状。

3. 发病年龄在45~55岁，有月经紊乱或停闭，40岁前卵巢早衰或手术切除双侧卵巢、理化因素损伤卵巢功能等病史。

（二）病证鉴别

1. 癥瘕 绝经期为癥瘕的多发期，若出现月经过多、崩漏，或经断复来，或下腹疼痛，浮肿，或带下五色，气味臭秽，或身体突然明显消瘦等症状，应及早详查，明确诊断，早期治疗，以免延误病情。

2. 其他病证 某些内科病证如眩晕、心悸、水肿等与本病有相似的临床表现，但本病多发生在绝经前后，伴随有月经紊乱。结合现代医学的理化检查不难鉴别。

三、辨证施护

【辨证要点】

辨阴阳 烘热汗出，潮热面红，五心烦热，失眠健忘，烦躁易怒，阴部干燥，经行先期，量多色红，属肾阴虚证；畏寒肢冷，小便频数清长，月经不调，带下量多，属肾阳虚证；若既见头晕目眩，失眠烦躁，烘热汗出，又有神萎肢冷，腰膝冷痛，小便频数等症，则属肾阴阳两虚证。

【证候分型】

1. 肾阴虚

证候表现：经断前后，阵发性烘热汗出，伴头晕目眩，失眠健忘，烦躁易怒，口咽干燥，腰膝酸软，阴部干涩，皮肤瘙痒，或月经先期，经量时多时少，色鲜红，质稠，舌质红，苔少，脉细数。

证候分析：绝经前后，肾阴不足，阴不维阳，虚阳上越，故阵发性烘热汗出，五心烦热；肾阴不足，阴虚不能上荣于头目脑髓，故头晕目眩；肾虚则腰膝酸软；阴虚血燥生风，故皮肤干燥或瘙痒；肾阴虚冲任失调，则月经提前或先后、多少不定；舌红少苔，脉细数均为阴虚之象。

护治原则：滋养肾阴。

治疗代表方：左归饮。

2. 肾阳虚

证候表现：经断前后，畏寒肢冷，小便清长，夜尿多，自汗，腰酸痛，面浮肢肿，带下量多，色白质稀，经来无期，月经过多，或淋漓不净，或忽然暴下如注，经色淡，质稀，精神萎靡，面色晦黯，舌质淡，苔白滑，脉沉弱。

证候分析：肾虚封藏失职，冲任不固，不能约制经血则经来无期，月经量多，或淋漓不净，或忽然暴下如注；血失阳气温化，故经色淡，质稀；肾虚则髓海、外府失养，故腰膝酸软；肾阳虚惫，命门火衰，阳气不能外达，经脉失于温煦，故畏寒肢冷，面色晦黯，精神萎靡；肾阳虚，失于温煦，不能蒸腾，膀胱气化无力，则小便清长，夜尿多；水湿内停，泛溢肌肤则面浮肢肿；舌淡，苔白滑，脉沉弱皆为肾阳虚衰之象。

护治原则：温肾扶阳。

治疗代表方：右归丸。

3. 肾阴阳俱虚

证候表现：经断前后，头晕耳鸣，健忘，乍寒乍热，时而烘热汗出，腰背冷痛，舌质淡，苔薄白，脉沉弱。

证候分析：肾阴阳俱虚，阴阳失衡，营卫不和，则乍寒乍热，时而烘热汗出；肾虚精亏，脑髓失养，则头晕耳鸣，健忘；肾阳不足，失于温煦，则腰背冷痛；舌淡，苔薄白，脉沉弱均为肾阴阳俱虚之征。

护治原则：阴阳双补。

治疗代表方：二仙汤合二至丸。

【护理措施】

1. 生活起居护理 居室宜安静整洁，光线适度，温湿度适宜。生活规律，劳逸结合，保证充足睡眠，避免过度劳累和紧张。加强锻炼，增强体质，适当参加散步、太极拳等体育活动。注意会阴部清洁卫生。自汗、盗汗者要避免汗出当风，及时更衣，防止受凉感冒。

2. 病情观察 注意观察患者情绪、精神状态、食欲、潮热、汗出等变化。出现暴躁、抑郁、忧伤等异常情绪变化时，应及时采取治疗措施进行干预，并加强监护。观察有无全身症状，如出现面浮肢肿，应注意观察尿量和体重变化。

3. 饮食护理 饮食宜清淡，富于营养，多食含钙食物，少食肥甘厚腻、辛辣、炙煿等燥热之品。出血量多伴贫血者，宜食补血益气之品，如红糖、大枣、禽蛋、瘦肉、菠菜等；肾阴虚者，宜食滋补肝肾之品，如枸杞子、甲鱼汤、何首乌等；肾阳虚者，宜食温补之品，如牛肉、猪肝、核桃栗子粥等，冬季宜食羊肉、狗肉、生姜等；阴阳两虚者，宜食益肾之品如猪腰汤等；浮肿者可选用冬瓜、赤小豆、鲤鱼等利水消肿；食欲欠佳者，可食用红枣、桂圆等健脾益气之品。

4. 情志护理 避免惊恐等不良情绪，加强情志护理，积极疏导情志，使患者保持豁达、乐观的情绪。指导患者进行自我情志调适，以缓解症状。

5. 用药护理 遵照医嘱指导患者按时服药，观察用药后症状缓解情况。肾阳虚者汤剂宜热服，服药期间切勿过用辛燥之物，以免耗竭阴液；肾阴虚者汤药宜凉服，服药期间切勿过用苦寒之品，以免伤及阳气。

6. 适宜技术 自汗者可服补气类药物，如玉屏风冲剂。盗汗者可用五倍子粉敷脐。心烦不寐者，可适量给予镇静剂，或针刺三阴交、太溪等穴，或耳穴贴压神门、交感、心等穴。

【健康教育】

1. 注意劳逸结合，生活规律，调畅情志，睡眠充足，增加活动，加强锻炼，增强体质，提高抵抗力。

2. 定期体检，无病先防，有病早治。注意月经变化，如果经期延长太久，经量太多，或停经后又出现阴道流血，或白带增多时，应及早检查。

3. 为绝经期妇女提供绝经期相关知识，为顺利渡过这一时期提供心理支持，以提高患者的自我调控能力。

第五节 带 下 病

带下病是因湿热、湿毒，或肝虚、肾虚等所致，以带下明显增多或减少，色、质、气味发生异常，或伴有局部、全身症状为主要临床表现的病证。又称“下白物”、“流秽物”、“白沃”等。正常带下是肾气充盛，脾气健运，由任脉、带脉所约束而润泽于阴户的一种无色、质黏、无臭的阴液，其量不多。带下量明显增多称为带下过多；带下明显减少称为带下过少。经间期、经前期以及妊娠期带下稍有增多者，属正常现象，不作疾病论。带下病是妇科常见病，常伴有月经不调、闭经、阴痒、阴痛等，本节主要介绍带下过多。

“带下”病名首见于《内经》，如《素问·骨空论》曰：“任脉为病，女子带下瘕聚”。广义的带下病，如《金匮要略·妇人杂病脉证并治》记载：“带下者，带脉之下，古人列经脉为病，凡三十六种，皆谓之带下病，非令人所谓赤白带下也。”狭义的带下病，如《女科证治约旨》说：“若外感六淫，内伤七情，酝酿成病，致带脉纵弛，不能约束诸脉经，于是阴中有物，淋漓下降，绵绵不断，即所谓带下也。”《金匮要略·妇人杂病脉证并治》所载：“妇人经水闭不利，脏坚癖不止，中有干血，下白物，矾石丸主之。”是经带合病的最早记载。

西医学中的阴道炎、宫颈炎、盆腔炎及妇科肿瘤等均可见带下量多，明确诊断后可参照本节辨证施护，必要时应进行妇科检查排除肿瘤，避免贻误病情。

一、病因病机

本病的病因病机主要是湿邪影响任带二脉，以致带脉失约，任脉不固，而形成带下病。湿邪有内湿和外湿之分。外湿多因感受湿邪，直犯任带二脉、胞宫、阴器。内湿多为脾肾受病，脾虚不运，肾虚不固所致。本病病位主要在前阴、胞宫。任脉损伤，带脉失约是带下病的主要病机。

1. 脾虚　素体脾虚，或饮食不节，劳倦过度，或忧思气结，损伤脾气，或肾虚不能温脾。脾主运化，虚则运化失职，湿浊停聚，流注下焦，伤及任带，任脉不固，带脉失约，而致带下病。

2. 肾阳虚　禀素肾虚，或恣情纵欲，或久病伤肾，肾阳虚，气化失常，水湿内停，下注冲任，损及任带，而致带下病。若肾阳虚损，精关不固，精液滑脱，也可致带下病。

3. 阴虚夹湿　素体阴虚，或久病失养，暗耗阴精，相火偏旺，阴虚失守，下焦感受湿热之邪，损及任带，约固无力，而致带下病。

4. 湿热下注　脾虚湿盛，郁久化热，或久居阴湿之地，感受湿邪，久而化热，或情志不畅，肝郁化火，肝热脾湿，湿热互结，流注下焦，损及任带，约固无力，而致带下病。

5. 热毒蕴结　摄生不洁，或房室不禁，或手术损伤，或经期、产后胞脉空虚，忽视卫生，热毒乘虚直犯阴器、胞宫。或热甚化火成毒，或湿热遏久成毒，热毒损伤任带而为带下病。

二、诊断与鉴别诊断

（一）诊断依据

1. 带下量明显增多，因病因不同，带下的色、质、气味异常亦有所差异。临床常见带下色白或如米泔，或色黄绿如脓，或赤白相兼，或五色杂陈。带下质地或清稀，或黏稠，气味或无臭，或臭秽，或恶臭。

2. 常伴有局部或全身症状。如发热，外阴、阴道灼热、瘙痒、坠胀或疼痛，小腹、腰骶疼痛，尿急，尿频，尿痛等。

3. 有素体虚弱，或经期、产后余血未净，摄生不洁，或房事不节，或妇科术后感染邪毒等病史。

（二）病证鉴别

1. 白浊　白浊是指尿窍流出混浊如米泔样物的一种疾患，夹有血者称为赤白浊，全血者称为红浊，多随小便排出，可伴有小便淋沥涩痛。而带下出自阴道。二者有明显区别。

2. 漏下与赤带 漏下是指经血非时而下，淋漓不净，一般无特殊臭气，易与赤带混淆。而赤带者月经正常，时而从阴道流出的红色粘浊之液，似血非血，绵绵不断，可有臭气。

3. 经间期出血与赤带 是指月经周期正常，在两次月经之间周期性出血，持续3～7天自行停止，出血量少，色红无臭气。而赤带月经周期虽然正常，但带下不在行经期间，且无周期性。

三、辨证施护

【辨证要点】

辨虚实寒热 一般而论，带下色淡，质稀者为虚寒；色黄、黏稠、臭秽者为实热。带下量多、色白、质稀、无臭味者属气虚；带下量多、色白、质清稀如水，多为阳虚；带下量少，色黄或赤白带下，质黏稠，多为阴虚；带下量多，色黄或黄白，质黏腻，有臭味，多为湿热；带下量多，色黄或赤白带，五色带，质稠如脓样，有臭味或恶臭难闻者，多为湿毒。

【证候分型】

1. 脾虚

证候表现：带下量多，色白或淡黄，质稀薄，无臭气，绵绵不断，神疲倦怠，四肢不温，纳少便溏，四肢浮肿，面色㿠白，舌质淡，苔白腻，脉缓弱。

证候分析：脾气虚弱，运化失司，湿邪下注，损伤任带，使任脉不固，带脉失约而为带下过多；脾虚中阳不振，则面色㿠白，神疲倦怠；脾虚失运，则纳少便溏，四肢浮肿；舌淡胖，苔白腻，脉缓弱，均为脾虚湿困之征。

护治原则：健脾益气，升阳除湿。

治疗代表方：完带汤。

2. 肾阳虚

证候表现：带下量多，色白清冷，质稀薄如水，绵绵不断，头晕耳鸣，腰痛如折，畏寒肢冷，小腹和腰背冷感，小便清长或频数，夜间尤甚，大便溏薄，面色晦黯，舌淡润，苔薄白，脉沉细而迟。

证候分析：肾阳不足，命门火衰，封藏失职，精液滑脱而下，故带下量多，绵绵不断，质清稀如水；腰为肾之府，故肾虚则腰酸如折；肾阳不足，不能温煦胞宫，故小腹冷痛；阳气不能外达，则畏寒肢冷，面色晦黯；肾阳虚不能上温脾阳，则大便溏薄；肾阳虚不能下暖膀胱，故小便清长；舌质淡，苔薄白，脉沉迟，亦为肾阳虚之征。

护治原则：温肾助阳，固涩止带。

治疗代表方：内补丸。

3. 阴虚夹湿

证候表现：带下量多，色黄或赤白相兼，质稠，有气味，阴部干涩不适，有灼热感，或阴部瘙痒，腰膝酸软，头晕耳鸣，颧赤唇红，心烦易怒，咽干口燥，失眠多梦，或面部烘热，舌红，苔少或黄腻，脉细数。

证候分析：肾阴不足，相火偏旺，损伤血络，或复感湿邪，损伤任带致任脉不固，带脉失约，故带下量多，色黄或赤白相兼，质稠，有气味；腰为肾之府，肾阴虚则腰酸腿软；阴虚生内热，则咽干口燥，阴部灼热感或瘙痒；虚阳上扰，则五心烦热、头晕耳鸣，面部烘热；肾水亏损，不能上济于心，则失眠多梦；舌红，苔少或黄腻，脉细数均为阴虚夹湿之证。

护治原则：滋阴益肾，清热利湿。

治疗代表方：知柏地黄丸。

4. 湿热下注

证候表现：带下量多，色黄或呈脓状，黏稠，有臭气，或带下色白，呈豆腐渣样，伴阴部瘙痒，胸闷心烦，口苦口腻，纳食较差，小腹或少腹作痛，小便黄短，舌红，苔黄腻，脉滑数。

证候分析：湿热蕴结于下，损伤任带二脉，故带下量多，色黄或呈脓状，质黏稠，或浊如豆渣样，有秽臭，阴痒；湿热蕴结，阻遏气机，则小腹作痛；湿热内盛，阻于中焦，则口苦口腻，胸闷纳呆；湿热蕴于膀胱，则小便黄短；舌红，苔黄腻，脉滑数均为湿热之征。

护治原则：清热利湿止带。

治疗代表方：止带方。

5. 热毒蕴结

证候表现：带下量多，黄绿如脓，或赤白相兼，或浑浊如米泔，或五色杂下，臭秽难闻，小腹疼痛，腰骶酸痛，口苦咽干，小便短赤，或有发热，舌红，苔黄腻，脉滑数。

证候分析：热毒损伤任带，秽浊下流，故带下量多；热毒蕴蒸，损伤脉络，则带下黄绿如脓，或赤白相兼，或浑浊如米泔，或五色杂下，臭秽难闻；热毒蕴结，瘀阻胞络，则小腹疼痛，腰骶酸痛；热毒伤津，则烦热头晕，口苦咽干，小便短赤；舌红，苔黄或黄腻，脉滑数均为热毒之征。

护治原则：清热解毒。

治疗代表方：五味消毒饮。

【护理措施】

1. 生活起居护理 居室宜整洁，温湿度适宜。保持外阴清洁，尤其是经期、产后，应保持干燥，每日用温水清洗，勤换内裤。劳逸结合，加强锻炼，增强体质。湿热下注、热毒蕴结者室内宜通风凉爽。湿热下注、阴虚夹湿者勿久居湿地，以免加重病情。

2. 病情观察 注意观察带下的量、色、质、气味及全身情况。如带下呈灰黄色泡沫状，质稀薄有臭味，伴有外阴瘙痒，经检查见滴虫者，为滴虫性阴道炎。带下呈乳白色，豆腐渣样，外阴奇痒，镜检见霉菌者，为霉菌性阴道炎。带下湿黄质稀，有时带血，伴阴道烧灼感，检查见阴道有小出血点，为老年性阴道炎。如出现高热，寒战，头痛，食欲不振，甚至恶心呕吐，腹胀腹泻，腹痛拒按，下腹部扪及包块等为重症患者，应立即报告医生。如发现有外阴糜烂、溃疡或全身皮疹等，应警惕性病的可能。

3. 饮食护理 饮食宜清淡、易消化、富有营养，忌肥甘厚味及甜腻食品，以免留湿生痰。脾虚者宜多食健脾除湿之品，可选用山药薏苡仁粥；肾阳虚者可多食温补助阳之品，如羊肉、狗肉、禽蛋、芡实、金樱子等；阴虚夹湿者宜食滋阴利湿之品，如土茯苓煲龟；湿热下注者宜食绿豆薏苡仁粥，或饮绿茶、新鲜果汁等；湿毒蕴结者宜食冬瓜、薏苡仁、扁豆、蕺菜、新鲜蔬菜水果等。

4. 情志护理 带下病多由湿热蕴结而致，病程迁延，易反复发作，患者易产生抑郁、恼怒等负性情绪。应关心理解患者，帮助其正确认识疾病，传授疾病的相关知识及防护措施，采取有效的方法解除忧虑情绪，积极配合治疗和护理。

5. 用药护理 中药汤剂宜文火久煎。汤药一般宜饭后温服，补益药物宜饭前温服，体内有虚热、湿热或湿毒者，中药汤剂宜偏凉服，服药后观察有无不良反应。可配合使用外治法，如保留灌肠、阴道塞药或涂布中药。阴道局部瘙痒者，可用黄柏、白鲜皮、蛇床子等中药煎汤坐浴、熏洗。忌用刺激性药物或热水清洗外阴。行经期间暂停中药灌洗阴道、坐浴和塞药治疗。阴部干涩者，可用紫草油外擦。

6. 适宜技术 脾虚湿困者注意保暖，针刺可取足三里、三阴交、关元、气海、脾俞、胃俞等穴，用补法；肾虚者取气海、三阴交、关元、肾俞等穴，毫针刺法用补法。夜寐不宁者，可耳穴压籽神门、交感、心俞等穴。外阴瘙痒者，忌用热水烫洗或搔抓。小腹冷痛者，可行热熨法。

【健康教育】

1. 慎起居，避寒湿，防劳累，节房事。注意经期卫生，每日用温水清洗外阴，保持外阴清洁，提倡淋浴，防止交叉感染。经期注意休息。

2. 加强妇女保健，勿久卧或久坐湿地。做好计划生育工作，避免早婚、多产或多次人工流产。加强锻炼，选择适宜的运动方式，以助正气。

3. 定期进行体检，及时诊治妇科疾病。若带下五色杂陈或奇臭无比，应及时排查恶变的可能，以免延误病情。

第六节　妊娠恶阻

妊娠恶阻是指妊娠早期冲脉之气上逆，胃失和降，以出现恶心呕吐，头晕倦怠，甚至食入即吐为主要临床表现的病证。亦称“子病”、“病儿”、“阻病”。若妊娠早期仅有恶心择食，头晕，或晨起偶有呕吐者，为早孕反应，不属于病态，一般三个月后逐渐消失。

对本病的记载首见于汉代《金匮要略·妇人妊娠病脉证并治》曰：“妇人得平脉，阴脉小弱，其人渴（《金匮要略心典》解此处渴作呕），不能食，无寒热，名妊娠，桂枝汤主之”，又提出用干姜人参半夏丸治疗妊娠呕吐不止。隋代巢元方《诸病源候论·恶阻候》首次提出恶阻病名，并明确提出素体不足，又感受风冷兼之有孕系本病的主要原因。唐代孙思邈《千金要方·妇人方》中认为此病多因“经血既闭，水渍于脏，脏气不宣通，故心烦愦闷，气逆而呕吐也。”宋代《妇人大全良方》谓“妊娠呕吐恶食，体倦嗜卧，此胃气虚而恶阻也。”《景岳全书》指出：“凡恶阻多由脾虚气滞，然亦有素本不虚，而忽受胎妊，则冲任上壅，气不下行，故致呕逆等证。”

西医学中的妊娠剧吐，可参照本节辨证施护。

一、病因病机

本病的发生，主要是冲气上逆，胃失和降所致。临床常见的病因为脾胃亏虚、肝胃失和，并可继发气阴两虚的恶阻重症。

1. 脾胃亏虚 素体脾胃亏虚，受孕后，血聚子宫以养胎，冲脉之气较盛。冲脉起于胞宫隶于阳明，冲气循经上逆犯胃，胃失和降，随冲气上逆而发为恶阻。

2. 肝胃失和 素性抑郁，或恚怒伤肝，肝气郁结，郁而化热。孕后血聚养胎，肝血益虚，肝火愈旺，火性炎上，上逆犯胃，胃失和降，遂致恶阻。

呕则伤气，吐则伤阴，呕吐日久，浆水不入，气阴两虚。胃阴伤不能下润大肠，便秘益甚，腑气不通，胃失和降，加重呕吐；肝肾阴伤则肝气急，肝气急则失于疏泄，气机逆乱，呕吐愈甚，如此因果相干，出现阴亏气耗之恶阻重症。

二、诊断与鉴别诊断

（一）诊断依据

1. 头晕，厌食，恶心呕吐频繁，恶闻食气，甚者食入即吐，不食亦吐。或可出现全身乏力，精神疲惫，目眶下陷，血压下降，体温升高，黄疸，嗜睡或昏迷。

2. 有停经史，诊断为早孕者，并伴有早孕反应。

（二）病证鉴别

1. 葡萄胎 恶心呕吐剧烈，常伴有阴道不规则出血，偶有水泡状胎块排出，子宫多数较停经月份大，质软，血 HCG 水平明显升高，B 超显示宫腔内呈落雪状或蜂巢状图像，而无妊娠囊、胎儿结构及胎心搏动征。

2. 妊娠合并急性胃肠炎 多有饮食不洁史，除恶心呕吐外常伴有上腹部或全腹阵发性疼痛，或伴有腹泻，血常规检查可见白细胞升高，大便检查可见白细胞及脓细胞。

3. 孕痈 妊娠期急性阑尾炎，开始于脐周或中上腹部疼痛，可伴有恶心呕吐，24 小时内腹痛转移到右下腹；查体腹部麦氏点有压痛、反跳痛，伴肌紧张，出现体温升高和白细胞增多。

三、辨证施护

【辨证要点】

辨病性 口淡呕吐清涎者，多为脾胃亏虚；口中淡腻、呕吐痰涎者，多为脾虚痰湿；口苦，呕吐酸水或苦水者，多为肝胃失和；干呕或呕吐血性物者，多为气阴两虚。

【证候分型】

1. 脾胃亏虚

证候表现：妊娠早期，恶心呕吐厌食，甚则食入即吐，口淡，时呕吐清涎，胃脘痞闷隐痛，下腹胀闷不舒，头晕，精神萎靡，体倦乏力，舌淡，苔白，脉缓滑无力。

证候分析：脾胃素虚，升降失常，孕后阴血下聚养胎，冲气上逆犯胃，胃失和降，恶心呕吐不食，甚则食入即吐；脾胃亏虚，运化失司，水湿内停随胃气上行，或湿聚成痰，故口淡，呕吐清涎，脾胃亏虚，升降失调，无力推动，故脘痞腹胀；中阳不振，清阳不升，则头晕，精神萎靡，体倦乏力；舌淡，苔白，脉缓滑无力为脾胃亏虚之征。

护治原则：健脾和胃，降逆止呕。

治疗代表方：香砂六君子汤。

2. 肝胃失和

证候表现：妊娠早期，恶心呕吐，时泛酸水或苦水，恶闻油腻，烦渴，口干口苦，头胀而晕，胸膈满闷，胁肋攻痛，嗳气叹息，急躁易怒；舌淡红，苔微黄，脉弦滑。

证候分析：素体气郁肝旺，孕后阴血聚下以养胎，肝失血养，肝阴不足，肝阳偏亢，肝火横逆犯胃，胃失和降，则恶心呕吐，恶闻油腻；肝胆互为表里，肝气上逆则胆火随之上升，胆热液泄，故呕吐酸水或苦水，烦渴口苦；肝阳上逆，扰动清窍则头胀而晕；肝气不舒，则见胸满胁痛，嗳气叹息，急躁易怒；舌淡红，苔微黄，脉弦滑均为肝胃失和，肝热犯胃之征。

护治原则：清肝和胃，降逆止呕。

治疗代表方：橘皮竹茹汤。

上述二证，经治未愈，呕吐剧烈，持续日久，变为干呕或呕吐苦黄水甚则血水，精神萎靡，形体消瘦，眼眶下陷，双目无神，四肢乏力，或发热口渴，尿少便秘，唇舌干燥，舌质红，苔薄黄而干或光剥，脉细滑数无力，为气阴两虚之象。治宜益气养阴，和胃止呕。方用生脉散合增液汤。

【护理措施】

1. 生活起居护理 病室环境宜清洁、安静，温湿度适宜。注意生活有规律，剧吐者，宜卧床休息。妊娠初期嗅觉过敏，有“恶闻食气”的现象，病房或家庭内要清除一切诱发呕吐的因素，并随时清除呕吐物，避免恶性刺激。注意口腔护理，由于胃气上逆，呕吐酸水及苦水后，口中苦涩无味，故每次呕吐后应用温开水或盐开水漱口，以保持口腔清洁。

2. 病情观察 观察病情变化，记录呕吐的次数，呕吐物的性状、颜色、量以及伴随的症状等，观察呕吐与饮食、情志、劳倦的关系。必要时记录 24 小时出入量。注意全身症状及大小便和腹部情况，如发现精神萎靡，呼吸急促，反应迟钝，呕吐物混有血液，尿酮体阳性等酮症酸中毒的临床表现，应立即报告医生及时处理。

3. 饮食护理　注意饮食调理。饮食宜软、烂、热、少渣，以富营养、易消化、少食多餐为原则，经常调换品种，也可根据患者的喜好选择食物。忌生冷、肥甘、油腻、辛辣、煎炸、香燥、硬固食物，忌烟、酒、茶等刺激性食物。可多吃一些酸味或咸味的食物，调味可口。鼓励患者进食，以扶助正气。脾胃亏虚者宜食健脾益气的食物，如鱼类、瘦肉、桂圆、莲子、大枣、山药、牛奶、鸡蛋等，可食生姜鸡肉汤、参芪粥等；肝胃失和者应清肝和胃，宜食水果蔬菜，如金橘、橙子、苹果、柚子、萝卜等，可饮佛手柑粥、梅花粥、砂仁粥等。

4. 情志护理　稳定患者的情绪，消除各种不良因素刺激，避免紧张、激动、焦虑、忧愁等不良心理状态，以减轻妊娠呕吐的程度。嘱家属多给予精神安慰，增加孕妇情绪的自制能力。多愉快交谈，转移和分散注意力。肝气犯胃者，应保持心情舒畅，避免恼怒忧思，情绪不舒时，不宜进食。

5. 用药护理　汤药宜浓煎，少量频服。切忌大量药液吞服，以免药入即吐。药液温热随患者喜恶，喜热者温服，喜饮冷者凉服。可用生姜和药兑服；或以生姜汁涂舌面或漱口后再服药，或服药后再含生姜片，可有效减少呕恶。

6. 适宜技术　呕吐剧烈者可按摩或针刺中脘、内关、足三里、阳陵泉等穴；脾胃亏虚者可艾灸足三里等穴；肝胃失和者可灸太冲等穴。

【健康教育】

1. 慎起居，适寒温，防劳倦。注意饮食调摄，养成良好的饮食卫生习惯，少食生冷、油腻、辛辣、煎炸之物，戒烟酒，并注意饮食卫生。

2. 调摄精神，保持心情舒畅，避免情志刺激而诱发呕吐。加强体育锻炼，适当活动，可选择保健操、散步等方式，以增强体质。

3. 指导患者掌握自我调护的方法，可用手掌自上向下按摩胃脘部，反复进行，每日数次，以增强脾胃功能。

第七节　胎漏、胎动不安

妊娠期间阴道少量出血，时下时止，或淋漓不净，而无腰酸腹痛者，称为“胎漏”。妊娠期间出现腰酸、腹痛、小腹下坠，或伴有少量阴道出血者，称为“胎动不安”。胎动不安和胎漏有别，胎动不安以腰酸腹痛为主，兼有阴道出血，而胎漏仅见阴道少量出血，无腰酸腹痛的症状。因此，有无腰酸腹痛是二者鉴别要点。胎动不安和胎漏病名、临床表现虽不同，但由于二者的病因病机、辨证治疗、转归预后、预防调护等基本相似，临床难以截然分开。

早在《金匮要略·妇人妊娠病脉证并治》中即有“妊娠下血”的记载。《诸病源候论》首载“胎动不安”，首次提出母病、胎病的原因及论治原则。宋代的《妇人大全良方》将本病的病因病机概括为“冲任气虚不能约制”。历代医家对胎漏、胎动不安的临床征象及预后已有充分认识，如《景岳全书·妇人规》云：“腹痛血多，腰酸下坠势有难留者。”“下胎以益母”，“助其血而落之最为妥当。”清代傅青主《傅青主女科》广泛论述安胎七法，张锡纯《医学衷中参西录》创制寿胎丸治疗滑胎和预防流产。这些论述至今对临床仍有指导意义。

西医学中的先兆流产、早产、前置胎盘等，均可参照本节辨证施护。

一、病因病机

中医将母、胎之间的微妙关系称为“胎元”。胎元包括胎气、胎儿、胎盘三个方面的含义。胎气、胎儿、胎盘任何一方有问题，均可发生胎漏、胎动不安。胎漏、胎动不安的主要病机是冲任损伤、胎元不固，常见病因有肾气亏虚、气血虚弱、血热和血瘀。

1. 肾气亏虚 父母先天禀赋不足，或房劳多产，大病久病，或孕后房事不节，伤肾耗精，肾虚冲任损伤，胎元不固发为胎漏、胎动不安。

2. 气血虚弱 母体气血素虚，或久病大病耗伤气血，或孕后思虑过度，劳倦伤脾，气血生化不足，气血虚弱，冲任匮乏，不能固摄滋养胎元，致胎元不固发为胎漏、胎动不安。

3. 血热扰胎 素体阳盛血热或阴虚内热；或孕后过食辛热；或感受热邪，热伤冲任，扰动胎元，致胎元不固发为胎漏、胎动不安。

4. 血瘀伤胎 宿有癥瘕瘀血占据子宫，或孕后不慎跌仆闪挫，或孕期手术创伤，可致气血不和，瘀阻子宫、冲任，使胎元失养而不固，发为胎漏、胎动不安。

二、诊断与鉴别诊断

（一）诊断依据

1. 妊娠期间自觉腰酸腹痛，小腹下坠，或伴有阴道少量出血者为胎动不安；若妊娠期间出现阴道无规则少量出血，时下时止，而无腰酸腹痛者为胎漏。

2. 有停经史，可伴早孕反应，常有孕后房事不节史、人工流产、自然流产史或宿有癥瘕史。

（二）病证鉴别

1. 激经 激经是指妊娠早期（怀孕 2～3 个月内），月经仍按时而下，但量少，而无明显腰酸腹痛，到 4～5 个月后自行停止，无损于胎儿的生长发育，俗称“垢胎”、“盛胎”、“妊娠经来”等。

2. 堕胎、小产 堕胎、小产是指孕后胚胎或胎儿离开胞宫自然殒堕的一种妊娠病证，常从胎漏、胎动不安发展而来，亦以阴道不规则流血、腰酸腹痛为主症。但堕胎、小产阴道流血量多，超过正常一次月经量，经治疗阴道流血仍反复不止，腰酸腹痛剧烈不减。此与胎漏、胎动不安有明显差异，不难鉴别。

3. 葡萄胎 葡萄胎多表现为停经 2～4 个月后阴道不规则、间歇性反复多次出血，血量少，呈棕色或黯红色，或大量出血。阴道流出物可见水泡状葡萄胎块。腹痛不明显或胀痛。可结合妇科检查及其他如B超、X线检查、胎心测定等辅助检查明确诊断。

4. 异位妊娠 异位妊娠在孕早期阴道有褐色点滴状少量出血，未破损时一侧少腹隐痛，日后出血逐渐增多或为间歇性阴道多量流血，破损时，一侧少腹突发剧痛，渐及全腹，可危及生命。临床可结合体格检查、妇科检查以明确诊断。

5. 妊娠腹痛 妊娠腹痛仅有小腹疼痛反复发作，不伴腰酸、小腹下坠，无阴道出血。

三、辨证施护

【辨证要点】

1. 辨虚、热、瘀 阴道流血量少，色淡红、质地清稀者病多虚；同时兼见小腹坠痛，神疲肢倦，面色㿠白，心悸气短，舌淡，苔薄白，脉细滑者，为气血虚弱；兼腰膝酸软，头晕耳鸣，小便频数，夜尿多或尿失禁，舌淡，苔白，脉沉滑，为肾虚；阴道流血量少，色鲜红或紫红，质地黏稠者多为血热；血热之证亦当结合兼症、舌脉辨明病因，如肝火、外感热邪、阴虚内热等；阴道出血不止，色黯黑有块，多为癥疾所患。

2. 辨疾病的转归 若经治疗，阴道出血得以迅速控制，疼痛逐渐缓解，则妊娠多能继续维持；否则，阴道流血增多，腰酸腹痛加剧，则可发展为堕胎、小产，结合妇科检查或相关辅助检查，确属胎堕难留者，当立即实施堕胎术，以去胎安母，切不可延误病情。

【证候分型】

1. 肾气亏虚

证候表现：妊娠期阴道少量出血，色淡黯，或伴腰酸，腹痛，有下坠感，或曾屡孕屡堕，头晕耳鸣，夜尿多，眼眶黯黑或有面部黯斑，舌淡黯，苔薄白，脉沉细滑，尺脉弱。

证候分析：肾主封藏，为冲任之本，肾气虚则冲任不固，蓄以养胎之阴血下泄，故阴道少量出血，色淡黯；肾气虚胎元不固，有欲下堕之势，故腰酸腹痛有下坠感；肾虚则胎失所系，故可发生屡孕屡堕；头晕耳鸣，眼眶黯黑，舌淡黯，脉沉细滑，尺脉弱均为肾气亏虚之征。

护治原则：补肾固冲，益气安胎。

治疗代表方：寿胎丸。

2. 气血虚弱

证候表现：妊娠期少量阴道出血，色淡红，质清稀，或小腹空坠而痛，腰酸，面色㿠白，心悸气短，神疲肢倦，口淡，便溏，舌质淡，苔薄白，脉细弱略滑。

证候分析：气血虚弱，冲任匮乏，不能载胎养胎，气不摄血，胎元不固，故见阴道出血；气血虚弱，本源不足，故色淡质稀；小腹空坠而痛，为气虚系胞无力，血虚胞失濡养所致；气血虚弱亦不能化精滋肾，腰为肾之外府，故腰酸；神疲肢倦，口淡便溏，舌淡苔白，脉细弱均为气血虚弱之征。

护治原则：补气养血，固冲安胎。

治疗代表方：胎元饮。

3. 血热扰胎

证候表现：妊娠期阴道少量出血，色鲜红或深红，质稠，或腹痛，腰酸，口苦咽干，心烦不安，便结溲黄，舌质红，苔黄，脉滑数。

证候分析：热邪直犯冲任、子宫，内扰胎元，胎元不固，故妊娠期阴道出血；血为热灼，故色鲜红或深红；热邪内扰，胎气不安，故腹痛，胎系于肾，胎动欲堕，故见腰酸；心烦不安，口苦咽干，舌红，苔黄，脉滑数，均为血热之征。

护治原则：清热凉血，养血安胎。

治疗代表方：保阴煎。

4. 血瘀伤胎

证候表现：宿有癥积，孕后常有腰酸，腹痛下坠，阴道不时出血，色黯红，或妊娠期不慎跌仆闪挫，继之腹痛或少量阴道出血，舌黯红，或有瘀斑，脉弦滑或沉弦。

证候分析：胎居于子宫，癥积瘀血碍其长养，胎元不固，有下堕之势，故见腰酸腹痛下坠，阴道不时下血；或跌仆闪挫，损伤冲任，致冲任气血失和，故腹痛或少量阴道出血，血色黯红；舌黯有瘀斑，脉沉弦均为血瘀之征。

护治原则：活血化瘀，补肾安胎。

治疗代表方：桂枝茯苓丸合寿胎丸。

【护理措施】

1. 生活起居护理 病室环境保持整洁安静，调节温湿度。肾虚及气血虚弱、血瘀者室温宜偏暖；血热者室温宜偏凉。嘱患者卧床休息，忌过度劳累。注意个人卫生，保持外阴清洁。

2. 病情观察 注意观察患者阴道出血的量、色及伴随症状情况。肾虚者常见阴道出血量少色淡，伴腰酸，下腹隐痛；气血不足者常见阴道出血量少，色淡质清，小腹空坠而痛，面色不荣；血热者常见血色鲜红质稠，伴心烦便结溲黄；癥瘕伤胎者多为宿有癥瘕痼疾，或孕期跌仆闪挫伤之后，出血色黑有血块。注意观察出血中有无葡萄样组织排出，出血量有无进行性增加等，以与葡萄胎及胎堕难留等病证鉴别。

3. 饮食护理 饮食宜清淡、富营养、易消化。虚证患者可选用补血益气、固冲安胎的食物，如蛋、鱼、牛肉、瘦猪肉、牛奶、红枣、桂圆等；肾虚者宜食补肾之品，如淮山、黑芝麻、猪腰、核桃等；气血虚弱者宜食血肉有情之品，如桂圆、红枣煮瘦肉汤、鱼汤、鸡汤等，少食寒凉生冷之品，以免损伤脾阳，影响气血生化；血热者宜食清热凉血之品，如西瓜、甘蔗汁、藕汁、生地汁、鲜旱莲草汁等，忌烟酒、煎烤、辛辣刺激之品；血瘀者宜食理气行滞之品，如金橘饼、陈皮茶或阳春砂仁蜜等，忌食辛辣酸涩、有刺激性及壅阻气机之品。

4. 情志护理 宣教本病的相关知识，介绍本病的治护措施及预后，告知患者安胎与情志的重要关系，多予安慰和鼓励，克服急躁情绪，安心静养。脾虚者，避免过思伤脾，保持心情舒畅；血热者，学会养心神，畅情志，调节生活，保持健康的心理状态，以避免情志化火的发生；血瘀者，应向患者解释气机调达对健康的作用。指导患者自我控制情绪的方法。

5. 用药护理　虚证汤剂宜饭前空腹温服，血瘀证汤剂宜饭后温服，血热证汤剂宜饭后偏凉服。安胎药多为补益剂，汤剂宜文火久煎，温服，服后静卧少动。服药时如恶心欲呕，可服姜汁少许。跌仆伤胎者，可实施疼痛护理，给予镇静止痛，腰腹以下严禁贴敷伤湿止痛膏。孕期下血，需及时就诊，不可擅自用药。

6. 适宜技术　保持大便通畅，便干者，可使用润肠通便方法，减少腹压，防止加重出血。胎取不保者可针灸合谷、三阴交等穴，强刺激，促进下胎。腰腹坠痛者可用菟丝子、桑寄生、杜仲、黄芪、青盐煎水沐足。

【健康教育】

1. 慎起居，生活有规律，防止感冒的发生，避免负重攀高，防止跌仆，保证睡眠充足。饮食宜富营养，易消化。根据不同的体质选择合理的饮食。

2. 提倡婚前、孕前检查，在夫妇双方身体处于最佳状态下妊娠，未病先防，既病防变。定期作孕期保健，注重围产期保健，及早安胎，调畅情志。

3. 孕服宜宽松、柔软，勿紧身束腰，以免影响胎儿生长。安胎失败者，或有堕胎、小产史者，两次受孕时间不宜太近，应避免半年或一年内再孕，防止堕胎再次发生。

第八节　产后恶露不绝

产后血性恶露是指妇女产后持续 10 天以上，由阴道排出的少量暗红色血性液体，淋漓不净者，称“产后恶露不绝”。

本病证在《金匮要略·妇人产后病脉证并治》中称之为“恶露不尽”。隋代《诸病源候论》首列“产后血露不尽候”，“产后崩中恶露不尽候”等，归纳本病可由“风冷搏于血”、“虚损”、“内有瘀血”所致。唐代《备急千金要方》载有治疗恶露不尽的方剂 25 首，宋代《妇人大全良方》认为本病的病机为“产后恶露不绝者，由产后伤于经血，虚损不足。或分解之时，恶血不尽，在于腹中，而脏腑夹于宿冷，致气血不调，故令恶露淋沥不绝也。”明代《景岳全书·妇人规》指出产后恶露不止有因血热气伤冲任之络、肝脾气虚、气血俱虚、肝火、风热所致。清代《胎产心法》指出“产后恶露不止……由于产时损其气血，虚损不足，不能收摄，或恶血不尽，则好血难安，相并而下，日久不止”，或“火动病热”。

西医学中的子宫复旧不良、晚期产后出血等病证，可参照本节辨证施护。

一、病因病机

恶露是产后自子宫排出的余血浊液，为血所化，源于脏腑，注于冲任，流于胞宫，若脏腑受损，冲任为病，则可导致恶露不绝。本病的主要病机为冲任失固，气血运行失常。常见的病因有气虚冲任不固，血失统摄；或瘀血内阻，血不归经；或热扰冲任，迫血下行。

1. 气虚 素体气虚，正气不足，复因分娩失血耗气，或产后操劳过早，劳倦伤脾，气虚下陷，冲任不固，不能摄血，以致恶露不绝。

2. 血热 素体阴虚，复因产时伤血，阴液更亏，阴虚内热，或产后过食辛热温燥之品，或感受热邪，或肝郁化热，热扰冲任，迫血下行，导致恶露不净。

3. 血瘀 产后胞脉空虚，寒邪乘虚入胞，血为寒凝；或因七情所伤，血为气滞；或因产留瘀，胞衣胎膜残留为瘀，瘀阻冲任，新血难安，不得归经，以致恶露不净。

二、诊断与鉴别诊断

（一）诊断依据

1. 产后血性恶露日久不尽，量或多或少，色淡红、黯红或紫红，或有恶臭气，可伴神疲懒言，气短乏力，小腹空坠，或伴小腹疼痛拒按。出血多时可合并贫血，严重者可致昏厥。

2. 有产程过长、组织残留、产后子宫复旧不良等病史。

（二）病证鉴别

1. 子宫黏膜下肌瘤 产后阴道出血淋漓不尽，B 超提示有黏膜下肌瘤，宫内无胎盘胎膜残留，尿 HCG 阴性。

2. 绒毛膜癌 本病 25% 发生于正常妊娠足月产 2～3 个月后，除产后阴道出血淋漓不净外，有时可见咯血、阴道紫蓝色结节等转移灶症状；胸片、血 HCG、尿 HCG、B 超、诊刮等可助诊断。

三、辨证施护

【辨证要点】

辨虚实 可根据恶露的量、色、质、味等辨其虚、实。恶露量多，色淡红，质稀，无臭气者多为气虚；量多，色红，质稠而臭秽，多为血热；量少，色紫黯，有血块，小腹痛者为血瘀。

【证候分型】

1. 气虚

证候表现：恶露过期不尽，量多，色淡，质稀，无臭气，面色㿠白，头晕眼花，神疲懒言，四肢倦怠，小腹空坠，舌淡，苔薄白，脉细弱。

证候分析：气虚冲任子宫失摄，故恶露过期不止而量多；阳气不振，血失温煦，故恶露色淡、质稀、无臭气；气虚清阳不升则面色㿠白，头晕眼花；中阳不振，则神疲懒言，四肢不充则倦惫无力；气虚下陷，故小腹空坠；舌淡，苔薄白，脉细弱，均为气虚之征。

护治原则：补气摄血固冲。

治疗代表方：补中益气汤。

2. 血热

证候表现：产后恶露过期不止，量较多，色紫红，质黏稠，有臭秽气，面色潮红，口燥咽干，舌质红，脉细数。

证候分析：素体阴虚，产后失血伤津，阴液益亏，虚热内生，热扰冲任，迫血下行，故恶露过期不尽，量亦多，色紫红，质黏稠而臭秽；虚火上炎则面色潮红；阴液不足，津液不上乘于口，故口干咽燥；舌红，脉细数，皆为血热内扰之故。

护治原则：养阴清热止血。

治疗代表方：保阴煎。

3. 血瘀

证候表现：恶露过期不尽，量时少时多，色暗有块，小腹痛如针刺，拒按，舌紫黯或边有瘀点，脉沉涩。

证候分析：瘀血阻滞冲任、胞宫，新血不得归经，故恶露过期不尽，量或少或多，色黯有块；瘀血阻滞，冲任不畅，不通则痛，故小腹疼痛拒按；舌紫黯或边有瘀点，脉沉涩，均为瘀血阻滞之征。

护治原则：活血化瘀止血。

治疗代表方：生化汤。

【护理措施】

1. 生活起居护理　病室保持整洁舒适，创造有利于静养休息的环境。气虚者，病室宜温暖向阳，注意保暖，多卧床休息，切忌劳累耗气，以免加重病情；血瘀者，避免寒邪侵袭，以免加重血瘀之证；血热者室温宜偏凉，空气湿润，注意通风，衣被不宜过厚。加强会阴部护理，定时清洗外阴，保持清洁。

2. 病情观察　观察患者恶露的量、色、质、味等情况，根据恶露的性状辨别寒热虚实。观察患者的面色、神情、汗出、二便、腹痛、体温、脉象、舌象等，如出现下腹痛剧、发热及阴道流出物增多、臭秽等应及时报告医生协助诊断。若出现大出血时，应做好输液、输血及刮宫手术的准备。

3. 饮食护理　根据不同证型的特征指导患者选择合适的饮食，给予营养丰富，易消化的食物。避免辛辣刺激、油腻之品，忌酒、浓茶和咖啡。气虚者多摄入益气健脾的食品，如瘦肉汤、鱼汤、鸡汤、鸽子汤、八宝粥等，可根据体质炖服人参、太子参、山药、黄芪等益气之品；脾胃功能不佳者，不宜过用滋腻之品；血瘀者宜食活血化瘀之品，如山楂饮、田七炖鸡、当归鸽子汤、玫瑰花茶、桃仁煎等膳食，忌生冷；血热者宜食清热凉血之品，如绿豆、雪梨、西瓜、冬瓜等，忌食辛辣、煎炸、油腻之品。

4. 情志护理　因恶露不绝易使患者产生忧虑、抑郁等情绪，应鼓励患者倾诉，并耐心倾听，多与患者交流，及时向患者解释有关疾病的知识及防护措施，了解其生活起居、饮食、睡眠、情志等情况，加强情志疏导。

5. 用药护理 按医嘱准确给药，观察药后效果和反应。气虚证汤药宜饭前空腹温服，血瘀证宜饭后温服，血热证宜饭后偏凉服。

6. 适宜技术 气虚者，可用艾条灸脾俞、胃俞、气海、关元、足三里等穴，以补益气血；或按揉脾俞、胃俞、关元等穴；或用白术、黄芪等药熨脾俞、胃、神阙、气海、关元等处。血瘀腹痛者，可用艾条灸血海、三阴交、归来、子宫、中极等穴。发热者，用刮痧板刮拭膈俞至胆俞，或按摩和针刺合谷、大椎、曲池、外关、血海、三阴交等穴，或采用留罐法，拔吸膈俞、血海等处。

【健康教育】

1. 养成良好的生活习惯，生活起居有常。产褥期注意休息与保暖，避免过度劳累，不要汗出当风或涉雨着凉。恶露持续不净者，应注意阴部清洁，严禁盆浴及性生活，防止并发症。

2. 注意调畅情志，保持良好的心态，学会自我心理调节，避免不良情志刺激。注意饮食调养，加强营养，少食油腻、辛辣、刺激性食品。

3. 产后遵医嘱按时随诊，出现产后诸证应及时采取措施。

第九节 产后缺乳

产妇在哺乳期内，乳汁甚少或全无，称为“缺乳”，也称“产后乳汁不行”、“产后乳无汁”、“乳汁不足”。本病以产后开始哺乳时即觉乳房不胀，乳汁稀少，此后量虽有所增多但仍不足，或产后开始即乳汁全无，或产后开始哺乳正常，后因高热、七情内伤等因素，乳汁骤减，不足以哺乳为特征。多见于产后第二、三天至一周内，也可发生在整个哺乳期。临床以发生于新产后的缺乳最为常见。除先天发育不良及乳房疾患引起的缺乳外，一般经及时治护，疗效较好。

隋代巢元方《诸病源候论》列有“产后乳无汁候”，认为其病因系“既产则血水俱下，津液暴竭，经血不足”使然。唐代《备急千金要方》重视食疗治疗缺乳，提出猪蹄、鲫鱼等催乳食材。宋代陈无择《三因极一病证方论》分虚实论缺乳：“产妇有两种乳脉不行，有气血盛而塞闭不行者，有血少气弱涩而不行者，虚当补之，盛当疏之。”陈自明《妇人大全良方》说：“乳汁乃气血所化”，故主张运用补气养血，益津增液，调补冲任等法进行通乳。张子和《儒门事亲》曰：“啼哭悲怒郁结，气溢闭塞，以致乳脉不行。”认为情志异常与缺乳关系密切。张景岳认为缺乳与肥胖关系密切，“肥胖妇人痰气壅盛，乳带不来”。

西医学中的产妇缺乳，可参照本节辨证施护。

一、病因病机

缺乳的主要病机有虚有实，虚者常为乳汁生化不足，实者常见气机阻滞，痰浊内停而致乳络不畅。常见病因有气血虚弱、肝郁气滞、痰浊阻滞。此外，乳腺先天发育不良或哺乳方法不当等，均可造成乳汁分泌减少，应仔细辨别。

1. 气血虚弱　素体气血不足，或脾胃亏虚，气血生化不足。复因分娩失血耗气，致气血亏虚，乳汁生化乏源，因而乳汁甚少或无乳可下。

2. 肝郁气滞　素多抑郁，或产后情志不遂，肝失调达，气机不畅，乳脉不通，乳汁运行不畅，故无乳。

3. 痰浊阻滞　素体肥胖，痰湿内盛，或产后膏粱厚味，脾失健运，聚湿成痰，痰气阻滞乳脉乳络，或“肥人气虚痰湿”，无力行乳，复因痰阻乳络，本虚标实，遂致缺乳。

二、诊断与鉴别诊断

（一）诊断依据

1. 以产后哺乳期，乳汁甚少，不足以哺乳婴儿，或乳汁全无为诊断的主要依据。亦有产后初期乳汁分泌正常，突然因焦虑、恼怒等情志刺激而缺乳者。

2. 多有素体虚弱、产时失血过多、产后情志不遂及贫血等病史。

3. 注意有无乳头凹陷和乳头皲裂造成的乳汁壅塞不通，哺乳困难。

（二）病证鉴别

本病应与乳痈缺乳相鉴别。后者有初起乳房红肿热痛、恶寒发热、继之化脓成痈等临床特征。

三、辨证施护

【辨证要点】

辨虚实　根据乳汁性质特点，乳房有无胀痛，结合舌脉及其他症状以辨虚实。虚证者，乳房柔软，不胀不痛，挤出乳汁点滴而下，质稀；实证者，乳房胀满而痛，挤压乳汁疼痛难出，质稠；虚实夹杂者，乳房胀大而柔软，乳汁不多。

【证候分型】

1. 气血虚弱

证候表现：产后乳汁少，甚或全无，乳汁稀薄，乳房柔软无胀感，面色少华，倦怠乏力，舌淡，苔薄白，脉细弱。

证候分析：气血虚弱，乳汁化源不足，无乳可下，故乳汁少或全无，乳汁稀薄。乳汁不充，故乳房柔软无胀感；气虚血少，不能上荣头面四肢，故面色少华，倦怠乏力；舌淡，苔薄白，脉细弱，均为气血虚弱之征。

护治原则：补气养血，佐以通乳。

治疗代表方：通乳丹。

2. 肝郁气滞

证候表现：产后乳汁分泌少，甚或全无，乳房胀硬、疼痛，乳汁稠，伴胸胁胀满，情志抑郁，食欲不振，苔薄黄，脉弦或弦滑。

证候分析：情志郁结，肝气不舒，气机不畅，乳络受阻，故乳汁涩少；乳汁塞滞，运行受阻，故乳房胀满而痛，乳汁浓稠；胸胁为肝经所布，肝气郁结，疏泄不利，气机不畅，故胸胁胀满，肝经气滞，脾胃受累，故食欲不振；舌质正常，苔薄黄，脉弦或弦滑均为肝郁气滞之征。

护治原则：疏肝解郁，通络下乳。

治疗代表方：下乳涌泉散。

3. 痰浊阻滞

证候表现：乳汁甚少或无乳可下，乳房硕大或下垂，不胀满，乳汁不稠，形体肥胖，胸闷痰多，纳少便溏，或食多乳少，舌淡胖，苔滑腻，脉沉。

证候分析：素体脾虚，或产后过食肥甘厚味而伤脾，脾虚气弱行乳无力，或脾虚生痰，痰阻乳络而致乳汁甚少或全无；胸闷纳少，舌淡胖，苔滑腻，脉沉细均为痰浊阻滞之象。

护治原则：健脾化痰通乳。

治疗代表方：苍附导痰丸合漏芦散。

【护理措施】

1. 生活起居护理 保持居室清洁安静，空气流畅，温湿度适宜，避免直接吹风。创造有利于哺乳和休息的环境，保持充足的休息与睡眠。采用正确的哺乳方法，尽早哺乳，按需哺乳，定时哺乳，正确哺乳。指导产妇挤出多余的乳汁。每次哺乳应让婴儿吸空一侧乳房后再吸另一侧乳房。常用毛巾和清水擦洗乳头，定时将分泌的乳汁涂抹在乳头上，防止哺乳时乳头疼痛和干裂。

2. 病情观察 注意观察患者乳汁的排出量、色、质，乳房疼痛程度、性质，乳房软硬度及乳汁下行通畅与否。观察患者乳房及乳头的情况，有无硬结或红肿热痛等，用手轻按乳房以感觉乳房的质地，判断是否有乳汁郁积的情况，是否有乳头伸展性不好、扁平或内陷，如有异常应及时纠正。

3. 饮食护理 加强产后营养，多食高蛋白食物和新鲜蔬菜，多喝汤水，少食肥甘厚味。气血虚弱者宜食猪蹄、乌鸡、鸡蛋、大枣、桂圆、鲫鱼、乳鸽等，可用猪前蹄或鲫鱼炖黄芪、党参、茯苓、当归、白芍、路路通等；肝郁气滞者宜食玫瑰花、月季花、丝瓜、佛手、合欢花、萝卜等，可用猪前蹄或鲫鱼炖当归、穿山甲、王不留行、柴胡、通草等；痰浊阻滞者宜食萝卜、木耳、冬瓜、番茄、山楂等消食健脾之品，可用瘦肉炖白术、砂仁、茯苓、陈皮、党参、路路通等。

4. 情志护理 乳汁的分泌与精神情志因素有密切的关系。产时失血，血虚火动，肝气易郁，若产后情志不遂，肝失条达，疏泄失司，乳汁运行受阻而产生缺乳。因此哺乳期应加强精神护理，保持精神愉快，心情舒畅，调情志，避恼怒，忌忧郁，尽量使心境保持平和，则肝气条达，疏泄有度，乳汁畅行。积极鼓励孕妇进行母乳喂养，排除哺乳的顾虑。

5. 用药护理　观察用药后症状缓解情况和时间，并注意服药后的不良反应。理气中药多芳香之品，其汤剂不宜久煎；补益中药可文火久煎；肝气郁滞者用疏肝解郁，通络行乳的汤药宜热服；气血亏虚者汤药宜热服；补益药宜早晚空腹温服。乳房热痛且有肿块者，可用活血化瘀、软坚散结之品外敷。

6. 适宜技术　可针刺通乳，取膻中、乳根、少泽、天宗、合谷等穴。推拿按摩取乳根、少泽、膻中、期门等穴，患者取仰卧位，单掌和多指摩擦胸腹数分钟。气血虚弱者可艾灸膻中、乳根等穴，或梅花针叩刺肺俞至三焦俞、天宗、乳房周围、膻中等穴。或用耳穴埋豆疗法，取胸、乳、内分泌、交感、神门、皮质下等穴。乳房有块者，局部用橘皮煎水外敷；乳房胀痛者，按摩乳房，挤出乳汁，或用芒硝湿敷。

【健康教育】

1. 孕期做好乳头护理，若乳头凹陷，应经常将乳头向外牵拉，用温水清洁乳头，防止皲裂。注意哺乳期卫生。

2. 正确指导哺乳。提倡早期哺乳、按需哺乳，促进乳汁的分泌。不能因产后早期乳房不胀，而自行减少或中断哺乳，造成缺乳。每次哺乳前要用温开水清洗乳房、乳头，母亲洗手，避免婴儿吮入不洁之物。

3. 产后生活有规律，创造良好的休息环境。加强产后营养，多食富含蛋白质食物和新鲜蔬菜，以及充足的汤水。

4. 保持情绪乐观，心情舒畅。适当活动，保持气血调和。哺乳期用药要慎重，避免有毒副作用的药物通过乳汁进入婴儿体内。

第十节　盆腔炎

盆腔炎是西医病名，指女性内生殖器官及其周围结缔组织、盆腔腹膜发生的炎症，包括子宫体、卵巢、输卵管炎症，临床特征为下腹痛，或伴有发热，带下增多，月经不调等。其范围较广，可局限于某一部位，也可同时累及几个部位。分为急性盆腔炎和慢性盆腔炎。急性盆腔炎继续发展可引起弥漫性腹膜炎、败血症、感染性休克，严重者可危及生命。若在急性期未能得到彻底治愈，则可转为慢性盆腔炎，往往日久不愈并可反复发作。本病是生育期妇女的常见病，近年来，发病率有上升趋势。

中医古籍无盆腔炎之名，其记载散见于“热入血室”、“带下病”、“经病疼痛”、“妇人腹痛”、“癥瘕”、“不孕”等病证中。《金匮要略·妇人杂病脉证并治》云：“妇人中风，七八日续来寒热，发作有时，经水适断，此为热入血室，其血必结，故使如疟状，发作有时。”又说：“妇人腹中诸疾痛，当归芍药散主之。”此二条经文的描述，可理解是有关急、慢性盆腔炎临床症状的最早记载。《傅青主女科》云：“黑带者，乃火热之极也。……其症必腹中疼痛，小便时如刀刺，口中必热渴……是火结于下，治法惟以泄火为主，火热退而湿自除。”为盆腔炎的中医治疗提供了参考。

盆腔炎虽为现代医学病名，采用中医治疗有较好的疗效。1983 年《中国医学百科全书·中医妇科学》已将“盆腔炎”编入，作为中西医通用的病名之一。

西医学中的子宫内膜炎、输卵管炎、输卵管卵巢脓肿、输卵管卵巢囊肿、盆腔结缔组织炎、盆腔腹膜炎等疾病，出现本病证临床表现者，均可参照本节辨证施护。

急性盆腔炎

女性盆腔生殖器官及其周围结缔组织和腹膜的急性炎症，称为“急性盆腔炎”。根据其病变部位的不同，分别称作急性子宫内膜炎、急性输卵管炎、输卵管积脓、输卵管卵巢脓肿、急性盆腔结缔组织炎、急性盆腔腹膜炎等。急性盆腔炎发病急、病情重，病势进展迅速，延迟治疗，可发展为脓毒血症、败血症、感染性休克。

一、病因病机

急性盆腔炎多在产后、流产后、宫腔内手术后，或经期卫生保健不当，邪毒乘虚侵袭，稽留于冲任及胞宫脉络，与气血相搏结，邪正交争，而发热、疼痛，邪毒则腐肉酿脓，甚至泛发为急性腹膜炎、感染性休克。

1. 热毒壅盛 经期、产后、流产后，手术损伤，身体羸弱，胞脉空虚，气血不足，若房事不洁，邪毒内侵，客于胞宫，滞于冲任，化热酿毒，致高热，腹痛不宁。

2. 湿热瘀阻 经行产后，余血未净，湿热内侵，阻滞冲任脉络，瘀结不畅，则瘀血与湿热内结，滞于少腹，则腹痛带下日久，缠绵难愈。

二、诊断与鉴别诊断

（一）诊断依据

1. 呈急性病容，辗转不安，面部潮红，高热不退，下腹部疼痛，甚至剧痛，白带增多，色黄呈脓性，秽臭，或赤白带下，或恶露量多；若发于经期，则可出现月经量多，经期延长。

2. 可伴有腰骶酸痛，恶心呕吐，腹胀，腹泻，尿频，尿急。

3. 近期有经行、产后、流产后、妇科手术后、房事不洁等发病诱因，或有癥瘕宿疾病史。

（二）病证鉴别

1. 异位妊娠 输卵管妊娠流产、黄体破裂者，腹腔内出血，临床表现为腹痛、阴道流血，甚至晕厥，与急性盆腔炎相似。盆腔炎者高热，白细胞明显升高。异位妊娠者尿 HCG（+），血 β－HCG 定量低于正常妊娠者，阴道后穹隆穿刺或可抽出暗红色不凝固的积血。

2. 肠痈 与急性盆腔炎都有身热、腹痛、白细胞升高。盆腔炎痛在下腹部正中或两侧，病位较低，可伴有月经异常；肠痈多有转移性右下腹痛，有麦氏点压痛、反跳痛。

3. 卵巢囊肿蒂扭转 常有突然腹痛，渐加重，甚至伴有恶心呕吐，一般体温不甚高。B 超检查或妇科检查可行鉴别。

三、辨证施护

【辨证要点】

辨轻重缓急 本病的发生与发展有轻重缓急之别，故应视具体病情加以区别。急性盆腔炎一般属热属实，发病急，病情重，病势凶险，故应及时治疗，彻底治愈，不可迁延，否则，病势加重，威胁生命，或转为慢性盆腔炎，导致不孕或异位妊娠。

【证候分型】

1. 热毒壅盛

证候表现：突发高热腹痛，下腹部疼痛拒按，或下腹部有包块，伴恶寒或寒战，咽干口苦，大便秘结，小便短赤，带下量多，色黄，或赤白兼杂，质黏稠，气臭秽，月经量多或淋沥不净，舌红，苔黄厚，脉滑数。

证候分析：热毒内侵，与冲任胞宫气血相搏结，邪正交争，营卫不和，故高热腹痛拒按，或见下腹部包块；热毒损伤任脉带脉，则带下量多如脓血，气臭秽；热毒壅盛，湿邪瘀阻，故见舌红、苔黄腻、脉滑数之象。

护治原则：清热解毒，利湿排脓。

治疗代表方：五味消毒饮合大黄牡丹汤。

2. 湿热瘀阻

证候表现：下腹部疼痛拒按，或胀满，热势起伏，寒热往来，带下量多、色黄、质稠、气臭秽，经量增多，经期延长，淋漓不净，大便燥结或黏腻不爽，小便短赤，舌红有瘀点，苔黄厚，脉弦滑。

证候分析：湿热侵袭冲任胞宫，与气血相搏，血行不畅，湿热瘀阻，则身热腹痛，胀满不适；邪正交争，互有进退，湿遏热伏则热势起伏，寒热往来；湿热下注损伤任带，则带下量多，气臭，大便黏腻不爽。热扰冲任，血海不宁，则经血量多；热伤津液则便结，小便短赤；舌红有瘀点，苔黄厚，脉弦滑为湿热瘀阻之象。

护治原则：清热利湿，化瘀止痛。

治疗代表方：仙方活命饮。

【护理措施】

1. 生活起居护理 保持居室清洁，温湿度适宜。室温可偏凉。半卧位卧床休息，以利于脓液及带下引流。避风寒，保持会阴部清洁。

2. 病情观察 注意观察腹痛的部位，性质，程度及伴有的全身情况，有无腹肌紧张、压痛、反跳痛等腹膜刺激症状。观察白带及月经的色、质、量、气味等。严密监测患者的生命体征、舌象、神志、尿量等内容，尤其是发热情况，预防危证，若出现高热、腹痛或面色苍白、四肢冰冷、大汗淋漓等，为阳气外脱征象，应立即报告医生采取急救措施。

3. 饮食护理 饮食宜清淡、消化、富有营养，忌食生冷、辛辣、煎炸、油腻，以免损伤脾胃。热毒壅盛者宜食清热解毒之品，如蒲公英、薏苡仁、金银花、野菊花、马齿苋、土茯苓等煎水频服；湿热瘀阻者宜食清淡利湿之品，如绿豆薏苡仁粥、山药、扁豆、冬瓜葫芦汤等。高热者，多喝水，可给予养阴生津流质。

4. 情志护理 关心体贴患者，帮助患者消除紧张情绪。患者因热扰心神常有心烦，脾气暴躁等表现，应关心和理解患者，耐心与其沟通，稳定情绪，向患者和家属宣教有关疾病的知识，减轻忧虑和压力，积极配合治疗。

5. 用药护理 汤药一般宜凉服，若兼有外感，可武火急煎，热服，药后加盖衣被或饮热粥，以助药效。高热患者若服药后热势不退，可行物理降温。若联合应用抗生素，应注意用药效果及不良反应。

6. 适宜技术 可行中药保留灌肠、中药热敷、贴敷、理疗等方法，减轻症状，促进康复。可用双柏散或四黄散用温水及蜂蜜调成糊状，试温后轻敷于患者下腹部，胶布或绷带固定。注意敷药后的疗效及有无皮肤反应，如有异常应及时停止外敷并对症处理。也可用复方毛冬青灌肠液等进行保留灌肠，药液温度宜偏凉，灌肠后嘱患者卧床休息，保留药液1小时以上。热盛者可用耳尖放血法或针刺合谷、外关、大椎、曲池等穴。

【健康教育】

1. 注意经期、孕期、产褥期个人卫生。避免劳累和剧烈运动，选择合适的锻炼方式，增强体质，提高抗病能力。

2. 保持情志舒畅，避免七情过极而加重病情。选择合适的饮食结构，加强营养。

3. 积极治疗内生殖器邻近器官疾病，如阑尾炎、结肠炎等。预防炎症蔓延而形成盆腔炎。引导患者积极对待病情，急性期要治疗彻底，防止转为慢性，以免缠绵难愈。

慢性盆腔炎

女性盆腔内生殖器官及其周围结缔组织、盆腔腹膜发生慢性炎症性的病变，称为慢性盆腔炎，其主要临床表现为月经紊乱，白带增多，腰腹疼痛及不孕等。往往由急性盆腔炎失治、误治，或治疗不彻底，或患者体质虚弱，病程迁延演变所致。临床根据病变特点及部位的不同，分别称为慢性输卵管炎、输卵管积水、输卵管卵巢炎、输卵管卵巢囊肿、慢性盆腔结缔组织炎。本病经积极有效治疗，大多数可好转或治愈。

一、病因病机

经行产后，胞门未闭，正气未复，风寒湿热或虫毒之邪乘虚内侵，与冲任气血相搏结，蕴积于胞宫，反复进退，耗伤气血，虚实错杂，缠绵难愈。

1. 湿热瘀阻 经行、产后，血室正开，余邪未尽，正气未复，湿热之邪内侵，阻滞气血，导致湿热瘀血内结冲任、胞宫，缠绵日久。

2. 气滞血瘀　七情内伤，脏气不宣，肝气郁结，气机不畅，气滞则血瘀，冲任、胞宫脉络不通。

3. 寒湿凝滞　素体阳虚，下焦失于温煦，水湿不化，寒湿内结，或寒湿之邪乘虚侵袭，与胞宫内余血浊液相结，凝结瘀滞。

4. 气虚血瘀　正气内伤，外邪侵袭，留著于冲任，血行不畅，瘀血停聚；或久病不愈，瘀血内结，致气虚血瘀。

二、诊断与鉴别诊断

（一）诊断依据

1. 下腹痛或坠胀痛，痛连腰骶，疼痛一般不剧烈，常在劳累、房事后及月经前后加剧或复发。

2. 可伴有低热，易疲劳，带下增多，月经不调，甚则不孕。

3. 既往有急性盆腔炎、阴道炎、节育、妇产科手术感染、房事不洁史。

（二）病证鉴别

1. 子宫内膜异位症　以进行性加重的痛经为特征，病程长，与慢性盆腔炎相似。后者的特点是长期慢性疼痛，可有反复急性发作，低热，经行、性交、劳累后疼痛加重。子宫内膜异位症平时不痛，或仅有轻微疼痛不适，经期则腹痛难忍，并呈进行性加重。

2. 卵巢囊肿　慢性盆腔炎形成输卵管积水，或输卵管卵巢囊肿者，需与卵巢囊肿相鉴别。前者有盆腔炎病史，肿块呈腊肠型，囊壁较薄，周围有粘连，活动受限，卵巢囊肿多为圆形或椭圆形，周围无粘连，活动自如，常无明显自觉不适，偶于妇科体检中发现。B超可资鉴别。

三、辨证施护

【辨证要点】

辨寒热虚实　本病常为有形实邪阻滞胞宫，不通则痛。有形实邪可虚可实，可寒可热，因热者常见湿热瘀阻，每由湿热之邪内侵，阻滞气血；因寒者常见寒湿凝滞，阳不化水，生湿生痰，与胞宫内余血浊液相结，阻滞胞宫气血；因实者可因气机不畅，气滞血瘀，阻滞冲任胞宫；因虚者可因正气不足，运血无力，瘀血停聚而致。慢性盆腔炎因病程较久，常见虚实夹杂，寒热互结，病情较为复杂，故临床上应仔细辨证。

【证候分型】

1. 湿热瘀阻

证候表现：腹部隐痛，或疼痛拒按，痛连腰骶，低热起伏，经行或劳累时加重，带下量多，色黄，质黏稠，胸闷纳呆，口干不欲饮，大便溏，或秘结，小便黄赤，舌体胖大，色红，苔黄腻，脉弦数或滑数。

证候分析：湿热之余邪与气血搏结于冲任胞宫，则少腹部疼痛，邪正交争，病势进退，则低热起伏，经行、劳累耗伤气血，正气虚衰，则病势加重；湿热下注则带下量多色黄；湿热瘀阻内伤，则胸闷纳呆、口干便溏或秘结，小便黄赤；舌体胖大，舌红，苔黄腻，脉弦数或滑数，亦为湿热瘀阻之象。

护治原则：清热祛湿，化瘀止痛。

治疗代表方：银甲丸。

2. 气滞血瘀

证候表现：下腹或少腹部胀痛或刺痛或坠胀不适，经行腰腹疼痛加重，经血量多有块，瘀块排出则痛减，带下量多，婚久不孕，经前情志抑郁，胸胁胀满，乳房胀痛，舌体紫黯，有瘀斑、瘀点，苔薄，脉弦涩。

证候分析：肝气内伤，气行不畅，血行瘀阻，结于冲任胞脉，则少腹部疼痛，经期加重。瘀血下行则经血量多有块；气血瘀结，带脉失约则带下量多；胞络闭阻则婚久不孕；肝气不疏，肝经阻滞，则情志抑郁、乳房胀痛；舌紫黯，脉弦涩为气滞血瘀之象。

护治原则：活血化瘀，理气止痛。

治疗代表方：膈下逐瘀汤。

3. 寒湿凝滞

证候表现：小腹冷痛，或坠胀疼痛，得热痛缓，经行后期，经血量少，色黯，带下淋沥，色白质稀，神疲乏力，畏寒肢冷，腰骶冷痛，小便频数，婚久不孕，舌黯红，苔白腻，脉沉迟。

证候分析：寒湿之邪侵袭冲任、胞宫，与气血相结，血行不畅，则小腹冷痛，经行加重；寒性凝滞故经行错后量少；寒伤阳气，阳气不振，四末不温，脏腑失煦，则神疲乏力，畏寒肢冷，腰骶冷痛，宫寒不孕；湿邪下注则带下淋沥，小便频数；舌黯红，脉沉迟为寒湿凝滞之象。

护治原则：祛寒除湿，活血化瘀。

治疗代表方：慢盆汤。

4. 气虚血瘀

证候表现：下腹部疼痛，或可扪及包块，痛连腰骶，经行加重，经血量多有块，带下量多，色白黏稠，面色无华，精神不振，疲乏无力，食少纳呆，舌质黯红，有瘀点，苔白，脉弦涩无力。

证候分析：瘀血内结，留著于冲任胞宫，则下腹部疼痛结块，痛连腰骶；经期胞宫满溢，瘀滞更甚，则疼痛加重，经血量多有块；病久气血耗伤，失于充养，则面色无华，精神不振，疲乏无力，食少纳呆；气虚津液不化，水湿下注，则带下量多，色白黏稠；舌质黯红，脉弦涩无力为气虚血瘀之征。

护治原则：益气健脾，化瘀散结。

治疗代表方：理冲汤。

【护理措施】

1. 生活起居护理 居室安静整洁，通风良好，温湿度适宜，切忌潮湿。注意休息，忌过度劳累。经期避免涉水和淋雨。指导患者注意个人卫生，保持外阴清洁。避免经期同房。

2. 病情观察 观察腹痛情况，包括腹痛部位、性质、程度、发生及持续时间，与月经有无关系，是否伴随腰酸、发热等；观察患者带下的量、色、质、味及外阴阴道情况，根据腹痛、带下及其伴随症状辨别寒热虚实以对证施护。观察患者的情绪改变情况，若出现明显的焦虑或抑郁症状，应及时疏导并与医生及家属沟通。

3. 饮食护理 饮食宜清淡、富营养、易消化。勿过食生冷，以免损伤脾胃；勿食辛辣、煎炸、油腻之品，以免蕴湿生热。湿热瘀阻者，宜清淡利湿之品，可饮荷叶茶、赤小豆汤、冬瓜薏苡仁猪骨汤等；气滞血瘀者，应多食疏肝理气、活血祛瘀之品，如萝卜、玫瑰花、益母草蜜等，可选用田七煲鸡，玫瑰花粥等；寒湿凝滞者，可在膳食中添加高良姜、陈皮、砂仁、胡椒等具有温中祛湿之品，如胡椒猪肚汤，陈皮扁豆粥等；气虚血瘀者，多摄入益气活血之品，根据体质炖服人参、山药、当归、黄芪、田七等。

4. 情志护理 关心体贴患者，向患者和家属宣教有关疾病的知识，患者因热扰心神常有心烦，脾气暴躁等表现，应理解患者，耐心倾听患者的诉说，加强沟通，稳定情绪，消除紧张心理，减轻压力，配合治疗。

5. 用药护理 虚证者汤药宜饭前空腹温服，实证者汤药宜饭后温服。理气中药多芳香之品，汤剂不宜久煎，具有温中性质的中药可偏热服。伴有呕吐者，可于服药前在舌面滴数滴姜汁，或按压合谷、内关、足三里等穴。观察服药后的效果及有无不良反应，如出现异常，及时停药并处理。

6. 适宜技术 气滞血瘀者可针刺或按摩血海、三阴交、归来、中极、太冲等穴，或用耳穴埋豆法，取盆腔、腹、交感、肝等穴；寒湿凝滞者，可艾灸足三里、脾俞、胃俞、关元等穴，或用花椒、艾叶、杜仲、当归、川芎、干姜等煎水沐足；湿热瘀阻者可用刮痧法，取血海、阴陵泉、膈俞、丰隆等穴，或用梅花针叩刺血海、三阴交、中极、阴陵泉等穴。也可用中药行保留灌肠，药液温度适宜，肛管插入要达到一定的深度，尽可能延长药液在肠道内的保留时间。灌肠后嘱患者卧床休息。

【健康教育】

1. 注意经期、孕期、产褥期个人卫生。根据不同的体质选择适合的饮食结构。

2. 避免劳累、剧烈运动，可选择合适的锻炼方法，增强体质，提高抗病能力。

3. 积极治疗内生殖器邻近器官疾病，如阑尾炎、结肠炎等。预防炎症蔓延而形成盆腔炎。引导患者积极对待病情，急性期要治疗彻底，防止转为慢性，以免缠绵难愈。

第五章　中医儿科病证护理

中医儿科病证护理是以中医学理论为指导，阐述儿科常见病证的病因病机、辨证要点及诊治规律等内容，并提出相应护理措施的过程。本章选择10种儿科常见病证，分别就其基本概念、病因病机、辨证要点、辨证分型、护理措施、健康教育等内容进行阐述。

第一节　肺炎喘嗽

肺炎喘嗽是因感受外邪或卫外不固，或痰湿内生，火热内蕴所致，以发热咳嗽、气急鼻扇、痰涎上壅为主要临床表现的病证，重者可见张口抬肩、呼吸困难、面色苍白、口唇青紫等症。本病为小儿时期的常见病，好发于冬春季节，儿童均可发病，尤以婴幼儿多见，年龄越小，发病率越高，病情越重。一般发病较急，部分来势凶猛，迅速出现心阳虚脱、内陷厥阴的变证。若治疗及时得当，一般预后良好。

本病又称咳喘、痰喘、马脾风、肺闭（或肺痹）等。肺炎喘嗽的病名首见于谢玉琼的《麻科活人全书》，其中描述了麻疹病程中出现的“喘而无涕，兼之鼻扇”等症状，称之为“肺炎喘嗽”，并指出其病机“多缘肺热不清所致”。早在《素问》中即有“乳子中风热，喘鸣肩息”类似肺炎哮喘的描述。汉代《伤寒论》中提出：“汗出而喘，无大热者，麻黄杏仁石膏甘草汤主之。”这些记载论述了肺炎喘嗽的病因、临床表现及辨证施治方法。

西医学中的大叶性肺炎、支气管肺炎、间质性肺炎、毛细支气管炎等，均可参照本节辨证施护。

一、病因病机

本病外因责之于感受外邪，或由他病传变而来。内因责之于小儿气血未盛，形气未充，肺脏娇嫩，卫外不固，抗病能力低下，或痰湿内伏，火热内蕴所致。病位在肺，但病变可累及心、肝、脾。基本病机为肺气郁闭。

1. 风寒外束，肺失宣降　肺为五脏之华盖，开窍于鼻，司呼吸，主宣发和肃降，外合皮毛。风寒之邪从口鼻直犯于肺或从肌表侵袭肺卫，阻于皮毛、腠理之间，使肺气郁结不宣，闭阻于肺络，清肃之令失常，则肺气上逆而咳喘，常见于发病初期。

2. 温热犯肺，化火伤津　小儿为稚阴稚阳之体，风邪外袭，传变迅速。如初感风寒之邪，入里化热；如本有痰热内蕴，复感风寒，则形成外寒内热之证；或温热疫毒内伤于肺，化火伤津，临证出现发热、喘咳、气急、鼻扇。

3. 痰饮郁结，阻塞气道　小儿平素体虚湿盛，感受外邪，肺气不宣，聚液为痰；或脾虚不运，痰涎内生。痰阻肺络，肺气更加闭塞，郁久化热，痰热互结，临证出现高热、烦渴、喉鸣痰涌、呼吸困难等。如毒热痰火炽盛，内陷心肝，蒙蔽心包，则神昏谵语；引动肝风则抽搐、惊厥。

4. 正气不足，邪气内陷　肺主气而朝百脉，心主血而运营阴，肝主疏泄而藏血。气为血帅，气行则血行，气滞则血滞。外邪犯肺，肺气痹阻，则心血运行不畅，气滞血瘀，故见呼吸困难、面色苍白、口唇指甲青紫、肝脏肿大、脉数疾之变证。如正不胜邪，心血瘀阻加重，心失所养，心气不足，造成心阳不振，甚则心阳暴脱之变。如不及时救治，会产生全身阳气暴脱，出现咳喘不安、颜面苍白、四肢不温、大汗淋漓等。此外，肺气痹塞还可引起脾肾升降功能失常，可伴腹胀、纳呆、呕吐、腹泻等症状。

二、诊断与鉴别诊断

（一）诊断依据

1. 起病较急，临证以发热、咳嗽、气喘、鼻扇、痰鸣等为主，或有轻度发绀。

2. 病情严重者可见喘促不安，烦躁不宁，面色苍白，口唇发绀，高热持续不退。

3. 新生儿患本病时，多以不乳、口吐白沫、精神萎靡等症状为主，而无上述典型表现。

（二）病证鉴别

1. 咳嗽　以咳嗽为主，可伴发热，但无气喘、鼻扇，肺部听诊可闻及湿啰音，或干啰音。

2. 哮喘　有反复发作史，常有家族史及过敏史。以发作性咳嗽、气喘、喉间痰鸣、呼气延长为主，多不伴发热，肺部听诊可闻及哮鸣音。

三、辨证施护

【辨证要点】

1. 辨轻重　轻症以咳嗽为主，发热不高，喘憋不明显。重症喘憋痰鸣，鼻扇，胸高气促，两胁煽动，下陷作坑。

2. 辨常证与变证　常证以肺系征象为主，未累及其他脏腑，典型表现为发热、咳嗽、痰壅、气喘、鼻扇。变证除肺系征象外，已累及心、肝，见心阳虚衰或邪陷厥阴变证，表现为呼吸困难，甚至节律不整，呼吸浅促，面唇爪甲青紫，肝脏进行性肿大及神昏抽搐等。

【证候分型】

1. 常证

（1）风寒闭肺

证候表现：发热恶寒，无汗，呛咳不爽，呼吸气急，痰白而稀，口不渴，咽不红，舌质不红，舌苔薄白或白腻，脉浮紧，指纹浮红。

证候分析：肺主皮毛，风寒之邪外袭，由皮毛而入，肺为邪侵，肃降无权，其气上逆，故呛咳不爽，呼吸急促；风寒束表，卫阳为寒邪所遏，阳气不能敷布周身，故发热恶寒而无汗；肺为水之上源，风寒犯肺，肺气郁闭，水液输化无权，凝而为痰，故痰白而稀；舌不红，苔白，脉浮紧皆为风寒犯肺，邪在表分之象。

护治原则：辛温宣肺，化痰止咳。

治疗代表方：三拗汤合葱豉汤或华盖散。

（2）风热闭肺

证候表现：轻症见发热恶风，微汗，咳嗽气急，痰稠色黄，口渴，咽红肿痛，舌苔薄白微黄，脉浮数。重症见高热不退，咳嗽微喘，气急鼻扇，喉中痰鸣，口渴烦躁，面色红赤，尿黄便干，舌红苔黄，脉滑数，指纹紫红。

证候分析：风热袭肺，多由口鼻而入，肺受火烁，郁闭不宣，气逆不顺，故见咳嗽气急；热灼肺津，炼液成痰，故痰黏难出；痰湿阻肺，肺失宣肃则气急鼻扇；痰阻气道，则见喉中痰鸣；肺热蒸腾则发热汗出，口渴烦躁；肺与大肠相表里，肺热郁闭，大肠传导失司，故大便秘结；面色红赤、尿黄；舌红苔黄，脉滑数，指纹紫红皆为风热犯肺之象。

护治原则：轻症宜辛凉宣肺，清热化痰。重症宜辛凉宣肺，化痰定喘。

治疗代表方：轻症用银翘散，重症用麻杏石甘汤。

（3）痰热闭肺

证候表现：发热，烦躁，咳嗽喘促，呼吸困难，气急鼻扇，口唇紫绀，面赤口渴，喉间痰鸣，胸闷胀满，泛吐痰涎，舌红苔黄，脉弦滑，指纹青紫。

证候分析：肺为水之上源，肺被邪困，水湿不运，湿滞肺络，与热互结，形成湿热；湿热蕴蒸，故见发热自汗；肺热炎炎，炼液成痰，痰与湿热互结，痹阻肺络，壅塞肺窍，肺气闭塞，宣肃失司，故呼吸困难，气急鼻扇，喉间痰鸣；痰堵胸宇，胃失和降，故胸闷胀满，泛吐痰涎；热毒壅盛，故面赤口渴；气为血帅，气行则血行，气闭则血瘀，故口唇紫绀，指纹青紫；舌红苔黄，脉弦滑为痰热内羁之象。

护治原则：清热宣肺，涤痰定喘。

治疗代表方：五虎汤合葶苈大枣泻肺汤。

（4）阴虚肺热

证候表现：低热盗汗，面色潮红，口唇樱赤，干咳无痰，舌红乏津，苔少或无苔，脉细数，指纹紫。

证候分析：小儿为稚阴稚阳之体，阴常不足，由于久热伤阴，久咳伤肺，阴津耗伤，而余热留恋不去，故低热，面色潮红，口唇樱赤；肺阴不足，虚火上炎，阴虚阳越，逼蒸外泄，故盗汗，干咳无痰；舌红乏津，苔少或无苔，脉细数，指纹紫皆为阴虚肺热之象。

护治原则：养阴清肺，润肺止咳。

治疗代表方：沙参麦冬汤。

（5）肺脾气虚

证候表现：低热起伏不定，汗出恶风，神疲乏力，面白少华，四肢不温，咳嗽无力，喉中痰鸣，纳呆便溏，质偏淡，苔薄白，脉细无力，指纹淡红。

证候分析：小儿原本肺脾不足，患病过程中由于正邪交争，虽邪气渐退，但肺气大伤，子病及母，肺脾俱虚；肺气虚则卫外不固，腠理不密，故汗出恶风；脾气虚则运化不利，痰涎内生，壅塞气道，痹阻肺络，故咳嗽无力，喉中痰鸣，纳呆便溏；邪气渐衰，正气虚损，正邪交争势减，故低热起伏不定；脾气虚损，气血生化乏源，故神疲乏力，面白少华，四肢不温；舌淡苔白，脉细无力，指纹淡红皆为肺脾气虚之象。

护治原则：补肺健脾，益气化痰。

治疗代表方：人参五味子汤。

2. 变证

（1）心阳虚衰

证候表现：突然面色苍白而青，口唇发绀，呼吸浅促，额汗不温，四肢厥冷，虚烦不安或神萎淡漠，右肋下肝脏进行性肿大，舌质略紫，苔薄白，脉细弱而数，指纹青紫，可达命关。

证候分析：本证常见于婴幼儿，或素体虚弱，突患肺炎喘嗽者。由于肺气严重痹阻，气机不利，不能贯通心脉，则心阳不振，不能温养分肉，故面色苍白而青，额汗不温，四肢厥冷；气为血之帅，气郁则血滞，心主血，血流不畅瘀阻，故口唇发绀，舌紫；肝主藏血，气滞血瘀，肝必胀大；心血瘀阻，心失所养，心气不足，故虚烦不安或神萎淡漠；肺病及肾，肾不纳气，若肺气垂绝则呼吸浅促；脉通于心，心阳虚衰，不能尽其输运血液的功能，故脉细数。

护治原则：温补心阳，救逆固脱。

治疗代表方：参附龙牡救逆汤。

（2）邪陷厥阴

证候表现：壮热烦躁，神昏谵语，四肢抽搐，口噤项强，两目上窜，呼吸浅促微弱或间歇叹息，舌质绛红，脉数，指纹青紫，可达命关或透关射甲。

证候分析：心主神明，因邪毒炽盛，内陷厥阴，蒙蔽心包，故壮热烦躁，神昏谵语；邪扰肝经，热盛动风，故四肢抽搐，口噤项强，两目上窜；肺闭不宣，有垂绝之势，故呼吸浅促微弱或间歇叹息；温邪化火伤阴，故舌质绛红；脉数，指纹青紫，达命关或透关射甲，为病势垂危之象。

护治原则：平肝息风，清心开窍。

治疗代表方：羚角钩藤汤合牛黄清心丸。

【护理措施】

1. 生活起居护理 保持病室环境安静、整洁、舒适，空气新鲜，阳光充足，定时通风换气，室内温湿度适宜。卧床休息，以减少机体氧耗，保证充足睡眠。床单位应设有护栏，加强生活护理，衣被穿盖适宜，风寒闭肺者注意保暖，以防风寒之邪入里；风热闭肺者注意避风热，出汗甚者应及时更衣。

2. 病情观察 密切观察患儿生命体征、咳嗽、气喘、鼻扇、神色、尿量、紫绀等症状的轻重程度，了解病情转归。对于高热患儿，应采取相应的降温措施，风寒闭肺者可用温水擦浴，禁用冷敷法，以防闭邪入里；风热闭肺可用温水或30%酒精擦浴。对于咳嗽、痰壅患儿，应鼓励其进行有效咳嗽、咳痰，协助翻身并予拍背，痰多黄稠时，可给予雾化吸入或吸引器吸痰，保持呼吸道通畅。对于气促患儿，给予氧气吸入，以改善缺氧症状。若见患儿突发烦躁不安，气喘加剧伴心慌，口吐粉红色泡沫痰，面色青紫、冷汗淋漓等，提示左心衰竭，及时报告医生，配合抢救。

3. 饮食护理 饮食宜清淡易消化，多饮水，多食蔬菜水果，忌食辛辣刺激、油腻荤腥之品，以免助热生痰。风寒闭肺者可用苏叶煎取浓汁，兑姜汁当茶饮，以散寒止咳；风热闭肺及痰热闭肺者可多食梨汁、藕汁、荸荠汁、萝卜汁等清凉饮料，以生津止渴，清热化痰，少进过甜的食物和饮料，以免助湿生痰；阴虚肺热者可常食百合粥、百合红枣汤及梨汁、橘汁、甘蔗汁等各种果汁，以养阴生津止咳，忌食煎炸、烘烤食物；肺脾气虚者应多食党参粥、黄芪粥、山药粥、薏苡仁粥等，以健脾益气；心阳虚衰者饮食宜低盐、易消化，少量多餐。

4. 情志护理 生活环境的改变加之吃药等治疗的痛苦，会使患儿产生恐惧心理。应加强巡视，多关心、安慰患儿，减少恐惧感。开展有利于患儿身心愉悦的活动。各项治疗及护理操作应尽量集中进行。

5. 用药护理 按时按量服用中药汤剂，并注意观察用药后反应。风寒闭肺者汤药宜热服，服药后进热粥或热饮促使发汗，注意加盖衣被，以取全身微汗，汗出后避免直接吹风；风热闭肺者汤药宜温凉服；痰热闭肺者汤药宜温服或凉服、少量频服；心阳虚衰者汤药宜急煎，频频热服。

6. 适宜技术 风寒闭肺高热患儿可按摩大椎、曲池、合谷等穴以散寒退热；风热闭肺患儿可按摩大椎、风池、合谷等穴或点刺放血；高热惊厥时，可按压人中、涌泉、十宣穴；痰液黏稠者可按摩定喘、丰隆、肺俞等穴；肺部啰音经久不消者，可行拔罐疗法；心阳虚衰时，可隔姜灸百会、气海、关元、神阙等穴，有回阳固脱之效；盗汗者可用五倍子粉醋调成糊状，敷神阙穴，或用泥鳅煮汤喝。

【健康教育】

1. 加强患儿营养，进食高热量、高蛋白、高维生素、清淡易消化的食物，多饮水，忌食生冷、辛辣、油腻、海腥发物之品。

2. 指导患儿积极参加体育锻炼，提倡户外活动，多晒太阳，以增强体质，预防呼吸道感染的发生。

3. 教育患儿注意个人卫生，勤洗手，咳嗽时用手帕或纸巾捂嘴，不随地吐痰，防止病菌污染空气而传染他人。

4. 外出注意气候变化，避免去公共场所，冬春季节衣着厚薄应适宜，注意保暖，避免受凉，远离烟雾刺激。

第二节　小儿泄泻

小儿泄泻是指由于脾胃功能失调所致，以大便次数明显增多，粪质稀薄，或如水样为主要临床表现的病证。本病为小儿最常见的疾病之一，发病年龄以2岁以下婴幼儿最多见，年龄愈小，发病率愈高，发病季节以夏秋多见。本病临床有轻症、重症之分。轻症者泻下次数不多，预后良好。重症者过度下泄，如果失治误治，易生变证，急则导致气阴两伤甚至阴竭阳脱而危及生命，或泄泻脾虚肝旺生风，发展为慢惊风；缓则导致疳证、小儿营养不良、生长发育迟缓、五迟、五软等缠绵难愈的病证。

泄泻早在《内经》中就有记载。《内经》称之“飧泄”、“濡泄”、“溏泄”、“洞泄”、“滑泄”等，并提出导致泄泻的病因为外感六淫、饮食不节、起居不时等。《难经》称之“胃泻”、“脾泻”、“小肠泻”、“大肠泻”，汉唐时期称之“下利”，宋代之后统称“泄泻”。《诸病源候论》首次论述了小儿泄泻，并详细阐述了泄泻的病因病机。《丹溪心法》详细鉴别了“利”与“痢”，并提出治泄十法。《景岳全书》提出“治泻不利小水，非其治也”的观点，一直受到后人的重视。《医宗金鉴·幼科心法要诀》曰：“小儿泄泻认须清，伤乳停食冷热惊，藏寒脾虚飧水泻，分消温补治宜精。”阐明了小儿泄泻的病因病机和辨证施治方法，对临床有重要的指导意义。

西医学中的消化不良、小儿肠炎、秋季腹泻、肠功能紊乱等，出现泄泻症状者，可参照本节辨证施护。

一、病因病机

本病病因以感受外邪、内伤乳食、脾胃虚弱为主。病位在脾胃，可累及肝肾。基本病机为脾虚湿盛。

1. 感受外邪　小儿泄泻的发生与气候变化有密切的关系。风寒外侵，风聚于内，则湿自内生而致泻；寒邪客于小肠，小肠不得成聚而发为泄泻。暑湿浸淫，暑伤其气，湿困脾阳，以致水湿不运而致泻。火热内逼，直捣胃肠，以致水谷不能运化，则湿成而暴泻。可见外感六淫均可内伤脾胃而致泄泻。

2. 内伤饮食　内伤饮食是小儿泄泻最常见的病因。由于小儿脾常不足，运化功能尚未完善，若乳食不能自节，调护失宜，饮食无度，饮食不洁，或恣食生冷瓜果、肥甘厚腻及坚硬等难以消化的食物，容易伤及脾胃，脾伤则运化失职，胃伤则不能消磨水谷，从而清浊不分，混杂而下，并走大肠而发生泄泻。

3. 脾胃虚弱　脾主运化，主升，使水谷精微运化输布营养全身。胃主受纳腐熟水谷，主降，使水谷得以下行。两者一升一降，一纳一运，既分工又合作，共同完成受纳运化输布等一系列营养功能。小儿因禀赋素弱，或因病后失调，或因寒凉之药攻伐太过，均可导致脾胃虚弱，纳运失司，水谷不能运化，则水反为湿，谷反为滞，精华之气不能输布，乃致合污而下，并走大肠而致泄泻。

4. 脾肾阳虚 久泄，或久病之后，或过食寒凉之品，皆可导致肾阳虚损。肾阳不足，则命门火衰，肾阳不能温煦脾阳，则脾气运化功能减弱，不能腐熟水谷，以致完谷不化，泻下澄彻清冷，洞泄不止。

5. 损阴伤阳 小儿为稚阴稚阳之体。小儿泄泻后，由于大量水液外泄，则阴津枯竭。阴阳互根，互相消长，阴津受伤，则阳气亦陷，严重者可阴阳两伤而致阴竭阳脱。暴泻以伤阴为主，久泻以伤阳为主。若久泻不止，脾气虚弱，肝旺而生内风，可成慢惊风；脾虚失运，生化乏源，气血不足以荣养脏腑肌肤，久则转化成疳证。

二、诊断与鉴别诊断

（一）诊断依据

1. 大便次数比平时明显增多，轻者每日 3～5 次，重者达 10 次以上，粪呈淡黄色，或蛋花汤样，或黄绿稀溏，或色褐而臭，或夹有少量黏液。可伴有恶心、呕吐、腹痛、发热、口渴等症。

2. 有乳食不节、饮食不洁或感受时邪的病史。

3. 重症泄泻及呕吐较严重者，可见神疲萎软、高热烦渴、皮肤干瘪、囟门凹陷、目眶下陷、啼哭无泪、小便短少等脱水征象，以及口唇樱红、呼吸深长、腹胀等酸碱平衡失调及电解质紊乱的表现。

4. 临床分期，连续病程小于 2 周为急性泄泻；病程 2 周至 2 个月为迁延性泄泻；病程超过 2 个月为慢性泄泻。

（二）病证鉴别

1. 生理性腹泻 多见于 6 个月以下婴儿，因初离母胎，脾胃纳运功能与母乳不相适应所致。表现为出生不久即出现便次增多，呈黄绿色稀便，但婴儿精神状态良好，食欲正常，无脾虚积滞、伤阴耗液之候，其生长发育良好，待年龄增长添加辅食后即可自愈。

2. 痢疾 大便溏薄，便次增多，呈黏液脓血便，伴明显腹痛、里急后重感及肛周红肿，可有发热。大便常规检查可见脓细胞、红细胞及吞噬细胞，大便培养可有痢疾杆菌生长。

三、辨证施护

【辨证要点】

1. 辨寒热 根据大小便、肛门和舌苔情况辨别寒热。热泻者泻下如水或有黏液，色黄褐，热臭气重，小便色黄，肛门多灼热红赤，舌红，苔黄腻；寒泻者便清稀如水，色淡黄，臭气不显，小便色清，肛门无灼热红赤，舌淡，苔薄白腻。

2. 辨虚实　凡暴泻者多实，久泻者多虚，迁延难愈者多虚中夹实；腹胀痛者多实，腹虚胀喜按者多虚。

3. 辨证候特征　寒湿泄泻，泻多溏薄；湿热泄泻，泻多如酱黄色；食滞肠胃之泄泻，粪便臭如败卵，泻后痛减；肝气郁滞之泄泻，每因情志郁怒而增剧；脾气亏虚之泄泻，以大便时溏时泻，夹有水谷不化，稍进油腻之物，则大便次数增多；肾阳亏虚之泄泻，多发于晨起之时，以腹痛肠鸣，泻后则安为特点，又称为“五更泻”。

【证候分型】

1. 常证

（1）风寒泻

证候表现：大便清稀，多有泡沫，臭气不甚，腹痛肠鸣，或伴发热恶寒，鼻流清涕，咳嗽，舌淡，苔白腻，脉浮紧，指纹红。

证候分析：风寒乃无形之邪，客于肠胃，寒凝气滞，中阳受困，清阳不升，下陷作泻。因寒伤中阳，腐熟不全则泻下清稀；因非乳食积滞，故臭气不甚；因风夹其中故便中多泡沫；因寒湿内困肠胃，寒凝气机，故腹痛肠鸣；风寒束表，卫气失宣，故恶寒发热，鼻流清涕，咳嗽；舌淡苔白，脉浮紧，指纹红皆为风寒之象。

护治原则：疏风散寒，化湿和中。

治疗代表方：藿香正气散。

（2）湿热泻

证候表现：暴注下迫，量多次频，大便稀薄，如水样或蛋花汤样，色黄或黄褐，气味秽臭，可夹少许黏液，肛门灼热发红，小便短赤，常伴腹痛，纳差，呕吐，发热，烦躁口渴，疲乏倦怠，舌红，苔黄腻，脉滑数，指纹红紫。

证候分析：湿热之邪，蕴结脾胃，纳运无权，水谷不化，为湿为滞，下注大肠，传导失职故泻下稀薄，如水样或蛋花汤样；水谷停聚，湿热交蒸，阻遏肠胃气机，故粪色深黄而臭，或微见黏液，腹部时感疼痛等；邪热偏盛则发热烦渴；湿热内蕴故肛门灼热发红，小便短赤；舌红，苔黄腻，脉滑数，指纹红紫皆为湿热之象。

护治原则：清肠解热，化湿止泻。

治疗代表方：葛根芩连汤。

（3）伤食泻

证候表现：大便稀溏，夹有不消化食物残渣，气味酸臭，状如败卵，伴脘腹胀满，泻前腹痛，泻后痛减，腹痛拒按，嗳气酸馊，口臭纳呆，或伴呕吐，哭闹，夜卧不安，舌苔厚腻，脉滑实，指纹滞暗。

证候分析：乳食入胃，停积不化，蕴蒸内腐，故泻下稀溏，酸臭，状如败卵；若胃失和降，其气上逆，则嗳气酸馊或欲呕吐；乳食停积，壅于肠胃，化湿化滞，阻塞气机，故脘腹胀满；乳食壅结，气机失畅，不通则痛；邪壅过甚则从大肠而外泄，泻后积滞得下，气机暂觉通畅，通则不痛，故见痛减；乳食积滞，胃纳失职故不思乳食；胃不和则夜卧不安；舌苔厚腻，脉滑实，指纹滞暗皆为伤食积滞之象。

护治原则：运脾和胃，消食化滞。

治疗代表方：保和丸。

（4）脾虚泻

证候表现：久泻不止，多于食后作泻，时轻时重，反复不已，大便稀溏，色淡不臭，面色少华，肌肤松弛，形体消瘦，神疲倦怠，舌淡，苔薄白，脉沉无力，指纹淡。

证候分析：脾胃虚弱，清阳不升，纳运无权，故食后作泻，大便稀溏；发于脾虚，非因乳食积滞，故色淡不臭；脾虚体弱，运化易于失职，且易感外邪，故时轻时重，反复不已；脾主运化精微以化生气血，脾虚则运化失职，精微不布，气血生化无源，形神失养，故见面色少华，肌肤松弛，形体消瘦，神疲倦怠；舌淡苔白，脉沉无力，指纹淡皆为脾虚之象。

护治原则：健脾益气，助运止泻。

治疗代表方：参苓白术散。

（5）脾肾阳虚泻

证候表现：久泄不止，食入即泻，大便稀溏，澄澈清冷，完谷不化，形寒肢冷，面色皖白，精神萎靡，寐时露睛，甚则脱肛；舌淡，苔白，脉细弱，指纹色淡。

证候分析：脾肾阳虚，命火不足，脾胃失于温煦，水谷不得腐熟，故久泄不止，食入即泻，粪质清稀，完谷不化；命门火衰，阳不温布，阴寒内盛，故形寒肢冷，面色皖白，精神萎靡，寐时露睛；脾阳虚弱，中气下陷，则见脱肛；舌淡苔白，脉细弱，指纹色淡皆为脾肾阳虚之象。

护治原则：温补脾肾，固涩止泻。

治疗代表方：附子理中汤。

2. 变证

（1）气阴两伤

证候表现：泻下无度，暴泻不止，甚则泻下不禁，便稀如水，精神萎靡或烦躁不安，囟门及目眶凹陷，皮肤干燥枯瘪，啼哭无泪，唇干齿燥，口渴引饮，小便短少，甚则无尿，舌绛无津或起芒刺，少苔或无苔，脉细数。

证候分析：泻下过度，水液耗损，阴津受劫，津伤液脱，肌肤不得滋养，故精神萎靡，眼眶及前囟凹陷，皮肤干燥枯瘪，啼哭无泪，小便短少甚至无尿；胃阴受劫，则口渴引饮；津液耗伤，阴虚火旺，故见烦躁不安；唇红齿燥，舌绛无津或起芒刺，少苔或无苔，脉细数。

护治原则：健脾益气，酸甘敛阴。

治疗代表方：人参乌梅汤。

（2）阴竭阳脱

证候表现：暴泻不止，次频量多，便稀如水，神疲气弱，表情淡漠，哭声微弱，啼哭无泪，面色青灰或苍白，冷汗自出，四肢厥冷，少尿或无尿，舌淡无津，苔薄白，脉沉而微。

证候分析：中阳虚极，命火衰微，阴寒内盛，水谷不化，故暴泻不止，便稀如水；元阳衰败，形神失养，故面色苍白，神疲气弱，表情淡漠；正气不支，阳气外脱，故见冷汗自出，四肢厥冷，脉沉而微。

护治原则：挽阴回阳，救逆固脱。

治疗代表方：参附龙牡救逆汤。

【护理措施】

1. 生活起居护理　保持病室整洁安静，空气流通，温湿度适宜，湿热泻者病室宜凉爽。轻症者适当活动，以通调脏腑，增强体质；泄泻频繁并伴发热者，应卧床休息。加强生活护理，注意腹部保暖，以免外感风寒，加重泄泻。保持口腔清洁、湿润，避免口唇干裂、破溃；注意保持臀部清洁干燥，勤换尿布，每次便后用温水清洗臀部并擦干，防止臀红，如发生红臀，局部可涂紫草油膏以防破溃。具有传染性者，应执行消化道隔离，患儿的大便、便盆、尿布、痰盂等应分类消毒，妥善处理。

2. 病情观察　观察大便的次数、性状、颜色、气味及量，准确记录出入量。注意体温、脉搏、呼吸、血压及神志变化，防止变证的发生。若见患儿暴泻不止、频繁呕吐、精神萎靡或烦躁不安、囟门及目眶凹陷、皮肤干燥、口渴、尿少等，为脱水征象；若久泻者出现面色青灰或苍白，冷汗自出，四肢厥冷，尿少或无尿等为阳气外脱之征象，应立即配合医生抢救。

3. 饮食护理　控制饮食，以减轻脾胃负担。轻症婴幼儿者宜适当减少乳食，缩短喂奶时间和延长间隔时间；重症者应暂禁食，病情好转后逐渐增加饮食量，由少到多，由稀到稠。风寒泻者宜食姜汁茶等辛温食物；湿热泻者宜食赤豆、冬瓜、茯苓，可用芦根、竹叶煎水代茶饮，忌油腻辛辣和生热燥火的食物；伤食泄者应严格控制饮食，停食脂肪类和不易消化的食物，待腹中宿食泻净，自流食开始，逐渐恢复进食，注意少食多餐；脾虚泻者宜食芡实粥、扁豆粥、山药核桃粥、苡仁粥等补中健脾之品；脾肾阳虚泻者可食党参粥、黄芪粥、山药大枣粥等，以补脾温肾。

4. 情志护理　加强巡视，多关心、安抚患儿，消除紧张情绪，腹痛时应多与交流，分散其注意力，以减轻疼痛，对患儿进行各项护理操作时，应做好解释，尽量减少患儿的痛苦和恐惧。

5. 用药护理　按时按量服用中药汤剂，注意观察用药后症状缓解情况。风寒泻者汤药宜偏热服；脾虚泻、寒湿泻者汤药宜热服；阴竭阳脱者汤药宜热服、频服。

6. 适宜技术　腹痛者可行腹部按摩。腹胀者可给予腹部热敷，或用食盐炒热温熨脐部，或用葱姜泥敷脐。呕吐者可指掐合谷、内关、胃俞穴。风寒泻者可灸中脘、足三里、气海、三阴交等穴，或隔盐隔姜灸神阙穴，同时灸天枢、长强等穴，也可揉外劳宫，推三关，摩腹，揉脐，揉龟尾；湿热泻者可揉天枢、中脘、阴陵泉穴；伤食泻者可推板门，摩腹，点揉天突；脾虚泻者可推三关，摩腹，推上七节骨，捏脊，重按肺俞、脾俞、胃俞、大肠俞；脾虚泻及脾肾阳虚泻可灸足三里、中脘、神阙等穴。

【健康教育】

1. 指导家长及患儿注意饮食卫生，养成良好的卫生习惯，食物应新鲜、清洁；饮食宜定时定量，勿暴饮暴食，食具定期消毒，教育患儿饭前便后洗手，勤剪指甲。

2. 指导合理喂养，宣传母乳喂养的优点，提倡母乳喂养，尽量避免在夏季或患儿生病时断奶，按时逐步添加辅食，不宜过快，品种不宜过多，防止过食、偏食及饮食结构突然变化。食欲不振或情志不畅时，不宜强制进食。

3. 指导患儿适当参加户外活动，多晒太阳，以增强体质。

4. 注意气候变化，及时增减衣服，防止受凉或过热，冬天注意保暖，尤其注意避免腹部受凉，夏天多饮水。

第三节　积　　滞

积滞是指因小儿内伤乳食，停聚中脘，积而不化，气滞不行所致，以不思乳食、食而不化、嗳气酸腐、脘腹胀满、大便不调为主要临床表现的一类慢性脾胃病证。任何年龄的小儿均可发生，其中以婴幼儿最为多见。本病一年四季均可发生，并无明显的季节性，但夏秋季节暑湿当令之时发病率较高。本病可单独出现，也可兼夹于泄泻、疳证、感冒等其他疾病中。本病一般预后良好，但也有个别小儿积滞日久，迁延失治，脾胃功能严重受损，导致气血化源不足，营养及生长发育障碍，可转化成疳证。

关于“积”的记载最早见于《灵枢·百病始生》篇：“积之始生，得寒乃生，厥乃成积也。”但其所言之“积”，范围极广，并不专指儿科“积滞”之积。隋代·巢元方在《诸病源候论·宿食不消候》中记载：“小儿宿食不消者，脾胃冷故也。”提出积滞病机为小儿乳食寒冷过度，日久导致脾胃虚寒，不能磨消乳食，致使食物经宿不消，其成因和证候与积滞相似。积滞病名首见于明代《婴童百问·四十九问》：“小儿有积滞，面目黄肿，肚热胀痛，复睡多困，……粪白酸臭，此皆积滞也。”明代《保婴撮要·食积寒热》云：“小儿食积者，因脾胃虚寒，乳食不化，久而成积。”明确指出了小儿食积的发生原因。清代《医宗金鉴·幼科心法要诀》在总结前人经验的基础上，又将积滞分成乳滞、食滞进行辨证施治，症状详细，药方实用而有效，为后世所推崇。

西医学中的慢性消化不良、轻度营养不良症等，均可参照本节辨证施护。

一、病因病机

本病主要是由乳食失节、损伤脾胃，导致脾胃运化功能失调或脾胃虚弱，腐熟运化不及，乳食停滞不化所致。本病的主要病位在脾胃，其基本病理改变为乳食停聚中焦，积而不化，气滞不行。

1. 乳食内积　小儿脾常不足，乳食不知自节。若哺乳不节，过频、过多、过急，或暴饮暴食，尤其是过食生冷，油腻或坚硬难化之物，以致脾胃的腐熟运化功能失调，宿食停聚中焦，积而不化，酿成积滞。

2. 脾虚夹积 先天禀赋不足，脾胃素虚，或久泻久痢之后，调养失宜，或过用寒凉攻伐之品等因素引起脾胃虚寒，脾胃本虚，运化失职，乳食稍有不慎，则停滞不化，而成积滞。

二、诊断与鉴别诊断

（一）诊断依据

1. 有伤乳、伤食的病史。
2. 以不思乳食，食而不化，嗳气酸腐，脘腹胀满，大便不调，气味酸臭为特征。
3. 可伴有烦躁不安，夜间哭闹或呕吐等症。

（二）病证鉴别

1. 厌食 与积滞同属脾胃病，但以长期食欲不振为主要特征，一般无腹脘胀满、大便酸臭等症。积滞可有厌食症状，但其不思乳食是由宿食内停所致。

2. 疳证 疳证以形体消瘦，有明显的脾胃症状和精神症状为主要特征，而积滞病情较轻，主要以不思乳食，食而不化，脘腹胀满，大便酸臭为主要特征。但两者之间关系密切，若积滞积久不消，脾胃运化功能失调，影响水谷精微吸收，以致形体消瘦，可转化成疳证。

三、辨证施护

【辨证要点】

1. 辨虚实 一般积滞初病时多为实证，积久则虚实夹杂，或实少虚多，或实多虚少。实证者，病程较短，表现为脘腹胀痛，拒按，伴有低热，哭闹不安等症状；虚中夹实者，病程较长，表现为形体消瘦，脘腹胀满，喜按，神倦乏力等症状。

2. 辨轻重 轻症者表现为不思乳食，呕吐酸馊，大便酸臭且有食物残渣；重症者除有上述症状外，还伴有面黄恶食，胸胁苦满，脘腹胀满，手足胸腹灼热，或午后发热，烦躁易怒，夜寐不安等症。

【证候分型】

1. 乳食内积

证候表现：乳食少思或不思，嗳腐吞酸，恶心呕吐，脘腹胀满，疼痛拒按，烦躁哭闹，夜眠不安，手足心热，大便秽臭，舌质红，苔白厚或黄腻，脉滑数，指纹紫滞。

证候分析：乳食内积，停积于中，气机壅滞，故脘腹胀满，疼痛拒按；胃气上逆，则呕吐酸馊乳食，胃肠不适则夜卧不安，烦闹啼哭；中州积滞，故食欲不振；腐秽壅结，化湿化热，则大便秽臭或便下溏薄，小便如米泔，或兼发低热；舌红苔腻，脉滑数，指纹紫滞，此为乳食积滞之实证。

护治原则：消乳化食，导滞和中。

治疗代表方：乳积者，选消乳丸；食积者，选保和丸。

2. 脾虚夹积

证候表现：面色萎黄，形体消瘦，神倦乏力，不思乳食，食则饱胀，腹满喜按，呕吐酸馊，夜寐不安，大便溏薄酸臭，夹有乳瓣或食物残渣，舌淡红，苔白腻，脉细滑，指纹青淡。

证候分析：脾胃虚弱、中气不运，不能化生精微，气血不充，故神倦乏力，面色萎黄，形体消瘦；脾阳不振，气机失畅，故不思乳食，食则饱胀，腹满喜按，大便溏薄酸臭；胃气上逆则呕吐酸馊，胃气不和则夜卧不安；唇舌色淡，脉象沉细而滑，指纹青淡，为脾胃虚弱，乳食积滞所致的虚实夹杂之征。

护治原则：健脾助运，消食化滞。

治疗代表方：健脾丸。

【护理措施】

1. 生活起居护理 居室环境整洁安静，温度适宜。生活有规律，保证足够的睡眠时间，养成良好的生活习惯。

2. 病情观察 密切观察患儿排泄物的量、色、性状以及小儿神色、口唇、舌质、舌苔的变化，注意有无呕吐及腹痛，如发现任何异常，应立即通知医生，并做酌情处理。

3. 饮食护理 注意调节饮食，乳食要定时定量。纠正偏食、挑食的习惯。婴幼儿不宜食用煎炸食品。因乳食内积，停乳的婴儿暂不哺乳，不强迫哺喂。呕吐者，暂停饮食，给予生姜水数滴滴舌；腹胀者，轻轻按摩腹部；便秘者，给予蜂蜜水冲服，必要时用开塞露导泻通便；脾虚食积者，饮食宜松软、清淡，循序渐进添加辅食，避免过多、过杂。

4. 情志护理 本病易使小儿产生抑郁、焦虑的负性情绪。应积极仔细地倾听患儿诉说，及时觉察患儿的情绪变化，进行心理疏导，鼓励他们积极参与娱乐活动，使患儿情绪乐观、放松。

5. 用药护理 乳食内积者中药汤剂宜浓煎分次喂服，丸剂宜用温水溶化喂服。脾虚夹积者中药汤剂宜温服，服药期间饮食宜温热。注意观察服药后的反应，如出现异常，及时处理。

6. 适宜技术 乳食内积及脾虚夹积者均可进行耳穴贴压，取胃、脾、大肠、神门、交感等耳穴，左右交替。乳食内积者可以按揉中脘，足三里，推下七节骨，分腹阴阳；脾虚夹积者可以补脾经，揉按足三里。以上各证均可配合捏脊法，也可按摩中脘、足三里、气海、大肠俞、胃俞 、脾俞等穴，以助消积。

【健康教育】

1. 鼓励家长母乳喂养，定时定量。添加辅食要遵循从一种到多种，由少到多，由稀到稠，循序渐进的原则。

2. 少吃肥甘滋腻和生冷坚硬的食物，婴幼儿不宜食煎炸食品，应鼓励小儿多食蔬菜，少吃零食，不挑食、偏食，养成良好的饮食习惯。

3. 养成良好的生活习惯，合理安排作息时间，保证充足的睡眠，经常到户外活动，增强抗病能力，促进身心健康。

第四节 疳 证

疳证是因喂养不当，或罹患其他疾病，使脾胃受损、气液耗伤所致，以面色无华、毛发干枯、精神萎靡或烦躁、形体消瘦、肚腹胀大、青筋暴露、饮食异常、大便不调为主要临床表现的病证。本病多见于5岁以下小儿，四季均可发病，无明显的季节性。因起病缓慢，病程迁延，以致严重影响患儿的健康与发育，严重者还可导致阴竭阳脱，故古人将之视为“恶候”，列为儿科四大要证之一。近年来，随着生活质量和医疗保健水平的提高，本病发病率明显下降，若经有效治疗，绝大多数患儿预后良好，仅少数重症或有严重兼症者，预后较差。

疳之病名首见于隋·巢元方《诸病源候论·虚劳骨蒸候》篇：“蒸盛过伤，内则变为疳，食入五脏；久蒸不除，多变成疳。”指出疳为内伤慢性疾病，可涉及五脏。宋代钱乙在《小儿药证直诀·脉证治法》曰：“疳皆脾胃病，亡津液之所作也。”首次提出疳证之名，明确指出疳证的病位、病机变化主要在脾胃，病理基础是津液气血消亡。明代虞抟在《医学正传·诸疳证》云：“数食肥，令人内热。数食甘，令人中满。盖其病因肥甘所致，故命名曰疳。”

西医学中的小儿营养不良及多种维生素缺乏症等病证，可参照本节辨证施护。

一、病因病机

疳证的病因为饮食不节，喂养不当，禀赋不足，或其他疾病影响，其中以饮食不节、喂养不当最为常见。本病的病变脏腑主要在脾胃，可涉及五脏，其病理变化是脾胃损伤，亡津耗液，其基本病机为脾胃失健，受纳运化功能失调。

1. 饮食失节 小儿脾常不足，若乳食失节，过食肥甘生冷，则食积内停，壅聚中焦，酿成积滞，脾胃受纳运化功能失调，水谷精微不能吸收，以至形体消瘦，气液内亏，形成疳证。

2. 喂养不当 小儿神识未开，乳食不能自节，若小儿生后母乳匮乏，或过早断乳，或哺乳期间未及时添加辅食，则造成营养失调，使脾胃生化乏源，无以化生气血，气液亏损，形体日益消瘦而成疳证。

3. 禀赋不足 先天禀赋不足，孕期久病、多胎、双胎、早产损伤胎元，以致生后脾肾素亏，元气虚惫，纳谷不香，食而不化，水谷精微摄取不足，气血不荣，形体消瘦，而成疳证。

4. 其他疾病影响 多因患儿久泻久痢，或时行热病、反复感染，或虫证、肺痨等慢性病，或误用攻伐、失于调治，致使津液大伤，脾胃俱虚，虚火内炽，气血亏损，肌肉消灼，形体羸瘦，终成疳证。

二、诊断与鉴别诊断

（一）诊断依据

1. 形体消瘦，体重可低于同龄儿童正常均值15%以上，严重者干枯羸瘦，体重可低于同龄儿童正常均值40%以上。

2. 兼有面色不华，毛发稀疏枯黄，或精神不振，烦躁易怒，或喜揉眉擦眼，吮指磨牙，或饮食异常，大便干稀不调，肚腹膨胀等症状。

3. 有喂养不当，先天禀赋不足，病后失调及长期消瘦等病史。

（二）病证鉴别

1. 厌食 厌食、疳证均属于小儿常见脾胃病证，都是由于喂养不当，脾胃运化功能失调所致。而厌食的主要症状表现为长期食欲不振，厌恶进食，食量减少，但患儿并无明显消瘦，且精神状态良好。本病病位在脾胃，并不涉及他脏，预后良好。

2. 积滞 本病与疳证相比，其病情轻浅，以实证为主。临床以不思乳食，食而不化，嗳腐吞酸，大便酸臭，脘腹胀满为主要特征，与疳证以形体消瘦为特征有着明显的区分。但两者也密切相关，若积滞积久不消，脾胃运化功能失调，影响水谷精微吸收，以致形体消瘦，可转化成疳证。

三、辨证施护

【辨证要点】

1. 辨虚实 本病为虚实夹杂病证，故首先应根据病程，辨别虚实。本病最初大多偏实，中期虚实互见、晚期以虚为主。但在辨明虚实的同时，还要注意“有胃气则生，无胃气则死”的道理，在治疗上，要处处以顾护脾胃为本。若饮食尚可，则胃气尚存，预后较好；若胃气消亡，则预后不良。

2. 辨轻重 疳证初期，面黄发疏，多见厌食，形体略瘦，病情轻浅，属虚证、轻症；疳证由轻到重，则见烦躁易怒，夜卧不宁，形体明显消瘦，肚腹膨胀或嗜食异物等，属虚实夹杂证，病情较重；若病情进一步发展，涉及他脏，可见体形极度消瘦，皮肤干瘪，貌似老人，杳不思食，腹凹如舟，精神萎靡，属虚证、重症，病情危重。

3. 辨兼证 兼症主要发生在干疳或疳积重症阶段，因累及的脏腑不同，故症状也有很大差异。若脾病及心，则口舌生疮，谓之“口疳”；若脾病及肝，白翳遮睛，干涩夜盲，谓之“眼疳”；若脾病及肺，则潮热久咳；若脾病及肾，则鸡胸龟背；若脾阳虚衰，水湿泛溢肌肤，则肌肤水肿，谓之“疳肿胀”；若脾虚失摄，血不归经，溢出于脉，则皮肤出现紫癜，为疳证恶候，提示气血皆干，络脉不固；若出现神志恍惚，杳不思纳，胃气全无者，为阴竭阳脱之危候，将有阴阳离决之变，须格外引起重视。

【证候分型】

1. 疳气

证候表现：形体略瘦，面色萎黄少华，毛发稀疏，多见厌食，或多食多便，性急易怒，精神欠佳，大便或溏或密，舌质略淡，苔薄或微黄，脉细弱，指纹淡紫。

证候分析：此为疳证初期表现，由于乳食不节，杂食乱投，饥饱失常，损伤脾胃而致；胃虚不纳，脾失健运，水谷精微化生不足，形体失于充养，则食欲低下，形体略瘦，面色萎黄少华，毛发稀疏，精神欠佳；脾胃受损，则土虚木亢，情绪激动，易发脾气；若脾胃升降失常，则大便干稀不调，或溏或秘，脾虚不著，则舌质略淡，脉弱。

护治原则：调脾健运。

治疗代表方：资生健脾丸。

2. 疳积

证候表现：形体明显消瘦，面色无华，肚腹膨胀，甚则青筋暴露，毛发稀黄如穗结，精神烦躁，睡眠不宁，或伴有揉眉挖鼻，咬指磨牙，食欲减退，或嗜食异物，大便干结或溏泄臭秽，舌淡苔腻，脉沉细而滑，指纹紫滞。

证候分析：此为疳证中期表现，多为疳气发展而来，由脾胃虚损，运化不及，化源不足，积滞内停所致，属虚实夹杂之证。脾胃虚损，生化无源，则发黄如穗结，形瘦而面色无华；脾虚失运，食停不化，壅塞气机，阻滞脉络，则腹膨如鼓，青筋暴露，食欲减退，大便干结或溏泄臭秽；积久化热，胃有伏火，心肝之火内扰，则夜寐不宁，脾气急躁；腹有虫积，则揉眉挖鼻，咬指磨牙，或嗜食异物；脾虚夹积，则舌淡苔腻，脉沉细而滑。

护治原则：消积理脾。

治疗代表方：肥儿丸。

3. 干疳

证候表现：形体极度消瘦，毛发干枯，面白无华，皮肤干瘪起皱，呈老人貌，大肉已脱，皮包骨头，精神萎靡，啼哭无力，腹凹如舟，杳不思纳，时有低热，大便稀溏或便秘，口唇干燥，舌质多淡嫩，苔少，脉细弱，指纹淡。

证候分析：此属疳证之晚期，皆因脾胃衰败，津液干涸，气血俱虚，久而延成此证。脾胃衰败，气血津液干涸，肌肉脏腑无以滋养，故形体极度消瘦，毛发干枯，面白无华，皮肤干瘪起皱，呈老人貌，大肉已脱，皮包骨头，腹凹如舟；脾气衰败，则精神萎靡，啼哭无力；胃气衰败，则杳不思纳；脾虚气衰，则大便稀溏；津液干涸，肠失濡润则便秘；气血津液消亡，则舌质多淡嫩，苔少，脉细弱。

护治原则：补益气血。

治疗代表方：八珍汤。

4. 兼证

（1）眼疳

证候表现：两目干涩，畏光羞明，黑睛混浊，眼角赤烂，白翳遮睛或有夜盲。

证候分析：肝开窍于目，脾病及肝，肝阴不足，精血耗损，不能上荣于目，故两目干涩，畏光羞明，黑睛混浊，白翳遮睛，夜晚视物不清；肝火上炎，则眼角赤烂。

护治原则：养肝明目。

治疗代表方：石斛夜光丸。

（2）口疳

证候表现：面赤唇红，口舌生疮，甚则满口糜烂，秽臭难闻，五心烦热，睡眠不宁，小便短赤，或吐舌、弄舌，舌质红，苔薄黄，脉细数。

证候分析：口为脾之窍，舌为心之苗，脾病及心，胃阴不足，心火上炎，熏蒸口舌，故口舌生疮，甚则满口糜烂，秽臭难闻；心神被扰，心火上炎，则面赤唇红，五心烦热，睡眠不宁；心热移于小肠，则小便短赤。

护治原则：清心泻火，佐以养阴。

治疗代表方：泻心导赤散。

（3）疳肿胀

证候表现：面色无华，神疲乏力，足踝浮肿，甚或波及全身及四肢浮肿，按之凹陷难起，四肢欠温，小便短少，舌质淡嫩，苔薄白，脉沉迟无力。

证候分析：疳证日久，脾阳不足，脾病及肾，脾肾阳虚，水湿不运，泛溢于肌肤，则足踝浮肿，甚或波及全身及四肢浮肿，按之凹陷难起，小便短少；脾胃失运，气血不充，则面色无华，神疲乏力；脾虚气弱，则舌质淡嫩，苔薄白，脉沉迟无力。

护治原则：健脾温阳，利水消肿。

治疗代表方：防己黄芪汤合五苓散。

【护理措施】

1. 生活起居护理 病室保持空气新鲜，阳光充足，温度适宜，注意保暖，防止受凉，衣被尽量柔软，夏天可用温水擦浴，促使气血流通。重视皮肤护理，保持皮肤清洁干燥，勤洗澡，及时更换潮湿的尿布，保持衣服、床单的干燥，卧床患儿应勤翻身，防止受压部位发生压疮。加强口腔护理，特别是口疳患儿，口腔的疮面可局部涂药以控制炎症。做好消毒隔离，勿与其他感染患儿同住一室，以防交叉感染。

2. 病情观察 加强巡视，密切观察患儿的形体、精神、面色、毛发、饮食、皮肤、哭声的变化，注意小儿体位及头部位置是否适当，若见眼部出血、疼痛、分泌物增多及其他变化，应及时通知医生，并酌情处理。虫证患儿应特别注意腹痛情况，观察面色、呕吐及二便的变化。如发现面色苍白，剧烈呕吐，四肢厥冷，大便秘结等症状，此为虫聚肠中，梗阻肠道，属蛔虫窜心之危候，需立即通知医生，重症及有并发症的患儿应防止阴阳离绝的发生。

3. 饮食护理 饮食尽量选用与患儿消化能力相符的食物，且要定时定量。给予患儿高热量、高蛋白、高维生素、低盐、低脂饮食。疳气者，饮食应以麦类为主，如易于消化又富含营养的面糊、面条，麦片，米粥等，忌油腻厚味；疳积者可少食多餐，忌生冷瓜果，可多喝肉汤、菜汤等；干疳者，若能进食则给予流质、半流质饮食，注意饮食调补，且要供给一定能量，不能进食者，应遵医嘱予静脉补液。

4. 情志护理　对性情急躁，脾气怪癖及嗜食异物的患儿应耐心诱导，不能大声斥责，积极疏导患儿，使其保持心情舒畅，鼓励患儿多参加户外娱乐活动或游戏，避免激动、焦躁等负性情绪，以防情绪变化而加重病情。

5. 用药护理　遵医嘱给予胃蛋白酶、胰酶或多酶片助消化。加用维生素 A、C，复合维生素 B 以改善代谢和促进食欲。眼疳患儿遵医嘱给予口服维生素 A 时，最好用滴管喂服，肌注维生素 A 时，应行深部肌内注射。中药汤剂以温热服用为宜，并观察用药后反应。

6. 适宜技术　疳气者可予推拿疗法，补脾经，补肾经，揉板门、足三里等；疳积者可补脾经，清胃经、心经、肝经，捣小天心，分手阴阳、腹阴阳；干疳者可补脾经，肾经，揉二马、足三里；疳气及疳积者还可采用捏脊法，但本法不能用于极度消瘦者。

【健康教育】

1. 提倡母乳喂养，添加辅食要遵循先稀后干，先素后荤，先少后多的原则，逐渐添加，以免引起腹泻。纠正小儿的不良饮食习惯，断乳后，给予易消化且富含营养的食物。

2. 合理安排小儿的作息制度，保证充足睡眠，适当户外活动，多晒太阳，加强锻炼，提高抗病能力，预防各种感染性疾病及贫血，并注意保暖。

3. 定期测量小儿的身高、体重，并进行体格检查，观察小儿生长发育是否正常，若有异常，立即到医院就诊。

第五节　惊　风

惊风是由外感及内伤所致，以高热、抽搐、昏迷为主要临床表现的病证。本病因风动而发惊，故称惊风。惊风又可分为急惊风和慢惊风。急惊风起病暴急，病程短，疾病性质为阳热实证，持续高热，昏迷、抽搐症状明显，但时间短；慢惊风起病缓慢，病程长，疾病性质为阴寒虚证，可无发热或者症状较轻，昏迷、抽搐症状不明显，但持续时间较长。抽搐时的主要表现可归纳为八种，即搐、搦、掣、颤、反、引、窜、视，古人称之为“惊风八候”，并伴有惊、风、热、痰四证。本病是小儿时期常见的一种恶候，被列为古代儿科四大证之首，此病一般以 1～5 岁的小儿为多见，年龄越小，发病率越高，一年四季均可发生。本病的病情变化迅速，不仅威胁着小儿的生命，还会影响到小儿的智力发育。

惊风在宋代以前并无此名，易与痫证混淆，如《备急千金要方·惊痫》曰：“少小所以有痫病及痉病者，皆由脏气不平故也。”直至北宋王怀隐《太平圣惠方·治小儿急惊风诸方》曰：“夫小儿急惊风者，由气血不和，夙有实热，为风邪所乘，干于心络之所致也，心者神之所舍也。”始有惊风此名，还将惊风分为急惊风与慢惊风两类，认为其病机为风邪所乘，入舍于心所致。南宋《小儿卫生总微论方·惊痫论上》曰：“小儿亦有因惊所传，或诸病久发，见此证者，皆因脾胃虚怯，而生风所为也，故俗谓慢脾风矣。”指出慢脾风的存在，并将惊风分为急惊、慢惊、慢脾风三类。明·万全在《幼科发挥·惊风后余证》中又列出了“惊退而哑”，“惊退而筋脉不舒”等病变，表明古代医家更进一步认识了惊风后的许多变证与后遗症。

西医学中的小儿惊厥等，可参照本节辨证施护。

一、病因病机

急惊风病变部位主要在心、肝二脏，常由外感时邪、痰热积滞或暴受惊恐所致；慢惊风病位重在肝、脾、肾三脏，常因久吐久泻、热病或大病之后，以致脾胃受伤，肝木侮土，脾虚生风；或因急惊风后驱邪未尽，而致阴虚风动，辗转而成。

（一）急惊风

1. 外感时邪

（1）感受风邪　逢冬春之交，寒暖不调，气候骤变，小儿腠理不密，极易感受风邪。风为阳邪，易于传变，蕴而化热化火，热盛生痰，痰盛发搐，故表现为头痛、发热、神昏、项强、抽风等症。

（2）感受暑邪　当夏秋时节，暑气旺盛，小儿元气薄弱，极易感受暑邪。暑为阳邪，化火最速，传变急骤，暑必夹湿，湿为阴邪，若被热蒸，则化为痰浊，蒙闭清窍，内动肝风，则见高热、神昏、惊厥等症。

（3）感受疫疠之邪　疫疠之邪，其性暴烈，多带传染，化热化火最速，引动肝风，内陷心包，起病即可致实热内闭之象，见神昏、抽风等症。

2. 痰热积滞　小儿饮食不节，暴饮暴食或误食污秽或毒物，蕴结肠腑，壅塞不消，滞而化热，热盛生火，火盛化痰，湿浊痰火蒙蔽心窍，内陷心肝，则高热昏厥，抽搐不止。

3. 暴受惊恐　小儿神志怯弱，元气未充，若猝见异物，乍闻异声，或不慎跌仆，暴受惊恐，则心失守舍，神无所依，惊惕不安，或致痰涎上壅，蒙蔽清窍，引动肝风而惊搐。

（二）慢惊风

1. 土虚木亢　由于暴吐暴泻，久吐久泄，或急惊治疗不当，过用峻利之剂，或他病误汗误下，导致脾阳不振，中土虚亏，脾虚肝旺，肝亢化风，而成慢惊之证。

2. 脾肾阳衰　禀赋不足，脾肾素亏，复因泄泻，阴寒内盛，使阳气外泄，则脾阳受损，继而损及肾阳，从而引起脾肾阳虚。病至于此，皆虚极之候，虚极生风而成慢惊风。

3. 阴虚风动　急惊或温热病后，迁延未愈，耗伤阴液，肾阴亏损，不能滋养肝木，以致水不涵木，筋失濡养，阴虚风动而成慢惊风。

二、诊断与鉴别诊断

（一）诊断依据

1. 急惊风

（1）本病以3岁以下婴幼儿最为多见，5岁以上则逐渐减少。

（2）患儿有明显的原发疾病，如感冒、肺炎喘嗽、流行性乙型脑炎、中毒性细菌性痢疾、流行性腮腺炎等。

（3）有接触疫疠之邪，或暴受惊恐史。

（4）以发热、四肢抽搐，颈项强直，角弓反张、神志昏迷为主要临床表现。

2. 慢惊风

（1）多起病缓慢，病程较长。可表现为面色苍白，嗜睡无神，抽搐无力，时作时止，或两手颤动，脉细无力。

（2）具有长期泄泻、反复呕吐、初生不啼、急惊风、解颅、佝偻病等病史。

（二）病证鉴别

1. 急惊风与痫证 痫证又称癫痫，与急惊风都有抽搐、昏迷症状，然而痫证常有家族史、反复发作史，但醒后一如常人，多不伴有发热，且脑电图常有特异性癫痫波形。

2. 惊风与厥证 厥证由阴阳失调，气机逆乱而引起，以突然昏倒，不省人事，四肢逆冷为主要表现的一种病证。厥证多出现四肢厥冷而无肢体抽搐或强直等表现。

三、辨证施护

【辨证要点】

1. 辨惊风四证 惊风四证包括热、痰、惊、风。高热目赤，唇颊鲜红，烦渴冷饮，便秘尿赤，甚至神昏谵语为热证；咳嗽气促，痰涎壅盛或满口痰浊，喉中痰鸣，声如曳锯，神志不清或昏迷为痰证；昏谵惊叫，或恐惧不安为惊证；牙关紧闭，口角牵引，二目窜视，四肢抽搐，项背强直，甚则角弓反张为风证。惊风四证是古代医家对急惊风病机变化和临床表现的高度概括。急惊风发作时，往往热、痰、惊、风四证并见，大多混同出现，难以截然分开。

2. 辨惊风八候 惊风八候是指搐、搦、颤、掣、反、引、窜、视。搐，肘臂伸缩不定；搦，十指开合不已；颤，手足头身动摇；掣，肩膊抽掣、势如相扑；反，项背强直、角弓反张；引，手臂如挽弓形状；窜，目珠斜视或偏左，或偏右；视，直视似怒，睛露不活。八候的出现，表示惊风已在发作。但是，惊风发作之时，不一定八候都出现，而且发作时急慢强弱的程度也不尽相同。

3. 辨惊风的性质 急惊风多病势急暴，形证有余，八候表现急速、强劲、有力，性属阳证、热证、实证。慢惊风多病势缓慢，形证不足，八候表现迟缓、震颤、无力，性属阴证、寒证、虚证。如果慢惊风进一步发展，严重损伤小儿阳气，出现阳气衰败的危象，又称为慢脾风，仍属于慢惊风的范畴。

4. 辨轻重 抽搐不重，抽搐次数不多，随抽随醒者，病情较轻。病势急暴，抽搐频繁，神志不清者，病情危重。

【证候分型】

1. 急惊风

（1）风热动风

证候表现：起病急骤，头痛，发热，咳嗽，咽痛，鼻塞，流涕，咽红，随即出现烦躁，神昏，惊厥，舌苔薄白或黄，舌质红，脉浮数。

证候分析：风热之邪郁于肌表，故见发热；风热之邪郁于肺卫，肺气失宣，故见鼻塞流涕、咳嗽咽痛，肺热上熏，故见咽红；风热之邪上扰清阳，故见头痛；风热化火，热极动风，逆传心包，故见烦躁神昏、惊厥；苔薄白或黄，舌质红，脉浮数，均为风热在表之征。

护治原则：疏风清热，息风镇惊。

治疗代表方：银翘散。

（2）气营两燔

证候表现：起病急骤，高热多汗，头痛项强，烦躁嗜睡，恶心呕吐，口渴便秘，舌红苔黄，抽搐，脉数有力。病情严重者高热不退，反复抽搐，神志昏迷，舌苔黄腻，脉滑数。

证候分析：本证多因暑邪所致，常见于夏至之后。暑热疫毒充斥气分，内热炽盛，消耗津液，故高热口渴；邪迫心营，上蒙清窍，故见头痛烦躁，嗜睡神昏；邪陷厥阴，肝风内动，故见惊厥抽搐；浊痰内阻，胃失和降，故见恶心呕吐；舌苔黄腻，脉滑数，均是气营两燔之象。

护治原则：清热凉血，息风开窍。

治疗代表方：清瘟败毒饮。

（3）邪陷心肝

证候表现：起病急骤，高热不退，神志昏迷，烦躁口渴，谵语，两目上视，反复抽搐，舌质红，苔黄腻，脉弦滑。

证候分析：本证多因外感温热邪毒而致。邪毒入里，内热炽盛，故见高热不退，烦躁口渴；邪热逆传心包，神明无主，故见两目上视，神昏谵语；内陷厥阴，肝风内动，故见反复抽搐；舌质红，苔黄腻，脉弦滑，为邪热内炽之象。

护治原则：清心开窍，平息肝风。

治疗代表方：羚角钩藤汤。

（4）湿热疫毒

证候表现：持续高热，神志昏迷，谵语，频繁抽风，腹痛呕吐，大便腥臭或夹脓血，舌质红，苔黄腻，脉滑数。

证候分析：本证常见于夏秋之季。感受湿热疫毒，邪毒充斥表里，故见持续高热；邪毒迫入营血，直袭心肝，则神明失主，肝风内动，故见昏迷谵语、频繁抽风；湿热疫毒蕴结肠胃，气机受阻，胃失和降，故见腹痛呕吐、大便黏腻或夹脓血；舌质红，舌苔黄腻，脉滑数，均为湿热疫毒内结之征。

护治原则：清热化湿，解毒息风。

治疗代表方：黄连解毒汤合白头翁汤。

（5）惊恐惊风

证候表现：暴受惊恐后惊惕不安，面色时青时赤，身体战栗，夜间惊啼，喜投母怀，甚至抽风，惊厥，神志不清，大便色青，舌苔薄白，脉象数乱或指纹紫滞。

证候分析：本证患儿常有惊吓史，神怯胆虚，或在原有惊风病变基础上因惊吓而发作、加重。惊则伤心，心气受损，神志不宁，故面赤，惊惕；肝主筋脉，气机逆乱，引动肝风，故面色泛青、筋脉躁急而痉厥；肝木乘脾，脾湿下渗并出现肝之本色，故大便呈青色；脉象数乱，指纹紫滞亦为气机逆乱之象。

护治原则：镇惊安神，平息肝风。

治疗代表方：琥珀抱龙丸。

2. 慢惊风

（1）脾虚肝亢

证候表现：形神疲惫，面色萎黄，不欲饮食，嗜睡露睛，大便稀溏，色见青绿，时有肠鸣，四肢不温，抽搐无力，时作时止，舌淡苔白，脉沉弱。

证候分析：久病正虚，土色上泛，则形神疲惫，面色萎黄；脾阳虚衰，则寒湿内生，不能温煦四肢，故四肢不温；土弱木乘，虚风内动，故见嗜睡露睛，抽搐无力；肝木乘脾，水走大肠，脾湿下渗而现肝之本色，故大便稀薄，色见青绿，时有肠鸣；舌淡苔白，脉象沉弱，亦为脾阳虚弱之征。

护治原则：温中健脾，缓肝理脾。

治疗代表方：缓肝理脾汤。

（2）脾肾阳衰

证候表现：精神极度萎顿，沉睡昏迷，面色无华或灰滞，口鼻气凉，额汗涔涔，四肢厥冷，手足蠕动震颤，大便澄澈清冷，舌质淡，苔薄白，脉细无力。

证候分析：本证多见于暴泻久泻之后。阳气衰弱，虚风内动，火不生土，寒水上泛，故面色无华或灰滞，手足蠕动震颤；元阳不运，则气不摄液，气液外脱，故口鼻气凉，额汗涔涔，四肢厥冷，抚之不温，甚至沉睡昏迷；脾肾阳虚，寒湿下趋，故大便澄澈清冷；舌质淡，苔薄白，脉细无力，亦属脾肾阳衰，精气欲脱之象。

护治原则：温补脾肾，回阳救逆。

治疗代表方：固真汤合逐寒荡惊汤。

（3）阴虚风动

证候表现：虚烦低热，形容憔悴，面色萎黄或时有潮红，手足心热，大便干结，肢体拘挛或强直，抽搐时重时轻，苔少或无苔，舌绛少津，脉细数。

证候分析：由急惊或他病经久不愈而致。热久伤阴，肝肾之阴不足，水火不济，心神失养，故见虚烦低热，形容憔悴；阴虚生内热，故面色潮红，手足心热；肝肾阴亏，水不涵木，筋脉失养，故肢体拘挛，时或抽搐；津枯液燥，肠失濡润，故大便干结；苔少或无苔，舌绛少津，脉象细数，亦为肝肾阴亏之象。

护治原则：育阴潜阳，滋肾养肝。

治疗代表方：大定风珠。

【护理措施】

1. 生活起居护理 保持居室环境安静和空气流通，避免强光和噪音。进行护理操作时动作要轻柔，避免一切不必要的刺激。加强口腔护理，口腔溃疡者可涂锡类散或西瓜霜。重视皮肤护理，及时更换尿片及衣服，便后及时用温水擦浴，以防压疮的发生。床旁设置防护床档，防止坠地摔伤。专人守护，以防惊风发作时受伤。发作时应有人守候患者身旁，避免碰伤、坠伤，不可强行按压，以免造成骨折。

2. 病情观察 密切观察患儿抽搐发作的次数及持续时间、程度及体温、呼吸、脉搏、血压、瞳孔、面色、四肢皮肤温度和湿度等变化。抽搐发作时将患儿平放于床上，头侧向一边，松解衣领，保持呼吸道通畅，用开口器或清洁纱布包裹的压舌板放于上下臼齿间，以防咬破舌体，切勿强制按压、牵拉，以防骨折；高热患儿，及时给予物理或药物降温，保持呼吸道通畅，必要时给予氧气吸入。

3. 饮食护理 患儿抽搐时禁食，抽搐停止后给予清淡易消化的饮食。昏迷者给予鼻饲；高热惊厥者，应及时补充液体，防止津液耗伤；痰涎壅盛者可予白萝卜汁或荸荠汁；肝肾阴虚者宜食滋阴清补之肴，如银耳汤、猪肝汤等，忌温热动火之品；脾肾阳虚者，宜给予健脾温肾的食物，如山药、核桃、龙眼肉、红枣等。

4. 情志护理 避免一切不必要的刺激，如有自卑、退缩、孤独等心理障碍，应配合家长对患儿进行鼓励、疏导，消除紧张和恐惧情绪，使患儿情志舒畅，避免因恐惧、惊慌而诱发病情。

5. 用药护理 中药宜浓煎，少量频服，不可强行灌服，抽搐时不宜喂服中药。一般药物遵医嘱按时按量服用，且要遵循“急惊合凉泻，慢惊合温补”的原则。出现抽搐症状时，遵医嘱准确、迅速给药，观察用药后的疗效。

6. 适宜技术 惊风发作时，针刺或指掐人中、十宣、合谷、百会、涌泉等穴，牙关紧闭者指掐下关、颊车、合谷等穴或用生乌梅擦牙，使抽搐尽快停止。慢惊风脾阳虚者，可艾灸足三里、关元、中脘等穴，以疏通经络，调和气血，补益脾肾。高热抽搐者，应及时采取降温措施。

【健康教育】

1. 向患儿家长讲解惊风急救处理措施，如发作时指压人中穴，不能摇晃或随意移动患儿等，发作缓解后迅速将其送往医院检查。

2. 根据季节变化及时增减小儿的衣服。注意饮食卫生，营养均衡搭配，以增强小儿体质，提高其抗病能力，避免惊恐，减少疾病，防止惊风的发生。

3. 创造条件参加娱乐活动，使患儿心情舒畅，情志条达。多到户外活动。

4. 惊风反复发作者，嘱家长通过游戏等方式观察患儿有无耳聋、肢体活动障碍等神经系统后遗症，如发现异常，及时诊治。

第六节　遗　　尿

遗尿是因肾气不足、膀胱虚冷所致，以3周岁以上的儿童夜间不能自主控制排尿，经常睡中小便自遗，醒后方觉为主要临床表现的病证，又称“遗溺”、“尿床”。本病多发生于3～12岁儿童，男孩多于女孩。本病持续时间长短不一，可呈一时性，也可持续数日、数月甚至数年。若长期不愈，会使儿童心理负担过重，产生自卑感，甚至影响其性格、智力的发育。

古代医籍对本病记载颇多，《素问·宣明五气篇》曰：“五气所病，膀胱不利为癃，不约为遗溺。”《灵枢》曰：“足三焦者，太阳之别也。并太阳之正，入络膀胱，约下焦，实则闭癃，虚则遗溺。遗溺则补之，闭癃则泻之。”“肝脉微滑为遗尿”，指出三焦虚和肝所生病与遗溺的关系。《诸病源候论》曰：“遗尿者此由膀胱虚冷，不能约于水故也。”认为遗尿与膀胱虚冷，不能制水有关。明·张介宾在《景岳全书》中提到：“梦中自遗者，惟幼稚多有之。俟气壮而自固，或少加调理可愈，无足疑也。”指出小儿遗尿与发育未全有关。

西医学中的遗尿，可参照本节辨证施护。

一、病因病机

本病病因以肾气不足、膀胱虚冷为主，病位虽在膀胱，但与三焦、肾、肺、脾、肝、心关系密切，基本病机为膀胱失约。

1. 肾气不足，下元虚寒　小儿肾气不足，下元虚寒，膀胱失于温养，气化功能失调，闭藏失职，不能约制水道，故遗尿也。夜主阴，卧则阳气内敛，夜卧时虚寒尤甚，故睡中小便自遗。

2. 脾肺气虚，膀胱失约　肺气虚，上不能输布津液，下不能制约膀胱，故决渎失司，津液不藏。脾气虚则运化失职，上不能散津于肺，也不能制水于下。故脾肺气虚，水道约束无权，膀胱失约，开合失度而致遗尿。气属阳，气虚则阴盛，入夜阴盛阳衰，气虚更甚，故而夜间遗尿。

3. 肝经湿热，火热内迫　若湿热之邪郁于肝经，湿热郁而化火，火热内迫，可使肝之疏泄失调，则膀胱失约而发为遗尿。

4. 其他　部分小儿因排尿习惯不良或白天嬉戏过度、夜间睡眠过熟而发生遗尿。此外，儿童因蛲虫感染刺激尿道，也可发生小便自遗。

二、诊断与鉴别诊断

（一）诊断依据

1. 发病年龄在3周岁以上，寐中小便自出，醒后方觉。
2. 睡眠较深，不易唤醒，每夜或隔几天发生尿床，甚则一夜尿床数次。

（二）病证鉴别

1. 小便不禁 本病特点为小便自遗而不分寤寐，不论昼夜，出而不禁，量少而次数较多，多见于先天发育不全或脑病后遗症的患儿。

2. 淋证 本病特点为尿频、尿急、尿痛，白天清醒时小便也急迫难耐而尿出，尿常规检查有白细胞或脓细胞。

三、辨证施护

【辨证要点】

辨寒热虚实 虚寒者遗尿日久，小便清长无味，量多次频，兼见形体虚弱，面白唇淡，神疲气短，舌淡苔白，脉细无力。实热者遗尿日浅，尿黄短腥臊，量少灼热，兼见形体壮实，面红唇赤，性情急躁，舌红苔黄，脉数有力。

【证候分型】

1. 肾气不足

证候表现：睡中经常遗尿，量多次频，多则一夜数遗，小便清长，醒后方觉，伴面白少华，神疲乏力，腰膝酸软，形寒肢冷，智力较同龄儿稍差；舌淡苔白，脉沉迟无力。

证候分析：肾气虚弱，下元虚冷，不能温养固摄，故遗尿量多次频，多则一夜数遗；肾气不足充养，故遗尿日久；肾虚则真阳不足，命门火衰，气化不行，不能温养全身，故面白少华，腰膝酸软，形寒肢冷；肾为水脏，又寓命火，命火不足，则气化失职，故小便清长；舌淡苔白，脉沉迟无力皆为肾阳不足之象。

护治原则：温补肾阳，固涩止遗。

治疗代表方：菟丝子散。

2. 脾肺气虚

证候表现：睡中遗尿，尿频而量不多，面色苍黄，神疲乏力，少气懒言，食欲不振，大便溏薄，常自汗出，易感冒，舌质淡，苔薄白，脉缓弱。

证候分析：脾肺气虚，上虚不能制下，膀胱失约，故遗尿且次数较多；肺脾气虚，输化无权，气血不足，故面色苍黄；肺主一身之气，肺气虚则神疲乏力，少气懒言，常自汗出；脾主运化，脾气虚则运化失司，故食欲不振，大便溏薄；舌质淡，苔薄白，脉缓弱皆为气虚之象。

护治原则：补肺健脾，固摄膀胱。

治疗代表方：补中益气汤合缩泉丸。

3. 肝经湿热

证候表现：睡中遗尿，次数较少，尿量不多，色黄腥臊，性情急躁，龂齿夜惊，睡眠不宁，手足心热，面赤唇红；舌红，苔黄腻，脉滑数有力。

证候分析：肝经湿热，疏泄失利，热迫膀胱，使膀胱制约失司，故见遗尿。因仅为热郁，肾之气化功能尚可，且湿热内蕴，下焦不利，灼伤津液，故次数较少，尿量不多，尿黄而腥臊难闻；热扰心肝，则性情急躁，龂齿夜惊，睡眠不宁；火热上炎，而见手足心热，面赤唇红；舌红，苔黄腻，脉滑数有力为湿热蕴滞之象。

护治原则：泻肝清热，疏利止溺。

治疗代表方：龙胆泻肝汤。

【护理措施】

1. 生活起居护理　保持病室环境安静、舒适、寒暖适宜。肾气不足或肺脾气虚者应注意保暖；肝经湿热者病室温度不宜过高，褥垫不宜过厚，衣被不可过暖，保持一定的湿度。指导患儿入睡前排空膀胱，放松腰带，内裤宜宽松。肾气不足者睡前可用温水泡足，睡时用暖水袋暖足；肝经湿热者睡前可用冷水搓面，温水泡足。一旦发生遗尿，应及时更换衣被，保持皮肤清洁干燥。

2. 病情观察　观察小便的次数、量、颜色、气味及伴随症状，以判断病情。观察并记录遗尿发生的时间、规律，以便按时提前唤醒患儿起床排尿，逐步养成自控排尿的习惯。

3. 饮食护理　肾气不足者饮食不宜过咸以免伤肾，平日可食芡实、莲子、大枣粥以补肾固摄，冬季可食狗肉、羊肉以温补肾阳；脾肺气虚者宜选择营养丰富且容易消化吸收的食物，可常食山药、莲子、大枣粥，以健运脾胃之气；肝经湿热者饮食宜清淡，忌食辛辣、上火、肥甘厚味的食物，多食新鲜水果和蔬菜。白天可正常饮水，晚餐最好少进流质饮食，晚餐后及睡前要控制饮水量，以减少遗尿的发生。

4. 情志护理　嘱家长多与患儿沟通、交流，了解遗尿的诱发因素，消除患儿紧张的情绪以及羞涩、自卑的心理，使其肝气条达，疏泄调畅，从而建立治疗与康复的信心，以便积极配合治疗。

5. 用药护理　按时按量服用中药汤剂，宜白天服用，以减少夜尿量。

6. 适宜技术　按摩：取关元、中极、三阴交、肾俞、膀胱俞、夜尿点（掌面小指第二指关节横纹中点处）等穴。艾灸：取气海、关元、中极。耳穴贴压：取膀胱、肾、脾、三焦、心、脑及神门等穴，以王不留行籽贴压。

【健康教育】

1. 指导家长应耐心教育和引导患儿，不要羞辱、斥责及惩罚，以消除患儿的紧张心理，使之树立战胜疾病的信心，积极配合治疗。

2. 指导家长临睡前唤醒排尿一次，并逐渐将唤醒排尿时间延至晨起，或留心观察患儿睡眠中的动作，如睡中突然手足舞动或翻转不安，应唤醒排尿，以培养患儿醒觉排尿的习惯。

3. 指导患儿注意休息，适当控制活动，白天不要过度玩耍，防止过度疲劳，养成每日午睡的习惯，避免夜间睡眠太深而不能自醒排尿。加强身体锻炼，以增强体质。

第七节　丹　　痧

丹痧是因感受痧毒疫邪，以发热、咽喉肿痛或伴糜烂、杨梅舌、全身皮肤弥漫性猩红色皮疹为主要临床表现的病证。本病是儿科常见急性出疹性传染病之一，四季均可发生，以冬春两季多见。任何年龄都能发病，以2～8岁儿童发病率较高。若早期发现，及时治疗，一般预后良好。少数患儿可继发心悸、水肿、痹证等病证。

清代顾玉峰的专著《丹痧阐介》始有“丹痧”之名。因其症见咽喉肿痛糜烂，皮肤色赤猩红，皮疹细小如沙，故称“烂喉痧”、“烂喉丹痧”等。《喉痧正的·论证》：“喉痧由疫毒内伏，其未发之先，必五内烦躁，手掌心热，渐渐咽喉痛，憎寒发热，胸闷，口渴，有痧者，热势必壮……”描述了喉痧的病因和症状表现。《丁甘仁医案》附篇“喉痧症治概要”中亦载：“有烂喉痧一症，发于冬春之际，不分老幼，遍相传染。发则壮热烦渴，丹密肌红，宛如锦纹，咽喉肿烂，一团火热内炽。”指出丹痧是一种具有强烈传染性的疾病，故也有“疫喉”、“疫喉痧”及“疫疹”等名称。

西医学中的猩红热，可参照本节辨证施护。

一、病因病机

本病发生的主要原因为感受痧毒疫邪，乘时令不正之气、寒暖失调之时、机体脆弱之机，邪毒经口鼻袭于肺胃，由表及里，侵入人体引起发病。若痧毒内陷，或余毒未尽，则可致变证。

1. 邪侵肺卫　疫疠邪毒为温热时毒，从口鼻而入，驻于咽喉，内犯肺胃。始则见发热头痛、咽喉红肿等肺卫表证。继而肺胃邪热蒸腾，咽喉为肺胃之门户，邪毒化火，上攻咽喉，壅滞气机，则咽喉红赤，肿胀疼痛，发腐溃烂，谓之烂喉。

2. 毒炽气营　肺胃受邪之后，正邪相争，侵入气营，内伏血分，外透于肌肤，发为痧疹，色红如丹。毒重者痧疹密布，融合成片，其色泽紫暗或有瘀点，同时可伴见壮热烦渴、嗜睡萎靡等表现。邪毒内灼，热耗阴津，可见舌光无苔，舌红生刺，状如杨梅，故称“杨梅舌”。

3. 肺胃阴伤　疫病后期，余邪未尽，正气亏虚，阴伤津耗，体质未复，多现肺胃阴伤证候，肌肤蜕皮，干咳便结。

若邪毒炽盛，伤于心络，耗损气阴，心失所养，可致心神不宁、心悸、脉结代；毒陷于肝，则有抽搐昏迷等危重症状。若毒热未清，流窜筋骨关节，可引起骨节痹痛；痧毒内归，肺、脾、肾功能失调，水湿停聚可成水肿病证。

二、诊断与鉴别诊断

（一）诊断依据

1. 本病以发热、咽喉肿痛或伴腐烂，全身弥漫性猩红色皮疹为主症。起病急骤，多数患者在发病后12～24小时内出现丹疹，1日之内遍布全身。

2. 咽部及喉核充血、肿胀，表面有黄白腐物易拭去，或软腭部位有红色小出血点，颈部臖核肿大。丹疹最早见于腋下、腹股沟、颈部，渐及胸背、腹部和四肢，面部潮红无皮疹，口唇周围苍白。疹退后有片状脱屑。

3. 多发于冬春季节，有流行病史和接触史。

（二）病证鉴别

1. 麻疹　病初有明显的上呼吸道症状，起病后第3～4日出疹，皮疹之间有正常皮肤，呈暗红色丘疹，疹后脱屑留有棕色斑痕。疹形亦与猩红热不同。麻疹虽发热、咽痛但无咽部糜烂。

2. 风疹　风疹全身症状轻，无咽痛溃疡。于发热1～2日后出疹，呈稀疏淡红色小丘疹，疹后无脱屑及色素沉着。无弥漫性皮肤潮红，耳后及枕下淋巴结常肿大，风疹病毒特异抗体效价上升等有助诊断。

三、辨证施护

【辨证要点】

丹痧属温病，一般可按卫气营血辨证。病在初期，发热恶寒，咽喉肿痛，痧疹隐现色红，病势在表，属邪犯肺卫。出疹期，见壮热口渴，咽喉糜烂有白腐，皮疹猩红如丹或紫暗如斑，病势在里，属毒炽气营。恢复期表现为口渴唇燥，皮肤脱屑，舌红少津，属邪衰正虚，气阴耗损。

【证候分型】

1. 邪侵肺卫

证候表现：发热恶寒，头痛面赤，肌肤无汗，咽喉红肿，疼痛不舒，影响吞咽，皮肤潮红，痧疹隐现，舌红赤，苔薄白或苔薄黄，脉浮数有力。

证候分析：邪犯肺卫，郁于肌表。痧毒疫疠之邪侵犯肺卫，初起在表，正邪交争，故发热，恶寒，无汗，头痛；咽喉为肺胃之门户，邪毒初犯，咽喉首当其冲，热结咽喉，故咽喉红肿疼痛，影响吞咽；痧毒循经外泄肌表，则皮肤潮红，痧疹隐现；因邪毒尚在卫表，故舌红，苔薄，脉浮。

护治原则：辛凉宣透，清热利咽。

治疗代表方：解肌透痧汤。

2. 毒炽气营

证候表现：壮热不退，烦躁口渴，咽喉肿痛，甚者糜烂。全身皮肤密布细小红疹，色红如丹，甚则疹色紫红或瘀点，皮疹由颈、胸开始，继而弥漫全身，压之退色。面颊潮红，口唇周围皮肤苍白，见疹1～2天后舌质红绛起刺，舌苔黄糙，继则剥脱，状如杨梅，脉数有力。

证候分析：邪在气营，热毒炽盛。邪毒燔灼气分，则见壮热面赤，烦躁口渴；肺胃热毒化火，上攻咽喉，则咽喉肿痛，伴有糜烂白腐；热毒外透肌表，则见痧疹密布，色红如丹；热毒炽盛，内逼营血，则疹色紫红或瘀点；气分热盛，则舌生红刺，苔黄糙，脉数有力；热盛津伤，胃阴亦耗，故舌光起刺，状如杨梅。

护治原则：清气凉营，泻火解毒。

治疗代表方：凉营清气汤。

3. 疹后阴伤

证候表现：丹痧布齐后1～2天，身热渐退，咽部糜烂疼痛减轻，或见低热，唇干口燥，或伴有干咳，食欲不振，舌红少津，苔剥脱，脉细数。约1周后可见皮肤脱屑、脱皮。

证候分析：邪毒渐清，阴液耗损。痧毒外透，壮热耗阴，阴虚内热，故见低热留恋；疹后肺胃阴津耗伤，故口干，唇燥，干咳；胃阴亏损，脾胃不和，故食欲不振，舌红少津，舌苔剥脱；阴津亏耗，皮肤失润，故皮肤干燥脱屑。

护治原则：养阴生津，清热润喉。

治疗代表方：沙参麦冬汤。

【护理措施】

1. 生活起居护理 保持居室安静、空气新鲜。发热期间应卧床静养，避风寒，防止并发症。一般在退疹后1周可逐渐下床活动。注意皮肤清洁，勤剪指甲，避免搔抓，防止皮肤感染。忌用肥皂清洗，以免刺激。皮肤脱皮时，半脱落处可用剪刀修去，嘱患儿切勿撕剥皮屑。保持口腔清洁，可用淡盐水或银花甘草液含漱。唇部涂液状石蜡，以防干裂。

2. 病情观察 疾病初期注意观察发热及咽喉肿痛、糜烂程度，以及局部有无皮疹开始出现，若有皮疹，详细观察和记录皮疹的透发和分布情况。疾病后期注意观察有无并发症的发生，如出现心悸、胸闷、水肿、尿血，或关节肿痛，及时报告医师，配合处理。

3. 饮食护理 饮食宜清淡易消化流质或半流质，摄入足够的水分与热量，多食水果及蔬菜，忌油腻辛辣及鱼腥发物。食物温度适宜，不宜过冷过热，减少对咽部的刺激。口渴者予以甘寒生津的饮料，如甘蔗汁、梨汁等。恢复期应逐渐过渡到高蛋白、高热量的半流质饮食，如鸡肉泥、藕粉、莲子粥等。病情好转可改为软饭，但仍应注意少油腻及无辛辣刺激的食物，并保持大便通畅。

4. 情志护理 患儿须隔离治疗，尤其学龄儿童应予劝慰开导，适时解释病情，安心休息，配合治疗。烦躁不安者要耐心调护，防止哭吵过度而加重症状。

5. 用药护理　中药宜浓煎，少量温服、频服。中成药可给清热解毒口服液等。口渴者可用鲜芦根煎汤代茶饮；咽喉肿痛溃烂者可用西瓜霜、锡类散、冰硼散吹喉，以消肿止痛、祛腐生肌。出疹时皮肤发痒可选用防风、蝉蜕煎水洗浴。使用退热剂后应密切观察体温及汗出情况，汗出较多时应及时更换内衣，注意保暖，防止复感外邪。

6. 适宜技术　发热、咽喉肿痛者，可行针刺法，取大肠、肺、胃经穴位为主，配合大椎、合谷、风池、曲池、太溪、太冲、三阴交等穴。取少商、商阳或委中等穴三棱针点刺放血。

【健康教育】

1. 丹痧传染性最强，通过空气飞沫传播，应执行呼吸道隔离制度，尤其是发病24小时以内，至症状消失，咽培养3次阴性，无并发症方可解除隔离。对密切接触的易感者，需检疫7～12天。

2. 居室通风换气，可用消毒液喷雾或食醋熏蒸。患儿的衣物及分泌排泄物应消毒处理。疾病流行期间，儿童集体场所应经常进行消毒。冬春流行季节，尽量不去公共场所，外出戴口罩，减少传染机会。

3. 小儿稚阳之体，卫外不固，易染邪成病，故当平素加强患儿体质锻炼，顺应节气，调适冷暖，以防并发症。保持皮肤、口腔清洁。易感儿童加强预防，可口服板蓝根、大青叶等清热解毒中药煎剂。

第八节　麻　　疹

麻疹是因感受麻疹时邪，侵犯肺脾两经所致，以发热恶寒、咳嗽咽痛、鼻塞流涕、泪水汪汪、麻疹黏膜斑及全身红色斑丘疹、皮疹消退后有糠麸样脱屑和色素沉着斑为主要临床表现的一种急性出疹性传染病。在古代被列为儿科痧、痘、惊、疳四大要证之一。发病年龄以6个月至5岁小儿居多，常发生在冬春两季，传染性强。本病若治疗调护适当，出疹顺利，大多预后良好；若邪毒较重，正不胜邪，可引起逆证险证，危及生命。患病后一般可获终生免疫。

麻疹属中医“温病”范畴，麻疹的文献记载多散在于“发斑”、“瘾疹”、“赤疹”、“丹疹”等。宋代钱乙的《小儿药证直诀·疮疹候》曰：“始发潮热三日以上，热运入皮肤，即发疮疹，而不甚多者，热留肤腠之间故也。”记载了本病的典型症状，并称为“疮疹”。元代·滑伯仁的《麻疹全书》明确指出麻疹具有传染性和终身免疫力。古代医家言其为正麻，由于胎毒，合天行时令之气，皆强调麻疹治宜宣透，并论述了不同调护措施，如《景岳全书·麻疹诠》云：“凡患疹之人，不拘大小，自起到收必皆喜饮凉水，此不必禁，但宜少不宜多，宜频不宜顿，则毒气随之渐解。”清代谢玉琼的《麻科活人全书》记载：“风寒本是外来，麻证终始最宜速避，如获不谨，失于避忌，一受风寒则令肌肤干燥，腠理闭密，遂至麻毒不得发越而难出矣。”《证治准绳·幼科》指出：

“麻疹初出，全类伤风，发热咳嗽，鼻塞面肿，涕唾稠黏，全是肺经之证。”

西医学中的麻疹，可参照本节辨证施护。

一、病因病机

麻疹发病的主要原因为感受麻疹时邪，从口鼻吸入，侵犯肺脾两经。

1. 邪犯肺卫 肺主皮毛，属表，开窍于鼻，司呼吸，邪毒犯肺，早期主要表现为肺卫症状，属麻疹初热期。

2. 邪入肺胃 脾主肌肉和四肢，麻毒邪入气分，皮疹出现全身达于四末，疹点出齐，为正气驱邪外泄，是为出疹期。麻疹时邪，侵于肺卫，郁阻于脾，由表入里，正邪相争，外透肌肤，皮疹按序透发，常可伴有气分热证，重者出现营血分证候。

3. 阴津耗伤 疹透之后，邪随疹泄，热去津伤，易伤津耗阴，尤以肺胃阴亏津伤多见，即为疹子收没的疹回期。麻毒随疹透而泄，麻疹渐次收没，则疾病可趋于康复。

若疹点由内达外，由里达表，疹出全身及四末，表示顺证，预后良好；若热毒亢盛，而正气不能托邪外泄，或因邪盛化火而内陷，则可导致麻疹透发不顺而出现逆证。如麻毒炽盛内归于肺，或复感外邪侵袭于肺，以致麻毒闭肺，肺气膹郁，上逆而为喘咳；如火毒上攻，咽喉不利则麻毒攻喉，而成喉痹，呛咳声嘶；如毒陷心肝，则神志昏迷，惊厥谵妄。血分毒热炽盛，皮肤可见紫斑。麻毒内灼阳明，循经上炎，发为口疮；麻毒移于大肠，引起腹泻不止等。

二、诊断与鉴别诊断

（一）诊断依据

1. 初起可有发热，咳嗽，喷嚏，鼻塞流涕，泪水汪汪，畏光羞明，口腔内两颊黏膜近臼齿处可见麻疹黏膜斑；发热3~4天后，皮疹按序透发，先见于耳后发际，渐及前额、面、颈、躯干、四肢，后达到手掌、足底，2~3天逐渐遍及全身，约3~4天皮疹出齐；疹透后身热渐退，皮疹收没，皮肤有糠麸样脱屑和色素沉着斑。

2. 皮疹初为细小淡红色斑丘疹，压之褪色，随即呈鲜红色，由稀疏逐渐密集，可融合成片，疹与疹之间皮肤颜色正常。

3. 病情重者常可合并邪毒闭肺、邪毒攻喉、邪陷心肝等变证。

4. 以冬春为高发季节。未接种麻疹疫苗，在流行季节有麻疹接触史。

（二）病证鉴别

1. 奶麻 奶麻即现代医学之幼儿急疹，多发生于周岁以内婴儿，高热持续3~4日，精神状况好，体温下降后出疹或热退后疹出，皮疹出现无一定顺序，为玫瑰红色的小斑丘疹，24小时后布满全身，疹出后于1~2日即消退，无色素沉着，无脱屑。

2. 风痧 风痧即现代医学之风疹，初起有轻微发热，1/2~1日出疹，疹点细小色淡红，分布均匀，先见于面部，24小时后满布全身，皮肤有瘙痒感，并有耳后及枕部淋巴结肿大。

3. 丹痧　二者均有高热、出疹，但丹痧在发热的数小时即可出现皮疹，24 小时遍及全身，皮疹为猩红色，有口周苍白圈、帕氏线、杨梅舌等特殊体征。

三、辨证施护

【辨证要点】

麻疹在发病过程中，主要需判断证候的顺逆，顺证再辨表里，逆证再辨脏腑，以利掌握证情及预后，须临证以详观。

1. 顺证　始则麻疹时邪在表，身热不甚，常有微汗，神清气爽，咳嗽，泪水汪汪，可见麻疹黏膜斑。3～4 天后开始出疹，发热如潮，可达 39～40℃，皮疹先见于耳后发际，渐次延及头面、颈部，而后急速蔓延至胸背腹部、四肢，最后鼻准部及手心、足心均见疹点，疹点色泽红活，分布均匀，无其他合并症。疹点均在三天内透发完毕，然后先出先没，依次隐没回退，皮肤可出现糠麸样脱屑和色素沉着斑，热退咳减，脉静身凉，饮食如常，精神复旧，渐趋康复。

2. 逆证　由于邪盛正虚，可有见形期麻疹透发不畅或疹出即没，或疹色紫黯；高热持续不降，或初热期至见形期体温不升，或身热骤降，肢厥身凉。若麻毒难尽则变证无穷，如并见咳剧喘促，痰声辘辘，鼻翼扇动，口唇发绀为麻毒闭肺；或声音嘶哑，咳如犬吠为麻毒攻喉；或神昏谵语，惊厥抽风，皮疹暴出，疹稠色黯为邪陷心肝；或面色青灰，四肢厥冷，脉微欲绝为心阳虚衰等，均属逆证。

【证候分型】

1. 顺证

（1）邪犯肺卫

证候表现：发热咳嗽，微恶风寒，喷嚏流涕，咽喉肿痛，两目红赤，泪水汪汪，畏光羞明，神烦哭闹，纳减口干，小便短少，大便不调。发热第 2～3 天，口腔两颊黏膜红赤，贴近臼齿处可见麻疹黏膜斑，周围红晕，舌质偏红，苔薄白或薄黄，指纹浮而色紫，或脉浮数有力。

证候分析：麻毒初入，首犯肺卫，肺失清宣，故见发热咳嗽，喷嚏，流涕等表证；麻为阳毒，邪易郁而化热则咽痛目赤，泪水汪汪，两颊黏膜红赤，尿短黄；舌苔黄、脉浮数为邪在肺卫之象。

护治原则：辛凉透表，清宣肺卫。

治疗代表方：宣毒发表汤。

（2）邪入肺胃

证候表现：身热如潮，肤有微汗，皮疹布发，疹点由细小稀少而逐渐稠密，疹色先红后暗，皮疹凸起，触之碍手，压之退色。皮疹始见于耳后、发际，继而头面、颈部、胸腹、四肢，最后手心、足底、鼻准部见疹为麻疹透齐。大便干结，小便短少，口渴喜饮，烦躁不安，目赤眵多，舌质红赤，苔黄腻，脉数有力。

证候分析：麻毒内传，正气抗邪，邪正交争，麻毒外透，透疹与发热相关，热势起伏，故潮热；疹毒入营，血分有热，正气托毒外泄，故疹色红赤；肺主皮毛，脾主肌肉，故疹出于肌肤之间；咳嗽口渴，尿赤眵多，舌红脉数均为肺胃热盛之征。

护治原则：清热解毒，透疹达邪。

治疗代表方：清解透表汤。

（3）热退津伤

证候表现：麻疹出齐，发热渐退，精神疲倦，夜睡安静，咳嗽减轻，胃纳增加，皮疹依次渐回，皮肤可见糠麸样脱屑，并有色素沉着，舌红少津，脉细无力或细数。

证候分析：麻疹透发完毕，麻毒已透，故疹点依次渐回；邪退正复故胃纳转佳，精神转安。热退阴津损伤，故皮肤脱屑，舌红少津，脉细。

护治原则：养阴益气，清解余邪。

治疗代表方：沙参麦冬汤。

2. 逆证

（1）麻毒闭肺

证候表现：高热不退，烦躁不安，咳嗽气促，鼻翼扇动，喉间痰鸣，唇周发绀，口干欲饮，大便秘结，小便短赤，皮疹稠密，疹点紫黯，舌红赤，苔黄腻，脉数有力。

证候分析：肺炎喘嗽是麻疹最常见的并发症，大多见于出疹期，多因邪毒壅盛，正不敌邪，麻毒郁肺；或小儿年幼体虚，调护不当，疹毒内陷，闭阻于肺而引起；高热不退，疹点密集，苔黄质红为麻毒炽盛之象。

护治原则：宣肺开闭，清热解毒。

治疗代表方：麻杏石甘汤。

（2）麻毒攻喉

证候表现：咽喉肿痛，或溃烂疼痛，吞咽不利，饮水呛咳，声音嘶哑，喉间痰鸣，咳声重浊，声如犬吠，甚则吸气困难，胸高胁陷，面唇发绀，烦躁不安，舌红赤，苔黄腻，脉滑数。

证候分析：肺胃热毒循经上攻咽喉，故有咽喉肿痛，声音嘶哑，或咳嗽声重；舌质红，苔黄腻皆热毒内盛之象。多见于麻疹见形期或恢复期，常与肺炎喘嗽并发，病情极为严重。

护治原则：清热解毒，利咽消肿。

治疗代表方：清咽下痰汤。

（3）毒陷心肝

证候表现：高热不退，烦躁谵妄，皮疹稠密，聚集成片，色泽紫黯，甚至神识昏迷，四肢抽搐，舌质红绛，苔黄起刺，脉数有力。

证候分析：麻毒炽盛，或误用攻下，疹子暴收，使麻毒内陷，郁而化火，熏蒸心包，引动肝风，故见高热、昏迷、抽搐等。

护治原则：平肝息风，清心开窍。

治疗代表方：羚角钩藤汤。

【护理措施】

1. 生活起居护理 保持居室空气流通，经常通风换气。患儿宜单间或同病同室，避免与其他病种患儿接触，呼吸道隔离至出疹后5天，有合并症者延至疹后10天，接触的易感儿隔离观察21天。患儿宜远寒远热，避免直接吹风受寒。麻疹既出，坐卧欲暖。患儿衣着、被盖适宜，勿过多过厚。在其发病过程以微汗为佳，及时更换汗湿的衣被。保证安静卧床休息至皮疹消退，减少不必要的探视，预防继发感染。初期发热起伏，出疹时热势更高，随疹毒外透，故此时不可见热退热，忌用酒精擦浴、冷敷等，以免影响透疹，导致并发症。保持皮肤清洁，疹退脱屑皮肤瘙痒时，要勤剪指甲，避免抓破皮肤引起感染。注意口腔卫生，可用生理盐水含漱，如有口腔溃疡，可涂锡类散、青黛散等。保护眼睛，室内光线不宜过强，以免患儿畏光不舒。鼻腔分泌物要及时清除，使鼻腔通畅、清洁。经常拍背、翻身，保持呼吸道通畅。

2. 病情观察 密切观察皮疹的出疹及分布情况以及伴随症状，从见疹到出齐的时间约3日左右，疹点初起稀疏，先自耳后发际，渐至胸腹、四肢，最后至手足心，即为疹已出透。疹点渐次隐没，皮肤上有糠状脱屑，留下棕色的斑迹。注意发热、汗出、呼吸、神志等变化与出疹情况来判断麻疹的顺逆，预防肺炎、喉炎、脑炎等并发症。

3. 饮食护理 饮食以流质、半流质为宜，并多进水分，以补充高热时体液的消耗，必要时补液。忌食酸涩收敛之品，以免影响麻疹透发，忌食油腻、鱼腥发物、辛辣厚味。初热期饮食宜温热，兼有发热或口渴欲饮者，多饮水及热汤，或予芫荽粥以利排毒透疹，忌辛辣、生冷，若骤用寒冷，易导致麻毒内伏。出疹期忌油腻辛辣及不易消化的食物，皮疹未出齐者可进食虾皮、芫荽、葡萄干等，以助皮疹顺利透出，或选鲜芦根、鲜茅根煎水代茶饮以助汗透疹。恢复期宜多食养阴食品，如木耳、百合等，避免饮食过量，不可纵口，忌荤腥浓味。

4. 情志护理 患儿常因发热、出疹而出现烦躁情绪，需专人照护。向患儿及家属讲解本病的病因、发病特点、诊疗原则及预后，减轻恐惧心理，告之本病大多可获终身免疫，保持良好情绪，促进疾病康复。应与患儿多交谈沟通，营造安全、宽松的环境，提高患儿对医护人员的信任度和治疗护理的合作度。

5. 用药护理 中药汤剂宜浓煎，少量多次，频频喂服。麻疹初起用芦根煮汤或一味葱白浓煎，时时与之，但得微汗即解。若患儿喉中痰多，可加服猴枣散等。在出疹期不可轻易使用退热药物，以免皮疹骤没，导致麻毒内陷。麻疹收没期、麻疹顺证一般可不服药，能日趋康复。若神志改变加用清开灵注射液静脉滴注，神昏者加服安宫牛黄丸，抽搐者加服紫雪丹等。

6. 适宜技术 针刺疗法：选少商、尺泽、合谷、陷谷、关冲等穴，以清泄肺胃、解毒利咽。取肺俞、尺泽、大椎、曲池、身柱等穴，以宣肺泻热、止咳化痰。抽搐可针刺人中、涌泉穴。小儿推拿疗法：推攒竹，分推坎宫，擦迎香，按风池，补脾胃，补肺金，揉中脘，揉脾俞，揉足三里。麻疹初热期可选芫荽子（或新鲜茎叶）适量，加鲜葱、黄酒同煎，取汁，擦洗患儿全身，透热取微汗。皮疹透发不畅者可选西河柳、荆芥穗、樱桃叶煎汤熏洗。高热者，可按压大椎、合谷、风池、十宣等穴。

【健康教育】

1. 麻疹具有较强的传染性，应早期发现、早期诊断和早期隔离，控制传染源，对无合并症者不需住院治疗，可在家卧床休息，开展家庭治疗和家庭护理。

2. 流行期间应不带或少带易感儿去公共场所，防止交叉感染。患者使用的各种用具应彻底消毒，以切断传播途径。

3. 按要求接种麻疹疫苗，易感者接触麻疹后，应于 5 天内注射免疫球蛋白，以提高免疫力，预防交叉感染。

第九节　痄　　腮

痄腮是由感受风温邪毒，壅阻少阳经脉所致，以发热、耳下腮部肿痛为主要临床表现的急性传染病，多伴有头痛、咽痛、食欲不振、全身不适等症状。发病年龄以 3 岁以上儿童居多。一年四季都可发病，但以冬春季多见。一般预后良好，少数患儿由于邪毒炽盛，可见邪陷心肝之变证，部分年长儿还会因毒窜睾腹出现少腹疼痛、睾丸肿痛等症。感染后可获终身免疫。

金代《疮疡经验全书》始称“痄腮”，“此毒受在牙根耳聍，通过肝肾气血不流，壅滞颊腮，此是风毒症。”指出了本病的病因和病机特点。元代《局方发挥》中称本病为时行腮肿。《医学入门》称为搭腮肿，《证治准绳》称为腮颔发。明代《外科正宗·痄腮》阐明：“痄腮乃风热湿痰所生，有冬温后天时不正感发传染者多，两腮肿痛，初发寒热。”并提出内服柴胡葛根汤、外敷如意金黄散的治疗方法。《冷庐医话·杂病》记载：“痄腮之症，初起恶寒发热，脉沉数，耳前后肿痛，隐隐有红色，肿痛将退，睾丸忽胀。”《疡科心得集·辨鸬鹚瘟耳根痈异证同治论》有：“夫鸬鹚瘟者，因一时风温偶袭少阳，络脉失和。生于耳下，或发于左，或发于右，或左右齐发。”

西医学中的流行性腮腺炎，可参照本节辨证施护。

一、病因病机

痄腮发生的主要原因是外感风温邪毒，出现邪犯少阳及热毒壅盛之常证，重者可见毒窜睾腹和邪陷心肝之变证。

1. 邪犯少阳　外感风温邪毒，从口鼻而入，壅阻足少阳经脉，邪毒与气血相搏，凝滞于耳下腮部，则耳下腮颊漫肿而痛。热毒壅盛则见里热实证。

2. 毒窜睾腹　足少阳胆经与足厥阴肝经互为表里，病则相互传变，若邪由足少阳胆经传于足厥阴肝经，结于少腹，可发少腹痛、睾丸肿痛等。

3. 邪陷心肝　温毒炽盛，热极生风，内窜心肝，扰乱神明，则可出现高热、昏迷、抽搐等。

二、诊断与鉴别诊断

（一）诊断依据

1. 发病前2~3周有流行性腮腺炎接触史。

2. 以发热、耳下腮部漫肿疼痛为诊断的主要依据。一般急性发病，发热1~2天后，以耳垂为中心腮部漫肿，边缘不清，皮色不红，压之疼痛或有弹性，通常先发于一侧，继发于另一侧。口腔内颊黏膜腮腺管口可见红肿。

3. 腮腺肿胀约持续4~5日左右开始消退，整个病程1~2周。

4. 常见并发症有睾丸炎、卵巢炎、胰腺炎等，也有并发脑膜炎者。

（二）病证鉴别

发颐　西医称化脓性腮腺炎。多为一侧腮部肿痛，无传染性，常继发于热病之后，表皮泛红，疼痛剧烈，按压腮部可见口腔内腮腺管口有脓液溢出。而痄腮，痄与炸同音，喻其发病特点迅速，猛烈，有传染性。

三、辨证施护

【辨证要点】

1. 辨轻重　轻症不发热或发热不甚，腮肿不坚硬，属温毒在表；重症发热高，腮肿坚硬，胀痛拒按，属热毒在里。若出现高热不退、昏迷抽搐，或睾丸胀痛、少腹疼痛等为变证。

2. 辨常证、变证　凡发热、耳下腮肿，但无昏迷、抽搐、睾丸肿痛或少腹疼痛者，病在少阳经为主，属常证；若高热不退、神志不清、反复抽搐，或睾丸肿痛、少腹疼痛者，病在少阳、厥阴二经，属变证。

【证候分型】

1. 常证

（1）邪犯少阳

证候表现：轻微发热，或微恶寒，一侧或双侧耳下腮部漫肿疼痛，咀嚼不便，头痛，饮食减少，咽红，舌质红，苔薄白或薄黄，脉浮数。

证候分析：邪犯少阳，温毒在表。风温邪毒从口鼻而入，邪郁肌表，故有发热恶寒、咽痛；足少阳胆经绕耳而行，邪郁少阳经脉，与气血相搏，凝滞耳下腮部，故腮部肿胀疼痛；经脉受阻，关节不利，故咀嚼不便；邪毒上扰清阳，故头痛；邪扰脾胃，则纳少；舌红，苔薄黄，脉浮数为温毒在表之征。

护治原则：疏风清热，散结消肿。

治疗代表方：柴胡葛根汤。

(2) 热毒壅盛

证候表现：壮热烦躁，一侧或两侧耳下腮部漫肿疼痛，坚硬拒按，张口困难，咀嚼酸痛，口渴欲饮，头痛不舒，咽红肿痛，颌下肿块胀痛，饮食减少，大便秘结，小便短赤，舌质红，苔黄腻，脉数有力。

证候分析：温毒入里，热毒壅盛，故高热不退；邪毒壅盛于少阳经脉，气血凝滞不通，故腮部肿痛，张口困难；邪热内扰，则烦躁不安；热毒内扰脾胃，则食欲不振，呕吐；邪热上熏咽喉，则咽喉红肿；热邪伤津，则口渴引饮，尿少黄赤；舌红，苔黄，脉滑数为里热实证。

护治原则：清热解毒，软坚散结。

治疗代表方：普济消毒饮。

2. 变证

(1) 邪陷心肝

证候表现：高热不退，耳下腮部漫肿，疼痛不舒，坚硬拒按，烦躁不安，或神识昏迷，或神昏嗜睡，颈项强硬，头痛呕吐，四肢抽搐，舌红绛，苔黄腻，脉数有力。

证候分析：邪毒内陷，热扰心肝。邪热炽盛故高热不退；热陷心营，心神被蒙，故神昏，嗜睡；热盛动风，故项强，抽搐；邪毒壅结不散，故腮部肿胀疼痛；邪毒上扰清阳，故头痛；热毒内炽，胃气上逆，故呕吐；舌红，苔黄，脉洪数为内热炽盛之象。

护治原则：清热解毒，息风开窍。

治疗代表方：清瘟败毒饮。

(2) 毒窜睾腹

证候表现：腮部漫肿渐消，或腮肿消退，一侧或双侧睾丸肿胀疼痛，或脘腹疼痛，或少腹疼痛，疼痛拒按，舌红赤，苔黄腻，脉数有力。

证候分析：邪毒不清，内窜厥阴。足厥阴肝经循少腹络阴器，与足少阴胆经互为表里，病程后期足少阳胆经壅结之邪毒渐消，余邪流毒内窜至足厥阴肝经，蕴结于阴器，故见睾丸肿胀疼痛；流滞于少腹部，故有少腹疼痛；舌红，苔黄，脉数为邪毒未散之象。

护治原则：清肝泻火，活血止痛。

治疗代表方：龙胆泻肝汤。

【护理措施】

1. 生活起居护理 高热者卧床休息，限制活动，避免跳跃性动作。患儿食具及口鼻分泌物污染之用品经常煮沸消毒或曝晒。出现睾丸肿大伴压痛感时，可对局部进行冷敷，并用丁字形布带将睾丸托起以改善患儿的局部症状。

2. 病情观察 密切观察患儿体温、腮部肿胀情况，及时发现变证。发热、耳下腮肿，但无昏迷、抽搐、睾丸肿痛或少腹疼痛者，病情较轻；若高热不退、神志不清、反复抽搐，或睾丸肿痛、少腹疼痛者，病情较重。

3. 饮食护理 宜选流质或半流质饮食，忌酸、硬、辣等刺激性食物，及鱼虾、香椿等发物，避免引起唾液增多，肿痛加剧。保持口腔清洁卫生，鼓励患儿多饮水，餐后用淡盐水漱口。

4. 情志护理　患儿因腮腺肿胀疼痛而情绪不宁，应耐心劝慰，防止哭闹过度加重病情。因腮肿疼痛、张口困难而厌食，宜帮助其稳定情绪，引导鼓励进食。

5. 用药护理　中药汤剂宜浓煎，少量多次频服。邪犯少阳者可用小柴胡冲剂，热毒壅盛及邪陷心肝者可口服清开灵冲剂。局部肿胀处可用如意金黄散外敷，或紫金锭、青黛散醋调外敷。

6. 适宜技术　针刺疗法：取翳风、颊车、合谷、外关。高热配曲池、大椎；睾丸肿痛配太冲、血海、三阴交。可掐天庭、人中、十宣等穴镇惊止搐。穴位照射（用氦－氖激光），取少商、合谷、阿是穴（肿大的腮腺局部）、曲池、风池等穴。或用新鲜仙人掌、鲜蒲公英、鲜马齿苋，捣烂贴敷局部。

【健康教育】

1. 隔离患儿直至腮腺肿胀完全消退为止。流行期间幼儿园及小学要经常检查，有接触史及腮部肿痛的可疑患儿密切观察。

2. 接种麻、风、腮三联疫苗或腮腺炎疫苗可预防本病的发生。病后可有持久免疫力。

3. 流行季节可口服板蓝根冲剂或金银花煎服，以防传染。

第十节　水　　痘

水痘是由外感时行邪毒所致，以发热，皮肤分批出现斑疹、丘疹、水疱和结痂为主要临床表现的急性传染病。本病传染性强，全年均可发生，但以冬春季多见。易感儿童发病率高，且易造成流行，1～6 岁小儿常见。该病一般预后良好，不留瘢痕。病后可获持久免疫力。

本病的论述最早见于北宋钱乙的《小儿药证直诀》，指出“五脏各有一证，肝脏水疱，肺脏脓疱，心脏斑，脾脏疹，归肾变黑。”其中“肝脏水疱”即指水痘，明确指出本病具有传染性。南宋《小儿卫生总微论方·疮疹论》始有水痘之名：“其疮皮薄，如水疱，破即易干者，谓之水痘。”《景岳全书·痘疹诠》指出：“但有此疾，须忌发物，七、八日乃痊。”并指出治以清热解毒为主。《医宗金鉴·痘疹心法要诀》认为本病因湿热而成，发于脾、肺二经。《疹科纂要·水痘证治》阐述水痘的调护：“不宜食姜豆生姜，沐浴冷水，恐成疮疥水肿。”可见中医学对水痘的发病特征、诊治方法、调摄护理等方面均有较完善的认识。

西医学中的水痘，可参照本节辨证施护。

一、病因病机

本病的主要原因是外感水痘时行邪毒，初则邪伤肺卫，重者可见邪炽气营证。

1. 邪伤肺卫 外感水痘时行邪毒，由口鼻而入，蕴郁肺脾。肺司宣肃，邪毒袭肺，宣肃失常，卫表失和则见肺卫症状。水痘时邪郁阻于脾，肺主皮毛，脾主肌肉，正气抗邪外出，时邪夹湿透于肌表，则致水痘布发，疹色红润，疱浆清亮，随后湿毒清解，疱疹结痂向愈。

2. 邪炽气营 若小儿素体虚弱，加之感邪较重，调护不当，邪盛正衰，邪毒炽盛，则内传气营。气分热盛，致壮热烦躁、口渴、面红目赤；毒传营分，与内湿相搏外透肌表，则致水痘密集、疹色黯紫、疱浆混浊。

二、诊断与鉴别诊断

（一）诊断依据

1. 发病 2 ~3 周前有与水痘患儿或患带状疱疹者接触史。

2. 初起可有低热或中度发热，伴流涕，咳嗽。皮疹常在起病日或次日出现红色斑疹、丘疹，以躯干部位较多，四肢部位较少，呈向心性分布。疹点出现后，很快变为疱疹，呈椭圆形，外周有红晕，有痒感，疱壁较薄易破，继则结成痂盖脱落，不留疤痕。

3. 皮疹分批出现，此起彼落，同一部位皮肤斑疹、丘疹、疱疹与结痂并见。

4. 严重病例，可见出血性水痘，或并发脑炎。新生儿水痘病死率高，先天性水痘可引起胎儿畸形。

（二）病证鉴别

1. 脓疱疮 多发于头面部及四肢暴露部位。易形成脓疱及黄色厚痂，易破溃，经搔抓而播散。不成批出现，无全身症状。

2. 带状疱疹 疱疹呈成簇状排列，沿身体一侧的皮肤周围神经分布，不对称，有局部疼痛。

3. 水疥 即丘疹样荨麻疹，好发于下肢伸面，呈风团样丘疹，疹上可有针尖大小水疱，扪之坚实，不易破损，不结痂，伴有瘙痒，多反复发作。

三、辨证施护

【辨证要点】

辨别水痘的轻重，同时分清在卫、在气、在营。轻症痘形小而稀疏，色红润，疱内浆液清亮，或伴有轻度发热、咳嗽、流涕等症状，病在卫气。重症水痘邪毒较重，痘形大而稠密，色赤紫，疱浆较混，伴有高热、烦躁等症状，病在气营，易见邪毒闭肺、邪陷心肝等变证。

【证候分型】

1. 邪伤肺卫

证候表现：发热轻微，或身不发热，鼻塞流涕，咳嗽喷嚏，起病后 1 ~2 天出皮疹，疹色红润，疱浆清亮，根盘红晕，皮肤瘙痒，皮疹稀疏，分批出现，躯干多见，苔薄白，脉浮数。

证候分析：外感时行邪毒，从口鼻而入，肺卫受邪，故发热，鼻塞，流涕等；肺主皮毛，脾主肌肉，正气抗邪外出，时邪夹湿透于肌表，正盛邪轻，故水痘疱浆清亮，根盘红晕不明显，点粒稀疏；舌脉为风热之象。

护治原则：疏风清热，利湿解毒。

治疗代表方：银翘散。

2. 邪炽气营

证候表现：壮热不退，烦躁不安，口渴欲饮，面红目赤，皮疹稠密，疹色紫黯，疱浆混浊，甚至可见出血性皮疹，皮肤紫癜，大便干结，小便短赤，舌质红绛，苔黄少津，脉数有力。

证候分析：热毒炽盛，燔灼气营，故壮热烦躁；毒传营分，与内湿相搏外透肌表，故见水痘密集，根盘色红，疹色紫黯，疱浆混浊；便结、尿赤，苔黄糙而干，脉洪数等皆毒热炽盛之征。

护治原则：清气凉营，解毒化湿。

治疗代表方：清胃解毒汤。

【护理措施】

1. 生活起居护理　本病具有传染性，患儿须行接触隔离。居室温湿度适宜，保持皮肤清洁干燥，衣服宽大柔软，被褥整洁，以免造成患儿不适，增加痒感。保持手的清洁，剪短指甲，婴幼儿可戴并指手套，以免抓伤皮肤，继发感染或留下疤痕。高热时宜卧床休息，鼓励多饮水，促使邪毒排泄。加强口腔护理，保持口腔清洁。

2. 病情观察　密切观察皮疹的颜色、疱疹的稀疏或稠密及布发的情况。注意患儿的发热、神态、表情等变化。高热者应密切观察体温变化，必要时给予物理降温，以防高热惊厥。防止邪毒内陷及邪毒犯心等并发症，若出现咳嗽、气急、鼻翼扇动、惊厥或昏迷症状时，应及时报告医生救治。

3. 饮食护理　饮食清淡，给予易消化及营养丰富的流质及半流质，如绿豆汤、小米粥、面片等，宜多饮开水。忌油腻、辛辣及不易消化食物，如姜、辣椒、鱼虾等刺激性食物及发物。邪伤肺卫者可予金银花煎水代茶饮。水痘已出、发热尿赤者，选用薏苡仁红豆粥，以解毒祛湿。

4. 情志护理　医疗环境会使患儿产生恐惧心理，要耐心细致，多与患儿沟通，解除其紧张情绪，减少恐惧感，鼓励患儿及家长积极配合治疗。

5. 用药护理　解表药应轻煎，服药后以微汗为宜。高热患儿使用退热剂后应注意汗出情况，防止虚脱。

6. 适宜技术　高热时可针刺合谷、十宣放血以退热。瘙痒明显者，取肺、脾、神门、脑等耳穴行王不留行籽贴压。针灸法：取穴大椎、曲池、合谷、丰隆、三阴交等以清热疏风利湿。痘疹破溃、搔破感染者，可用青黛散撒布患处，或用黄连膏、如意金黄散，涂搽在疱疹局部，或用苦参、浮萍、芒硝水煎外洗。

【健康教育】

1. 本病流行期间，易感儿童少去公共场所。易感儿童若接触水痘患儿后，应观察3周，并立即给予水痘减毒活疫苗接种，可预防发病。

2. 指导家长掌握水痘的护理方法、隔离消毒知识以及并发症的观察等。轻者可在家进行隔离治疗，如有异常变化须及时就诊，以免延误病情。

3. 患儿的被服和用具，应放在阳光下曝晒或煮沸消毒。幼儿园须加强晨间检查及隔离观察制度。

4. 接种水痘减毒活疫苗，可以起到预防作用。孕妇在妊娠早期接触水痘者应给予VZIG被动免疫；水痘患儿禁用激素（包括含激素类软膏），对已接触水痘者可用人体丙种球蛋白或胎盘球蛋白增强其免疫功能。

附：手足口病

手足口病是由外感湿温疫毒时邪引起的急性出疹性时行疾病，临床以发热，手足肌肤、口腔黏膜疱疹为特征。一年四季均可发生，尤以夏秋季节常见。发病年龄以5岁以下小儿居多。本病传染性强，易引起流行。感染后对同型病毒能产生较持久的免疫力。一般预后较好，少数重症患儿可合并心肌炎、脑炎、脑膜炎等，甚则导致死亡。。

本病在中医古籍中无专门记载，根据其流行病学资料及临床特征，当属于中医“湿温病”范畴。近年来文献报道中医学治疗本病的方法较多，采用解毒化湿为主，佐以疏风、清热、凉血，或益气养阴法，可明显减轻症状，缩短病程，减少并发症的发生。

一、病因病机

引起手足口病的病因为感受湿温疫毒时邪，其主要病变部位在肺脾二经。

湿温时邪疫毒从口鼻而入，内侵肺脾，邪毒犯肺，肺气失宣，卫阳被遏，犯脾则脾气失健，胃失和降，临床可见发热、咳嗽、口痛、纳差、呕恶等症；邪毒蕴郁，气化失司，水湿与毒相搏，外透肌表，则发疱疹。

感邪轻者，疱疹仅限于手足肌肤及口咽部，分布稀疏，无明显全身症状；感邪较重，则疱疹波及四肢、臀部，分布稠密，全身症状较重；邪毒炽盛，内陷厥阴，可出现神昏、抽搐等。若邪毒犯心，气阴耗损，可见心悸、胸闷、气短，甚至阴损及阳，心阳欲脱，危及生命。

二、诊断与鉴别诊断

（一）诊断依据

1. 以手足肌肤、口腔黏膜疱疹为诊断的主要依据。

2. 发病前1~2周有手足口病接触史。潜伏期2~7天，初期一般表现为发热，体温多在38℃左右，可伴有咳嗽、流涕、头痛、口痛、纳差、恶心、呕吐、泄泻等症。

3. 口腔疱疹多发生在硬腭、牙龈、颊部、唇内及舌部，为粟米大小的红色疱疹，周围绕有红晕，疱疹破溃后形成溃疡，患儿自觉疼痛较剧，致使吞咽困难及流涎，常表现烦躁、哭闹、拒食等。皮疹呈离心性分布，好发于手掌、足底，少数患儿也可在肘、腕、臀、膝、踝等部位见到，但躯干及颜面部极少。皮疹先为玫瑰色红斑，斑丘疹，继可变成疱疹，疱疹显圆形或椭圆形扁平凸起，如米粒至豌豆大小，质地较硬，多不破溃，内有混浊液体，周围绕以红晕，数目不等。疱疹一般在7~10天消退，退后无瘢痕及色素沉着。

（二）病证鉴别

1. 水痘　水痘皮疹对称，分布于面部、头部、躯干及四肢近端，皮疹为多形态，各期皮疹同时存在，且皮疹较浅，底部无浸润，呈不规则形或椭圆形。而手足口病的疱疹呈单房形且多伴有低热等全身症状，一般有接触史。

2. 疱疹性咽炎及咽峡炎　疱疹性咽炎及咽峡炎好发于春季，多见于6个月~2岁幼儿，可出现发热，进食时哭闹、拒食，整个口腔黏膜，特别是咽部及咽峡部黏膜充血、水肿，并出现针头大小的透明水疱。水疱呈圆形或椭圆形，周围有红晕环绕，破溃后形成黄白色小溃疡，溃疡周围黏膜发红，口唇红肿裂开，颌下淋巴结肿大，但一般无手足疱疹。

三、辨证施护

【辨证要点】

1. 辨轻重　手足掌心及口腔黏膜出现疱疹，全身症状不重，属轻症；高热，手足、口腔、臀部、四肢疱疹，全身症状深重，属重症，多见于年幼体弱或感邪较重者。

2. 辨病性　手足口病热重者口腔溃疡明显，疼痛流涎，甚或拒食；偏于气分者，高热持续，口渴引饮，烦躁不安，溲赤便结；偏于营分者，身热夜甚，口干不欲饮，心烦不寐，舌质红绛；湿重者，皮肤疱疹显著，身热不扬，午后热甚，脘闷纳呆，呕恶苔腻。

【证候分型】

1. 邪犯肺脾

证候表现：低热或无发热，流涕咳嗽，咽红疼痛，或纳差恶心，呕吐泄泻，口腔及手足掌心疱疹，分布稀疏，疹色红润，疱液清亮，根盘红晕不著，舌质红，苔薄黄腻，脉浮数。

护治原则：宣肺解表，利湿解毒。

治疗代表方：甘露消毒丹。

2. 湿热蒸盛

证候表现：高热持续，口腔、手足、臀部、四肢疱疹，分布稠密，疹色紫黯，疱液混浊，根盘红晕显著，烦躁口渴，口痛流涎，甚或拒食，小便黄赤，大便秘结，舌质红绛，苔黄厚腻或黄燥，脉滑数。

护治原则：清气凉营，解毒祛湿。

治疗代表方：清瘟败毒饮。

【护理措施】

1. 生活起居护理 将患儿及时隔离，居室清洁，空气新鲜，温度适宜，定期开窗换气。对患儿的用具、呕吐物、排泄物等进行严格浸泡消毒。保证患儿衣服、被褥清洁、柔软，尽量减少对皮肤的各种刺激。剪短指甲，必要时包裹患儿双手，防止抓破皮疹。臀部有皮疹的婴儿，应随时清理大小便，保持臀部清洁干燥。注意口腔卫生，进食前后可用生理盐水或者温开水漱口，以防并发症。溃疡处可用消炎、镇痛、促进溃疡愈合的溃疡贴膜，并经常观察溃疡、糜烂愈合情况。

2. 病情观察 密切观察患儿生命体征、精神状态、皮疹出现及消退情况、神经系统症状等，及早发现有无邪毒内陷及邪毒犯心等并发症。若见异常，应立即通知医生，给予相应处理，同时做好相关记录。

3. 饮食护理 宜进营养丰富、刺激性小、易消化的流质或半流质饮食，如牛奶、鸡蛋汤、菜粥等。保持营养均衡，少吃零食。饮食宜温性、清淡、可口，忌肥甘、油腻、冰冷、辛辣、过咸等刺激性食物。口腔疼痛，咀嚼吞咽困难，唾液经常流出，易引起消化液流失，要嘱患儿咽下唾液。

4. 情志护理 由于手、足、口疱疹的疼痛刺激，使患儿产生紧张恐惧心理，常表现为哭闹不安，不能安静地接受治疗。因此医护人员态度要热情、和蔼，取得患儿的信任，减轻紧张心理。做治疗时采取鼓励表扬法，使患儿保持情绪稳定，避免哭闹，保证患儿充足的休息与睡眠。

5. 用药护理 解表药应轻煎，汤药宜热服，服药后以微汗为宜。高热患者使用退热剂后应注意汗出情况，防止虚脱。

6. 适宜技术 疱疹抓挠溃破，易引起皮肤感染，如破溃者，可用金黄散或青黛散麻油调敷。瘙痒明显者，可用苦参、芒硝、浮萍煎水外洗；也可取肺、脾、神门、脑等耳穴行王不留行籽贴压。当口唇、咽峡部发生疱疹，可西瓜霜合冰硼散吹敷口腔患处。

【健康教育】

1. 手足口病一般一周内可康复，但如果此前疱疹破溃，极容易传染。手足口病具有流行强度大、传染性很强、传播途径复杂等特点。病毒可以通过唾液飞沫或带有病毒之苍蝇叮爬过的食物，经鼻腔、口腔传染给健康儿童，也可因直接接触而传播。本病常在婴幼儿集聚的场所发生，呈流行趋势，故应注意环境卫生，居室要经常通风。流行期间不宜带儿童到人群聚集、空气流通差的公共场所。

2. 勤晒衣被，每日对玩具、个人卫生用具、餐具等物品进行清洗消毒。教育指导儿童养成良好卫生习惯，做到饭前便后洗手，预防病从口入。注意患儿的营养、休息，避免日光曝晒，防止过度疲劳。

3. 手足口病缺乏特异有效的防控措施。隐性感染者和无症状的病毒携带者均为传染源。目前，手足口病没有疫苗和特异性治疗药物，应加大健康宣传，使家长对儿童患病能够早发现，早就诊，减少感染机会。可选用具有芳香辟秽、清热解毒之功的中药，如藿香、艾叶等配制香囊起预防作用。

第六章 其他病证护理

本章主要介绍眼科的天行赤眼、圆翳内障、针眼和耳鼻喉科的脓耳、耳鸣、鼻渊、喉痈、喉痹以及骨伤科的腰腿痛、创伤骨折等 10 个常见病证的基本概念、病因病机、辨证要点、辨证分型、护理措施、健康教育等内容。

第一节 天行赤眼

天行赤眼是指外感天行疫疠之气，以白睛暴发红赤，且多呈一片鲜红，泪多眵少或无眵为主要临床表现的病证。常累及双眼，迅速传染并引起广泛流行。又名“天行赤目”、“天行赤热”、“天行气运”、“爆发火眼”等。俗称“红眼病”。谓其天行，即可在较大范围内广泛流行，一人发病，男女老幼皆可相染。若累及黑睛，出现星点翳障，则持续时间较长，可达数月或数年之久。本病多发于夏秋季，常见于成年人，传染性极强，潜伏期短，多于 24 小时内双眼同时或先后而发，起病急剧，刺激症状重，常呈暴发流行，预后良好。

早在《龙木总论》中即有本病的记载：“忽然赤疼肿相并，天行赤眼是为名，厉行热气相传染，体性随人有重轻。”指出本病具有传染性。《银海精微·天行赤眼》载：“天行赤眼者，谓天地流行毒气，能传染于人，一人害眼，传于一家，不论大小，皆传一遍，是谓天行赤眼。肿痛沙涩难开，或五日而愈。此一候之气，其病安矣。”《世医得效方》称本病为“天行赤目”，《证治准绳·杂病》称本病为“天行赤热”，《目经大成》称本病为“天行气运。”

西医学中的流行性充血性结膜炎（俗称“红眼病”）、病毒性结膜炎，可参照本节辨证施护。

一、病因病机

本病多因疫疠之气上犯白睛；或因肺胃积热，相召疫疠之气，内外合邪，热毒炽盛，上攻于目而成，或因眵泪相染所致。

二、诊断与鉴别诊断

（一）诊断依据

1. 发病急骤，双眼同时或先后发病，有接触史。

2. 患眼白睛红赤，或见白睛溢血呈点片状，胞睑红肿，结膜充血，自觉刺痒、异物感和烧灼感，涩痒交作，怕热羞明，眵多胶结。耳前或颌下淋巴结肿大。

（二）病证鉴别

1. 暴风客热 是指外感风热，猝然发病，以白睛红赤、眵多黏稠、痒痛交作为主要临床表现的眼病。本病多发于春、夏、秋之季，常以手帕、毛巾、水、手为传染媒介，易在公共场所蔓延，散发于学校等集体生活场所。发病急，多为双眼患病，一般两周左右可以痊愈，预后良好。本病类似于现代医学之假膜性结膜炎，属急性细菌性结膜炎。

2. 天行赤眼暴翳 是指因感受疫疠之气过重，患天行赤眼后，肺金凌木，病传黑睛，肺肝同病，而见黑睛星翳簇生的眼病。外感风热兼肝胆实火为本病的病因。本病多双眼同时患病，易传染流行，无明显季节性，各年龄段均可发生，病程较长，严重者可迁延数月以上。愈后常遗留不同程度的圆形角膜云翳，影响视力。本病类似于现代医学的流行性角结膜炎。

三、辨证施护

【辨证要点】

辨病因 初感疫疠之气，上犯白睛，热伤络脉，故辨证以白睛红赤，点状溢血及舌脉为要点；热毒炽盛证则因肺胃素有积热，复感疫疠之气，内外合邪，上攻于目，故辨证以白睛红肿，弥漫溢血，黑睛星翳之眼症及全身症状为要点。

【证候分型】

1. 初感疫疠

证候表现：患眼沙涩灼痛，畏光流泪，眵多清稀，白睛红赤、溢血，黑睛黑翳，胞睑红肿，耳前颌下可扪及肿核，全身可兼恶寒发热，鼻塞流涕，舌质红，苔薄白或薄黄，脉浮数。

证候分析：疫疠之气外袭，上犯白睛，故沙涩灼痛；郁而不散，故畏光流泪，白睛红赤；热伤络脉，而白睛溢血；壅于胞睑，则见红肿；壅滞于耳前颌下，故可扪及肿核。舌质红，苔薄黄为初感疫疠之气、内热不重之象。

护治原则：清热解毒，疏散风热。

治疗代表方：驱风散热饮加味。

2. 热毒炽盛

证候表现：白睛赤肿，胞睑红肿，白睛溢血，黑睛黑翳，羞明刺痛，热泪如汤，口渴引饮，溲赤便结，舌红，苔黄，脉数。

证候分析：肺胃素有积热，复感疫疠之气，内外合邪，上犯于目，壅滞不散，故眼部症状重；热邪不解，灼伤津液，故有口渴引饮、溲赤便结，舌红，苔黄，脉数，为热毒之邪壅盛于内所致。

护治原则：清热解毒，通腑泻热。

治疗代表方：泻肺饮加减。

【护理措施】

1. 生活起居护理 病室整洁，空气流通，温湿度适宜，光线不可太强。注意休息，少用目力。当单眼发病时，应取患侧卧位或头偏向患侧，以防眼泪流入健侧，引起感染。眼部分泌物特别多时可戴防护眼镜，滴眼药、毛巾、脸盆等要单独使用，做好床边隔离，防止交叉感染。使用过的器械、枕巾应严格消毒，更换的敷料要焚毁，患者出院后床单位要严格消毒。

2. 病情观察 观察患者自觉症状，如眼痒、异物感、灼热感、羞明、疼痛等；观察分泌物的质、量、色的情况；观察白睛红赤情况，有无眼睑红肿、球结膜水肿等，如有发热、畏寒、淋巴结肿大等全身情况，及时与医生联系。

3. 饮食护理 饮食宜清淡易消化，多食菠菜、苦瓜、冬瓜、西瓜、梨等新鲜果蔬，多饮水。忌食辛辣、油炸之品和发物，忌巧克力、葱、蒜等热性食品，戒烟酒。初感疫疠出现发热时，按外感发热病证护理，可用菊花、夏枯草、桑叶煎水代茶饮，热毒炽盛者可饮菊花茶或决明子茶。

4. 情志护理 理解关心患者，了解思想动态，耐心做好情志疏导，使其心态平和，保持心情舒畅。向患者解释疾病的发生、发展过程及治疗、转归情况，帮助其消除顾虑，积极配合治疗及护理，树立治疗疾病的信心。

5. 用药护理 初感疫疠者，中药汤剂宜热服，药后加盖衣被，以取微汗，助药力驱邪外出。热毒炽盛者，中药汤剂宜凉服，早晚分服。按时滴眼药水（膏），可根据细菌培养及药物敏感试验结果，选用2～3种抗生素眼药水交替滴眼，或用黄连西瓜霜眼药水滴眼，睡前可涂眼药膏，以发挥持续的治疗作用。眼部分泌物多时，先用消毒棉签蘸生理盐水轻轻拭去，再用抗生素眼药水滴眼。

6. 适宜技术 急性结膜炎初期时眼部宜作冷敷，有助于消肿退红；相反，初期热敷会使眼球充血，炎症可能扩散引起并发症。炎症未控制时，忌用激素类眼药，病毒性结膜炎禁用激素类眼药。针刺疗法可取风池、太阳、睛明、合谷、曲池、攒竹、丝竹空、瞳子髎等穴位，用泻法。亦可点刺患侧眉弓、眉尖、太阳、耳尖放血。

【健康教育】

1. 注意气候变化，及时加减衣物，预防感冒。加强锻炼，增加机体抵抗能力。指导患者注意个人卫生，勿用手和手帕揉眼，不要用公共面具洗脸。患病期间，注意隔离，禁止到公共浴室、游泳池等处活动，以免引起传播流行。

2. 指导患者正确滴眼药水（膏），坚持滴药，直至炎症消退根治，以免复发或转变为慢性结膜炎。注意闭目休息，少用目力。

3. 做眼部治疗时，按先健眼，后患眼的顺序进行，避免交叉感染。治疗过程慎用眼药膏及忌用眼垫包封患眼。

4. 红眼病流行期间，应加强卫生教育，使用抗生素眼药水或清热解毒中药预防发病。

第二节　圆翳内障

圆翳内障是指以晶珠混浊，视力渐降，渐至失明为主要临床表现的内障类眼病。本病多见于老年人，常两眼发病，有先后发生或轻重程度不同之别。圆翳内障患者，如眼部无其他疾患，仅为晶珠混浊，不论成熟与否，治疗效果均较好。

"圆翳内障"一名，首见于《秘传眼科龙木论》。《外台秘要·出眼疾候》记载："眼无所因起，忽然膜膜，不痛不痒，渐渐不明，久历年岁，遂致失明。令观容状，眼形不异，唯正当眼中小珠子里，乃有其障，作青白色，虽不辨物，犹知明暗之光，知昼知夜。如此之者，名作脑流青盲眼。未患时，忽觉眼前时见飞蝇黑子，逐眼上下来去，此宜用金篦决，一针之后，豁然开云而见白日。"《龙树菩萨眼论》曰："眼不痒不痛，端然渐渐不明，遂即失明，眼形不异，唯瞳人里有隐隐青白色，虽不辨人物，犹见三光者，名曰内障。"

西医学中的老年性白内障、先天性白内障、外伤性白内障、并发性白内障及代谢性白内障，均可参照本节辨证施护。

一、病因病机

多因年老体衰，肝肾两亏，精血不足，或脾虚失运，精气不能上荣于目所致。此外，肝经郁热或阴虚夹湿热上攻，亦是主要病因之一。

二、诊断与鉴别诊断

（一）诊断依据

1. 45 岁以上，双眼同时或先后发病，病程数月至数年不等。视力逐渐下降，初期有固定黑影或单眼复视。

2. 初发期可见晶状体周边皮质混浊，呈扇形、楔形灰白色，赤道部呈辐射状混浊。

3. 未成熟期可见晶状体皮质混浊加重，向瞳孔区发展，体积膨胀，前房浅，半月状虹膜投影，视力明显下降。

4. 成熟期可见全晶体呈弥漫性乳白色混浊。视力仅有光感，光定位及色觉正常，虹膜投影消失，前房深浅正常。

5. 过熟期可见晶状体纤维分解溶化，排出水分，体积缩小，前囊可见彩色胆固醇结晶或白色钙质沉着，黄色晶体核下沉，前房加深，虹膜震颤，晶状体脱位，可有复视。

（二）病证鉴别

1. 老年性核硬化 老年性核硬化多不影响视力，眼底镜彻照法检查眼底时，核硬化无遮光现象。

2. 并发性白内障 并发性白内障早期在面包屑样混浊中有彩色光泽，混浊沿视轴区向前发展，边界模糊。有眼部其他疾病病史。

3. 蓝点状白内障 静止性先天异常，混浊呈斑点状，可呈灰白色或天蓝色，一般较小，不影响视力。

三、辨证施护

【辨证要点】

辨脏腑 圆翳内障病位虽在眼，但与肝、脾、肾三脏关系密切。肝肾阴虚，精血不足，目窍失养，晶珠渐混则视物昏朦；肾阳虚衰，脾失健运，精气不能上贯于目，晶珠失养，渐变混浊，故视物昏朦；脾虚运化失常，湿阻中焦，蕴而化热，湿热上攻于目，目失濡养，故干涩昏花，晶珠混浊。

【证候分型】

1. 肝肾阴虚

证候表现：晶珠混浊，视物昏朦，头晕耳鸣，腰膝酸软，舌红，苔薄，脉细。

证候分析：肝肾阴虚，精血不足，目窍失养，晶珠渐混则视物昏朦；肾主骨，肾藏精，精生髓，诸髓属脑，肝肾阴虚，脑髓、骨骼失养，故头晕耳鸣，腰膝酸软；舌红，苔薄，脉细为阴虚所致。

护治原则：滋补肝肾。

治疗代表方：杞菊地黄丸加减。

2. 脾肾阳虚

证候表现：晶珠混浊，视物昏朦，形寒肢冷，面色晄白，喜热恶冷，大便溏薄，小便清长，舌质淡，苔薄，脉沉细。

证候分析：肾阳虚衰，脾失健运，精气不能上贯于目，晶珠失养，渐变混浊，故视物昏朦；脾肾阳虚，不能温养形体，故形寒肢冷，面色晄白，喜热恶冷；阳虚不能运化水湿，水湿下注故小便清长；脾肾阳虚，水谷不得腐熟运化，故大便溏薄；舌质淡，苔薄，脉沉细均为脾肾阳虚之征。

护治原则：温补脾肾。

治疗代表方：右归饮加减。

3. 气血两虚

证候表现：晶珠混浊，视物昏花，不耐久视，眉棱骨酸痛，神疲懒言，肢软乏力，舌淡，苔薄，脉细。

证候分析：气血不足，不能润养于目，晶珠渐变混浊，故视物昏花，不耐久视，眉棱骨酸痛；气血虚少，不足以充养周身，故神疲懒言，肢软乏力；舌淡，苔薄，脉细均为气血亏虚之象。

护治原则：益气补血。

治疗代表方：八珍汤加减。

4. 脾虚湿热

证候表现：晶珠混浊，干涩昏花，口干不欲饮，舌红，苔黄腻，脉滑数。

证候分析：脾虚运化失常，湿阻中焦，蕴而化热，湿热上攻于目，目失濡养，故干涩昏花，晶珠混浊；口干不欲饮，舌红，苔黄腻，脉滑数均为脾虚湿热之象。

护治原则：健脾除湿，宽中利湿。

治疗代表方：三仁汤加减。

【护理措施】

1. 生活起居护理　病室整洁安静，光线适宜。生活起居有规律，控制目力，减轻眼睛疲劳，以免用眼过度引起眼胀痛甚至头痛。注意休息，避免外感，保证充足睡眠。经常参加户外活动，外出时戴防护眼镜，避免强光刺激。

2. 病情观察　注意观察视力下降的程度；观察晶状体混浊程度及瞳孔有无变化；观察眼压的变化，若发生头痛、眼痛、恶心及呕吐，应立即报告医生。

3. 饮食护理　宜多食富含维生素C、谷胱甘肽、锌、硒、蛋白质的食物。忌辛辣、油腻、不易消化的食物，忌烟酒。肝肾阴虚者多食用枸杞子、核桃仁等补益肝肾之品，可用芡实、羊肾煲粥，或沙苑子、母鸡煲汤食用；脾肾阳虚者宜食用温补之品，如牛肉、羊肉等，忌生冷食物；气血两虚者宜食用猪肝、银耳、桂圆等益气养血之品；脾虚湿热者宜食用健脾利湿之品，如冬瓜、扁豆、薏苡仁等。

4. 情志护理　保持心情舒畅，避免忧郁紧张。由于圆翳内障患者年龄大、视力差，行动十分不便，常会出现社交及心理障碍，故应做好生活照料，解除思想顾虑，保持心胸开阔，情绪稳定。

5. 用药护理　服药期间观察病情，脾肾阳虚者中药汤剂宜饭前及临睡前热服为佳；气血两虚者宜在饭前及晚上热服；肝肾阴虚者可长期服用中成药，选用杞菊地黄丸、明目地黄丸、石斛夜光丸等；脾气虚弱者可服龙眼肉、酸枣仁膏等，以补益心脾。

6. 适宜技术　可用珍珠明目液、法可林、卡他灵（白内停）眼药水等滴眼。早期患者可行毫针刺法，选光明、太阳、睛明、攒竹、丝竹空、承泣、三阴交等穴，肝肾亏虚者加太冲、肾俞、百会、太溪、神阙以滋补肝肾；脾胃虚弱者加脾俞、胃俞、足三里、合谷以补益脾胃、益气养血；阴虚湿热者加脾俞、三焦俞、膀胱俞、太溪、阴陵泉以养阴清热除湿。或遵医嘱选择水针疗法，取合谷、曲池、肝俞、肾俞、三阴交、足三里、翳明等。

【健康教育】

1. 注意休息，少用目力，以减轻眼睛疲劳，防止晶体进一步老化。为防止圆翳内障的发生，在阳光较强的环境工作时，宜戴墨镜或防护眼镜以保护眼睛。适当锻炼，增加机体抗病能力。

2. 注意用眼卫生，勿用不洁物品擦抹眼睛。连续阅读或看电视时，不宜超过 1 小时，且中间需休息 15 分钟左右，以免引起视疲劳和视物不清。

3. 中老年患者应定期去医院进行检查，平时可遵医嘱服用杞菊地黄丸、六味地黄丸等中成药，以达到益肾填精、调理气血的目的。

4. 早期白内障患者，可予局部用药或口服药物，以控制病情发展。

5. 圆翳内障未成熟的患者应鼓励其多锻炼，劳逸结合，使血脉畅通，养气生清，上润目珠。手术后以静养为主，勿用力咳嗽及排便。

第三节 针 眼

针眼是因感受外邪，以胞睑边缘或眼睑内面生小硬结，形如麦粒，赤肿疼痛，继之成脓为主要临床表现的外障眼病。该病因脓成后用针刺破排脓即愈，或用针挑破背上的红点而愈，故名针眼。又名偷针、偷针眼、土疳、土疡、包珍珠和挑针等。可发生于任何年龄、季节，以素体虚弱，过度疲劳，不注意眼部卫生，以及青少年容易罹患。本病有反复发作和多发倾向。若无并发疔疮走黄，预后良好。

《审视瑶函·土疳症》曰："此症谓胞上生毒也，俗号为偷针。有一目生而传两目者，有只生一目者。有微邪不出脓血而愈者，有犯触辛热燥腻、风沙烟火，为漏、为吊败者，有窍未实，因风乘虚而入，头脑俱肿，目亦赤痛者。所病不一，因其病而治之。"

西医学中的睑腺炎（麦粒肿）、急性泪腺炎、急性泪囊炎、眼眶蜂窝组织炎等急性化脓性眼病，可参照本节辨证施护。

一、病因病机

本病的发生多为外感风热，客于胞睑，风热煎灼津液，变生疮疖；或过食辛辣刺激之品，脾胃积热，火热毒邪上攻胞睑，局部酿脓；或余邪未清，热毒蕴伏；或脾气虚弱，卫外不固，复感风热之邪，致本病反复发作。

二、诊断与鉴别诊断

（一）诊断依据

1. 初起胞睑痒痛，局部微肿，按之有小硬结，形如麦粒，压痛明显。

2. 继之局部红肿疼痛加剧，逐渐酿脓，顶部出现脓头，脓溃则病情随之缓解。严重者，胞睑漫肿，耳前肿核，伴畏寒发热。发于外眦部者，可伴白睛水肿。

3. 部分患者可反复发作和有多发倾向。

（二）病证鉴别

1. 胞肿 胞肿如桃，胞睑皮肤红赤，高肿难睁，状如桃李，肿痛拒按，白睛赤肿。相当于现代医学的眼睑炎性水肿。

2. 眼丹 眼丹发病部位同针眼，但眼丹眼睑赤痛漫肿，质硬拒按，常有恶寒发热、头痛等全身症状。

3. 眼痈 眼痈发病部位在眼睑皮下，较针眼病势凶猛，红肿热痛甚，化腐成脓范围大，可波及全部眼睑，并有畏寒、高热、头痛等全身症状。

三、辨证施护

【辨证要点】

辨外针眼与内针眼 外针眼的病变部位多靠近睑弦，脓成后在胞睑表面可见到脓点；而内针眼的病变部位在胞睑内面，脓成后需翻转胞睑才能见到脓点。

【证候分型】

1. 风热外袭

证候表现：针眼初起，痒痛微作，局部硬结，微红微肿，触痛明显，可兼见头痛，发热，周身不适，舌苔薄黄，脉浮数。

证候分析：风热致病则作痒作肿，热邪能致红致痛。风热之邪客于胞睑，气血壅滞，故见胞睑微痒红肿，硬结形成，早期邪实则压痛明显；风热束表，卫气失宣，则头痛、发热、周身不适；舌苔薄黄，脉浮数亦为风热外袭之征。

护治原则：疏风清热，消肿散结。

治疗代表方：银翘散加减。

2. 热毒炽盛

证候表现：胞睑红赤肿痛，睑弦硬结形成，焮热拒按，或硬结变软，小疖顶端有黄白色脓点，或见白睛壅肿，可伴口渴喜饮，溲黄便秘，舌红，苔黄，脉数。

证候分析：脾胃蕴热，上攻胞睑，故见胞睑红赤、疼痛拒按；蕴积热毒，上攻胞睑，蓄腐成脓，则见硬结变软，小疖顶端有黄白色脓点，或见白睛壅肿，热邪伤津则可伴口渴喜饮，溲黄便秘；舌红，苔黄，脉数均为热毒炽盛之征。

护治原则：清热解毒，消肿止痛。

治疗代表方：仙方活命饮。

3. 脾虚湿热

证候表现：针眼屡发，或针眼红肿不甚，经久不散，或兼见面色萎黄，倦怠乏力，偏食纳呆，便结，舌质淡，苔薄白，脉细数。

证候分析：脾胃虚弱，正气不固，复感外邪，故针眼反复发作，面色无华，神倦乏力；舌质淡，苔薄白，脉细数均为脾虚夹湿之征。

护治原则：健脾益气，托里排脓。

治疗代表方：六君子汤。

4. 热毒内陷

证候表现：胞睑肿痛增剧，伴见头痛，身热，嗜睡，局部皮色暗红不鲜，脓出不畅，舌质绛，苔黄糙，脉洪数。

证候分析：热毒壅盛致气滞血瘀，故见胞睑肿痛增剧，局部皮色暗红不鲜，脓出不畅；邪毒内陷，热扰神明则身热嗜睡；舌质绛，苔黄糙，脉洪数均为热毒内陷之征。

护治原则：泻火解毒，通腑消肿。

治疗代表方：内疏黄连汤。

【护理措施】

1. 生活起居护理 保持居室环境安静，整洁舒适，通风良好，光线柔和。起居有时，避风寒，适寒暑，劳逸结合，避免剧烈活动。热毒内陷者应卧床休息，尽量少搬动或打扰患者。对于风热外袭患者居室宜清爽；热毒炽盛及热毒内陷患者，多喜凉而恶热，室温宜偏低；脾虚湿热患者，居室宜干燥凉爽。

2. 病情观察 观察胞睑皮肤的颜色，是否有肿胀，肿胀的程度、范围等，以判断病情的程度与性质，是属于风热外袭还是热毒炽盛，或是热毒内陷，或是脾虚湿热。观察局部是否有硬结形成，硬结的部位、大小、范围，是否有压痛，拒按或喜按，有无脓点形成等表现。判断病情的发展程度，若硬结变软，脓点形成，则属针眼成熟。若突然出现头痛高热、烦躁或嗜睡等，应及时报告医生，采取措施。

3. 饮食护理 饮食以清淡、易消化为宜，忌肥甘厚味，辛辣炙煿，生冷助湿生痰之品。热毒炽盛、热毒内陷者宜食半流质或流质，鼓励多饮水，多喝西瓜汁、梨汁、苹果汁等；偏食纳呆者，指导其合理搭配饮食；脾虚湿热，面色萎黄，倦怠乏力者，可用太子参、五指毛桃、茯苓、瘦肉适量煎汤服用，以健脾祛湿，促进针眼的消散；儿童患者可服用七星茶，以健脾清热祛湿。

4. 情志护理 可以通过解释、鼓励、安慰等方式进行正面说理，使患者了解疾病的发生、发展及治疗护理的情况，解除其不良情绪，使患者精神愉快，心情舒畅，气机条达，促使疾病早日康复。

5. 用药护理 中药汤剂宜饭后温凉服。可用内服药渣再次煎水，用于熏蒸或温热外敷眼患处。本病具有传染性，注意做好消毒隔离。按时点滴眼药水（膏），操作前洗净双手，滴两种眼药水时，间隔 2～3 分钟，先滴眼药水，再涂眼药膏；先滴刺激性弱的眼药水，再滴刺激性强的眼药水。滴药时动作要轻，滴管离眼 1～2cm，以免伤及角膜。

6. 适宜技术 局部切忌挤压、搔抓、碰撞、挑剔硬结；硬结未软化时切忌过早切开。针眼脓未成者不得针破或切开，不能在病变区域内选择针刺治疗的穴位，以免邪毒内陷，形成疔疮走黄之恶候。脓点形成者，宜切开排脓，外针眼者，切口宜在胞睑皮肤面，与睑弦平行切开；内针眼者，切口宜在胞睑内面，与睑弦垂直切开；若脓腔大，应放置引流条，直至脓尽，创口用眼垫包封，嘱患者每日复诊换药至创口痊愈。未成脓者可用挑刺法、刺血法，分泌物多者可用结膜囊冲洗法，以保持结膜囊清洁。

【健康教育】

1. 养成良好的生活习惯，慎起居，适寒暑，怡情志，劳逸结合，避免熬夜和过度疲劳，减少使用目力。勿用手、手帕、毛巾等揉擦眼部。积极锻炼身体，增强体质，防御外邪入侵。

2. 注意饮食卫生，切忌偏食，少食肥甘厚味、辛辣炙煿等聚湿蕴热生痰之品。

3. 如已发生针眼，禁止挤压针眼，以免热毒扩散，引起胞睑周围及颜面浮肿，形成胞肿入桃或眼丹等变症，甚至变生疔疮走黄等危及生命之重症。

4. 使用外敷药物治疗时，注意勿将药物进入眼内，以免损伤结膜角膜。

第四节　脓　　耳

脓耳是因邪热犯耳，血腐化脓所致，以鼓膜穿孔、耳内流脓、听力下降为主要临床表现的病证。其有急慢之分，急者为病之初起，可兼有发热、耳痛等症状，如及时治疗，可得痊愈；慢性者病程较长，症状时轻时重，可妨碍听力，且容易发生合并症。本病是耳科常见病、多发病之一，多发于小儿，可发生于任何季节，夏热季发病或慢性脓耳急性发作者较多。

《灵枢·厥病》曰："耳痛不可刺者，耳中有脓。"这是类似于脓耳症状的最早记述。脓耳病名首见于南宋《仁斋直指方·卷二十一》记载："热气乘虚，随脉入耳，聚热不散，脓汁出焉，谓之脓耳。"古代医家对脓耳的论述较多，有聤耳、耳疳、耳底子、耳湿等名称，还有按脓色不同而命名的，其含义不尽相同，但共同的特征是耳内流脓。

西医学中的急、慢性化脓性中耳炎及乳突炎等病证，可参照本节辨证施护。

一、病因病机

本病病因有内因和外因两类。外因多为风热湿邪侵袭；内因多属肝、胆、脾、肾脏腑功能失调所致。风热外袭或风寒化热循经上犯，风热邪毒结聚耳窍而为病；外感湿热之邪，内犯肝胆，或肝胆素有内热，循经上蒸，热邪搏结于耳窍，火热炽盛，腐蚀鼓膜，化腐成脓；素体脾气虚弱，健运失职，湿浊内生，泛溢耳窍，致脓耳缠绵难愈；先天禀赋不足或房劳伤肾，或久病不愈，致肾元亏虚，耳窍失养，邪毒侵袭或滞留，使脓耳迁延难愈，肾虚耳部骨质失养，不堪邪毒腐蚀，则骨腐脓浊而臭，甚至邪毒内陷，导致脓耳变证。

本病病位在耳，一般而言，初期多为实证、热证；流脓日久，多属虚证或虚中夹实。

二、诊断与鉴别诊断

（一）诊断依据

1. 初发病者大多有外感病史或有鼓膜外伤史，病久者有耳内反复流脓史。以鼓膜穿孔、耳内流脓为主要临床表现，伴有听力下降，急性期可有发热及耳深部痛。

2. 急性发作者，耳内疼痛、胀闷、听力障碍，或有耳鸣；随病情发展，疼痛加剧，甚则痛引头脑，全身可有畏寒、发热等症。小儿急性发作者，全身症状较重，可见高热、啼哭、抓耳、摇头、烦躁不安、拒食甚至耳后红肿等。鼓膜穿孔溢脓后，则耳痛及全身症状逐渐减轻。病久者以耳内反复流脓、不同程度听力减退为主要表现。慢性脓耳在感冒、疲劳、耳内进水时常有急性发作。

（二）病证鉴别

1. 耳疮 是指以外耳道弥漫性红肿、疼痛为主要特征的疾病。轻者耳内微痒微痛不适；重者外耳道肿胀较甚，皮肤溃烂、流脓。病情迁延，则外耳道皮肤增厚，外耳道变窄，有痂皮或碎屑，或有褐色分泌物。

2. 耳疖 是指发生于外耳道的疖肿，以耳痛、外耳道局限性红肿、突起如椒目为特征，多有挖耳史。

三、辨证施护

【辨证要点】

1. 辨虚实 本病初期多属实证、热证；流脓日久，多属虚证或虚中夹实。

2. 辨脓色 黄脓多为湿热，红脓多为肝胆火盛，白脓多为脾虚，流脓臭秽黑腐者多为肾虚。

3. 辨脏腑 本病病位在耳，病变主要与肝、脾、肾三脏密切相关。肝胆火盛者见发热，面红，烦躁易怒，口苦咽干，便结溲黄等症状。脾虚湿困者见四肢倦怠，面黄肌瘦，纳差食少，大便溏薄等症状。肾元亏虚者见头晕神疲，腰膝酸软等症状。

【证候分型】

1. 风热外侵

证候表现：发病较急，耳痛并呈进行性加重，听力下降，或耳内流脓，耳鸣，伴发热，恶寒，鼻塞流涕，周身不适，舌质偏红，苔薄白或薄黄，脉弦数。

证候分析：风性善行数变，常夹寒夹热，而多从火化，故发病急；风热外侵，肺卫受邪，风热壅滞耳窍，与气血搏结，则耳内疼痛；火热壅盛，灼伤鼓膜，腐蚀血肉，故见鼓膜红赤，甚至穿孔流脓；发热，恶风寒，鼻塞，流涕，舌红，苔薄白或薄黄，脉弦数皆为上焦肺卫风热壅盛之征象。

护治原则：疏风清热，解毒消肿。

治疗代表方：蔓荆子散加减。

2. 肝胆火盛

证候表现：耳内剧痛，如钻如刺，耳内流脓，脓多而黄稠或带红色，伴发热，面红，口苦咽干，烦躁易怒，小便黄赤，大便秘结，舌质红，苔黄厚，脉弦数或滑数。小儿症状较成人为重，可有高热，烦躁不安，惊厥等症。

证候分析：内外邪热困结耳窍，故耳内剧痛；热毒炽盛，腐蚀血肉，化腐成脓，热盛则脓稠黄，热伤血分，则脓中带血而红；口苦咽干，烦躁易怒，小便黄赤，大便秘结，舌红，苔黄，脉弦数等均为肝胆火热之征象。小儿脏腑柔弱，形气未充，邪毒易内犯或引动肝风，故症状较为严重。

护治原则：清肝泻火，解毒排脓。

治疗代表方：龙胆泻肝汤加减。

3. 脾虚湿困

证候表现：耳内流脓，脓水清稀，量多，无臭味，经年不愈，听力下降或有耳鸣，伴头晕，头重，四肢倦怠，面色少华，纳差，大便溏薄，舌质淡，苔白或腻，脉缓弱。

证候分析：湿邪属阴，性黏滞。脾虚运化失健，湿浊内生，困结耳窍，故耳内脓液清稀，量较多，缠绵日久而无臭味；湿浊蒙蔽清窍，故耳鸣耳聋，头晕，头重；四肢倦怠，面色少华，纳差，便溏，舌质淡，苔白腻，脉缓弱等皆为脾虚失于运化，清阳之气不得营运之征象。

护治原则：健脾渗湿，补托排脓。

治疗代表方：托里消毒散加减。

4. 肾元亏虚

证候表现：耳内流脓，脓量少，耳脓秽浊或呈豆腐渣样，有恶臭气味，经年不愈，反复发作，听力明显减退，伴头晕神疲，腰膝酸软，舌质淡红，苔少或无，脉细弱。

证候分析：肾开窍于耳，肾元亏损，耳窍失养，邪毒滞留，故耳内流脓日久不愈，并反复发作；邪毒久恋，蚀骨化腐成脓，故耳脓秽浊或呈豆腐渣样，并有恶臭气味；肾精亏损，耳窍失养，故听力明显减退；肾元虚损，脑髓失充，故头晕神疲，腰膝酸软；舌淡红，苔少或无苔，脉细弱为肾元亏损之征象。

护治原则：补肾培元，祛腐化湿。

治疗代表方：肾阴虚者，知柏地黄丸加减；肾阳虚者，肾气丸加减。

【护理措施】

1. 生活起居护理 居室宜空气清新，注意个人卫生，戒除不良挖耳习惯。肝胆火热者室温宜偏低，忌闷热；脾虚湿困者，居室应暖和，阳光充足，忌潮湿。注意休息，取患侧卧位，利于脓液的引流；擤鼻涕不能用力和同时压闭两只鼻孔，应交叉单侧擤鼻涕；患慢性脓耳者不宜游泳。

2. 病情观察 注意观察患者耳痛的程度、脓液的颜色、性质和量及患者的全身症状，及时了解病情发展趋势。观察伴随症状，如高热者要给予物理降温或遵医嘱给予退热药。小儿若反复发作脓耳可影响听力，故必须注意观察并预防。若见耳内流脓不畅，剧烈的耳痛、头痛、呕吐、发热和神志异常，尤其小儿和老人，应警惕并发症的发生，及时就医，采取中西医结合的治疗方法。若患者出现面肌运动丧失，不能提额、皱眉，眼睑不能闭合，口歪向健侧，不能鼓腮等症，为脓耳所致的口眼㖞斜，应及时治疗。

3. 饮食护理 宜食清淡、易消化、富含营养的软食，多饮水，多食水果和蔬菜，忌食海腥、羊肉、辛辣、肥厚之品，忌烟酒。保持大便通畅。根据不同的辨证进行饮食指导，风热外侵者可选桑叶、菊花、薄荷、绿茶少量，用沸水冲泡代茶饮；肝胆火盛者可选用蒲公英粥、银花荷叶粥等，稍温服食；脾虚湿困者可选用山药扁豆薏苡仁粥等；肾元亏虚者可用黄精粥、枸杞粥等。

4. 情志护理 向患者耐心解释病情、治疗方案，使患者情绪稳定，树立信心，积极配合治疗。本病病变主要与肝、脾、肾三脏密切相关，故应尽量避免忿怒、思虑过度、惊恐等不良情绪。脓耳迁延难愈的患者易产生烦躁情绪，应让患者了解本病的特点、性质及注意事项，以避免或减少本病的反复发作。

5. 用药护理 中药汤剂以温热服用为宜，一般药物遵医嘱按时按量服用。风热外侵者所服中药多为辛散轻扬之品，有效成分易挥发，不宜久煎；肝胆火盛者中药宜饭后凉服或微温服；肾元亏损者中药宜饭前空腹服用，以利药物吸收。使用滴耳或吹耳外治药时，应注意正确的操作方法。滴入药液后轻轻牵拉耳廓，使药液易于流入耳道内，禁止使用粉剂，以免与脓液结块，影响引流。

6. 适宜技术 虚证患者可选用灸法，灸前先擦洗外耳道脓液，用艾条温和灸耳周穴位，至局部皮肤红润、有温热感为度，或用20%黄连滴耳液、虎耳草鲜汁滴耳。或用氦氖激光照射法，使光束准确照射病侧外耳道，及耳门、听宫等穴位。也可用耳穴贴压疗法，取耳尖、神门、肾上腺、肾、内耳、肝、胆、外耳、内分泌等穴。耳痛严重者，可予穴位按摩或行毫针刺法，取耳门、听会、翳风、合谷、外关等穴，以清热化腐。风热壅盛者可针刺大椎、曲池以疏风清热；肝胆火盛者可针刺行间、侠溪以疏泄肝胆；脾虚湿困者可针刺三阴交、阴陵泉以健脾利湿；肾元亏虚者可针刺太溪、肾俞以补肾填精。

【健康教育】

1. 指导患者正确的滴耳和洗耳方法，用药前及时清除外耳道积脓。普及正确哺乳的卫生知识，指导母亲采取正确的哺乳姿势，防止婴儿因吮乳姿势不当，误入咽鼓管诱发脓耳。普及正确擤鼻的卫生知识，防止擤鼻用力过度，使邪毒窜入耳窍诱发脓耳。

2. 加强身体锻炼，增强体质，积极预防并及时治疗感冒、鼻及鼻咽部的慢性病变。提高患者的自我保健能力，有鼓膜穿孔者要避免参加游泳等可能导致耳道进水的活动。

3. 宣传脓耳的发病机制、影响因素、诱发因素及预后转归等相关知识，戒除不良挖耳习惯，勿用尖锐器物挖耳道，防止刺伤鼓膜导致脓耳。游泳或洗澡时，要防止污水进入耳道。

第五节　耳　　鸣

耳鸣是指患者自觉耳内鸣响而周围环境中并无相应声源的病证。耳鸣可发生于单侧，也可发生于双侧。因患者有时自觉鸣声来自头颅内部，故又称为“颅鸣”或“脑鸣”，在中医古籍中还有“聊啾”、“苦鸣”、“耳虚鸣”等不同的名称。耳鸣既是多种耳科疾病乃至全身疾病的一种常见症状，有时也可单独成为一种疾病。

中医学对耳鸣早有认识。《灵枢·口问》：“黄帝曰：人之耳中鸣者，何气使然？岐伯曰：耳者，宗脉之所聚也，故胃中空则宗脉虚，虚则下溜，脉有所竭者，故耳鸣。”《素问·海论》曰：“髓海不足，则脑转耳鸣。”《外科证治全书·卷二》中说：“耳鸣者，耳中有声，或若蝉鸣，或若钟鸣，或若火熇熇然，或若流水声，或若簸米声，或睡着如打战鼓，如风入耳。”《诸病源候论·卷二十九》：“劳动经血，而血气不足，宗脉则虚，风邪乘虚，随脉入耳，与气相击，故为耳鸣。”

西医学中的感染、外伤等原因引起的耳鸣，均可参照本节辨证施护。

一、病因病机

本病病因有外感和内伤之分。外感风热，或风寒化热，肺失宣降，致外邪循经上犯耳窍，蒙蔽清窍，导致耳鸣；外邪由表而里，侵犯少阳，或情志抑郁，亦或暴怒伤肝，致肝失调达，气郁化火，可导致肝胆火热循经上扰耳窍，引起耳鸣；饮食不节，或思虑过度，伤及脾胃，致水湿不运，聚而生痰，痰火郁于耳中，壅闭清窍，导致耳鸣；或因跌仆爆震、陡闻巨响等伤及气血，致瘀血内停，或久病入络，均可造成耳窍经脉壅阻，清窍闭塞，发生耳鸣；先天肾精不足，或病后失养，或房劳过度，伤及肾精，或年老肾精渐亏，虚火内生，上扰耳窍，引起耳鸣；或素体脾胃虚弱，清阳不升，气血生化之源不足，而致气血亏虚，不能上奉于耳，耳窍经脉空虚，导致耳鸣，或大病之后，耗伤心血，心血亏虚，则耳窍失养而致耳鸣。

本病病位在耳，有虚实之分，实证多因外感风热或脏腑实火上扰耳窍，亦或瘀血、痰饮蒙蔽清窍所致；虚证多因脏腑虚损、气血亏虚、清窍失养所致。

二、诊断与鉴别诊断

（一）诊断依据

1. 以患者自觉耳内鸣响为主要临床表现；可急性起病，亦可缓慢起病；可为单侧，亦可为双侧；可呈持续性，也可呈间歇性；耳鸣的音调可呈高音调，如蝉鸣声、汽笛声等，也可呈低音调，如机器声、隆隆声等；一般在夜间或安静时加重，严重时可影响睡眠及对生活、工作、情绪产生干扰；无明显听力下降。

2. 有耳外伤史、爆震史、噪声接触史、耳毒性药物用药史、耳流脓史，或其他全身疾病导致体质亏虚等病史。

（二）病证鉴别

耳聋 指不同程度的听力减退。耳鸣与耳聋在临床上常常同时或先后出现，二者的病因病机及中医辨证施治基本相似，两者的主要区别是：耳聋有明显听力减退或丧失，耳鸣则无明显听力下降。

三、辨证施护

【辨证要点】

1. 辨虚实 起病急、病程短者多为实证，常因风热侵袭、肝火上扰、痰火郁结、气滞血瘀等引发；起病缓慢、病程较长者多为虚证，常与肾精亏损或气血亏虚有关。病久常虚中夹实，虚实夹杂。

2. 辨脏腑 本病与肝、肾二脏密切相关，肝火上扰者出现口苦，咽干，面红，目赤，尿黄，便秘，夜寐不宁，胸胁胀痛，头痛或眩晕等症状。肾精亏损者出现头昏眼花，腰膝酸软，虚烦失眠，发脱齿摇，夜尿频多，遗精，带下等症。

【证候分型】

1. 风热侵袭

证候表现：突起耳鸣，如吹风样，昼夜不停，或伴有耳胀闷感，伴鼻塞，流涕，咳嗽，头痛，发热恶寒，舌质红，苔薄黄，脉浮数。

证候分析：风热外袭，肺经受病，宣降失常，外邪循经上犯，蒙蔽清窍，故耳鸣；风热上犯，经气痞塞，则耳内胀闷；鼻塞，流涕，咳嗽，头痛，发热恶寒，舌红，苔薄黄，脉浮数均为风热之征象。

护治原则：疏风清热，宣肺通窍。

治疗代表方：银翘散加减。

2. 肝火上扰

证候表现：耳鸣如闻潮声或风雷声，多在情志抑郁或恼怒之后耳鸣加重，伴口苦，咽干，面红，目赤，溲黄，便秘，夜寐不宁，胸胁胀痛，头痛或眩晕，舌质红，苔黄厚，脉弦数。

证候分析：肝胆互为表里，足少阳胆经入耳中，肝火循经上扰耳窍，则耳鸣；情志抑郁或恼怒则肝气郁结，气郁化火，故耳鸣加重；肝火上炎，则面红目赤，头痛或眩晕；肝火内炽，灼伤津液，则口苦、咽干、溲黄、便秘；肝火内扰心神，则夜寐不宁；肝经循胁肋，肝气郁结，则胸胁胀痛；舌质红，苔黄厚，脉弦数为肝火旺盛之征象。

护治原则：清泄肝热，开郁通窍。

治疗代表方：龙胆泻肝汤加减。

3. 痰火郁结

证候表现：耳鸣，耳中闷胀，伴头重头昏，或见头晕目眩，胸脘满闷，咳嗽痰多，口苦或淡而无味，二便不畅，舌质红，苔黄腻，脉滑数。

证候分析：痰火郁结，蒙蔽清窍，故耳鸣，耳中闷胀，头重头昏或头晕目眩；痰湿中阻，气机不利，则胸脘满闷，二便不畅；痰火犯肺，肃降失常，则咳嗽痰多；痰湿困脾，则口淡而无味；内热则口苦；舌质红，苔黄腻，脉滑数为内有痰热之征象。

护治原则：化痰清热，散结通窍。

治疗代表方：清气化痰丸加减。

4. 气滞血瘀

证候表现：耳鸣病程可长可短，全身可无其他明显症状，或有爆震史，舌质黯红或有瘀点，脉细涩。

证候分析：耳为清空之窍，若因情志郁结，气机阻滞，或爆震之后，致瘀血停滞，耳窍经脉闭塞，则耳鸣；舌质黯红或有瘀点，脉细涩为内有瘀血之征象。

护治原则：活血化瘀，行气通窍。

治疗代表方：通窍活血汤加减。

5. 肾精亏损

证候表现：耳鸣如蝉，昼夜不息，安静时尤甚，操劳则加剧，或见头昏眼花，腰膝酸软，虚烦失眠，发脱齿摇，夜尿频多，遗精，带下，舌质红，苔少，脉细弱。

证候分析：肾开窍于耳，肾精亏损，不能上奉于耳，则耳鸣；肾主骨生髓，脑为髓海，齿为骨之余，肾元亏损，则头昏眼花，发脱齿摇；肾主水，肾气不固则夜尿频多；腰为肾之府，肾虚则腰膝酸软；肾阴不足，虚火内扰心神，则虚烦失眠；舌质红，苔少，脉细弱为肾精亏损之征象。

护治原则：补肾益精，滋阴潜阳。

治疗代表方：杞菊地黄丸加减。

6. 气血亏虚

证候表现：耳鸣，疲劳加重，或见倦怠乏力，声低气怯，面色无华，食欲不振，脘腹胀满，大便溏薄，心悸失眠，舌质淡红，苔薄白，脉细弱。

证候分析：脾失健运，气血生化之源不足，耳窍失养，则耳鸣；气虚则倦怠乏力，声低气怯；血虚则面色无华；脾虚失运，则食欲不振，脘腹胀满，大便溏薄；血虚心神失养则心悸失眠；舌质淡红，苔薄白，脉细弱为气血不足之征象。

护治原则：健脾益气，养血通窍。

治疗代表方：归脾汤加减。

【护理措施】

1. 生活起居护理 病室宜整洁安静，空气新鲜，光线柔和，避免噪音刺激。注意劳逸结合，饮食有节，起居有常，保持心情舒畅，避免过度劳累、紧张，节制房事。常按摩耳部增强耳部血运。晚上睡觉前可用热水泡脚，或按摩双足涌泉穴，有引火归元作用，有助于减轻耳鸣症状。鼓励患者置身于声音充实的环境中，主动接触自然界声音或让患者听节奏舒缓的音乐，缓解紧张的情绪，从而提高生活质量。

2. 病情观察 密切观察患者耳鸣程度，伴有的症状、舌苔、脉象等情况。若有耳痛耳胀者，应注意观察鼓膜的情况以及外耳道是否有脓液渗出。观察有无头痛、眩晕等症状以及神志、面色、血压等变化。因耳鸣与耳聋在临床上经常同时或先后出现，故要注意观察患者的耳鸣程度，密切监测听力变化情况，及时治疗，预防听力下降。对有听力下降的患者，要积极恰当治疗，尽最大可能恢复听力。

3. 饮食护理 饮食宜清淡、有营养，忌食辛辣、肥厚之品，避免摄入刺激性食物，如咖啡、浓茶、烟酒等，忌暴饮暴食，以免诱发和加重耳鸣。外感风热者宜进食疏风清热的半流质食物，如蒲公英粥、生姜粥等；肝火上扰者可食疏肝清火之品，如银花菊花粥、苦瓜羹；痰火郁结者应多食祛痰降火食物，如绿豆粥、萝卜汤等；脾胃虚弱者宜多食健脾祛湿之品，如莲子桂圆粥、薏苡仁粥等；耳鸣眩晕者应多食补肾益精的食物，如银耳杜仲粥、枸杞汤、白芷鱼头汤等。

4. 情志护理 不良的情志刺激，可诱发耳鸣。应嘱患者保持心情舒畅，情绪稳定，避免精神刺激及过度恼怒忧郁。对于焦虑、抑郁的患者，要耐心聆听其倾诉，给予理解、同情和安慰，及时解决患者的疑问和尽量满足需要，指导患者调节情绪和自我心理疏导方法。

5. 用药护理 中药汤剂以温热服用为宜。风热外侵者使用解表药不宜久煎，汤剂宜热服，服后卧床盖被，以助发汗；祛湿降浊汤剂宜饭后服；肝火上扰和痰火郁结者中药宜饭后凉服或微温服；气滞血瘀者中药宜饭后温服，服药期间忌食生冷；肾精亏损和气血亏虚者中药宜饭前空腹温服，以利药物吸收。

6. 适宜技术 耳内虚鸣者，可艾灸中脘、百会、足三里及背部腧穴，或予耳穴贴压埋籽法，取内耳、肾、肝、神门、皮质下等穴，嘱患者定时按压刺激。或用按摩法，以食指或中指置于外耳道口，或取听宫、听会、耳门、翳风、完骨等穴，轻轻按压，可缓解耳鸣症状。或行穴位敷贴，取吴茱萸、乌头尖、大黄粉，温水调和，敷贴于涌泉穴，有引火下行的作用，适用于肝火、痰火、虚火上扰所致耳鸣。或用毫针刺法，取耳门、听宫、听会、翳风、中渚、侠溪等穴。风热侵袭所致耳鸣可针刺风池、外关、合谷等穴，以疏风清热；肝火上扰所致耳鸣可针刺行间、丘墟、足临泣等穴，以清泄肝火；痰火郁结所致耳鸣可针刺丰隆、内庭等穴，以豁痰泻火；肾精亏损者可针刺肾俞、太溪、关元等穴，以补肾填精；气血亏虚者可针刺气海、足三里、脾俞等穴，以补益脾胃。

【健康教育】

1. 耳鸣为多种耳病的常见症状之一，指导患者积极防治引起耳鸣的各种疾病，进行相关知识的宣教，提高患者的自我保健能力。

2. 引导患者树立乐观豁达的生活态度，避免情志因素诱发耳鸣。起居有常，加强锻炼，增强体质，预防伤风感冒。

3. 降低或避免噪声环境，指导患者正确使用耳机和手机。饮食宜清淡，戒烟、酒，避免使用耳毒性药物。

第六节 鼻 渊

鼻渊是因邪犯鼻窦，窦内湿热蕴积，酿成痰浊所致，以鼻流浊涕、量多不止为主要临床表现的病证。常伴有头痛、鼻塞、嗅觉减退，久则虚眩不已等症状，是鼻科的常见病、多发病之一。多发生于感冒或急性鼻炎之后，有虚实之分。本病一年四季、男女老幼均可患病，而以青少年多见。

鼻渊病名，最早见于《内经》，如《素问·气厥论》曰："胆移热于脑，则辛頞鼻渊。鼻渊者，浊涕下不止也。"继《内经》后，历代医家对本病的论述也较多，并根据《内经》对其病机、病位、症状及"脑渗为涕"的论述，又有"脑漏"、"脑渗"、"脑崩"、"脑泻"等病名。《景岳全书·卷二十七》中说："此证多因酒醴肥甘或久用热物，或火由寒邪，以致湿热上熏津汁。"

西医学中的急、慢性鼻窦炎，均可参照本节辨证施护。

一、病因病机

本病主要因肺经风热，胆腑郁热，脾胃湿热，肺气虚寒，脾气虚弱等所致，病位在鼻窍。风热袭表伤肺，或风寒外袭，郁而化热，内犯于肺，肺失宣降，邪热循经上壅鼻窍而为病；情志不遂，恚怒失节，胆失疏泄，气郁化火，胆火循经上犯，移热于脑，伤及鼻窍，或邪热犯胆，胆热上蒸鼻窍而为病；饮食失节，湿热内生，运化失常，湿热邪毒循经熏蒸鼻窍而发为本病；久病体虚，致肺脏虚损，肺卫不固，易为邪犯，正虚托邪无力，邪滞鼻窍而为病，或思虑过度，损及脾胃，致脾胃虚弱，运化失健，气血精微生化不足，鼻窍失养，加之脾虚不能升清降浊，湿浊内生，困聚鼻窍而为病。

二、诊断与鉴别诊断

（一）诊断依据

1. 可有伤风鼻塞病史，以大量黏性或脓性鼻涕为主要症状，常同时伴有鼻塞及嗅觉减退。症状可局限于一侧，也可双侧同时发生。

2. 部分患者伴有明显的头痛，头痛的部位常局限于前额、鼻根部或颌面部、头顶部等，并有一定的规律性。

3. 实证起病急，病程短；虚证病程长，缠绵难愈。

（二）病证鉴别

1. 鼻窒 鼻窒是以经常性鼻塞为主要特征的慢性鼻病。鼻塞呈间歇性或交替性，病变较重者，可呈持续性鼻塞，鼻涕不易擤出，久病者可有嗅觉减退。鼻渊虽伴有鼻塞症状，但其主症是鼻流浊涕、量多不止。

2. 鼻菌 鼻菌是指发生于鼻腔、鼻窦的恶性肿瘤，临床以鼻内肿块、鼻塞、流污秽脓血涕、头痛、颈部恶核为主要特征。鼻渊与鼻菌虽都有鼻流脓涕的症状，但鼻渊无鼻内肿块，且涕中无脓血。

三、辨证施护

【辨证要点】

1. 辨虚实 鼻渊的病性有实有虚，实证多因外邪侵袭，起病急，病程短；虚证多因肺脾脏气虚损，邪气久羁，滞留鼻腔，以致病程缠绵难愈。

2. 辨寒热 热证鼻涕色黄，舌红，苔黄，脉数；寒证鼻涕粘白，遇冷加重，舌质淡，苔薄白，脉缓弱。

【证候分型】

1. 肺经风热

证候表现：鼻涕量多而白粘或黄稠，鼻塞，嗅觉减退，头痛，前额、颌面部疼痛，可兼有发热，恶风，汗出，或咳嗽痰多，舌质红，苔黄，脉浮数。

证候分析：风热犯肺，肺失宣降，邪热循经上壅鼻窦，燔灼黏膜，则鼻涕增多、鼻塞不通、嗅觉减退；风热上扰，则头痛；风热内郁，气血壅阻，上困鼻窍，故前额、颌面部疼痛；风热袭表，则发热，恶风，汗出；邪壅肺系，肺气不利，则咳嗽痰多；舌质红，苔黄，脉浮数为风热在表之征象。

护治原则：疏散风热，宣肺通窍。

治疗代表方：银翘散加减。

2. 胆腑郁热

证候表现：鼻涕浓浊，量多，色黄或黄绿，或有腥臭味，鼻塞，嗅觉减退，头痛剧烈，可兼有烦躁易怒，口苦咽干，胸胁苦满，寐少梦多，小便黄赤，舌质红，苔黄腻，脉弦数。

证候分析：胆腑郁热，循经上犯鼻窍，燔灼气血，熏腐黏膜，故鼻涕浓浊、量多、色黄或黄绿；胆经火热上攻头目，清窍不利，故头痛剧烈，口苦咽干；胆热内郁，扰乱神明，故烦躁易怒，失眠多梦；舌质红，苔黄腻，脉弦数为胆经火热之征象。

护治原则：清泄胆热，利湿通窍。

治疗代表方：龙胆泻肝汤加减。

3. 脾胃湿热

证候表现：鼻流黄浊涕，量多，鼻塞重而持续，鼻根胀痛，嗅觉减退，头昏闷或重胀，可兼有倦怠乏力，胸脘痞闷，纳呆食少，小便黄赤，舌质红，苔黄腻，脉滑数。

证候分析：脾胃湿热，循经上蒸鼻窍，故鼻涕黄浊、量多；湿热滞鼻，壅阻脉络，故鼻塞，鼻根胀痛，嗅觉减退；湿热上蒸，蒙蔽清窍，则头昏闷或重胀；湿热蕴结脾胃，受纳运化失职，故倦怠乏力，胸脘痞闷，纳呆食少；小便黄赤，舌质红，苔黄腻，脉滑数为脾胃湿热之征象。

护治原则：清热利湿，化浊通窍。

治疗代表方：甘露消毒丹加减。

4. 肺气虚寒

证候表现：鼻涕粘白，鼻塞或轻或重，稍遇风冷则鼻涕增多，鼻塞加重，喷嚏时作，嗅觉减退，可兼有头晕，头胀，气短乏力，语声低微，面色苍白，自汗，畏风寒，咳嗽痰多，舌质淡，苔薄白，脉缓弱。

证候分析：肺气虚弱，无力托邪，邪滞鼻窍，则涕多，鼻塞，嗅觉减退；肺卫不固，腠理疏松，则自汗，畏寒，稍遇风冷鼻涕增多，鼻塞加重，喷嚏时作；肺气虚弱，肃降失常，则咳嗽痰多；肺气不足，则头昏，气短乏力，语声低微，面色苍白；舌质淡，苔薄白，脉缓弱为肺气虚寒之征象。

护治原则：温补肺气，散寒通窍。

治疗代表方：补肺汤加减。

5. 脾气虚弱

证候表现：鼻涕白粘或黄稠，量多，嗅觉减退，鼻塞较重，可兼有食少纳呆，脘腹胀满，便溏，肢困乏力，面色萎黄，头昏重，或头闷胀，舌体胖，舌质淡，苔薄白，脉细弱。

证候分析：脾气虚弱，健运失职，湿浊上犯，停聚鼻窍，则涕多，鼻塞，嗅觉减退；脾虚湿困，运化失职，升降失常，则食少纳呆，脘腹胀满，便溏，头昏重或闷胀；脾气虚弱，气血生化无源，则面色萎黄；舌淡胖，苔薄白，脉细弱均为脾气虚弱之征象。

护治原则：健脾利湿，益气通窍。

治疗代表方：参苓白术散加减。

【护理措施】

1. 生活起居护理 居室宜整洁舒适，温湿度适宜，起居有常，劳逸结合。肺经风热者室温宜清凉；胆经郁热者室温宜稍低，湿度稍高，防止干燥空气对鼻部刺激；脾胃湿热者忌潮湿闷热；虚证患者应防风寒邪毒侵袭，加强体育锻炼，增强防御能力；伴有头晕头胀不适，肢体乏力者，应卧床休息。注意鼻腔周围局部皮肤的护理，减少对局部皮肤的刺激。保持口腔清洁，防止并发症。

2. 病情观察 注意观察鼻涕的量、色、性质、舌苔、脉象的情况。若涕液色黄稠，味腥臭，量较多者，多属实证；若涕液如脓样，质黏稠，量较少者，多属虚证。观察伴随的症状，肺经风热者，可有发热恶寒，及伴有头痛、咳嗽、咯痰等；胆经郁热者，头痛较甚，常伴身热、口苦、大便干燥等实热之征；脾胃湿热者，常伴有食欲不振、大便溏薄等湿热之征；肺脾气虚者，多伴有少气乏力，大便溏薄等。若患者高热持续不退，头痛加剧，应及时报告医生，及时采取救治措施。

3. 饮食护理 饮食宜清淡、有营养，多食水果和蔬菜，忌食辛辣、肥厚、炙煿、海鲜之品，戒烟酒，以免加重病情。肺经风热者宜多食疏风清热的食物，如薏苡仁冬瓜汤，生姜粥等；胆腑郁热者应多食清凉解热之品，如冬瓜绿豆汤等；脾胃湿热者可多食健脾利湿食物，如薏苡仁粥、山药粥等；肺脾气虚者多食健脾益气的食物，如黄芪粥、山药薏苡仁粥等。

4. 情志护理 鼻渊患者因病程久，常反复发作，伴有头痛和局部不适，易使患者出现情绪反应，故需注意患者情绪变化，解释本病的相关知识，及时疏导情志，解除不良情绪刺激。避免或减少本病的反复发作。

5. 用药护理 中药汤剂以温热服用为宜。实热证患者汤剂宜凉服或微温服，肺经风热者所服中药多为辛散轻扬之品，有效成分易挥发，不宜久煎；胆腑郁热者汤剂宜饭前冷服；脾胃湿热者中药宜饭后凉服或微温服；虚证患者服用补益药宜在早晚饭前空腹温服或热服；肺气虚寒者宜进温热饮食以加强药效。鼻塞严重者，可局部使用3%麻黄碱或滴鼻灵等滴鼻，或予冰连散吹鼻，或予中药制剂超声雾化经鼻吸入，以改善鼻腔通气。

6. 适宜技术 鼻塞症状较重者，可用艾灸疗法，取前顶、迎香、四白、上星配足三里、三阴交、肺俞、脾俞、肾俞、命门等穴。实证头痛剧烈时，可针刺迎香、太阳、风池、合谷、曲池、足三里等穴，用强刺激泻法。也可用超短波治疗仪进行理疗，以增加局部血液循环，促进炎症吸收和水肿消退。脓涕多时，予以鼻腔冲洗或行鼻窦负压引流疗法，清除鼻腔及窦内积存的分泌物。或用穴位按摩法，取迎香、合谷，自我按摩，或用双手大鱼际相对摩擦，生热后沿鼻翼两侧反复推擦。

【健康教育】

1. 保持家居清洁和个人卫生，避免异物和气体刺激鼻腔。避免外感而诱发鼻渊。指导患者了解鼻渊的相关知识，提高自我防护能力。
2. 生活有规律，加强锻炼，增强体质，可增加活动，提高机体抗病能力。指导患者掌握鼻部按摩的方法。饮食清淡，少食辛辣刺激之品。
3. 注意口腔清洁，积极防治邻近组织器官病变，如扁桃体炎、牙病等。保持鼻道通畅，及时排出鼻腔内分泌物的排出。
4. 指导患者正确应用滴鼻药和擤鼻方法，每次擤鼻不可同时紧捏双侧鼻孔，应分别进行，鼻腔有分泌物而鼻塞重时忌用力擤鼻，以免邪毒逆入耳窍，导致耳窍疾病。

第七节　喉　痈

喉痈是因气血不调，肺胃热蕴，风热痰火之气上冲咽喉，或因邻近部位的痈肿而致，以咽喉肿塞、剧痛、吞咽困难、甚至呼吸困难为主要临床表现的病证。本病皆因热毒引发，病情发展迅速，失治、误治或可演变为急喉风而危及生命。根据喉痈的发病部位有不同的名称，生于喉关的称喉关痈或骑关痈，生于会厌的称会厌痈，生于喉底的称里喉痈，生于颌下的称颌下痈。本病以喉关痈、会厌痈为常见，多发于青壮年，夏、秋季节发病较多。里喉痈多见于3岁以下的婴幼儿。

古代喉痈又称猛疽，首见于《灵枢·痈疽》："痈发于嗌中，名曰猛疽。猛疽不治，化为脓，脓不泻，塞咽，半日死。"《诸病源候论·卷三十》对喉痈病名首做记载。历代医家对喉痈的病因病机、证候特点、辨证用药及外治方法等都有较详尽的论述，并根据痈肿的发病部位、发病原因、痈肿的形色及证候特点，提出众多的名称，如喉关痈、积热喉痈、大红喉痈、锁喉痈等。

西医学中的扁桃体周围脓肿、急性会厌炎及会厌脓肿、咽后脓肿、咽旁脓肿、颌下脓肿等疾病，均可参照本节辨证施护。

一、病因病机

本病多因脏腑蕴热，复感风热邪毒，或异物、创伤染毒，内外热毒搏结咽喉，灼腐血肉而为脓，毒聚而成痈肿。风热邪毒乘虚侵袭，循口鼻入肺系，咽喉首当其冲，邪毒与气血搏结不散，导致气血壅聚而为病；外邪不解，入里化火，引动脏腑积热上攻，内外火热邪毒搏结于咽喉，热毒流窜困结于一处，灼腐血肉而化为脓；火热邪毒久灼咽喉，又因咽痛饮食难进，加之清解攻伐，气阴两伤。

二、诊断与鉴别诊断

（一）诊断依据

1. 喉关痈 咽喉疼痛剧烈，吞咽尤甚，痛引耳窍，吞咽困难，口涎外溢，言语含糊，似口中含物，汤水易从口鼻呛出，甚则张口困难。多继发于急性乳蛾之后，起病较急。

2. 会厌痈 起病急骤，咽喉剧痛，吞咽困难，张口流涎，言语含糊，甚则呼吸困难。可有外感、异物、创伤或邻近器官急性炎症史。

3. 里喉痈 咽喉疼痛剧烈，咽痛拒食。起病较急，畏寒、高热、咳嗽、吸奶时啼哭或呛逆，严重者可致呼吸困难。可有感冒或咽部异物及外伤后染毒史。

4. 颌下痈 咽痛及颈侧剧烈疼痛，吞咽障碍，言语不清，张口困难。全身伴高热、畏寒、食欲不振、头痛、乏力等症状。可有乳蛾、喉关痈、里喉痈或咽旁组织损伤史。

（二）病证鉴别

1. 智牙冠周炎 是指智齿（第三磨牙）牙冠周围的软组织炎症，主要症状为牙冠周围软组织肿胀疼痛。虽也有一定程度的吞咽困难、张口困难及头痛、发热等全身症状，但发病原因和疼痛部位与喉痈有明显的区别。

2. 不同部位喉痈的鉴别 共同点：咽痛剧烈，局部红肿、化脓，吞咽困难。不同点：痈肿产生的具体部位不同。

三、辨证施护

【辨证要点】

1. 辨是否成脓 喉痈的主要特征是咽喉剧烈疼痛，局部红肿、化脓，其病变进程可分为酿脓期、成脓期、溃脓期。辨是否成脓是辨证施护的关键。

2. 辨部位 生于喉关的称喉关痈或骑关痈，生于会厌的称会厌痈，生于喉底的称里喉痈，生于颌下的称颌下痈。

【证候分型】

1. 外邪侵袭，热毒搏结

证候表现：喉痈初起，咽痛逐渐加重，吞咽不利，吞咽时疼痛尤甚，伴发热恶寒，头痛，周身不适，口干，咳嗽痰多，小便黄，舌质红，苔薄黄，脉浮数。

证候分析：风热邪毒侵袭，热毒搏结于咽喉，脉络阻滞，气血凝滞，故咽喉疼痛、红肿；喉关为呼吸、饮食孔道，咽喉肿痛则吞咽不利，吞咽与咳嗽时疼痛加剧；热灼伤津则口干，溲黄；发热恶寒，头痛，舌质红，苔薄黄，脉浮数均为风热外袭之征象。

护治原则：清热解毒，消肿止痛。

治疗代表方：五味消毒饮加减。

2. 热毒困结，化腐成脓

证候表现：咽痛剧烈，胀痛或跳痛，痛引耳窍，吞咽困难，口涎外溢，或张口困难，言语不清，如口中含物，或咽喉阻塞，呼吸困难，伴高热，头痛，口臭口干，便结溲黄，舌质红，苔黄厚，脉洪数有力。

证候分析：火热邪毒困结，气血壅盛，患处肉腐化脓，故红肿高突，疼痛剧烈；气血与脓液随血脉搏动而跳动，故有跳痛或胀痛；咽通于耳窍，手少阳三焦经沿颈进入耳内，故痛引耳窍。痈肿突起，喉关阻塞，故吞咽困难，口涎外溢，言语不清，甚或呼吸困难；热毒波及牙关，则张口困难，甚至牙关紧闭；痈肿顶部红里透白，触之柔软，为脓已成；便结溲黄，舌质红，苔黄厚，脉洪数有力皆为热邪炽盛之征象。

护治原则：泻热解毒，消肿排脓。

治疗代表方：仙方活命饮加减。

3. 气阴耗损，余邪未清

证候表现：咽痛逐渐减轻，身热已平，红肿始退，咽干口渴，乏力懒言，舌质红或淡红，苔薄黄少津，脉细数。

证候分析：热毒蕴积多日，饮食难进，加之清解攻伐，耗气伤阴。气阴未复，余邪尚存，故显以上诸症。

护治原则：益气养阴，清解余邪。

治疗代表方：沙参麦冬汤加减。

【护理措施】

1. 生活起居护理 居室保持整洁安静，注意温湿度适宜。外感者，室温以舒适为宜，避免对流风，服解表药后，避免汗出当风。热毒炽盛者，室温宜稍低，湿度应稍高。急性期注意休息，高热者应卧床休息，给予药物或物理降温。

2. 病情观察 观察患者局部肿痛程度、性质，体温变化、舌苔及脉象等情况。观察痈肿处有脓无脓，若肿胀散漫，可用压舌板轻触患处，坚硬者，脓未成；若红肿光亮，高突，四周红晕紧束，按之软者，是为脓已成。脓未成之时痛觉散漫，脓已成，则痛觉集中，且有跳动之感。应采取中西医结合的方法进行治疗。高热者，应定时测量体温、脉搏；高热不退，且伴有抽搐、呕吐、昏睡，伴呼吸困难者，为出现变证，应及时采取措施。

3. 饮食护理 宜食清淡、富有营养的流质和半流质饮食，少食多餐，多饮水。多食水果汁和蔬菜汁，忌食辛辣、肥甘厚味、海腥发物。外邪侵袭，热毒搏结者可用薄荷、金银花、胖大海沸水浸泡代茶饮；热毒困结，化腐成脓者可食用蒲公英粥、冬瓜绿豆汤；气阴耗损，余邪未清者宜食黄精粥、木瓜炖银耳等食品，以滋阴降火。

4. 情志护理 患者因感受风热邪毒而致病灶局部肿胀疼痛，伴有全身症状，而易出现急躁、恼怒等情绪反应，应理解和关心患者，给予积极的引导和帮助，消除不良的情志刺激，使患者正确的对待疾病，配合治疗和护理。鼓励患者进食和饮水，保证营养摄入，增强身体抵抗力。

5. 用药护理 本病多因脏腑蕴热，复感风热邪毒，内外热毒搏结咽喉而为病，故中药以清热为主，宜饭后凉服或微温服用，注意观察药后的疗效，热退肿消，为病退之象；服药后高热烦渴不减，提示热盛动风，应立即报告医师采取救治措施。清热药多属苦寒，易伤脾胃或内伤中阳，应中病即止。年老体弱、脾胃虚寒者慎用，或减量服用。可用清热解毒、利咽消肿的中药含片、滴丸含服，如六神丸等。也可用金银花、桔梗、甘草煎水或用内服中药渣再煎之药液，冷却后频频含漱。

6. 适宜技术 用吹药法，如用清热解毒、消肿止痛的中药喷剂（西瓜霜）吹局部患处。或用毫针刺法，取少商、合谷、列缺、曲池等穴，高热者加大椎，痰涎壅盛者加丰隆、天突，大便秘结者加支沟、天枢，痈肿脓已溃者加足三里、鱼际，用泻法。或用刺络疗法，选用少商、商阳、耳尖，三棱针点刺，每穴放血数滴。

【健康教育】

1. 进行疾病相关知识的宣教。提高自我防病意识，劳逸结合，起居有常，忌食辛辣、刺激食物，多饮水，多食清淡、易消化、富营养的食物。

2. 注意口腔卫生，积极治疗口咽部各种急、慢性疾病，戒除或节制烟酒。

3. 加强锻炼，可根据自身的体质状况，选择跑步、爬山、球类、打太极拳等各种运动方式，提高机体抗病能力，预防外邪侵袭。

第八节 喉 痹

喉痹是因外邪侵袭，肺胃热盛，脏腑虚损等原因所致，以咽部疼痛或异物感不适，咽部红肿，或喉底有颗粒状突起为主要临床表现的咽部病证。本病一年四季皆可发病，各年龄均可发生，急性发作者多为实证。临床上有急性和慢性两个类型，急喉痹是因外邪客于咽喉所致，以咽痛、咽黏膜肿胀为特征；慢喉痹是因脏腑虚损，咽部失养，或邪滞于咽所致，以咽黏膜肿胀或萎缩为特征。

喉痹一词，最早见于《内经》，如《素问·阴阳别论》曰："一阴一阳结，谓之喉痹。"历代医家对本病的论述较多，如《诸病源候论·卷三十》记载："喉痹者，喉里肿塞痹痛，水浆不得入也。入阴阳之气出于肺，循喉咙而上下也。风毒客于喉间，气结蕴积而生热，致喉肿塞而痹痛。"历代文献根据喉痹的病因病机及咽部形态之不同，记载有风热喉痹、风寒喉痹、阴虚喉痹、阳虚喉痹、帘珠喉痹等不同的病名。

西医学中的急、慢性咽炎，可参照本节辨证施护。

一、病因病机

本病的发生，常因气候急剧变化，起居不慎，外邪侵袭，肺卫不固，易为风邪所中，风邪多夹热夹寒，风热外袭，邪从口鼻而入，内犯于肺，宣降失司，邪热上壅咽喉，而为喉痹，或风寒外袭，外束肌表，卫阳被遏，不得宣泄，壅结咽喉，亦可发为喉痹；或外邪未解，壅盛传里，过食辛辣煎炒、醇酒厚味，肺胃热盛，邪热搏结，蒸灼咽喉，发为喉痹；或温热病后，房劳过度，耗伤肺肾阴液，过用温燥劫阴之品，致肺肾阴虚，阴液不能上承濡养咽喉，阴虚水不制火，虚火上炎，熏灼咽喉，发为喉痹；或因思虑过度，劳伤脾胃，饮食不节，久病伤脾，致脾胃虚弱，水谷精微生化不足，津不上承，咽喉失养，发为喉痹；或房劳过度，操劳过甚，久病误治，过用寒凉之品，致脾肾阳虚，失去温运固摄功能，寒邪凝闭，阳气无以上布于咽喉，发为喉痹；或饮食不节，损伤脾胃，运化失常，水湿停聚为痰，凝结咽喉；或喉痹病久未愈，反复发作，余邪滞留，久则经脉瘀滞，痰凝血瘀，互结于咽喉发为喉痹。本病病位在咽喉。

二、诊断与鉴别诊断

（一）诊断依据

1. 起病急者，多表现为咽部疼痛为主，吞咽时咽痛加重；病久者，则可出现咽部疼痛或微痛，咽干，咽痒及咽部灼热感，异物感，咽哽不利等。

2. 多有外感病史，或咽痛反复发作史。

（二）病证鉴别

1. 乳蛾 以喉核部位的红肿疼痛为主，青少年多见。喉痹与乳蛾均有咽喉红肿疼痛，但喉痹主要病变在咽部，喉核红肿不明显，而乳蛾病主要病变在喉核。

2. 喉痈　喉痈是指发生于咽喉及其邻近部位的痈肿，以咽喉肿塞、剧痛、吞咽困难、甚至呼吸困难为主要临床表现。本病皆因热毒引发，病情发展迅速，失治、误治或可演变为急喉风而危及生命。其病变进程可分为酿脓期、成脓期和溃脓期。喉痈以咽喉肿痛为主，而喉痹以咽痛或异物感为主要特征。

三、辨证施护

【辨证要点】

1. 辨虚实　喉痹有虚实之分，一般起病急、病程短者多属实证；反复发作，病程较长者多属虚证。发作期多实，缓解期多虚。病久常虚中夹实，虚实夹杂。

2. 辨表里　表证起病急，病程短，病位浅，临床表现以发热、恶寒、苔薄黄、脉浮数为主，常兼见头身痛，鼻塞流涕、咽痛、咳嗽等症状；里证病程长，病变部位在里，临床表现以脏腑的证候为主，不恶风寒，脉象不浮。

3. 辨脏腑　喉痹病位虽在咽喉部，但与肺、脾、胃、肾等脏腑关系密切。肺胃热盛者，有高热，头痛，口渴喜饮，口气臭秽，便结溲赤等症状；肺肾阴虚者有手足心热，午后潮热，盗汗等症状；脾胃虚弱者有脘腹胀闷，纳呆便溏，气短乏力，四肢倦怠等症状；脾肾阳虚者有面色苍白，畏寒肢冷，腰膝冷痛，腹胀纳呆，尿频便溏等症状。

【证候分型】

1. 外邪侵袭

证候表现：咽部疼痛，吞咽不利，有异物阻塞感。偏风热者，咽痛较重，吞咽时痛增，伴发热，恶风，头痛，咳痰黄稠，舌质红，苔薄黄，脉浮数；偏风寒者，咽痛较轻，伴恶寒发热，头痛，无汗，身痛，咳嗽痰稀，舌质淡，苔薄白，脉浮紧。

证候分析：风热邪毒侵犯，客于肺系，结聚于咽，则咽部疼痛，吞咽时痛增，咳痰黄稠；发热，恶风，头痛，舌质红，苔薄黄，脉浮数皆为风热表证之征象。若风寒外袭，卫阳被郁遏，不得宣泄，邪不外达，凝聚于咽，则咽痛不适，吞咽不利；寒邪束表，肺卫失宣，则恶寒发热，头痛，无汗，身痛，咳嗽痰稀；舌质淡，苔薄白，脉浮紧为风寒表证之征象。

护治原则：疏风散邪，宣肺利咽。

治疗代表方：风热者，疏风清热汤加减；风寒者，六味汤加减。

2. 肺胃热盛

证候表现：咽部疼痛较剧，吞咽困难，咽喉梗阻感，伴高热，头痛，口渴喜饮，口气臭秽，大便燥结，小便短赤，舌质红，舌苔黄，脉洪数。

证候分析：外邪未解，余邪未清，热盛传里或肺胃热盛，火热燔灼咽喉，则咽部疼痛较剧，吞咽困难；火热内炽，则发热，口渴喜饮，口气臭秽，大便燥结，小便短赤；舌质红，舌苔黄，脉洪数均为里热之征象。

护治原则：清热解毒，消肿利咽。

治疗代表方：清咽利膈汤加减。

3. 肺肾阴虚

证候表现：咽部干燥，灼热疼痛不适，午后较重，或咽部哽哽不利，干咳痰少而稠，或痰中带血，伴手足心热，午后潮热，盗汗，舌红少津，脉细数。

证候分析：肺为华盖，朝百脉，阴虚津少，虚火上炎，津液难以上输，咽喉失于濡养，则咽中不适，微痛，干痒，灼热感，异物感；午后阳明经气盛，阴分受克制，故午后症状加重；肺阴不足，肃降失职，肺气上逆，则干咳痰少而稠；午后潮热，盗汗，手足心热，舌红少津，脉细数皆为阴虚津少，虚火上炎之征象。

护治原则：滋养阴液，降火利咽。

治疗代表方：偏肺阴虚者，养阴清肺汤加减；偏肾阴虚者，六味地黄丸加减。

4. 脾胃虚弱

证候表现：咽部哽哽不利或痰黏着感，咽燥微痛，喉底有颗粒状突起，口干而不欲饮或喜热饮，易恶心，或时有呃逆反酸，若受凉、疲倦则症状加重，伴倦怠乏力，少气懒言，脘腹胀闷，纳呆便溏，舌体胖大，边有齿痕，舌质淡红，苔薄白，脉细弱。

证候分析：脾胃虚弱，运化失职，津液不能上达于咽，咽部失其濡养，气血运行不畅，则咽喉哽哽不利，咽燥微痛，口干而不欲饮或喜热饮；脾胃气虚，水湿不运，聚而生痰，阻滞咽部，则咽部有痰黏着感、喉底颗粒较多；气机失调，胃气上逆，故易恶心，呃逆反酸；倦怠乏力，少气懒言，脘腹胀闷，纳呆便溏，舌体胖大，舌边有齿痕，舌质淡红，苔薄白，脉细弱均为脾胃气虚之征象。

护治原则：益气健脾，升清利咽。

治疗代表方：补中益气汤加减。

5. 脾肾阳虚

证候表现：咽部异物感，哽哽不利，痰涎清稀量多，伴面色苍白，畏寒肢冷，腰膝冷痛，腹胀纳呆，小便清长，五更泄泻，舌体胖，舌质淡嫩，苔白，脉沉细弱。

证候分析：脾肾阳虚，阴寒内生，咽喉失于温煦，则咽部哽哽不适，痰涎清稀量多；脾肾阳虚则腹胀纳呆，尿频而清长，五更泄泻，形寒肢冷，腰膝冷痛；面色苍白，舌质淡嫩，舌体胖，苔白，脉沉细弱均为阳虚之征象。

护治原则：补益脾肾，温阳利咽。

治疗代表方：附子理中丸加减。

6. 痰凝血瘀

证候表现：咽部异物感，痰黏着感，焮热感，咽微痛，痰粘难咯，咽干不欲饮，易恶心呕吐，胸闷不适，舌质黯红，或有瘀斑瘀点，苔白或微黄，脉弦滑。

证候分析：邪毒久滞，虚火久蒸，炼津成痰，气机阻滞，血行不畅，邪毒与痰、瘀搏结于咽喉，故咽异物感，痰黏着感，焮热感，微痛不适，易恶心呕吐；气机不畅则胸闷不适；舌质黯红，有瘀斑、瘀点为内有瘀血之征；脉弦滑为痰湿之征。

护治原则：祛痰化瘀，散结利咽。

治疗代表方：贝母瓜蒌散加减。

【护理措施】

1. 生活起居护理　居室保持整洁卫生，避免尘埃及刺激性气体的刺激，注意温湿度适宜，防止干燥空气刺激而加重咽部不适。外感风寒者，常伴有恶寒，居室温湿度稍高；外感风热患者，室温以舒适为宜，避免对流风，服解表药后，避免汗出当风。肺胃实热者，室温宜稍低，湿度应稍高，避免高温干燥空气对咽部的刺激；肺脾气虚者，注意保暖，注意适当运动锻炼；痰热蕴积者，应注意劳逸结合，少用声，以减轻咽喉黏膜充血水肿。饭前饭后漱口，保持口腔清洁。

2. 病情观察　注意观察患者咽部充血肿胀、疼痛不适程度和全身症状，观察舌苔、脉象，及时了解病情发展趋势。如出现发热、咽痛加剧，伴有呼吸困难者，为病情加重，应报告医生，及时采取措施，体温升高者可给予物理降温。急喉痹严重者可合并扁桃体炎、急性鼻窦炎等，严重者还可并发急性肾炎、风湿病等，若下行感染，可引起下呼吸道炎症，故应注意观察伴随症状，防止并发症的发生。

3. 饮食护理　鼓励患者进食，保证营养摄入。多饮水，宜进清淡有营养易消化的流质或半流质，忌食辛辣、煎炒、肥厚、上火之品，戒烟酒。外感风寒者，宜食祛风散寒，利咽通窍的食物，如生姜葱白粥、香菜鸡蛋汤等；外感风热者，宜食疏风清热通窍食物，如萝卜汤、蒲公英粥等；肺胃实热者，宜食清热降火食物，如咸鸭蛋豆豉粥、豆腐芥菜汤等，也可金银花煎水代茶饮；阴虚肺燥者，宜食滋阴润燥之品，如皮蛋粥、甘蔗汁、山楂蜂蜜糖、冰糖炖木瓜等；痰热蕴结者，宜进食清热化痰之品，如白果粥、冬瓜绿豆汤等。

4. 情志护理　本病常反复发作，出现咽喉燥痒、疼痛，患者易出现焦虑、恼怒等情绪反应，应引导患者正确对待疾病，积极配合治疗，消除负性情绪。

5. 用药护理　中药汤剂以温热服用为宜。解表药不宜久煎。外感风寒者，汤药宜热服；风热犯肺和肺胃热盛者汤药宜饭后凉服或微温服，服药后观察病情变化，热退肿消，为病退之象，为避免损伤脾胃，应中病即止；肺脾气虚者，汤药宜饭后温服；脾肾阳虚者，中药宜饭前空腹温服。

6. 适宜技术　风寒咽痛者，可予艾灸，取天突、颊车、大迎，配合谷、内关、曲池等穴，以温散风寒；风热咽痛者，可行针刺疗法，取合谷、内廷、曲池，配天突、少泽、鱼际，用强刺激泻法，以疏通经络，消肿止痛；肺胃实热咽痛者，可用放血疗法，在耳背小静脉上，用三棱针点刺放血，或以少商、商阳两穴点刺出血，以泄出邪热；阴虚咽喉干痛者，可予耳穴压豆法，选肝、脾、咽喉、神门等穴，以疏通经脉。或用吹药法，把冰硼散或锡类散吹于咽部。必要时用中药雾化吸入。

【健康教育】

1. 养成良好的生活习惯，起居有常，劳逸结合，避免虚火上炎及刺激性气味和尘埃等对咽部的刺激。

2. 加强锻炼，增强体质。防止外邪侵袭，积极治疗全身及邻近部位的疾病，以防诱发本病。戒除或节制烟酒。

3. 注意饮食调理，宜食清润、富有营养的食物，多饮水，多吃蔬菜和水果，保持口腔和咽部清洁。预防便秘。

第九节　腰腿痛

腰腿痛是以腰部和腿部疼痛为主要临床表现的伤科病证。轻者经休息后疼痛可缓解，再遇轻度外伤或感受寒湿则可复发或加重；重者疼痛由腰部向大腿后侧、小腿后外侧及脚外侧放射，转动、咳嗽、喷嚏时加剧，腰肌痉挛，甚至出现侧弯。多见于青壮年及中老年人。本病可反复发作，严重者可出现间歇性跛行。

《素问·脉要精微论》说："腰者，肾之府。"《素问·宣明五气篇》谓："肾者……其充在骨。"提出腰椎，脊椎乃至整体骨骼的支撑、运动强度和耐久力的维持，主要决定于肾。《素问·灵兰秘典论》称肾为"作强之官。"《素问·脉要精微论》曰："腰者，肾之府，转摇不能，肾将惫矣。"《外科证治全书》中说："诸痛皆由气血瘀滞不通所致。"

西医学中的腰椎间盘突出症、腰肌劳损等表现为腰腿痛者，可参照本节辨证施护。

一、病因病机

腰腿痛病因为内伤、外感和跌仆挫伤，基本病机为筋脉痹阻，腰府失养。素体禀赋不足，加之劳累过度，或久病体虚，以致肾精亏损，不能濡养筋脉，造成筋脉失养；暴力外伤，或因腰部过度用力，损伤筋脉气血，致使气血运行不畅，壅滞不通，不通则痛；六淫之邪侵袭，从皮毛传至经络，引起经络气血凝滞。寒性凝滞，侵入经脉，引起经脉受阻，经血留滞凝涩不畅，湿性重浊凝滞最易痹着于腰部，湿邪外侵肌表，则清阳不升，营卫不和，而至四肢酸痛。

二、诊断与鉴别诊断

（一）诊断依据

1. 慢性持续性反复发作的腰部钝痛，部分患者感觉腰部痉挛痛、烧灼痛和沉重感。

2. 腰骶部或臀部疼痛，症状典型时，疼痛沿股后向小腿后外侧、足背外侧和足底放射。为钝痛、刺痛、锥痛或灼痛，呈持续性，伴阵发性加剧。行走、弯腰常使疼痛加重，常以手持腰、身体前倾而减轻疼痛。

3. 外伤后即出现腰骶部疼痛，弯腰、咳嗽、喷嚏使疼痛加剧。

（二）病证鉴别

1. 膝关节半月板损伤　由膝关节内侧软骨半月板损伤引起，有的是因半月板发育不良引起，有的是半月板损伤引起，有的是半月板蜕变引起。该病仅是膝关节痛，腰部不痛。

2. 膝关节骨性关节炎　该病以高龄患者多见，X线片以“骨质增生”及“关节间隙狭窄”为主，表现为关节肿痛，活动后加重。

3. 椎管内肿瘤　椎管内肿瘤是指生长于脊髓本身及椎管内与脊髓相邻近的组织结构（如脊神经根、硬脊膜、脂肪组织等）的原发性肿瘤及转移性肿瘤的统称。它与腰椎间盘突出症是完全不同的疾病。椎管内肿瘤压迫脊髓和神经根时可有与腰椎间盘突出症相似的根性痛，出现腰腿痛或麻木等症状。但椎管内肿瘤的典型症状之一是疼痛或感觉异常呈持续性进行性加重，不因卧床休息而缓解，而腰椎间盘突出症所致腰腿痛为持续性，平卧减轻，站立活动时加重。

三、辨证施护

【辨证要点】

辨虚实　素体禀赋不足或久病体虚者多虚。六淫之邪侵袭引起经络气血凝滞，寒性凝滞，湿性重浊者多实。病久常虚中夹实，虚实夹杂。由于暴力外伤，或因腰部过度用力，损伤筋脉气血，致使气血运行不畅，壅滞不通，不通则痛者多实。

【证候分型】

1. 肾亏体虚

证候表现：腰部酸痛乏力，喜按喜揉，足膝无力，遇劳更甚，卧则减轻。偏阳虚者面色苍白，手足不温，少气懒言，舌淡，脉沉细；偏阴虚者，心烦失眠，咽干口渴，面色潮红，舌红，少苔，脉弦细数。

证候分析：肾之精气亏虚，腰府失其濡养、温煦，则见腰部酸痛乏力，喜按喜揉，足膝无力，遇劳更甚，卧则减轻；肾阳不足，不能温煦经脉，则见面色苍白，手足不温，少气懒言，舌淡，脉沉细；肾阴不足，不能濡养腰脊，阴虚生内热，则见心烦失眠，咽干口渴，面色潮红，舌红，少苔，脉弦细数。

护治原则：健腰壮肾。

治疗代表方：金匮肾气丸或六味地黄丸。

2. 瘀血阻滞

证候表现：腰痛如刺，痛有定处，拒按，轻则俯仰不利，重则卧床不起，转侧困难，舌紫黯，脉弦。

证候分析：瘀血阻滞，经络痹阻，不通则痛，则见腰痛如刺，痛有定处，拒按，轻则俯仰不利，重则卧床不起，转侧困难；舌紫黯，脉弦均为瘀血阻滞之征。

护治原则：活血化瘀。

治疗代表方：血府逐瘀胶囊。

3. 寒湿浸淫

证候表现：腰部冷痛重着，转侧不利，静卧不减，阴雨天加重，舌苔白腻，脉沉。

证候分析：寒湿闭阻，气血阻滞，经脉不利，则见腰部冷痛重着，转侧不利，静卧不减，阴雨天加重；舌苔白腻，脉沉均为寒湿浸淫之征。

护治原则：温阳散寒除湿。

治疗代表方：大活络丸。

【护理措施】

1. 生活起居护理 病室环境整洁舒适，温湿度适宜。注意腰部保暖，避免风、寒、湿邪的刺激，尤其在阴雨季节或身处潮湿环境中更应注意。宜卧硬板床，取仰卧位。活动或劳动时，应做好保护措施，不可过度负重、劳累，以免疾病的复发。

2. 病情观察 观察腰痛的部位、疼痛程度与时间及其规律性的变化等。观察腰部疼痛的性质，有无放射痛及伴随症状等情况。虚证者，起病较缓，腰痛不甚，以酸软为主，活动后可加重；实证者，腰痛来势凶猛，疼痛较甚。观察局部保暖效果，有否感受风寒后病情加重。

3. 饮食护理 瘀血阻滞者的饮食以清淡素食易消化为主，多食蔬菜水果，选用有助活血化瘀，消肿止痛的食物，如桃子、香蕉、萝卜、茄子等；肾气亏虚者当以补益为主，饮食宜富于营养，易于消化，多吃补肝肾，强筋骨和温肾补气之药膳，如枸杞子、龙眼肉、红豆、黑豆、银耳、甲鱼等；寒湿浸淫者宜食用温热之品，如小米、西红柿、排骨、瘦肉等，并配以薏苡仁、扁豆、赤小豆等利湿之品，忌食生冷之品。

4. 情志护理 急性腰痛者需卧床休息静养，应多关心患者，给予生活上的帮助和精神鼓励，消除顾虑。

5. 用药护理 中药汤剂宜温热服，用药期间忌生冷、寒凉食物。寒湿浸淫者可适当服用药酒，或局部贴敷膏药，如田七镇痛膏，以活血化瘀，祛风除湿，温经通络。疼痛者局部可涂玉龙油，以驱风祛寒，止痛消瘀。

6. 适宜技术 急性腰腿痛者，可按揉命门、肾俞穴，或擦腰、揉臀、捶腿等。慢性腰腿痛者，可用中药熏洗、针灸、按摩以及各种封闭疗法，或电疗、热疗、磁疗、超声波等各种理疗，以舒筋活血行气。给予支持保护措施，佩戴各种腰围或用宽腰带。

【健康教育】

1. 保持良好的生活习惯，防止腰腿受凉，防止过度劳累。工作中注意劳逸结合，姿势正确，不宜久坐久站，剧烈运动前先做准备活动。卧床休息宜选用硬板床，保持脊柱生理弯曲。平时应加强腰背肌锻炼，加强腰椎稳定性，避寒保暖。

2. 站或坐姿势要正确。脊柱不正，会造成椎间盘受力不均匀，是造成椎间盘突出的隐伏根源。正确的姿势应该“站如松，坐如钟”，胸部挺起，腰部平直。同一姿势不应保持太久，适当进行原地活动或腰背部活动，可以解除腰背肌肉疲劳。

3. 锻炼时压腿弯腰的幅度不宜太大，否则不但达不到预期目的，还会造成椎间盘突出。提重物时不要弯腰，应该先蹲下拿到重物，然后慢慢起身，尽量做到不弯腰。

4. 宜食高蛋白、高维生素及低脂肪、低胆固醇食物，戒烟酒。

第十节　创伤骨折

创伤骨折是指因外伤，导致骨或软骨的完整性或连续性的中断或丧失，以局部瘀血、疼痛、畸形、肿胀、骨擦音、异常活动、活动功能障碍为主要临床表现的病证。根据骨折处是否与外界相通可分为闭合性和开放性两种，前者皮肉不破，骨折处不与体外相通，后者有伤口通至骨折处，因有感染的可能，故病情较为严重。根据骨折的病因可分为外伤性骨折和病理性骨折，正常骨骼受到外力作用而产生骨折，称为外伤性骨折（创伤骨折）；因骨本身由于结核、骨髓炎或肿瘤等的病变，在正常活动下或轻微外力碰撞而发生骨折者称为病理性骨折。本节主要介绍创伤性骨折。骨折的处理原则是复位、固定和功能锻炼。

公元前16世纪殷商时期的甲骨文中就有关于骨折的描述，如“疾骨”、“疾胫”等病名；《周礼·天宫》记载了“折疡”；而骨折一病名，出自唐·王焘《外台秘要》。

一、病因病机

骨折的主要原因有外力作用和骨骼疾病引起骨质破坏两种。作用于人体的致伤力一般可分为直接暴力、间接暴力、肌肉牵拉力和积累劳损四种形式。

1. 直接暴力　骨折发生在暴力直接作用的部位。如打击伤、压轧伤及火器伤等。这类骨折多为横断骨折或粉碎性骨折，骨折处软组织损伤常较重。如为开放性骨折，则因打击物由外向内穿破皮肤，感染率较高。

2. 间接暴力　骨折发生在远离暴力作用的部位。即暴力通过传导、杠杆或旋转作用使远处发生骨折。如跌倒时手掌撑地，间接暴力可在桡骨远端、肱骨髁上或锁骨等部位发生骨折。骨折多为斜形或螺旋形，骨折处软组织损伤较轻。如为开放性骨折，则多因骨折断端由内向外穿破皮肤，感染率较低。

3. 肌肉牵拉力　肌肉突然猛烈收缩，可拉断肌肉附着处的骨质。如骤然跪倒时，股四头肌猛烈收缩，可发生髌骨骨折。

4. 积累劳损　长期、反复、轻微的直接或间接暴力，可集中作用于骨骼的某一点上而发生骨折，如长途行军导致的第2、3跖骨及腓骨干下1/3的疲劳性骨折。骨折多无移位，但愈合缓慢。

二、诊断与鉴别诊断

（一）诊断依据

1. 有创伤病史　如跌扑、坠堕、撞击、闪挫、压轧、刀刃、劳损等外力作用等。

2. 临床表现

（1）全身症状　单纯的骨折可无全身症状。内出血较多时，由于瘀血停聚，积瘀化热，体温可略升高，通常不超过38℃，可兼有口干、心烦、尿赤便秘、夜寐不安、脉浮数或弦紧、舌质红、苔黄厚腻等。严重骨折及骨折合并重要器官损伤时，会导致全身性病理改变，出现明显的全身症状。如骨折伴有广泛的软组织损伤或合并内脏损伤时，常引起休克；肋骨骨折合并肺损伤的患者可出现呼吸困难等。

（2）局部症状

1）疼痛和压痛：骨折的疼痛是一种敏锐的难以忍受的疼痛，这不同于软组织损伤。压痛固定而局限是骨折的主要特征。骨折后脉络受损，气血凝滞，阻塞经络，不通则痛，故骨折部位出现不同程度的疼痛、压痛及纵轴叩击痛。

2）局部肿胀、瘀斑和皮肤擦伤：骨折之后，局部经络损伤，营血离经，瘀滞于肌肤腠理而出现肿胀。若出血较多，透过撕裂的筋膜溢于皮下，则可出现瘀斑。肿胀严重时还可出现水疱、血疱。由于局部络脉损伤破裂，组织水肿，损伤部位可出现肿胀，2～4天水肿达最高峰。

3）功能障碍或功能丧失：骨折后，由于肢体内部支架遭受破坏，肢体失去应有的杠杆作用，同时因疼痛而引起肌肉反射性痉挛，肢体功能可部分受限或完全丧失。

（3）骨折特征

1）畸形：骨折时常因暴力作用、肌肉或韧带牵拉、搬运不当而使断端移位导致受伤肢体的形态改变，而产生畸形。如伤肢缩短、成角或旋转等。

2）异常活动（假关节现象）：骨干部无嵌插的完全性骨折，移位时骨折处可出现像关节一样能屈曲、旋转等不正常的活动，又称假关节现象。

3）骨擦音：由于粗糙的骨折端相互触碰或摩擦而产生的响声，一般在检查骨折局部时用手触摸可感觉到，也称为骨擦感。

畸形、异常活动和骨擦音是骨折的三大特殊症状，具有确定诊断的价值。一般说来，这三大症状，只要有其中一种出现，在排除关节脱位、肌腱损伤或其他病变引起的肢体畸形时，临床上便可以确诊为骨折。

3. X线检查 是诊断骨折的重要方法，能显示骨折类型、移位方向及骨折后的修复情况。

（二）病证鉴别

1. 关节扭伤 关节扭伤是在外力作用下，关节骤然向一侧活动而超过其正常活动度时，引起关节周围软组织如关节囊、韧带、肌腱等发生的撕裂伤。扭伤局部有肿胀，青紫，疼痛症状，无骨擦音或骨擦感，无患肢畸形及异常活动（假关节现象）。

2. 关节脱位 关节脱位有明显外伤史。临床表现为关节疼痛与肿胀、畸形、弹性固定及关节盂空虚，以及由此导致的功能障碍。X线检查可明确脱位的部位、程度、方向及有无骨折及移位。

【护治原则】

1. 正确复位，重建骨骼的支架作用。
2. 保持整复，直到骨折部连接良好固定。

3. 积极开展功能锻炼，使肢体功能最大限度的恢复，防止发生肌肉萎缩、骨质疏松、肌腱挛缩、关节僵硬等并发症。

4. 内服和外用药物，纠正因损伤而引起的脏腑、经络、气血功能紊乱，促进骨折的愈合。

【护理措施】

1. 生活起居护理 病室安静、阳光充足、温湿度适宜。病床宜用透气硬板床。在不影响骨折治疗的情况下，使用砂袋、软枕、绷带等调整卧位，以减轻伤肢或躯体的不适感，满足患者舒适的需要。保持床铺平整、干燥、无碎屑，加强生活护理，保持个人卫生清洁。

2. 病情观察 观察患者体位是否正确，肢体是否按治疗要求摆放与固定；观察外固定装置是否有效，夹板松紧度是否适宜，石膏有无断裂、松动，牵引滑轮是否灵活；观察患肢肿胀与血运情况，有无血液循环障碍的表现；观察皮肤有无受压及破损，牵引针眼有无红肿、渗出物；了解疼痛的性质及程度，确定引起疼痛的原因。对急症创伤患者，应观察损伤程度和性质。创口有无异物，出血量多少，重要脏器和血管、神经有无损伤。同时要观察患者神态、气色，有无气短懒言、面色苍白、四肢厥冷，大汗淋漓、脉搏微弱、甚至昏迷等血虚气脱的证候。

3. 饮食护理 加强饮食调理，以增强抗感染和骨折修复能力。忌食寒凉、辛辣、肥腻及发物。骨折初期，饮食宜用活血祛瘀清淡易消化食物，如胡萝卜、薏苡仁粥、西洋菜生鱼汤等；骨折中期，瘀未尽去，筋骨未连，饮食宜进调和气血、接骨续筋之品，如牛奶、豆类、瘦肉、排骨汤等；骨折后期，需补益肝肾，强筋壮骨，可进食营养丰富的滋补之品，如动物肝肾、红枣、桂圆等，加速骨折愈合。

4. 情志护理 指导患者避免情志失和，过度忧思、悲恐，以免伤及脾胃、损及肾之精气，影响骨骼的修复生长，鼓励患者怡情悦志，安心养伤。稳定患者情绪，减轻其焦虑、恐惧心理。与患者沟通交谈，减轻或消除患者的不良情绪，建立良好的护患关系，使患者产生安全感，信任感，使其增强战胜疾病的信心。

5. 疼痛护理 疼痛是骨折患者首感不适的问题，应向患者解释损伤性疼痛的规律性，遵医嘱给予止痛剂时，向患者解释止痛剂的使用时间、效果和不良反应。护理操作时，动作要轻柔，移动患者时，必须对患肢妥善保护。患者诉说疼痛时，应仔细检查引起疼痛的原因（如感染、缺血、压迫），给予及时正确处理。

6. 适宜技术 肌肉、软组织酸痛时可指压阿是穴，或用按、推、揉的方法进行按摩，使之松软缓解，起到缓解酸痛的效果。骨折初期，局部肿胀者可遵医嘱选用活血祛瘀、消肿止痛药膏等外敷患处；骨折中期，遵医嘱选用续筋接骨的活血散、接骨续筋膏药、舒筋活络膏药等外敷；骨折后期，局部用中药熏洗，先熏后洗，边洗边运动关节和按摩肌肉。在骨折中期、后期可指导患者加强功能锻炼。

【健康教育】

1. 老年骨折患者，病程长，恢复缓慢，易出现并发症。因此，应加强护理及健康教育，鼓励患者多饮水，经常做深呼吸及咳嗽，预防尿路感染、压疮、肺部感染等并发症，促进患者早日康复。

2. 骨折患者卧床时间相对较长，应定时翻身，按摩受压处、骨隆突处，促进局部血液循环。避免物理性刺激，保持床铺平整、干燥无碎屑，发现污染应及时更换，防止便器擦伤皮肤。

3. 积极指导患者进行功能锻炼，遵循循序渐进的原则，根据患者病情和耐受情况而制定锻炼计划，以促进患肢的血液循环，消除肿胀，减少肌萎缩，保持肌肉力量，防止骨质疏松、关节僵硬，促进骨折愈合。

4. 均衡的膳食有助于疾病的康复，鼓励患者多饮水，给高蛋白、高维生素，含钙多的食物，促进骨折愈合、缩短病程。

附录一 中医护理常用术语

一、面容表情

形容消瘦：体貌肌肉消减瘦弱。

阴虚面红：阴虚火旺，面部升火而见面红。

唇焦口燥：唇干燥呈焦色，口中干燥。

目睛斜视：眼珠偏斜，视一为二的眼病。

面赤潮热：面红发热如潮水般有定时，有虚实之别。

身重倦卧：肢体沉重，活动不便，蜷缩而卧。

倦怠乏力：精神疲倦，浑身无力，少气懒言。

表情呆滞：表情呆板呆滞。

表情淡漠：表情迟钝，少言懒语，呈无欲貌。

面色苍白：面色淡而带青，失去红活荣润之感。

面色晦暗：面色灰暗而失去光泽，表现为容貌憔悴。

二、意识形态

角弓反张：患者头项强直，腰背反折，向后弯曲如角弓状。

循衣摸床：形容神志昏迷的患者用手摸弄衣服或抚摸床椽的症状。

手足躁动（扰）：手足扰动不宁。

心中懊憹：胸膈间自觉有一种烧灼嘈杂的感觉。

烦躁不安：胸中热而不安叫“烦”，手足扰动不宁叫“躁”。

神昏谵语：患者在神志不清时妄言乱语。

撮空理线：患者意识不清，二手伸向空间，像要拿东西样的症状，称“撮空”。如二手向上，拇指和食指不断地捻动，称“撮空理线”。

目睛上视：患者在神志不清情况下，二眼向上凝视，目睛无神之状。

意识模糊：神志不清程度较浅，唤之能醒。

目合口张：两目闭合，口唇张开的现象，常见于昏迷脱症。

牙关紧闭：牙齿咬紧不张开的现象。

嗜睡：患者昏昏多睡，难以自制。

精神恍惚：神志似清非清，恍恍惚惚。

狂躁怒骂：患者狂言妄语，手足躁扰，动而易怒，善骂终夜不休之神志逆乱状态。

昏迷不醒：患者在昏厥状态下意识不清，呼之不应。

闭目呻吟：患者在高热或剧痛情况下，闭着双眼痛苦地低声哼叫。

精神萎靡：精神萎软，疲乏无力，懒于言行。

喜笑不休：癫狂患者精神失常的一种表观。

手撒尿遗：中风脱症患者四肢撒开，小便自遗。

口吐涎沫：口中吐出白色黏涎与泡沫。

辗转不安：患者卧床翻来覆去，烦躁不安的一种状态。

谵妄：意识模糊、胡言乱语、有错觉幻觉、情绪失常，或有兴奋激动等症状。

神不守舍：思想分散、注意力不能集中或神志失常及精神昏乱。表现为无神、失眠、惊悸、不安，甚至谵妄。

三、寒热

发热恶寒：发热怕冷。

寒热往来：发热与发冷交替。

形寒肢冷：畏寒，手脚发冷。

四肢厥冷：四肢冰冷。

手足心热：手心、足心热，多为阴虚生内热。

手足不温：手足扪之较凉。

恶寒潮热：发热、怕冷，如潮水般有定时。

寒战鼓傈：冷得发抖。

烦热：发热的同时又有心烦，或烦躁而有闷热的感觉。

壮热：实证出现的高热，一般属温病在气分的热型。

身热不扬：体表初扪之不觉很热，但扪之稍久则觉灼手。

但热不寒：只发热不怕冷。

热重寒轻：发热较发冷重。

四、皮肤黏膜

盗汗：人体睡眠时出汗，醒时即止，多为阴虚。

自汗：人体不因劳动、厚衣或发热而白昼时时出汗，动则更甚，常因气虚所致。

汗出如油：疾病垂危时，汗出不止，且汗的性状如油样黏腻。

冷汗淋漓：汗出身冷，淋漓而下，多为亡阳.

动则汗出：稍活动后汗出较多。

黄疸：以身黄，目黄，小便黄为主症的病证。

白痦：湿温病过程中出现在颈、项、胸、腹等处皮肤上的白色粟米状水泡，状如水晶。

斑疹：点大成片，不高于皮肤，扪之不碍手称斑，形如粟米，高出皮肤为疹。

丘疹：色红，如米粒大小，高出皮肤，扪之碍手。

泡疹：高出皮肤水泡状，里有水液。

紫癜：皮色紫，成片或点状，不高出皮肤。

痈疽：痈分内痈和外痈，内痈相当于西医各脏器的脓肿，如肺痈；外痈相当于体表的急性化脓性疾患。疽分为有头疽和无头疽，有头疽即发于肌肉间的急性化脓性炎症，易向深部及四周扩散；无头疽相当于急性化脓性骨髓炎、化脓性关节炎。

疔疖：突起根浅，色红而痛，出脓即愈者为疖。形小根深坚硬如钉者为疔。

鼓胀：腹大腹胀如鼓，腰腹青紫暴露。

一身尽肿：全身水肿。

五、疼痛

目赤肿痛：眼睛发红，眼睑肿胀疼痛。

头项强痛：头部和颈项部疼痛，板滞而不灵活。

头重如裹：头部自觉重坠，并觉头如被布带捆裹的感觉。

头痛绵绵：痛势不剧，但持续疼痛。

头昏目眩：头晕眼花。

项背强硬：颈项连及背部强直不适。

胸闷胸痛：胸部闷胀疼痛。

胸胁胀痛：胸胁部胀满疼痛。

胸脘痞闷：中上腹部胀满发闷。

心痛彻背：胸部疼痛向背部放射。

腹痛喜按：腹部疼痛，用力按之，感觉舒服。

腹痛拒按：腹部疼痛因按、摸而疼痛加重或不舒而拒绝按之。

痛无定处：疼痛无固定的位置。

乍痛乍止：疼痛突然发作，突然停止。

腹部板硬：腹部坚硬如板状。

绕脐而痛：环绕脐周疼痛。

嗳腐泛恶：消化不良，嗳出酸臭味或有恶心。

腹痛肠鸣：腹部疼痛，肠道蠕动作声。

少腹急痛：下腹部疼痛较剧。

腰酸背痛：腰及背脊部酸楚作痛。

腰膝酸软：腰部酸楚，膝软无力。

屈伸不利：关节屈伸受限、活动不便。

六、咳嗽与痰

痰多喘息：痰多同时出现张口抬肩，呼吸短促。

咳嗽气促：咳嗽伴有呼吸急促。

咳嗽痰多：咳嗽伴痰多。

咳痰不利：痰不易咳出。

久咳不愈：咳嗽时间很长，仍未痊愈。

痰气壅塞：因痰多，咯出不爽而造成呼吸困难。

痰黄黏稠：咳出的痰色黄、质粘、厚。

喉中痰鸣：喉中有痰声鸣响。

痰涎壅盛：痰液唾液甚多，向外涌出。

咽燥声嘶：咽喉干燥，声音嘶哑。

七、呼吸

动则喘甚：活动后气喘加剧。

少气：即气虚不足。表现为气息低微，说话时感觉气不够用、懒言、倦怠、脉弱。

短气：呼吸短促而不相接续之意。

气急发喘：呼吸急促而张口抬肩。

呼吸衰微：呼吸无力而微弱。

点头呼吸：呼吸困难，吸气时头稍抬，呼气时头稍低，如点头样。

张口抬肩：呼吸时口张开，二肩抬起，是气喘的表现。

心悸：自觉心中急剧跳动、惊慌不安、不能自主。

八、二便

便溏腐臭：大便溏薄有腐臭味。

里急后重：未大便前腹痛，欲大便时迫不及待，叫“里急”。大便时窘迫，但排出不畅，肛门有重坠的感觉，叫“后重”。

虚坐努责：便意频繁，但却排不出大便。

大便难行：有便意感但解不出。

泻下清稀：大便泄泻如稀水。

完谷不化：大便中夹有不消化食物，便冷不臭。

下利清谷：泻下的粪便如清水，伴有不消化的食物残渣，无粪臭味。

大便脓血：大便中夹有脓血，多见于痢疾。

五 更 泄：每于清晨天未亮之前肠鸣腹泻。多由肾阳虚、脾阳不振所致。

小便清长：小便色清而量多。

小便短赤：小便短少，色偏深，或色红。

尿频尿急：小便次数多，而且一有尿意，即急迫想解。

癃闭：排尿困难，甚至小便不通。

遗溺：小便不能随意控制而排出。

九、饮食

食已即吐：进食后片刻即呕吐。

胃纳呆滞：胃口不好，常有饱滞之感。

呃逆：喉间呃呃有声、声短而频令人不能自制的症状。

朝食暮吐：早晨吃的东西，黄昏时吐出。

食后昏困：又称饭醉。进食后困倦，神昏欲睡。因脾气虚弱不胜食气所致。

消谷善饥：食欲过于旺盛，食后不久即感饥饿，进食量多。

饥不欲食：患者虽有饥饿感，但不欲食或进食不多。

渴不欲饮：口渴却不想饮水。

烦渴不止：心中烦热，口渴不止。

食欲不振：胃口不好，吃食物没有味道。

泛恶吞酸：恶心吐酸水。

漾漾作恶：胃中常常泛泛恶心样。

纳后痞闷：进食后胃中感到胀闷。

嘈杂干呕：胃脘部感到嘈杂不适并有干呕。

十、夜寐

卧不入寐：睡在床上而不能入睡。

彻夜不寐：整夜睡不着。

时寐时醒：一会儿睡着，一会儿醒着，形容睡的不熟。

少寐梦多：睡着的时间少，而睡着时做梦较多。

梦多易醒：睡觉时多梦而且容易醒。

少睡即醒：睡着时间少，一会儿就醒来。

躁扰不卧：烦躁不安，不能入睡。

十一、舌脉

淡白舌：舌色较正常人的淡红色浅淡甚至全无血色者，称为淡白舌。主虚证、寒证或气血两亏。

红舌：舌质较淡红色为深，甚至呈鲜红色者，称为红舌。主热证。

绛舌：舌质较红舌更深的红色，称为绛舌。主病有外感与内伤之分。在外感病若舌绛或有红点、芒刺，为温病热入营血；在内伤杂病，若舌绛少苔或无苔，或有裂纹，则是阴虚火旺。

紫舌：舌质色紫，即为紫舌。主病有寒热之分。绛紫而干枯少津，属热盛伤津、气血壅滞；淡紫或青紫湿润者，多为寒凝血瘀。

木舌：由心脾积热上冲所致，多见于小儿。症见舌肿胀，木硬满口，不能转动，无疼痛。

舌謇：又名舌涩。多因脾胃积热，津液灼伤所致。症见舌体卷缩，转动不灵，言语不清。

黄苔：舌苔由于热邪熏灼，所以苔现黄色。一般主里证、热证。淡黄热轻，深黄热重，焦黄为热结。

灰苔：灰苔即浅黑色，常由白苔转化而来，也可与黄苔同时并见。主里证，常见于里热证，也见于寒湿证。

黑苔：黑苔较灰苔色深，多由灰苔或焦黄苔发展而来，常见于疫病严重阶段。主里证，或为热极，或为寒盛。

腐苔：苔质颗粒疏松，粗大而厚，形如豆腐渣堆积舌面，揩之可去，腐苔多因阳热有余，蒸腾胃中腐浊邪气上升而成，多见于食积痰浊为患，也见于内痈和湿热口糜。

腻苔：苔质颗粒细腻致密，揩之不去，刮之不脱，上面罩一层油腻状黏液，称为“腻苔”。其主病为湿浊、痰饮、食积、湿热、顽痰等。

光剥舌：舌苔全部退去，以致舌面光洁如镜，称为“光剥舌”。其主病为胃阴枯竭，胃气大伤。

花剥苔：若舌苔剥落不全，剥脱处光滑无苔，余处斑斑驳驳地残存舌苔，界限明显，称为“花剥苔”。此苔是胃之气阴两伤所致。

地图舌：舌苔不规则地大片脱落，边缘厚苔界限清楚，形似地图，又称“游走性舌炎”。

平脉：指正常人的脉象。平脉形态是三部有脉，一息四至（相当于72～80次/分），不浮不沉，不大不小，从容和缓，柔和有力，节律一致。

浮脉：轻取即得，重按稍减而不空，举之泛泛有余。主表证，亦主虚证。

沉脉：轻取不应，重按始得。主里证，有力为里实，无力为里虚。

迟脉：脉来迟缓，一息不足四至（相当于每分钟脉搏60次以下）。主寒证，有力为寒积，无力为虚寒。

数脉：一息脉来五至以上（相当于每分钟脉搏在90次以上）。主热证，有力为实热，无力为虚热。

虚脉：三部脉举之无力，按之空虚。主虚证。

实脉：三部脉举按均有力。主实证。

弦脉：端直而长，如按琴弦，挺然指下。主肝胆病、诸痛、痰饮、疟疾。

促脉：脉来数而时一止，止无定数。主阳盛实热、气血痰饮宿食停滞，亦主肿痛。

结脉：脉来缓而时一止，止无定数，主阴盛气结、寒痰血瘀、癥瘕积聚。

代脉：脉来一止，止有定数，良久方来。主脏气衰微、风证、痛证、七情惊恐、跌打损伤。

附录二　主要参考文献

1. 李家邦．中医学［M］．（第6版）．北京：人民卫生出版社，2004
2. 田代华．黄帝内经素问［M］．北京：人民卫生出版社，2005
3. 罗元恺．中医妇科学［M］．上海：上海科学技术出版社，1995. 8
4. 苏树蓉．中医儿科学［M］．北京：人民卫生出版社，2003
5. 江育仁．中医儿科学［M］．北京：人民卫生出版社，1995
6. 田德禄．中医内科学［M］．北京：人民卫生出版社，2002
7. 陆德铭．中医外科学［M］．上海：上海科学技术出版社，1997
8. 王琦．2008 中医体质学［M］．北京：人民卫生出版社，2009
9. 王琦．中医临床病证护理学［M］．北京：人民卫生出版社，2007
10. 谢华民，杨少雄．中医临床护理学［M］．北京：中国中医药出版社，2004
11. 孙秋华，李建美．中医护理学［M］．北京：中国中医药出版社，2010
12. 刘革新．中医护理学［M］．（第2版）．北京：人民卫生出版社，2006
13. 中华中医药学会．中医护理常规技术操作规程［M］．北京：中国中医药出版社，2006
14. 周仲瑛．中医内科学［M］．北京：中国中医药出版社，2003
15. 汪受传．中医儿科学．中国中医药出版社，2002
16. 任继学，隋殿军．中医急诊学［M］．北京：中国中医药出版社，2004
17. 张玉珍．中医妇科学［M］．北京：中国中医药出版社，2002
18. 欧阳慧卿．中医妇科学［M］．北京：人民卫生出版社，2002
19. 李曰庆．中医外科学［M］．北京：中国中医药出版社，2007
20. 李曰庆．中医外科学［M］．北京：人民卫生出版社，2006
21. 吴霞．实用中医外科护理学［M］．北京：中国中医药出版社，2004.
22. 谭新华，陆德铭．中医外科学［M］．北京：人民卫生出版社，1999.
23. 石学敏．针灸学（新世纪第二版）．北京：中国中医药出版社，2007.
24. 刘秀英．外科护理学．北京：学苑出版社，2003.
25. 陈淑长．中医外科护理学．北京：学苑出版社，2004
26. 黄尧洲．皮肤病中医特色诊疗．人民军医出版社，2008.
27. 傅杰英．皮肤病调养与护理．北京：中国中医药出版社，1999.